阅读成就思想……

Read to Achieve

U0386338

心理咨询与治疗经典译丛

成瘾心理咨询与治疗权威指南

（第3版）

[美] 大卫·卡普齐（David Capuzzi）
马克·D.斯托弗（Mark D.Stauffer）◎主编
王 斐◎译

Foundations of Addictions Counseling
3rd Edition

中国人民大学出版社
· 北京 ·

图书在版编目（CIP）数据

成瘾心理咨询与治疗权威指南 ： 第3版 ／（美）大卫·
卡普齐（David Capuzzi），（美）马克·D.斯托弗
（Mark D.Stauffer）主编 ； 王斐译. -- 北京 ： 中国人
民大学出版社，2021.1
  ISBN 978-7-300-28785-0

  Ⅰ. ①成… Ⅱ. ①大… ②马… ③王… Ⅲ. ①心理咨
询－指南②精神疗法－指南 Ⅳ. ①R395.6-62
②R749.055-62

中国版本图书馆CIP数据核字(2020)第228236号

成瘾心理咨询与治疗权威指南（第3版）

[美] 大卫·卡普齐（David Capuzzi）
  马克·D.斯托弗（Mark D.Stauffer） 主编

王斐 译

Chengyin Xinli Zixun yu Zhiliao Quanwei Zhinan （Di 3 Ban）

出版发行	中国人民大学出版社		
社　　址	北京中关村大街 31 号	邮政编码	100080
电　　话	010-62511242（总编室）	010-62511770（质管部）	
	010-82501766（邮购部）	010-62514148（门市部）	
	010-62515195（发行公司）	010-62515275（盗版举报）	
网　　址	http://www.crup.com.cn		
经　　销	新华书店		
印　　刷	天津中印联印务有限公司		
规　　格	185mm×240mm　16 开本	版　次	2021 年 1 月第 1 版
印　　张	23.25　插页 1	印　次	2021 年 1 月第 1 次印刷
字　　数	500 000	定　价	99.00 元

　　无论你是正在进入成瘾咨询领域的咨询师，还是只想在咨询实践中为成瘾问题的筛查、评估和治疗做准备的咨询师，《成瘾心理咨询与治疗权威指南（第3版）》这本书都会为你提供重要的基础。本书提供追踪该领域发展趋势所必要的信息，同时阐述了咨询师在实际临床工作中会关注的一些问题，并对专业机构、认证机构、执照委员会、研究生项目和研究生院持续发展的标准进行了介绍。在学校、心理健康机构、康复中心、医院、私人诊所等各种场所工作的咨询师必须做好充分准备，以支持和帮助来访者追求健康，免遭伤害。随着成瘾领域的专业化程度不断提高，咨询师做好充分准备的重要性越来越凸显，也就是说，咨询师需要具备心理健康、发展心理学和成瘾领域的综合知识，能够整合性地开展工作。我们通过站在不同来访者、不同群体的角度，提供多领域的知识，为你的工作提供支持。

　　咨询师可以预料到有一些来访者想要咨询与物质使用和成瘾行为发展有关的问题。本书借鉴了对此问题有独特贡献的每个部分。本书是为研究生水平的心理咨询师进行学习准备所编写的课程。鉴于本书写作清晰明了，并使用案例学习的方法，也可适用于某些本科院校或社区大学课程。咨询及相关教育项目认证委员会（Council for the Accreditation of Counseling and Related Educational Programs，CACREP）及其他相关的资格认定机构鼓励大学中与咨询相关的教育项目开设成瘾课程，这些课程面向教育项目的所有学生，不管他们具体学习什么专业（例如学校咨询、社区咨询、康复咨询、伴侣、婚姻和家庭咨询，以及学生管理，等等）。酒精和药物咨询师认证（一级和二级）课程也包含成瘾咨询，这两个级别的认证要求包含有关成瘾咨询的本科层次的课程。

版本修订情况

- 增加新的一章主要介绍住院患者和门诊患者的康复过程；
- 为了说明贯穿整个生命周期的成瘾预防问题，对第2版第16章的内容做了较大的修订；

- 增加了案例研究部分，进一步阐明观点，使课堂讨论更活跃；
- 增加了专栏信息，为视觉学习者和读者进行深入思考提供支持；
- 参照本领域同行评审的期刊增加了新的内容和当前的研究成果。

尽管本书论述了与成瘾咨询相关的历史、理论和研究，但书中至少有一半的内容是强调从业者所需要的技术和技巧。此外，本书还包含在家庭、康复中心和学校环境中进行成瘾咨询的指导方针。其中一些主题引人入胜，能引起读者强烈的兴趣：

- 具体的评估工具附录；
- 门诊和住院治疗方案；
- 治疗效果维持和预防复发；
- 向成瘾来访者和康复中的来访者提供心理咨询；
- 为正在应对成瘾问题的夫妻和家庭提供咨询服务；
- 针对儿童、青少年和大学生的成瘾预防方案。

在成瘾咨询方面有着丰富经验的其他作者也为本书贡献力量，这样，读者不仅可以了解相关的理论和研究，还可以通过具体应用来胜任实践的、持证的和认证的成瘾咨询师的角色。本书也反映了编辑们的观点，即咨询师必须做好全面的准备，因为成瘾问题是来访者寻求专业咨询师帮助的常见原因。

本书在结构和内容上都是独一无二的，各章节均由丛集作者们提供最新的信息，这些作者均是知名专家，他们在成瘾咨询领域的专业知识、研究以及出版物在美国全国范围内获得认可。本书内容着眼于一般的介绍性文章不常涉及的领域。例如一些章节涉及成瘾咨询、过程成瘾①，性别议题的成瘾咨询等专业问题，以及在这类文章中经常被忽视的关于药物治疗视角的内容。本书的结构和内容提高了书籍的可读性和趣味性，能够吸引咨询类专业的研究生和学习初级课程的新手咨询师，激发他们学习的热情。

本书全面论述了成瘾咨询的基础，成瘾咨询所需的技能和技巧，以及特定环境下的成瘾咨询。作为主编，我们知道，一本书不能解决所有复杂的和全面覆盖来访者提出的与成瘾行为有关的问题。然而，生活在新千年这个转折点，生活在瞬息万变的世界之中，我们试图基于当前的专业文献为读者们提供一个宽广的视角。以下概述突出了本书的主要特性。

概述

这本合著书籍的结构基于所有作者的贡献，他们的专业知识、研究以及出版物得到了广泛的认

---

① 例如购物、网络等非化学品成瘾被称为过程成瘾。——译者注

可。除极少数例外的情况，每一章都包含案例研究，用来说明所述概念在实际中的应用。大多数章节向读者推荐了包含更多信息的网站资源。

包括新的有关康复内容的章节在内，本书分为以下三个部分。

第一部分：成瘾咨询导论（第 1 章 ~ 第 8 章），首先介绍成瘾咨询方向的历史发展和病因模型，这些观点和方法是当今成瘾咨询的基础，同时为读者提供清晰理解和吸收后续章节信息所需的知识背景。这些章节关注于物质成瘾、过程成瘾、专业问题、评估概述、成瘾的评估和诊断、性别和成瘾，以及残疾人与物质相关和成瘾障碍。

第二部分：成瘾的治疗（第 9 章 ~ 第 15 章）介绍了有关动机激发的访谈、心理治疗方法、共病的治疗、团体治疗、药物治疗、12 步促进法以及效果维持和预防复发的内容。本部分每一章都包括概述及成瘾咨询过程中使用的技能和技巧部分。

第三部分：家庭治疗、临床治疗与终生预防计划（第 16 章 ~ 第 18 章）介绍了与成瘾有关的家庭因素，关于成瘾的住院和门诊治疗，以及不同人群在整个生命周期的预防计划等。本部分重点强调与多样化背景相关的、适用的信息。

本书第 17 章，是有关住院患者和门诊患者康复的新的章节，为读者提供了比第 2 版更多的信息。我们觉得第 3 版增加的案例研究和专栏可以使本书的内容更加生动，对读者更加友好，更加以从医实践者为导向。

在本书聚焦的多个重点领域中，每一个编辑和撰稿人都尽他们最大的努力为读者提供最前沿的信息。我们希望本书能为新手咨询师提供成瘾咨询领域中进一步学习的后续课程，以及在督导的指导下为来访者进行咨询实践所需的基础。

目录

第一部分　成瘾咨询导论
FOUNDATIONS OF ADDICTIONS COUNSELING

第二部分 成瘾的治疗

FOUNDATIONS OF ADDICTIONS COUNSELING

第三部分 家庭治疗、临床治疗与终生预防计划

FOUNDATIONS OF ADDICTIONS COUNSELING

第一部分

成瘾咨询导论

FOUNDATIONS
OF
ADDICTIONS
COUNSELING

第 1 章
成瘾模型的发展历史和病因

大卫·卡普齐

瓦尔登大学（Walden University）

马克·D. 斯托弗

瓦尔登大学

切尔西·夏普（Chelsea Sharp）

多系统疗法治疗师（Multisystemic Therapy Therapist）

雅典城，佐治亚州（Athens，Georgia）

> 在对来访者做出初步的成瘾诊断中，占比最高的专业人士是专业咨询师（20%），而不是社会工作者（7%）、心理学家（6%）或精神科医生（3%）。

成瘾咨询是咨询专业的一个分支，其发展的历史模式与其他助人专业（如社会工作、心理学、护理、医学专业）相类似。早期的从业者受到的教育和督导较为有限，也没有获得相关监管委员会的许可执照，没有清晰明确的职业伦理可以作为专业判断的依据，他们也可能不了解各类人群不同的价值观和需求，也没有机会接触到大量的相关研究，帮助他们确定最佳的实践和治疗计划。

观察一个行业的演变和专业化进程是非常有趣的。例如，在 20 世纪 50 年代末，美国联邦政府提供资金帮助培养心理咨询师，从而为心理咨询行业注入了活力。俄罗斯"伴侣号"（Sputnik）人造卫星的发射，刺激了美国政府为研究生和大学院系提供资助。因为学校咨询师需要帮助学生为学业成功做好准备，尤其是在数学和科学方面，这样美国就能"赶上"它的"竞争对手"了。

费舍尔（Fisher）和哈里森（Harrison）指出，在更早的时期，理发师利用"放血疗法"行医，善于倾听他人并提出解决问题建议的人被称为治愈者，那些能够读写并善于帮助他人的人成了教师，但他们几乎都没有接受过正规教育，也没有准备好和别人一起从事这样的工作。50年前，授予护理学学位并不要求本科毕业（如今，学士学位是最低要求，硕士学位很快就会成为基本的要求），教师只需要有12~18的课程学分，就可以成为学校的一名心理咨询师（如今的要求一般是两年制的硕士学位）。20年前，如果一个处于康复期的酗酒者或瘾君子用他以前的饮酒或者吸毒的经验来为来访者提供成瘾咨询，那他就是一名成瘾咨询师。

直到20世纪70年代中期，美国还没有咨询师执照这样的东西，而那些想要成为咨询师的人，往往能在不具备硕士学位的条件下就可以成为一名咨询师。1976年，弗吉尼亚州成为第一个颁发咨询师执照的州，并提出了获得咨询师执照必须满足的一系列要求。2009年，加利福尼亚州通过了咨询师执业资格认证法，至此，整整经历了33年的时间，美国所有50个州全部通过咨询师执业许可法，这一成就终于达成。

本章有两个目的：（1）介绍解释成瘾病因最常用的模型；（2）将有关物质滥用预防历史的讨论和理解成瘾病理的模型与本书的内容进行关联和综述。

当前政策对于预防的作用

和以前相同，如今成瘾问题仍然是一个可怕的现实问题，有2300万美国人在接受药物滥用的治疗。在美国，每年有超过1800亿美元用于与成瘾相关的支出。

需要注意的是，目前美国的以下政策影响着成瘾的预防。

- 美国所有州都规定了合法饮酒的最低年龄，并对有意向未成年人和未到法定年龄的消费者出售酒精饮品的零售商规定了惩罚措施。在有些州，如果客户用伪造的身份证明购买酒类，零售商也会被处罚。
- 即使《第二十一号修正案》废除了禁酒令，各州仍然可以选择"禁酒"，尤其是南部的一些州，确实还存在"禁酒"的郡县。

尽管一些州仍有"禁酒"县，但这些县的居民能够经常在餐馆里饮酒。通常，餐馆允许顾客带着一瓶包装好的或"装进袋子"的酒进入餐馆。然后，餐馆收取开瓶费用以及可以喝酒的服务费。此外，一些郡县允许酒类商店设在紧邻郡县的边界线外，也可能是在一条内河上面（水路之上），通过一条连接的木板路或一架步行桥，走一小段路即可到达。

- 许多州政府通过税收和管理州立酒类商店来干预酒类饮品的价格。

- 作为美国空军和海军新兵初始训练的一部分，在基础训练、高级训练和技术训练期间的短时间内禁止使用烟酒。这是因为使用这些物质通常会对军事准备和表现产生负面影响。

- 除了税收和经营州立酒类商店之外，政府还可以通过控制酒类分销来调节酒的消费。对酒类分销的控制可以通过调整酒类销售门店的数量、规模、地点、营业时间和广告来实现。

- 在有关酒精的政策中，可能没有哪个部分像设定饮酒的最低法定年龄这样能够激起人们的情绪。大多数州都将 21 岁作为不受限制地购买酒类的最低法定年龄。这是人们争论的焦点，因为 18 岁的年轻人就已经有资格服兵役了。

- 在大多数州，根据法律规定被判定为醉酒的人（血液酒精含量在 0.08~0.10 之间的人）驾驶汽车就会构成犯罪。根据犯罪的频率，处罚范围包括从吊销司机的驾驶执照到强制监禁。

- 保险和责任法也可以用来降低酒精消费量，因酒后驾驶而获罪的司机可能面临更高的保险费，或者无法购买保险。此外，在大多数州，提供酒精饮品的商业机构对那些因醉酒者的行为而受到伤害的人负有民事责任。

- 关于使用非法药物的公共政策还没有达到像控制酒精饮品（或烟草）那样具体和明确。自 1981 年罗纳德·里根当选总统以来，联邦政策更多地关注预防娱乐性的毒品使用，而不是帮助那些已经习惯使用毒品的人。布什政府则对此执行零容忍的政策。布什政府确实将用于治疗的资金增加了约 50%。与此同时，政府部门继续把注意力集中在中产阶级偶尔的毒品使用上，而不是成瘾性或习惯性的使用。1992 年的总统选举中，除了涉及青少年的毒品使用外，候选人乔治·布什和比尔·克林顿都很少提及毒品问题。2000 年，小布什竞选时面临的主要具有争议性的问题是，他是否曾使用过可卡因。小布什政府在毒品政策方面几乎没有做出什么改变。

- 最重要的一件事是，物质滥用和精神健康服务管理局（Substance Abuse and Mental Health Services Administration，SAMHSA）在 2000 年重新获得授权。这一重新授权催生了一系列新的项目，包括为同时患有精神疾病和物质滥用问题的共病患者提供综合治疗的项目资金。

- 目前，政策的制定者正在审议和讨论一个极具争议性的政策选择。简言之，当前所进行的毒品战争和对吸毒者进行惩戒是基于毒品使用的一种假设和因果模型，如果用另一种观点取代这个模型的话，会带来对毒品使用和滥用的不同理解，以及不同的毒品相关政策。这些不同的政策替代方案包括重新聚焦，将重点从打击毒品转向通过针对成人的靶向合法政策来缩小黑市交易，并区分有问题的使用者（应该提供帮助）和没有问题的使用者（无须干预）。可以进行政策转向，从关注惩罚和排斥有问题的使用者到减少危害和重新融入社会，从强制性治疗转向自愿治疗。戒断不一定是唯一可接受的治疗结果，因为许多（但不是所有）有问题的使用者可能成为偶尔的、没有问题的使用者。

成瘾的病因学解释模型

> 从历史上看，人们对成瘾的理解是多种多样的——罪恶、疾病、坏习惯——每一种都反映了不同的社会、文化和科学上的观念。

药物使用和滥用与各种社会问题（犯罪和暴力、对妇女的暴力、虐待儿童、精神健康问题、怀孕期间的风险、性冒险、致命伤害，等等）联系在一起。鉴于滥用物质对社会的影响，以及对个人和家庭经常造成的伤害，尝试了解成瘾的病因或原因，使诊断和治疗计划尽可能有效，看起来是合乎常理的。解释成瘾病因的模型有很多。这些模型并不完全相互排斥，也没有哪一个模型被认为是理解成瘾现象完全正确的方法。在下面的小节中，将对有关道德、心理、家庭、疾病、公共卫生、发展、生物、社会文化和一些多因素的成瘾模型进行介绍。

道德模型

道德模型基于对什么是正确的或者是错误的、什么是可以接受或者不可接受的认识或判断。提出这一模型的人不接受成瘾有任何生物学基础的观点，他们认为大量使用毒品的人在道德上有问题。

道德模型将成瘾解释为个人选择的结果，而具有成瘾行为的个人被视为有能力做出替代选择。这一模型已被某些宗教团体和许多州的法律制度所采用。例如，在一些州并不对违法者进行化学制品依赖的评估，也没有进行转移治疗，道德模型强调"惩罚"。此外，在具有强烈宗教信仰的社区，宗教干预可能被视为改变行为的唯一途径。解释成瘾原因的道德模型关注人性固有的罪恶。因为很难通过经验性的研究来确定人类的罪恶本质，所以这一模型一直受到当代学者的普遍质疑。然而，有趣的是，成瘾作为罪恶或道德缺陷的观念继续影响着许多与酒精和药物滥用有关的公共政策。这可能是注射器交换计划在美国经常遭到反对的原因之一[①]。

尽管对酗酒和其他成瘾的病因学的研究已经超越道德模型，取得了巨大进展，但酗酒者不可避免地会受到社会污名的影响，而其他类型的成瘾被广泛地认为是其他的什么东西，并不是一种选择。但是，当我们进一步远离"成瘾是道德败坏的结果"这一观点的时候，我们就距离为所有遭受这种痛苦的人提供有效的治疗和支持更近了一步。

心理学模型

对于人们渴望酒精和其他改变精神状态的药物的另一种解释是，这与一个人的思想和情绪活动

---

① 注射器交换计划是对用过的注射器进行更换时提供无菌注射器，以减少注射吸毒者使用过的潜在的污染注射器，从而减少血源性感染传播的干预计划。——译者注

有关。有几种不同的心理学模型来解释酗酒和吸毒成瘾的病因，包括认知行为模型、学习模型、心理动力学模型和人格理论模型。

认知行为模型

认知行为模型（cognitive-behavioral models）认为，服用药物具有一系列的动机和强化因素。一种解释认为，人们服用毒品是为了体验到多样性。使用毒品可能与各种体验有关，如自我探索、宗教领悟、心境改变、摆脱无聊或绝望，以及增强创造力、表现、感官体验或快乐。如果我们假设人们喜欢变化，那么就可以理解为什么人们会重复他们喜欢的行为（正强化）。

> 20世纪60年代，精神改变类药物的使用受到了媒体更多的关注，"花童"（flower children）①们在旧金山和其他城市的街道上载歌载舞，有时在他们创建的社区里一起生活。在南加利福尼亚一些由诱导者领导的邂逅小组中，使用药物来增强感官体验的情况被大量报道。

另一种与认知行为模型相关的解释是人们体验快乐的欲望。酒精和其他药物是饮食和性等天然强化物的化学替代品。社交饮酒者和酗酒者经常报告说，他们使用酒精获得放松，尽管研究表明，酒精会使人变得更加抑郁、焦虑和紧张。与使用酒精和其他药物有关的依赖性行为，通过人们体验到的强化程度得以维持；酒精和其他药物被认为可能具有比天然强化物更有力的强化作用，并为成瘾创造了条件。随着时间的推移，大脑会适应药物或酒精的存在，人们会经历不愉快的戒断症状（例如焦虑、躁动、颤抖、血压升高、癫痫发作）。为了避免这些不愉快的征状，人们再次使用这些物质，形成了避免不愉快反应（负强化）的循环，并不断重复。在一篇引人关注的关于成瘾病因学的文献综述中，有人提出，在化学成瘾的个体中，不适应行为和高复发率可能在本质上被概念化为强迫性的行为。对药品相关行为的明显失控表明，成瘾者无法控制他们生活中的奖赏系统，成瘾可能被认为是一种强迫性行为障碍，与强迫症非常相似。

学习模型

学习模型与认知行为模型的解释密切相关，并在一定程度上是重叠的。学习理论认为，酒精或药物的使用会减少不安的心理状态，如焦虑、压力或紧张，从而给使用者提供积极的强化。这种习得的反应一直持续到身体上产生依赖性，就像认知行为模型所提供的解释一样，对戒断症状的厌恶成为持续使用酒精或药物的原因和动机。学习模型为治疗规划提供了有益的指导方针，正如班杜拉（Bandura）于1969年所指出的，已经学到的东西能够被遗忘；干预发生得越早就越好，因为这种情况下需要遗忘的行为也越少。

---

① 20世纪60年代美国旧金山嬉皮士运动的参与者们自称为花童。——译者注

心理动力学模型

心理动力学模型将成瘾与自我缺陷、养育不足、依恋障碍、敌意、同性恋、自慰等联系起来。正如许多研究人员和临床医生所指出的那样，这种模型很难通过研究加以证实，因为它们涉及的概念难以实施，而且涉及成瘾行为发展过程中多年以前发生的事情。心理动力学模型的一个主要问题是，与儿童早期发育相关的问题并不是酗酒者或成瘾者所特有的，而在那些报告患有其他各种心理问题的非成瘾成年人中也存在。尽管如此，目前使用心理动力学模型作为成瘾病因学可能的解释观点有以下共同之处：

- 物质滥用可以被看作更根本的精神病理学问题的症状；
- 个体在情绪调节方面的困难可以被视为一个核心问题；
- 受损的客体关系可能是发展为物质滥用问题的关键。

读者可以参考威廉·L. 怀特（William L. White）1998 年所著的《屠龙记：美国成瘾治疗和康复的历史》（*Slaying the Dragon：The History of Addiction Treatment and Recovery in America*）一书的第 12 章，这个部分在成瘾病因学的背景下，对心理动力学模型进行了更广泛的讨论。

人格理论模型

人格理论模型假定，具有某些人格特征的个体更倾向于使用药物。"酗酒型人格"经常被描述为依赖、不成熟、冲动、高度情绪化、挫折容忍度低、无法表达愤怒、对其性别角色认同感到困惑等特征。

虽然研究者建构了许多心理测试，试图确定吸毒者的人格特征，但没有一个测试能始终一致地将吸毒者的人格特征与非吸毒者区分开来。明尼苏达多相人格量表（Minnesota Multiphasic Personality Inventory）的一个分量表确实将酗酒者与普通人群区分开来，但它可能只是探测到多年酗酒的结果，而不是潜在的人格特征。在成瘾咨询领域工作的人一致认为，人格特征在解释成瘾方面并没有太大的重要性，因为一个人无论人格特征如何，都可能会成为药物依赖者。

家庭模型

正如本书第 16 章所指出的，在成瘾咨询领域发展的初期，成瘾咨询师通常只与成瘾者在一起工作，而将其家庭成员排除在外。然而很快人们就越来越清楚地看到，家庭成员在促使酒精成瘾者戒酒，或者预防成瘾者变得更加严重方面所发挥的重要作用。

至少有三种以家庭为基础的模型可以用于理解物质滥用的发展模式。

行为模型

行为模型的一个主要内容是，在家庭情境下，有一个（或多个）家庭成员强化了存在物质滥用问题成员的行为。例如，当家庭成员受到酒精或其他药物的影响时，配偶或其他重要他人可能会为家庭成员找借口，甚至更喜欢家庭成员的滥用行为。当某一特定家庭成员没有"处于醉酒状态"时，另一些家庭成员可能不知道该如何与他相处。

家庭系统

已经有许多研究表明了家庭在物质滥用病因学中所起的作用。正如第 16 章所指出的，家庭系统模型侧重于家庭中各角色相互关联的方式。如果有滥用问题的成员表现出要恢复的迹象，另一些家庭成员可能会觉得受到了威胁，例如，如果家庭成员开始表现得更负责任，那么家庭系统就不再需要有照顾别人的角色。可能需要调整角色会导致焦虑，以至于家庭成员会开始抗拒"确诊患者"改变家庭系统中的人际关系和日常生活习惯的所有尝试。

家庭失调

该模型基于这样的观点，即整个家庭的成员都有一种失调或疾病，所有人都必须接受咨询或治疗，才能使成瘾家庭成员的状况得到改善。这与家庭咨询的方法非常不同，在家庭咨询中，即使不是每个家庭成员都在场，咨询师也愿意与任何来参加咨询的家庭成员一起工作。

疾病模型

> 这种疾病模型的概念沿袭医学的模型，将成瘾假定为一种遗传性疾病，这种疾病通过化学的方式改变身体，使个体在基因水平上永久性患病。

E.M. 杰利内克（E. M. Jellinek）在 20 世纪 30 年代末 40 年代初引入了这种有争议的、一开始很流行的成瘾模型。然而值得注意的是，早在 18 世纪后期，本杰明·拉什（Benjamin Rush）的学说和著作实际上就已经催生了"酗酒成瘾是一种疾病"的概念，拉什是乔治·华盛顿革命军队中的总医官。在这个模型的背景下，成瘾被视为一种原发性疾病，而不是另一种疾病的继发性疾病（参考本章前面关于心理学模型的讨论）。杰利内克的疾病模型最初被应用于酒精中毒，但现在已被推广到其他的药物成瘾。结合工作，杰利内克还描述了酒精中毒的进展阶段和每个阶段相关的症状。这些阶段（前驱期、中期、关键期和慢性期）被认为是渐进和不可逆的。与不可逆性这一概念一致的是确信成瘾性疾病是慢性的、无法治愈的。根据该模型，一旦一个人患上这种疾病，它将永远不会消失，而且没有任何一种治疗方法可以做到让个体再次选择这种药品时，出现被打回原形——再次回到原来有问题的使用模式的概率会很高。这一原理的一个含义是：成瘾者的目标必须是禁欲，这也是匿名戒酒者互助会（Alcoholics Anonymous，AA）所采取的立场。此外，成瘾是慢性的、无法治愈的观点，也是那些保持清醒的成瘾者称自己"正在康复"而不是"已经康复"的原因。

1939 年，"匿名戒酒者互助会"首次使用"康复"一词。这具有重大意义，因为我们在疾病的背景下使用"康复"这个术语，而不是将其与道德败坏或性格缺陷联系在一起。这强化了使用疾病模型对成瘾进行病因学的解释。

有趣的是，虽然杰利内克有关成瘾的疾病模型已经被广为接受，但他得出结论的研究却受到了质疑。杰利内克的数据来自问卷调查。在发放的 158 份问卷中，有 60 份被丢弃；也没有使用女性的调查问卷。"疾病"模型的概念化由于最初研究的问题而引起了争议。一方面，将成瘾定义为一种疾病，消除了成瘾所带来的道德耻辱，取而代之的是强调对疾病的治疗，由保险公司提供医疗保险，并会鼓励患者寻求帮助，就像糖尿病、高血压或高胆固醇患者寻求帮助一样。另一方面，成瘾的渐进、不可逆转的发展并不总是像预期的那样发生，并且疾病的概念可能会促使一些人认为：个体对疾病无能为力，可以对自己的行为不负责任，治疗后可能会复发，或可能通过从事犯罪行为来维持"习惯"。

公共健康模型

值得注意的是，公共健康模型最初并不关注心理行为疾病的概念，从一开始，它的重点就是促进健康行为。正如费伦齐（Ferentzy）和特纳（Turner）于 2012 年所指出的，20 世纪的精神病学家、约翰霍普金斯大学公共卫生学院心理卫生系的创始系主任保罗·莱姆考（Paul Lemkau）是第一个将公共健康模型应用于精神疾病的人。莱姆考提倡建立社区治疗中心，而不是居家治疗中心，因为他认为心理健康包括成瘾治疗，是一个公共的而非私人的问题。莱姆考确信，个体不投身于健康的行为，而且出现成瘾问题，常常是因为受到了社会问题的影响。他认为成瘾是一种社会疾病，这与更主流的疾病模型中个人主义的观念形成了鲜明的对比。

发展模型

正如斯洛博达（Sloboda）、格拉茨（Glantz）和塔特（Tarter）于 2012 年所指出的，也可以通过使用发展框架来解释成瘾的病因，以了解那些能够提高或降低个体使用或滥用药物风险的因素。他们认为，易感性从来都不是静态的或永恒的，而是随着生命的发展阶段而不断变化的。斯洛博达和她的同事研究了与以下发展阶段相关联的关键能力：产前到儿童早期；儿童中期；青春期；青春期晚期/成年早期；成年期。这项研究提供了在每个发展阶段必须掌握的能力的详细样例，以减少包括使用和滥用药物等危险行为出现的可能性。对探索发展模型感兴趣、想要了解成瘾病因学的读者可以找到斯洛博达等人的文章来阅读，你会发现这是进一步学习的一个很好的起点。

生物学模型

生物生理学和遗传学理论认为，成瘾者天生就容易发展出药物依赖。这些理论或模型支持成瘾的医学模型，使用疾病的术语，并常常将治疗责任放在医生、护士和其他医疗人员的职权范围内。

通常，生物学的相关解释分为遗传学和神经生物学两个分支进行探讨。

遗传学模型

虽然从未真正明确遗传是酗酒的决定性因素，但遗传因素与酗酒之间在统计学上的联系却非常密切。例如，有研究表明，有关酒精的使用情况，与养父母相比，被收养的孩子与他们的亲生父母更加相似；酗酒在一些家庭比其他家庭更常见；同卵双胞胎同时发生酒精中毒的比率高于异卵双胞胎；父母酗酒，他们的孩子比父母不酗酒的孩子更容易成瘾。由于这些数据，一些遗传学家推测，遗传性代谢缺陷可能与环境因素相互作用，并最终导致酗酒。一些研究结果表明，个体体内酶的产生会受到损害。还有一些其他的调查结果表明，遗传的基因特性会导致维生素的缺乏（可能是复合维生素 B）。这些都会带来对酒精的渴望，以及随之而来的细胞或代谢变化。

还有大量其他方向的研究，试图建立个体酗酒或其他成瘾的基因标记。有研究对基因产物和DNA 的多态性、D2 受体基因，甚至色盲等因素都进行了研究，但这些研究后来或多或少都被忽视了。对成瘾的基因研究显示出了潜力，但鉴于每个个体所携带的基因位于 23 对染色体上，所以这是一项复杂的活动。由美国国立卫生研究院（the National Institutes of Health）和美国能源研究院（the U.S.Department of Energy）资助的人类基因组计划正在进行一些有前景的研究。

神经生物学模型

神经生物学模型是复杂的，与大脑中的神经递质有关，它们是大脑的化学信使。据我们了解，似乎所有的成瘾性药物，都有其发挥作用的主要目标受体。大脑中发生成瘾的区域是边缘系统或大脑的情绪部分。大脑的边缘系统是指位于脑室外的大脑内部边缘，而多巴胺递质是大脑边缘系统活动和成瘾形成的关键。当一个人开始使用药物时，大脑边缘系统的化学物质就会开始发生变化，并导致成瘾。目前有关这一机制的设想是，可以通过引入其他药物配合心理咨询和心理治疗来逆转这一变化。

社会文化模型

社会文化模型是通过观察不同文化群体和亚群体之间的差异性和相似性而形成的。古德（Goode）于 1972 年指出，药物使用的社会背景对药物界定、药物效应、与药物相关的行为和药物体验存在重要影响。这些都是情境模型，只能通过与毒品使用相关的社会现象来理解。根据这些模型可以推测，一个人吸毒的可能性、他的行为和滥用方式，以及成瘾的定义都受到围绕着个体的社会文化体系的影响。

超文化模型

贝勒斯（Bales）1946 年出版的经典著作提供了一些关于文化、社会组织和酒精使用的假设。他认为，那些制造罪恶感、压抑攻击性和性兴奋的文化，以及那些支持使用酒精来缓解这些紧张情绪的文化，可能会有很高的酗酒发生率。贝勒斯还假设，文化对酒精使用的集体态度可能会影响酗酒的发生率。有趣的是，他将这些态度归类为以下几种偏向：（1）禁欲；（2）与宗教习俗有关的仪式化使用；（3）社交场合的狂欢饮酒；（4）实用主义的饮酒（个人原因的饮酒）。在产生高度紧张情绪的文化中，第四种态度（实用主义）最有可能导致酗酒；另外三种态度降低了高酗酒率发生的概率。贝勒斯理论的另一个重要方面是，对于能缓解紧张情绪的酒精，文化中相应替代品的提供程度，以及获得满足的替代品的提供程度。那种强调向上层的经济或社会流动的文化，会使无法达到足够高社会经济地位的个体感到沮丧，并增加他们酗酒的可能性。

1974 年，培根（Bacon）提出了一个理论，他认为酗酒的高发生率很可能存在于这样的文化中：对孩子不够宽容，要求他们获得高成就，同时对成年人的依赖行为持消极态度。在超文化模型中，另一个重要因素是文化中对酒精和药物使用的共识程度。在几乎没有共识的文化中，酗酒和其他药物使用的比率可能会更高。文化中关于使用酒精和毒品的矛盾看法可能会削弱社会控制，这些社会控制能使个人避免令人不快的看待。

文化特异性模型

成瘾的文化特异性模型非常有趣，与此同时，其固有的促进刻板印象的可能性，以及对那些"看起来"符合特定文化期望的个人特质的过度概括化也产生阻碍作用。例如，法国和意大利的文化有很多相似之处，因为这两种文化都属于天主教文化，都支持酿酒厂，并且都有相当数量的人自由饮酒。法国人既喝葡萄酒又喝烈酒，无论吃饭与否，在家或外出时都不例外。法国人常常认为拒绝喝酒是不礼貌的，而对过量饮酒的态度通常是相当自由的。意大利人主要喝葡萄酒，吃饭和在家时都喝，他们强烈反对公众因过度饮酒而做出的不当行为，也不会强迫别人喝酒。

在一些意大利裔的美国家庭中，10 岁以上的孩子就可以在晚餐时喝些葡萄酒，但会告诫他们：不要喝得太多；葡萄酒是在社交场合享用的，但绝不能过量饮用。因此，这些孩子通常在长大以后也是适度饮酒，从不因过量饮酒而产生什么问题。

看了前面的讨论，读者可能会预料到，法国的酗酒问题比意大利要严重得多。尽管作者们会同意，在特定文化中所盛行的与饮酒有关的习俗和态度可以提供洞察的材料，并能为所要研究的文化中的成瘾病因提供一种可能的解释，读者还是应当谨慎对待文化定式，并尽一切努力解决咨询中的多样性问题，这些内容的概述可以参考美国咨询协会（American Counseling Association，ACA）当前版本中的伦理规范，以及其关于具有文化胜任能力的咨询实践准则。

亚文化模型

还应简要地指出，在亚文化层面上，人们已经对成瘾和酗酒的社会和环境因素进行了许多科学研究。与年龄、性别、种族、社会经济阶层、宗教和家庭背景相关的因素可以在特定的文化群体中形成不同的模式。这也是必须保护来访者被看到和被听到权利的另一层原因，咨询师和其他助人行业的成员需要保持警觉，要看到和听到来访者真正是谁，而不是他们被认为应该像谁。

多因素模型

> 了解药物使用和药物使用障碍病因所面临的巨大挑战，就是该现象本身的复杂性。

读到此处，你可能还在考虑哪些病因模型对成瘾的解释是正确的。正如你可能已经猜到的，虽然所有这些模型对于开始研究成瘾咨询的咨询师来说都是有用的，能为其提供重要的信息，但没有任何一个单一的模型能够充分解释为什么一些人会对某种物质上瘾，而另一些人却没有。成瘾研究的一个重要进展是认识到成瘾可能不是由单一因素引起的，最有可能增进我们的理解、帮助我们发展出治疗方案的模型是多因素模型。尽管在所有成瘾的个体身上可能都有一些相似之处，但使用药物的病因和动机因人而异。对于一些人来说，可能是由于某种遗传倾向或某种生理原因，导致了他们使用某种药物并成瘾。而对另一些人来说，成瘾可能是由于他们个人发展历程中的某种失常或失调所造成的结果，并不存在已知的遗传倾向或生理功能障碍。有关哪个模型是正确的模型的争论之所以有价值，是因为它帮助从业者认识到采用跨学科或多因素模型的重要性。

已有的一个有趣的多因素模型的例子是成瘾的综合征模型。这个模型认为，目前有关过度饮食、赌博、性行为、购物、药物滥用等方面的研究并没有充分把握成瘾的起源、本质和发展过程。研究人员认为，目前对成瘾的看法与早期人们对艾滋病的认识非常相似，当时人们还没有认识到罕见的疾病其实是潜藏的免疫缺陷综合征的机会性感染。成瘾综合征模型表明，成瘾具有多个相互作用的前因因素，这些因素至少可以在以下三个主要方面进行梳理：（1）共享的神经生物学前因；（2）共享的社会心理前因；（3）共享的经验和后果。

多因素模型的另一个很有前景的例子是整合模型（integral model）。整合模型来自肯·威尔伯（Ken Wilbur）的工作，从四象限的角度研究药物滥用的病因和治疗。它还融合了整合医学和超个人心理学的概念。读者可参考威尔伯的相关文献，以获得关于综合征和整合模型更完整的信息。

多因素模型类似于医疗保健和其他公众服务专业人员最近所采用的公共卫生模型。该模型将成瘾问题概念化为"媒介"或药物、"主体"或人，以及"环境"三个因素之间的相互作用，这三个因素中可能包括许多实体。当药剂或药物与主体发生相互作用时，重要的是要认识到主体内部存在着多种因素，包括患者的基因成分、认知结构、对药物体验的预期、家庭背景和人格特征，在制订治疗计划时必须考虑这些因素。需要考虑的环境因素包括社会、政治、文化和经济变量。当咨询师或治疗师使用多因素模型指导诊断以及规划治疗过程时，必须考虑多个变量之间复杂的交互作用。

FOUNDATIONS OF ADDICTIONS COUNSELING 总结

本章记录了从早期从业者的原始的和不受监管的方法，到今天使用的更严格的监管、认证和基于证据的预防成瘾方法的转变。此外，还讨论了社会和政治因素对出于娱乐和医疗目的而使用毒品的态度的影响。简要回顾了美国联邦政府在资助一些机构中所发挥的作用，重点是预防药物滥用、为吸毒者提供治疗，以及为一些影响预防吸毒的现行政策提供了背景资料。对道德、心理学、家庭、疾病、公共健康、发展、生物学、社会文化和多因素模型进行描述，以理解成瘾的病因学，为读者提供了理解后续章节所涉及主题的背景知识。

除了第1章关于成瘾的病因学模型外，正文第一部分——成瘾咨询导论还包括关于物质和过程成瘾、专业问题、与来访者面谈以及对成瘾的评估和诊断的章节。这些介绍性章节为第二部分——成瘾的治疗提供了背景信息，成瘾的治疗部分则包括对当前治疗方式的全面检视。这一部分包括七个章节，其内容涉及动机访谈、心理治疗方法、合并症和成瘾治疗、团体工作和成瘾、成瘾的药物治疗、治疗的12步促进疗法、维持和复发预防。第三部分——家庭治疗、临床治疗与终生预防计划为读者提供了必要的视角，以了解在特定环境下进行有效咨询所必需的治疗模式的变化。这部分的章节讨论了对夫妻和家庭以及成瘾者的干预措施，对成瘾的住院和门诊治疗的特点及相关问题进行了有趣的讨论，并讨论了针对儿童、青少年和大学环境的预防计划等问题。

虽然把每一个能想到的、对开始进行成瘾咨询研究的咨询师或治疗师有帮助的话题都囊括在一篇文章里是不可能的，但是我们相信，本文所提供的资料足够全面和详细，能为那些希望在成瘾咨询方面向专业化发展的人奠定一个良好的基础，以学习后续课程，在督导的指导下实践和进行实习。

第2章
物质成瘾

劳拉·J. 维奇（Laura J. Veach）

维克森林大学医学院（Wake Forest School of Medicine）

詹妮弗·L. 罗杰斯（Jennifer L. Rogers）

维克森林大学（Wake Forest University）

雷吉娜·R. 莫罗（Regina R. Moro）

贝瑞大学（Barry University）

E. J. 埃西克（E. J. Essic）

专业咨询师（Professional Counselor）

与成瘾做斗争的人曾流下了许多眼泪，他们的眼泪往往伴随着愤怒、沮丧、恐惧、内疚、爱和丧失。想想下面这个组合的案例：杰瑞年纪轻轻就死掉了，他一直在与成瘾进行抗争，并最终付出了生命的代价，给这个因这种尚未被征服的疾病而变得四分五裂、支离破碎的家庭带来了如此巨大的悲痛。杰瑞曾经是一名明星运动员，他是一个善良的哥哥，也是一个伟大的儿子，但现在，才21岁的他就走了，离开了我们的世界。给我们留下了很多问题：他为什么会成瘾？又为什么没有康复？为什么我们无法帮助他？有那么多的为什么，但在美国这个国家，却很少有人能给出答案。成瘾的根本问题一直在困扰着我们，不仅困扰着杰瑞幸存的亲人，而且困扰着许多其他有着相同境遇的人，他们承受着所爱之人被成瘾夺去生命的巨大损失。同样令人困扰的是，如何辨别出关键的恢复预测因素——将那些能够恢复的人与不能恢复的人区分开来。为了寻找答案，我们将在这一章中寻找关于药物、大脑和成瘾障碍的知识。

当前，据估计，在不包括烟草成瘾的情况下，成瘾障碍涉及大约3200万美国人。例如，美国精神病学协会估计，根据新的诊断标准，在18岁及以上美国人群体中，每年有大约8.5%的人符合酒精使用障碍的诊断标准；1.5%的人符合大麻使用障碍的诊断标准；约0.3%的人符合可卡因兴奋剂使用障碍的诊断标准。纵观历史，人类使用药物来实现所渴望的体验的变化，甚至古代的战士

"在战斗前也使用酒精让自己更强大，增强勇气并降低对疼痛的敏感性"。对某些人来说，摄入化学物质会导致物质成瘾，或者说摄入成瘾，我们将在本章中对此进行详细讨论。对于另一些人，某些行为或过程（如赌博）会引发过程成瘾，这将在第 3 章中讨论。在成瘾过程的许多特征中，身体依赖也许是最广为人知的；正如本章所使用的"成瘾"一词包含了所有这些特征。最近，成瘾专家强调，"成瘾"这一术语比依赖或习惯更加清晰："尽管存在关联的消极结果，'成瘾'这一词语通过强调强迫性药物使用的相关行为，抓住了药物使用慢性、复发性和强迫性的特征。"

为了更好地为咨询师提供信息，让他们做好充分的准备，本章提供了全面的有关成瘾的神经生物学和生理学因素的信息，也对耐受和戒断方面的内容进行了回顾。此外，我们也对成瘾性物质进行了研究。首先，我们讨论生物学因素。

成瘾的神经生物学与生理学

有记载表明，早在大约 5000 年前就有埃及人因饮酒问题而寻求帮助。尽管目前已有大量的相关研究，但关于成瘾的许多问题依然存在。研究继续为理解成瘾的机制和治疗提供新的见解。然而迄今为止，关于成瘾还没有已知的单一生物学因素或解释存在。事实上，大多数成瘾专家一致认为，"酗酒和其他成瘾是复杂的、由多种因素决定的疾病，其中生物因素和环境因素相互作用，提高个体的易感性"。不过越来越清晰的是"成瘾行为并不等同于被强化的习惯"。

关于成瘾，被研究最多的身体器官可能是大脑。这项研究属于神经生物学范畴，非常复杂。考虑一下：大脑中有超过 1000 亿个神经元或神经细胞，每个神经元至少有 40 000 个连接或突触。换句话说，"一粒沙子大小包含了 10 万个神经元和 10 亿个突触，它们所有的这些还相互'交谈'"。人们认为，虽然我们的神经元只是随着时间的推移而老化，但我们的突触是不同的：突触会随着我们的经历而发生改变——不仅包括我们身体的经验，也包括化学信使交换信息的神经细胞的经验。例如，大脑的损伤（如中风）会导致神经元和突触的永久性变化；人们认为，大脑的恢复通常涉及大脑的可塑性，即大脑"修复、替换和重新训练其神经回路"的能力。

对大脑造成永久性伤害的另一种经历是成瘾，成瘾可以被认为是大脑被劫持，导致神经元之间的连接发生许多变化。人们把它比作"潜入神经细胞并控制一切的特洛伊木马"。具有说服力的神经生物学研究有助于更好地理解大脑及其与成瘾有关的复杂功能，使专家能够开始夺回控制力。美国国家药物滥用研究所（National Institute on Drug Abuse）是成瘾研究的主要领导者，它们认为成瘾是一种可以被成功治愈的脑部疾病。研究人员已经找到了大脑中的一些最容易受到产生欣快感的连接、化学物质或发展过程的影响的特定区域。为了确定成瘾循环是如何被触发的，研究者对这些区域进行了仔细的研究。目前，许多关于大脑的研究表明，"这些研究中一个共同的元素是，识别那些会扰乱奖赏和执行控制系统之间的平衡的功能受损的（大脑）区域"。许多成瘾专家一致认为，即使我们更好地理解了随着成瘾的开始，大脑是如何变化的，但成瘾的神经生物学变化是复杂的，并且充满了挑战性。

12 步程序的神经科学原理

无论是医疗机构还是像匿名戒酒会这样的组织，都把成瘾看作一种长期的或终生的疾病。越来越多的神经科学数据表明，12 步程序可能能够通过保护和提升大脑前额叶皮质区（prefrontal cortex），来帮助成瘾者达到和保持清醒。前额叶皮质区控制着复杂的活动，如自我监控、社会性思维、抽象思维和道德行为。在与成瘾做斗争的人身上，他们的前额叶皮质区似乎受到了损害。参加聚会的过程（涉及社会互动）和"工作步骤"（涉及抽象思维和道德行为）可能会强化前额叶皮质区，使其能够做到节制（自我监控）。美国国家药物滥用研究所所长诺拉·沃尔科夫（Nora Volkow）表示："很多治疗方案其实是在针对这些系统，但并不必知道在针对这些系统。"

成瘾神经生物学的一个基本概念是"奖赏通路"，它包括大脑中与成瘾关系最密切的区域。大脑的边缘系统是大脑中被认为构成奖赏通路的区域，腹侧被盖区（ventral tegmental area，VTA）、伏隔核（nucleus accumbens）和前额叶皮质区均在这个区域，如图 2-1 所示。当刺激激活大脑的这些特定区域时，就会产生愉悦的感觉。化学信使也被称为神经递质，在传递信息方面起着关键作用，这些信息是在神经元之间通过特殊的间隙或突触来进行传递的。突触的大小在 20~50 纳米之间；神经元之间的突触发生联系的时间在几毫秒内。多巴胺是一种参与愉悦感觉的重要神经递质。奇怪的是，多巴胺"由大脑中极少数的细胞制造，主要作用于大脑区域的一部分……而且，它似乎对大脑的功能产生了不成比例的巨大影响"。在图 2-2 中，以可卡因为例说明了毒品如何通过阻止这种重要的神经递质的移除或再摄取，来干扰多巴胺的正常活动。例如，可卡因会干扰多巴胺的正常"再摄取"或消除。其结果是神经细胞中的多巴胺增加，那些被称为"神经受体"的受体神经元受到过度刺激——这会被使用者体验为愉快的欣快感。成瘾者试图持续重复体验由大量强大的包括多巴胺在内的神经递质产生的欣快感。在大脑中，这种"多巴胺能传递和奖励通路"是成瘾的主要特征。在目前的研究中，其他重要的神经递质［如 γ- 氨基丁酸（gamma-amino butyric acid，GABA）和谷氨酸］在检查大脑对酒精的反应时也被确认具有重要意义。相信更进一步的研究将为我们揭示 γ- 氨基丁酸发挥特殊作用的关键点，包括：抑制或减缓多巴胺能的激增；酒精中毒，诸如运动不协调（步履蹒跚、动作不稳）；有助于消除被抑制的抗焦虑特性，包括在桌子上跳舞；以及酒精戒断并发症。谷氨酸是大脑中主要的兴奋性神经递质，对大脑活动的许多关键方面（如学习和记忆）发挥作用。因此，我们更好地理解了酒精对于记忆的损害在于，谷氨酸作为关键的受到酒精影响的神经递质之一，受到了酒精的干扰。

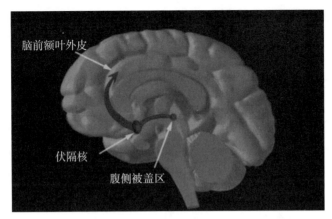

图 2-1　大脑的边缘系统

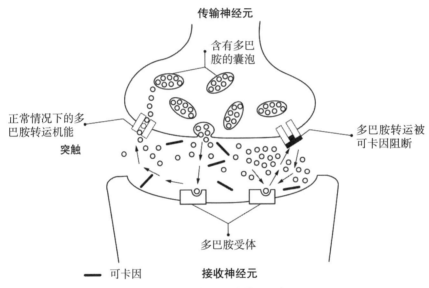

图 2-2　可卡因干扰神经细胞

对大脑进行研究的人员可以通过使用神经成像技术，对大脑的活动进行测试和评估。正电子发射断层扫描（Positron Emission Tomography，PET）就是这样一种技术，它可以进一步帮助研究人员直观地看到成瘾性化学物质的影响，在使用或不使用改变情绪的物质时人的大脑活动有何不同。

除了理解奖赏通路在成瘾的大脑中的作用外，神经生物学研究还在研究成瘾的另一个复杂特征——失控。失控用来描述那种尽管存在严重的不良后果，人们仍然继续使用药物的情况。科学家已经为这一重要的神经系统研究领域确定了大脑的两个额叶区域——前扣带回皮层（anterior cingulated cortex，ACC）和眶额皮层（orbitofrontal cortex，OFC）；这两个区域被认为是大脑的另一部分（即抑制通路）的关键组成部分。例如，拉博曼（Lubman）和他的同事 2004 年所做的神经影像学的研究结果表明："强迫性行为如顽固性成瘾和强迫症（obsessive-compulsive disorder）的必要条件是两个高度相互关联的皮质系统（前扣带回皮层和眶额皮层）内部出现失调，这两个皮质系统是自我调节系统（即抑制系统）的重要部分。"

另外，还有大量研究关注说明成瘾的强迫性本质，以及尽管有不良后果（也就是说，即使在家庭、工作或个人诚信遭受重大损失后也无法停止），个人仍会继续使用，这些涉及大脑的另一部分——皮质基底神经节网络（cortico-basal ganglia network）。这个网络中有背侧纹状体（dorsal striatum），在那里有大量的兴奋性和抑制性神经递质发挥作用，它们主要参与控制行为。"从腹侧被盖区到背侧纹状体的大脑通路通常被称为习惯回路，因为它在条件学习中起着至关重要的作用"。殷（Yin）指出："很可能，包括酒精在内的所有成瘾性药物都会影响皮质基底神经节网络的变化能力（即可塑性），从而改变对行为选择和控制至关重要的正常学习过程。"正念训练和神经影像学研究，也被称为冥想神经科学，产生了其他令人兴奋的研究结果，为成瘾治疗和大脑复原指出了未来的方向。有一种被称为基于正念的复发预防（mindfulness-based relapse prevention，MBRP）的特殊的新方法，其目标是减少对成瘾性物质的渴望和复发；MBRP 有望成为一种有效的方法被用于成瘾咨询当中。重要的研究结果表明，由于强制使用和持续饮酒，大脑持续受到生理层面的损伤，难以摆脱物质滥用的负面影响。在成瘾者无法"学会停止"的情况下，不断强调大脑通路的变化，可以帮助咨询师增强他们对成瘾者的理解和同理心。

目前，研究人员可以使用神经成像设备研究药物对大脑功能的影响是非常重要的，包括药物产生影响时和药物从体内消失很久之后的影响。值得注意的是，一位多年来一直使用扫描设备进行成瘾治疗的神经精神病学家指出："酗酒者的大脑状况最为糟糕。"据估计，在美国大约 2000 万酗酒者中，大约有一半的人在某种程度上有脑损伤现象。沃尔科夫（Volkow）和巴莱勒（Baler）于 2013 年强调，影像学研究明确了"复发者表现出相关大脑区域更严重的萎缩，这些区域包括双侧眶额皮质、右内侧前额皮质和前扣带回皮质，这些都与错误监控有关"。研究人员确信，一些酗酒者的右脑的损伤似乎大于左脑。还有研究结果表明，大脑的体积明显萎缩。令人惊讶的是，"根据年龄的不同，戒断酒瘾的酗酒者的大脑会像阿尔茨海默病患者的大脑一样遭到破坏"。此外，大量饮酒的年轻人的海马体也发生了显著变化。

前沿的神经生物学研究表明，新的脑细胞可能是通过神经干细胞分裂而产生的，这一过程被称为神经形成。人们已经发现，酒精会对神经形成造成极大破坏。因此，在治疗可卡因成瘾方面有希望采用新的方法，例如脑深部刺激术等神经外科手术。目前某些帕金森病患者正在使用这种方法进行治疗。罗奥德（Rouaud）和他的同事 2009 年研究了深部脑刺激对大鼠丘脑下核的影响，进一步发现了吸食可卡因动机下降的证据。对使用正电子发射断层扫描和其他神经成像技术的大量研究，将会增加我们对成瘾的原因、影响和治疗的认识。这些成像工具（如正电子发射断层扫描）使成瘾专家的治疗工具越来越丰富，并且"使通过开发生物标记来预测疾病的发展轨迹和治疗结果成为可能，而这一点对于个性化的医疗和最优的患者护理是必要的"。另一个令人兴奋的研究领域在于，现代计算机能够更快地分析和比较大量的数据。这个强大的工具被称为生物信息学或数据挖掘，帮助研究人员对研究结果进行综合分析。专注于基因表达阵列的基因网络（GeneNetwork）就是一个这样的工具。

其他生理因素（如耐受性和戒断症状）对我们理解成瘾也很重要。耐受性经常被误解，它指的是大脑和中枢神经系统对神经递质持续激增所产生的神经性适应。许多饮酒者，包括那些酗酒者错误地认为，如果他们出现更大的耐受性，他们就多多少少不那么容易成瘾。例如，酗酒者可能会吹嘘自己"能把别人喝得烂醉如泥"，自己却什么事都没有。事实上，研究表明，高代谢和药效学耐受性会产生更大的酒精依赖风险——身体在代谢神经毒素方面已经采取了不同的做法。当身体在处理和消除改变情绪的物质方面变得更有效率时，"代谢耐受性"这个术语才是准确的。因此，那些大量饮酒的人患上物质滥用障碍的风险更高，并且表现出耐受性。耐受性是身体依赖的最初的迹象之一，相对更晚一些，建议咨询师尽早来解决酗酒或毒品滥用的问题。随着分子科学家对与耐受性和成瘾相关的神经机制进行广泛的实验室研究，越来越多的证据支持复杂的分子和基因的影响与酒精的耐受性之间存在关联。

耐受性有助于解释为什么在美国大约11%的饮酒者消耗了50%以上的酒精。在耐受性发展的过程中，个体需要越来越多地改变情绪的化学物质或过程，才能达到期望的效果。例如，一项正在进行的研究关注大学生运动员危险饮酒模式的增长趋势。研究人员注意到，近60%（59.4%）的受访者表示自己有酗酒的习惯，每次饮酒至少五杯或更多。重要的是，略超过18%的运动员报告说，他们在所有的饮酒场合中都饮用了10杯或以上，从而表明耐受性明显增加。

为了进一步说明这一点，让我们来看一个案例。苏珊是一名20岁的大学生运动员。大三时，她是所在游泳队的一名强有力的竞争者。苏珊在大学一年级时就开始喝酒，每次喝完酒她都会感到很兴奋。苏珊持续地饮酒，一般是在周末喝酒。三个月后苏珊注意到她喝四杯酒才能体验到最小的一点点欣快感，所以她增加了酒的摄入量，以此达到期望的效果。在这个例子中，苏珊发现每一次饮酒，喝五到六杯对她来说并不少见，但对于女性来说，每一次饮酒时喝四杯或以上的量就会被定义为酗酒。对于男性来说，酗酒指的是一次饮酒五杯或以上的饮用量。随着多年的持续饮酒，苏珊对酒精的耐受力增强了。她现在在报告说，想要在任何场合达到最低的效果，她都至少需要喝六杯酒。

最近，由于酒后驾驶被捕，苏珊不得不去寻求咨询。咨询师应该注意，女性大量饮酒会增大患骨质疏松症的概率，这是一种严重的疾病，也是像苏珊这样经常锻炼的人最关心的问题之一。咨询师还应该知道，最近的研究结果表明，与男性相比，女性饮酒出现并发症的概率更大，在较短的时间内，即使饮用较少量的酒，也会对身体造成更大的伤害。虽然一些研究结果表明，每天喝一杯酒，而不是更多酒，可能对心血管有好处，但也有证据表明，对女性来说，每天喝一杯酒可能会增加患乳腺癌的风险。对于新手咨询师来说同样重要的是，要注意药物，尤其是酒精的耐受性和戒断可能带来的身体问题。幸运的是，苏珊愿意继续咨询，以解决她的酗酒问题。那么，作为一名咨询师，你将如何确定苏珊是一个危险的饮酒者还是一个酒精依赖者？你认为什么样的咨询方法对这位运动员最有帮助？你如何判断你们之间是否建立了融洽的、共情的关系？如果她持续高风险地饮酒，你会怎么做？

物质戒断反应是指物质离开身体时出现的生理变化。根据这些变化的严重程度，可以提供药效学耐受性是否存在的证据。大多数戒断症状通常与药物的作用相反，通常会在最后一次使用后四小时内开始，并持续不同的时间，通常是三至七天，取决于药物本身、身体依赖的程度、遗传因素和患者的整体健康状况。在最好的情况下，一次过度饮酒后的宿醉是药物戒断的一个例子。在其更复杂的进程中，根据所使用药物的不同，戒断症状可以表现为轻微到严重的震颤；恶心或呕吐；情绪紊乱，如明显的焦虑、抑郁心境、易怒或快感缺失；精神障碍，如妄想、头痛、睡眠障碍、轻度到重度癫痫，震颤性谵妄，也可能是涉及视觉、听觉或触觉的幻觉；生理状况，如腹泻、起鸡皮疙瘩、发烧或鼻炎；以及心脏并发症，包括高血压、脉搏和心律失常。比如，复杂的酒精戒断反应是最严重的危及生命的戒断反应之一，近15%的酒精依赖者如果不通过药物进行解毒，可能会出现戒断性癫痫性发作。

成瘾物质

有许多化学物质具有成瘾性。美国关于非法药物使用模式的最新数据表明，非法药物的使用正在增加。为了更好地了解这些物质，可以将它们分为以下几种类型：镇静剂类、阿片类、兴奋剂类、大麻素类和致幻剂类。表2–1列出了常见的滥用非法药物和处方药，由美国国家药物滥用研究所编制，缉毒署（Drug Enforcement Agency，DEA）通过管控时间表对药物、给药途径、药物效果和健康风险进行监管。以往的经验表明，为了更好地达到兴奋效果，所使用药物的浓度水平会不断提高。

镇静剂

酒精

了解最常见的危害个人健康和幸福的滥用物质是很重要的。迄今为止，最经常被滥用的情绪改变物质是酒精，或者说是乙醇。在2012年全年内，约有71%的美国人报告说，他们消费了酒精，近四分之一的饮酒者报告在最近一个月内饮酒。请注意图2–3所示的人均酒精消费量。美国疾病控制与预防中心（The Centers for Disease Control and Prevention，CDC）和美国国家药物滥用研究所（NIDA）指出，过度饮酒是导致伤害的主要危险因素，也是排名第三的导致死亡的主要原因。这意味着每48分钟就有一例与酒精有关的可预防的死亡，而与酒精相关的交通事故的总花费则接近510

表 2-1　　　　　　　　　　　　　　　　　　常见滥用药物

物质：类别	样例：商品或街头交易名	缉毒署管制时间表 */ 被监管的方式 **	急性效果 / 健康风险
烟草			血压和心率升高 / 慢性肺病；心血管疾病；中风；口腔癌、咽癌、喉癌、食道癌、胃癌、胰腺癌、宫颈癌，肾脏、膀胱和急性髓细胞白血病；不良妊娠后果；成瘾
尼古丁	存在于香烟、雪茄、比迪烟①和无烟烟草中（鼻烟、吐烟、咀嚼烟）	没有时间表 / 吸烟、鼻吸、咀嚼	
酒			低剂量时，兴奋、轻度刺激、放松、降低抑制力；高剂量时，困倦、口齿不清、恶心、情绪波动、协调能力丧失、视力下降、视觉扭曲、记忆受损、性功能障碍、意识丧失 / 风险增加、伤害、暴力、胎儿损伤（孕妇）；抑郁；神经系统缺陷；高血压；肝病和心脏病；成瘾；过量使用致命
酒精（乙醇）	存在于烈性酒、啤酒和葡萄酒中	没有时间表 / 吞咽	
大麻素			兴奋；放松；反应时间减慢；感官知觉扭曲；平衡和协调能力受损；心率和食欲增加；学习、记忆受损；焦虑；恐慌发作；精神病 / 咳嗽；频繁呼吸道感染；精神健康可能下降；成瘾
大麻	烟叶卷；兴奋剂、甘贾②、草、草药、烟纸卷、花蕾③、玛丽·珍妮④、波特⑤；抽大麻烟的人；绿片、树、抽烟；无籽大麻、臭鼬、种子	一类 / 吸烟、吞咽	
印度大麻	暴涨、恶棍、大麻麻醉剂、大麻油、大麻卷	一类 / 吸烟、吞咽	
阿片类			兴奋；嗜睡；协调能力受损；头晕；意识混乱；恶心；镇静；身体沉重；呼吸减慢或停止 / 便秘；心内膜炎；肝炎；艾滋病毒；成瘾；过量用药致命
海洛因	二乙酰吗啡：滋味，马，红糖，兴奋剂，破烂，烟头，臭鼬，白马，奶酪（非处方感冒药和抗组胺药）	一类 / 注射、吸入、鼻吸	
鸦片	鸦片酒、复方鸦片樟脑酊：大销魂，黑东西，块，浸膏，麻药	二类、三类、四类 / 吞咽、吸烟	

---

① 一种印度产两端尖的雪茄烟。——译者注

② 大麻的印度语。——译者注

③ 大麻中真正抽的部分是花蕾。——译者注

④ Mary Jane 的缩写 MJ 和大麻（Marijuana）的缩写一样，所以在俚语中常被用作比较含蓄的指代大麻的说法。——译者注

⑤ 来源于西班牙语中大麻叶子的名称的简写。——译者注

续前表

物质：类别	样例：商品或街头交易名	缉毒署管制时间表 */ 被监管的方式 **	急性效果 / 健康风险
兴奋剂			心率、血压、体温、新陈代谢增加；兴奋感；精力增强，精神机敏；颤抖；食欲下降；易怒；焦虑；恐慌；偏执；暴力行为；精神病 / 体重减轻；失眠；心脏或心血管并发症；中风；癫痫发作；成瘾，对于可卡因——吸食者的鼻腔损伤；对于甲基苯丙胺——严重的牙齿问题
可卡因	可卡因氢氯化物：吹、碰撞、C、糖果、查理、可口、快克石、雪、作乐	二类 / 鼻吸、吸烟、注射	
安非他明	右旋苯丙胺、中枢神经刺激剂：奔呢、黑美人、十字架、心肝、LA 重整、兴奋剂、卡车司机、上升	二类 / 吞咽、鼻吸、吸烟、注射	
甲基苯丙胺	戴斯奥森：甲基苯丙胺、冰毒、曲柄、白粉、晶体、火、玻璃、飞快、兴奋剂	二类 / 吞咽、鼻吸、吸烟、注射	
俱乐部毒品			亚甲基二氧甲基苯丙胺——轻度致幻效果；增加触觉敏感度，共情感受，降低抑制力；焦虑；寒冷；出汗；牙齿紧咬；肌肉痉挛 / 睡眠障碍；抑郁；记忆受损；体温过高；成瘾
亚甲基二氧甲基苯丙胺	摇头丸、亚当、清醒、夏娃、爱人的兴奋剂、平静、上升	一类 / 吞咽、鼻吸、注射	
氟硝西泮 ***	罗眠乐、忘了我药片、墨西哥安定、R2、烟蒂、罗氏、氟地西泮（如福诺）、绳索、罗非斯	四类 / 吞咽、鼻吸	氟硝西泮——镇静；肌肉放松；意识混乱；记忆力丧失；头晕；协调能力受损 / 成瘾
伽马-羟基丁酸 ***	伽马-羟基丁酸：G、格鲁吉亚家的男孩、严重的身体伤害、液体摇头丸、肥皂、勺、笨蛋、液体 X	一类 / 吞咽	伽马-羟基丁酸——嗜睡；恶心；头痛；定向障碍；协调能力丧失；记忆力丧失 / 无意识；癫痫发作；昏迷
解离药物			与身体和环境分离的感觉；运动功能受损 / 焦虑；颤抖；麻木；记忆丧失；恶心
氯胺酮	盐酸氯胺酮 SV：猫安定、K 粉、特别 K、维生素 K	三类 / 注射、鼻吸、吸烟	也适用于氯胺酮——痛觉丧失；记忆受损；谵妄；呼吸抑制和呼吸停止；死亡
苯环己哌啶及类似物	苯环己哌啶：天使粉、船、猪、爱之船、和平药片	一类、二类 / 吞食、吸烟、注射	同样，适用于迷幻鼠尾草和类似物——痛觉丧失，精神病；攻击性；暴力；言语含糊；失去协调性；幻觉
迷幻鼠尾草	鼠尾草、牧羊女草、玛利亚·帕斯托拉、魔法薄荷、萨利-D	没有时间表 / 咀嚼、吞食、吸烟	同样适用于右美沙芬——欣快；口齿不清；混乱；头晕；扭曲的视觉感知
右美沙芬	在一些止咳药和感冒药中发现：惠菲宁、罗伯、CCC	没有时间表 / 吞食	

续前表

物质：类别	样例：商品或街头交易名	缉毒署管制时间表 */ 被监管的方式 **	急性效果 / 健康风险
致幻剂			知觉和感觉状态的改变；幻觉；恶心
麦角二乙酰胺	麦角酸酰二乙氨：酸，布拉特，立方，小粒迷幻药，黄色阳光，蓝色天堂	一类 / 吞食，经口腔组织吸收	同样，迷幻药和麦角二乙酰胺——体温升高，心率加快，血压升高；食欲不振；出汗；失眠；麻木；头晕；虚弱；震颤；冲动行为；情绪的快速变化
麦司卡林	纽扣、仙人掌、酶斯卡灵、佩奥特掌	一类 / 吞食、吸烟	同样，对于麦角二乙酰胺——闪回，致幻剂持续性知觉障碍
裸盖菇素	魔法蘑菇、紫色激情、蘑菇、小烟	一类 / 吞食	同样，对于裸盖菇素——精神紧张（错乱）；妄想症；恐慌
其他化合物			类固醇——无中毒效应 / 高血压；血液凝固和胆固醇变化；肝囊肿；敌意和攻击性；痤疮；青少年——过早停止生长；男性——前列腺癌，精子生成减少，睾丸萎缩，乳房增大；女性——月经不调、胡须发育和其他男性特征
合成代谢类固醇	康复龙、氧雄龙片、多乐宝灵、环戊丙酸睾酮、十一烯酸去氢睾酮：甾族化合物；果汁；健身糖；旁珀斯	三类 / 注射、吞食、涂抹在皮肤上	
吸入剂	溶剂（油漆稀释剂、汽油、胶水）；气体（丁烷、丙烷、气溶胶推进剂、氧化亚氮）；亚硝酸盐（异戊基、异丁基、环己基）：笑气，波普尔，斯纳珀，惠培慈	没有时间表 / 经口鼻吸入	吸入剂（因化学物质而异）——刺激；抑制的丧失；头痛；恶心或呕吐；言语含糊不清；运动协调性丧失；喘息 / 痉挛；肌肉无力；抑郁；记忆障碍；对心血管和神经系统的损害；无意识；猝死
处方药			
中枢神经系统抑制剂			
兴奋剂			
阿片类止痛药			

　　* 一类和二类药物极有可能被滥用。需要更高的储存安全性，并且除了其他限制之外，还有制造配额。一类药物仅用于研究，没有批准的医疗用途。二类药物只能凭处方购买（不可再次购买），订购时需填写表格。三类和四类药物可按处方购买，可在六个月内补充五次，并可口头订购。一些四类药物可以在柜台买到。

　　** 一些健康风险与给药途径直接相关。例如，使用注射药物会增加因针头而感染葡萄球菌、艾滋病毒、肝炎和其他微生物的风险。

　　*** 与性侵犯有关。

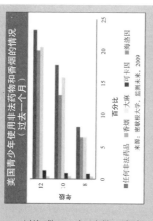

美国青少年使用非法药物和香烟的情况（过去一个月）

任何非法药物　香烟　大麻　可卡因

百分比

来源：密歇根大学，监测未来，2009

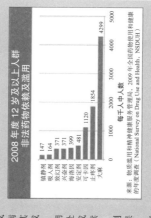

2008 年度 12 岁及以上人群非法药物依赖及滥用

药物	每千人中人数
镇静剂	147
吸入剂	164
致幻剂	371
兴奋剂	371
海洛因	399
安定剂	481
可卡因	1120
止痛剂	1854
大麻	4299

来源：物质滥用和精神健康服务管理局，2009 年全国药物使用和健康的年度调查（National Survey on Drug Use and Health，NSDUH）

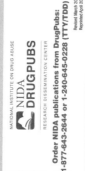

药物成瘾的治疗原则

30 多年的科学研究表明，治疗可以帮助药物成瘾者停止使用药物，避免复发，并成功地恢复他们的生活。基于这些所研究确定出 13 项基本原则，这些原则可以已经发展出的治疗的有效治疗方法为特征。这些原则在国家科学的基于科学的治疗。并提供了常见问题的答案。

1. 成瘾会影响大脑功能和行为，是一种复杂但可治疗的疾病。药物成瘾会改变了大脑的结构和功能。早致了在停止使用药物后，这一段时间变化依然持续。这可能有助于解释为什么吸毒者即使在长期禁欲仍仍有复发的风险。

2. 没有一种治疗方法适合所有人。根据个人的具体问题和需要匹配治疗方案、干预措施和服务，对其最终成功回到家庭、职业和社会是至关重要。

3. 治疗需要随时可以获得使用。因为药物成瘾者可能有不确定是否接受治疗，所以正让人们准备好接受治疗的那一刻利用现有的服务是至关重要的。如果不立即获得或不容易获得治疗，可能会失去潜在患者。

4. 有效的治疗关注一个人的多种需求，而不仅仅是他的药物滥用问题。为了切实有效，治疗必须解决个人的药物滥用和任何相关的医疗、心理、社会、职业和法律问题。

5. 保持足够的治疗时间至关重要的。对一个人来说，适当的治疗持续时间取决于他或她的问题的类型和需要的程度。研究表明，大多数成瘾者需要至少三个月的治疗，用以显著减少或停止他们的药物使用。最好的结果发生在较长的治疗时间周期。

6. 咨询——个人和／或团体——以及其他行为疗法是最常用的药物滥用治疗形式，行为疗法的重点各不相同，可能包括患者改变的动机，培养抵制药物使用的技能，用其他更有益健康和社会的活动代替药物使用活动，提高解决问题的技能，促进改善的人际关系。

7. 药物治疗对许多患者来说是治疗的重要组成部分，尤其是与咨询和其他行为疗法结合的时候。例如，美沙酮和丙诺啡可以有效帮助那些海洛因或其他阿片类药物成瘾者稳定他们的生活并减少他们的非法药物使用。此外，对于尼古丁上瘾的人，尼古丁替代产品（尼古丁贴片或口香糖）或口服药物（安非他酮或伐尼克兰）都是帮助的有效治疗计划的有效组成部分

8. 必须持续对个人的治疗和服务计划进行评估，以确保其符合其不断变化的需求。在治疗和康复过程中，患者可能需要不同的服务和治疗的组合。除了咨询或心理治疗外，患者可能需要药物治疗、医疗服务、家庭治疗、育儿指导、职业康复和／或社会和法律服务。对许多患者来说，持续护理方法可提供了最好的结果，治疗强度根据患者不断变化的需求而进行变化。

9. 许多药物成瘾者也有其他精神障碍。因为药物成瘾和和其他精神疾病——经常与其他患者，应该对该同时，治疗应同时（或全部）解决。当这些问题同时出现时，他们应适当地用药物治疗。

10. 药物辅助戒毒只是戒瘾治疗的第一阶段，本身对改变长期药物滥用没有什么作用。虽然药物辅助戒毒可以安全地理戒断后的急性身体症状，但仅靠戒瘾治疗不足以帮助成瘾者实现长期戒断。因此，应鼓励患者在成瘾戒断后继续进行药物治疗。

11. 治疗不需要患自愿才能有效。来自家庭、就业环境、司法系统的制裁或激励可以显著增加治疗的进入人率、保留率和药物治疗干预的最终成功。

12. 必须持续监测治疗期间的药物使用。因为在治疗期间确实会出现复发，知道他们的药物使用情况正在被监测，这对患者来说是起到一种强大的激励作用，可以帮助他们抵御使用药物的冲动。监测还提供了重新使用早期迹象，表明可能需要调整个人的治疗计划，以更好地满足其需求。

13. 治疗计划应应评估患者是否存在艾滋病毒／艾滋病、乙型和丙型肝炎、结核病和其他传染病，并提供针对性的降低风险咨询，以帮助患者改变或改变其面临感染或传播传染病风险的的行为。专门针对降低低传染病风险相关的针对性咨询。可以帮助进一步减少或避免免疫切相关的和其他高风险行为。治疗提供者应鼓励和支持患者进行艾滋病毒筛查，并告知患者，已证明高活性抗逆转录病毒疗法（highly active antiretroviral therapy，HAART）在防治艾滋病毒方面是有效的，包括在药物滥用的人群中

亿美元。酒精是"人类最古老的家庭用药"，而且，没有人能对酒精成瘾免疫。考虑到它的影响和吸引力，克纳普（Knapp）写道，酒精是"欺骗饮料——酒精赋予你力量，同样也剥夺你的力量"。

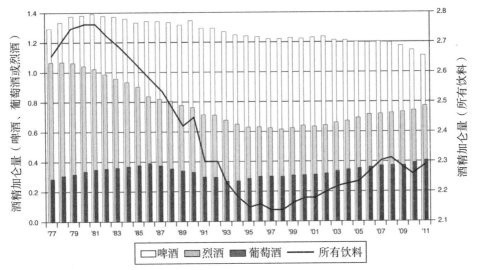

图 2-3　人均酒精消费量：1977—2011 年美国全国、州和地区趋势

尽管人们尚不清楚酒精首次被发现的情形，但酒精在人类学相关记载中已经存在了好几个世纪。历史学家普遍认为，大约在一万年前，浆果或水果被阳光照射太久，之后开始发酵，形成了一种天然的葡萄酒。公元 800 年左右，阿拉伯人开始使用蒸馏的方法，以更高效地得到酒精。贾比尔·伊本·哈扬（Jabir ibn Hayyan），又名格伯（Geber），在寻找炼金术配方的过程中，烧掉了葡萄酒中的杂质，从而发明了蒸馏酒。然而，蒸馏酒直到 13 世纪才开始流行，当时法国一名大学教授阿尔诺德·德维伦纽夫（Arnauld de Villeneuve）将这种新型酒精作为一种治疗疾病的药物加以推广。

酒精被归类为中枢神经系统的镇静剂。因此，它常被用作麻醉剂或助眠剂。饮酒可以达到放松和兴奋的效果，由于具有解压和放松的作用，酒精被誉为理想的社交润滑剂。然而，酒精也是一种强大的神经毒素，酒精中毒会导致执行大脑重要功能的关键区域受损，并且"对大脑和小脑产生严重的不良影响"。

许多成瘾专家和成瘾咨询师指导者强调，不管是喝啤酒、葡萄酒还是蒸馏酒，酒精的关键成分都是乙醇。对于那些与来访者一起讨论酒精使用信息的咨询师来说，需要纠正一些常见的误解，比如一些酒精饮料比其他饮料更安全，或更不容易上瘾，这一点非常重要。一些人会给自己的行为找到合理的理由，认为由于啤酒只含有 5% 的乙醇，所以危害较小，因此也不容易上瘾。理解下面的内容是非常重要的，即"如果一个人喝 12 盎司①的罐装或瓶装啤酒，或一杯三到四盎司的葡萄酒，

① 1 盎司约等于 30 毫升。——译者注

或者一杯用一盎司半蒸馏的烈酒制成的混合饮料，那么他所消费的酒精量是相同的"。尽管饮料的总量各不相同，但酒精的含量是相当的，乙醇是酒精饮料中最主要的致瘾剂。

为了更好地确定乙醇的效价，使用"标准酒精度"（proof）一词表示饮料的烈度，或者换句话说，纯乙醇在饮料中所占的百分比。使用标准公式确定出的效价，大约是乙醇含量百分比的两倍。例如，葡萄酒的酒精含量一般在7%左右，相当于14标准酒精度；含酒精的非处方药剂，例如咳嗽和感冒制剂也是如此；一些流行的品牌可能含有20%的酒精，或者说是令人惊讶的40标准酒精度。反之，要测定一种饮料中乙醇的含量，可以把指定标准酒精度减半，例如，151标准酒精度的朗姆酒中乙醇的含量为75.5%。

从生理学的角度讲，当人们饮用含酒精的饮料时，酒精很容易通过胃和小肠的内壁被吸收到血液中，因此人们通常在20分钟内就能感受到酒精改变情绪的效果。乙醇对人的影响会受到多种因素的影响，如胃中的食物、体重、性别和对酒精的反应程度（耐受性）。对酒精产生的反应存在显著的性别差异。研究人员已经证实，女性在饮酒量与男性完全相同的情况下，血液中酒精含量（blood alcohol content，BAC）的水平会更高。对这种差异的解释指出，是由于稀释率较低，女性的酒精浓度较高，因为女性每磅①体重的含水量低于男性。几位研究人员指出，由于女性在酒精依赖阶段表现出更严重的后果，进展更快，血液中酒精含量水平更高，因此，在描述女性对酒精的反应时，经常使用"套叠"（telescoping）一词。依然还存在一些未解的问题，比如这种套叠效应是否是性别差异造成的，就像神经科学家使用神经成像技术所观察到的，男性和女性酗酒者脑损伤在微观和宏观结构上的差异那样。

在生物学层面上，酒精在体内留存多长时间，酒精对身体的影响就会持续多长时间。肝脏是分解酒精或解毒的主要器官。肝脏的主要功能是代谢或排出毒素，将乙醇作为毒素在系统中进行处理——因此恰当的术语应是"中毒"。相对来说，大多数人的肝脏以同样的速度和比率处理乙醇。迷信喝热咖啡或经常洗冷水澡能加快酒精代谢是不正确的，这些事情并不会加快肝脏代谢乙醇的速度。没有任何物质可以加快乙醇的分解速度。关于乙醇代谢率，咨询师应当特别注意的是，每年死于酒精中毒的年轻人的数量。通常，那些没有饮酒经验的人往往不明白过度饮酒是致命的。由于过度饮酒导致的死亡并不常见，所以人们对这种危险的意识不足，所以在工作中强调个体快速大量饮酒时所需要承担的风险，对于咨询师来说是非常重要的。最近经常被报道的一些无经验的年轻大学生饮酒者，在短时间大量饮酒后死亡，其主要致命因素是呼吸停止或吸入呕吐物。

咨询师需要掌握的另一个重要问题是测量一个人体内酒精含量的方法。为了确定血液中酒精的含量，通常使用呼气分析仪或血液样本。有许多便携式的、易于使用的呼气分析仪，可用于测量血液中酒精的含量。通常情况下，最好在饮酒后12小时内测定血液中酒精含量的水平，因为超过这

---

① 　1磅≈0.4536千克。——译者注。

个时间区间，酒精可能会被从体内排出。因为相对来说，酒精被排出体外的时间较短，所以测定酒精含量首选呼气分析仪，而不是进行尿液药物筛检，后者是测量其他药物水平的首选方法。

获取酒精浓度的血液样本最可能的地方是医院急诊室和创伤科这种场所，通常是因为出现了与酒精相关的诸如跌倒、烧伤和车祸等伤害。据美国国家高速公路安全局（The National Highway Traffic Safety Administration，NHTSA）估计，在美国，每 51 分钟就有一个人死于与酒精相关的交通事故。此外，关于驾驶伤害的相关死亡的最新报告表明，仅有不足 20% 的伤害是由酒精外的其他药物引起的，酒精是导致驾驶员受伤死亡最主要的物质。当与酒精有关的伤害如机动车相撞发生时，其医疗费用是巨大的。最近，在创伤科所进行的高风险饮酒筛查和简短咨询干预（alcohol screening for risky drinking and brief counseling intervention，ASBCI）研究表明了其有效性，因此，美国外科医生协会（American College of Surgeons）的现行标准要求，美国所有一级创伤中心都需要提供高风险饮酒筛查和简短咨询干预服务。这项创新的政策授权一级创伤中心使用"可教育的时刻"，也就是在与酒精相关的受伤（约占全部外伤的 45%~50%）时刻，作为未来酒精滥用的有效预防途径，尤其是对未成年和年轻的饮酒者，可以减少或延缓酒精滥用障碍的发生。在美国全国范围内，许多一级、二级医院创伤中心正在增加常规的酒精筛查和简短的咨询干预服务，致力于减少再次受伤和干预危险的饮酒模式。使用基于证据的筛选工具有助于帮助识别危险的饮酒者，例如酗酒阳性识别。这种新的预防策略表明，简短的咨询干预具有强大的影响力，有助于改变未来的行为，减少医院中 50% 的再次受伤。一项针对因严重受伤而入院的 12~18 岁的年轻人的调查结果表明，他们住院期间所接受的酒精使用咨询，不但减少了进一步的伤害，还减少了对酒精的消费。到目前为止，那些高风险饮酒者（大约占饮酒者的 30%）对高风险饮酒筛查和简短咨询干预有良好的反应，可能是通过改变高风险的饮酒模式，改善整体健康水平，从而达到延迟或预防酒精依赖的效果。在致命性车祸中，超过 50% 的醉酒驾驶员血液中的酒精含量达到或超过 0.15。目前，美国所有 50 个州和哥伦比亚特区都颁布了血液中酒精含量界定值为 0.08 的相关法律，规定任何血液中酒精含量在 0.08 或以上的司机都将被指控为非法驾驶车辆，通常被称为醉酒驾驶。据报告显示，年龄在 21~25 岁之间的司机的醉酒驾驶的比例（26.1%）是美国平均水平（12.4%，3090 万人）的两倍多。

酒精相关外伤的影响也会波及雇主：每年至少一名相关司机酗酒所造成的车祸，给雇主带来的总损失超过 90 亿美元，其中 31 亿美元直接与工作中的醉酒有关。最近的数据进一步表明，2008 年，在 12 岁及以上年龄的白人中，有 56.2% 有饮酒行为；其次是美国印第安人或阿拉斯加原住民，有饮酒行为者占 43.3%，西班牙裔为 43.2%，非裔为 41.9%，亚裔为 37%。美国物质滥用与精神健康服务管理局的数据进一步显示，西班牙裔人群中过度饮酒的发生率最高（25.6%）。年轻人也不能免于遭受与酒精相关的创伤。托姆布鲁（Toumbourou）等人于 2007 年对目前世界范围内有关酒精使用模式的研究进行了回顾，并指出"据估算，在发达国家，31.5% 的 15~29 岁年龄段的男性死亡是由危险的酒精使用所导致的，而在全世界范围内，15~29 岁男性和女性与物质相关的死亡中，这一比例达到了 86%，人数达到 360 万"。他们的研究结果还表明，在青少年群体中，有害的使用和滥用而不是依赖导致了他们使用药物的大多数问题。米勒（Miller）、利维（Levy）、斯派塞（Spicer）和泰勒（Taylor）在 2006 年经过计算，得出 2001 年美国未成年人饮酒约占所有酒类消费的 16%。他们的计算结果还进一步表明，造成 3170 人死亡、200 万其他损害性事件、54 亿美元的医疗费用、149 亿美元的工作或其他资源损失，以及总共 416 亿美元的生活质量损失，都可以被归咎于未成年人饮酒。调查结果表明，酒精相关的暴力行为和车祸是带来损失的主要因素。美国疾病控制与预防中心还在其一年两次的青少年风险行为监测调查（Youth Risk Behavior Surveillance Survey, YRBSS）中确定了高中生（9~12 年级）的饮酒模式；2007 年有四分之三（75%）的学生曾经消费过一种或多种酒精饮料；略高于四分之一（26%）的学生报告了其严重饮酒的模式——也就是在调查前的一个月中，曾经有至少一天在某次饮酒中饮用五杯或以上。更仔细的调查发现，有近一半（40.4%）的 12 年级男生在调查前的一个月内有酗酒行为，远远超过了比例排名第二的 18~24 岁群体（26.1%）。进一步进行数据比较的结果表明，在 55~64 岁的人群中，只有不到十分之一（7.8%）的人报告了类似的酗酒模式。18~22 岁的大学生的酗酒率最高（40.5%），大约有 16% 的人被认为是重度饮酒者。

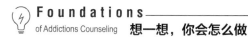

Foundations
of Addictions Counseling 想一想，你会怎么做

　　一名学生记者为高中生报纸做的一项非正式调查显示，近 20% 的学生使用香烟或无烟烟草制品（人们认为无烟烟草比香烟安全得多）。虽然使用大多数非法药物的数据显示所占比例很低，但 15 名学生中就有 1 人报告说，他们会为了娱乐而使用处方药物，包括奥施康定（OxyContin）到利他林（Ritalin）。在接受调查的 300 名学生中，近 70% 的人表示在过去六个月内饮酒，41% 的人表示有半常规性狂饮（11 年级和 12 年级的学生占 30%，9 年级和 10 年级的学生占 11%）。

　　学校咨询师和教师应该关注哪些主要问题，他们如何才能有效地解决这些问题？哪些行为风险最高，为什么？你会先处理谁的行为，处理哪些行为？讨论你认为这些学生与美国平均水平相比如何，包括非法药物使用在内。

　　总而言之，酗酒、成瘾和危险饮酒给许多人带来了严重的问题。最常见的滥用物质——酒精——对人的负面影响远远超过任何其他改变情绪的化学物质，随着人们对酒精的相关知识和认识的提高，成瘾咨询师会从中受益。

成瘾、心理健康和童年创伤

　　最近，一项研究调查了由于诊断出药物使用和精神健康障碍而住院治疗患者的童年创伤性事件，402 名参与者中有 65.9% 的人报告了他们在童年时期被情感虐待和被忽视。据报告，遭受身体虐待的人占49.3%，遭受性虐待的人占48%，遭受家庭暴力的人占56%。儿童创伤事件的严重程度使用六分制进行评分。创伤严重程度每增加一个单位，终生酒精依赖的风险就增加18%，吸烟的风险就增加16%。正如之前的研究所发现的那样，药物使用、心理健康诊断和儿童创伤之间存在很强的相关性，这表明了物质滥用的生态复杂性。

Foundations
of Addictions Counseling **想一想，你会怎么做**

由于艾伦的几个家庭成员（包括她的父母）都酗酒，她在29岁时也开始在社交场合喝酒。六年后，她的饮酒问题开始对她的工作产生影响。越来越多的旷工、迟到和态度问题导致了她与老板的冲突，老板要求她接受评估并遵循相关建议。结果显示，她对酒精有高度的耐受性，并存在许多与饮酒有关的社会问题和身体问题。她坚持说她只喝葡萄酒，不喝烈酒，也不是每天都喝，而且从不在夜晚来临之前就喝，所以她确信不是酒的问题。

需要在生活的哪些领域对她进行更多的探索？什么样的数据和咨询技术可以帮助咨询师对艾伦的否认产生突破作用，并提高她解决酒精在她的生活中所引起问题的动机？

医院创伤中心咨询：一名咨询专业博士研究生的视角

当一个人被送往美国的创伤中心时，他有50%的概率是因为与酒精消费有关的事故被送去的。因此，当出现问题饮酒的迹象时，美国的一级创伤中心被要求为患者提供酒精筛查和简短的咨询干预也就不足为奇了。这些服务提供的方式因机构而异。目前，只有少数机构使用专业咨询师。其中就有维克森林大学浸信医学中心（Wake Forest Baptist Medical Center，WFBMC）的创伤中心。这篇短文呈现了一名咨询师对这里进行的关于酒精筛查和简短咨询干预的观察，描绘了作者对该课程差不多一年时间的体验。这是一种非常积极的经历。

维克森林大学浸信医学中心的创伤中心的设置比较动态、节奏较快。从早晨的外科巡视开始，在巡视过程中，每位患者的护理计划都由一个多学科的护理团队进行仔细审查。在电话铃声和呼叫机嗡嗡作响的嘈杂声中，医学专业人士进行紧张的交谈，相互探索、询问和辩论，以确保提供最好的医疗服务。咨询师在讨论中的贡献是至关重要的：分享每位患者入院时的血液酒精浓度；在必要时建议进行临床机构戒断评估（Clinical Institute Withdrawal Assessment，CIWA）；记录最近与患者会面时可能收集到的其他重要的心理健康相关议题。

创伤中心内部并不属于传统的咨询环境。任何时候，医生都可能会打电话，要求与有药物滥用史的患者进行会面，或者护士可能因为担心患者的情况，而把我拉到一边。此外，患者并不以传统的患者身份出现，创伤患者是不需要预约的。他们每一个人都承受着可怕事件给他们带来的身体和情感上的创伤：枪击、刺伤、严重坠落、撞车事故。有些人即使幸运地活了下来，但是所有这些人无论在身体上还是情感上，都可能处在有史以来最脆弱的状态中。

当这些患者与他们新近体验的精神创伤做斗争时，咨询师们已经准备好帮助他们了。也正是这些坐在他们床边的咨询师，耐心地听他们表达沮丧、悲伤和困惑。在这样的时刻，许多人认识到，成瘾或药物滥用导致他们来到这个可怕的地方。正是通过咨询，这些人能够考虑与他们的行为相关的风险。而且，通常情况下，他们会通过咨询来决定做出改变。

我访谈的许多患者不仅仅是愿意，而且是非常渴望讨论他们对饮酒习惯的担忧。虽然有些人表达了矛盾的情绪，但许多人希望有一个更好的未来，并迫切希望有一个新的开始。这是给予咨询师的荣誉和特权，帮助他们开始他们的旅程，哪怕只有短暂的时间。我在维克森林大学浸信医学中心的经历为我提供了一个有价值的新视角，帮助我理解心理咨询以及作为一名心理咨询师意味着什么。这份工作富有挑战性、引人注目，而且很有价值。它提供了独特的机会，既可以学习第一手资料、医院的内部运作，也可以与跨学科的团队合作。与我一起工作的医生、医科学生、医生助理和护士对他们的患者所呈现出的复杂的心理社会问题表示同情和理解。很明显，维克森林大学浸信医学中心的创伤中心重视提供高质量的综合护理。咨询师是团队的一部分。从咨询师的视角来看，他们的融入被证明是至关重要的。

利·齐克·东格雷（Leigh Zick Dongre）是一名医学硕士，也是北卡罗来纳大学夏洛特分校（University of North Carolina at Charlotte）咨询师教育与监督专业的博士生。2013年5月至今，她是维克森林大学浸信医学中心的创伤服务和烧伤科的研究生助理。

医院创伤中心咨询：一位硕士研究生对实习经历的反思

当我开始在维克森林大学攻读咨询专业的研究生课程时，我已经离开学校25年了。在选择实习地点时，我有一种紧迫感，因为我知道这学期的实习经历将成为我职业生涯的基础。我觉得自己应该在一个可以让我的能力得到拓展和挑战我的信心的地方服务，在维克森林大学浸信医学中心创伤中心的经历给了我无数的机会，让我把在课程中学到的东西付诸实践。在创伤科楼层里没有一位患者是自己选择在医院待上一段时间的。由于脱离了正常的生活状态，患者常常感到孤立、困惑，并被创伤病房的景象和声音所淹没。除了创伤后身体受伤所带来的压力外，每当走进患者的房间，我还能明显感觉到其情感上的脆弱。虽然我的首要责任是为患者提供支持，但我也有机会对符合标准的患者进行酒精筛查和简短干预。并且发现，最初让我感到惊讶的是，医院的病床居然是进行自我评估最适宜的地方，并且患者常常会开始做出改变的决定。在从创伤中恢复的过程中，患者往往非常愿意观察自己的生活方式和饮酒行为，许多患者在思考自己的饮酒习惯时所表现出的急切让我感到吃惊。借此机会对患者进行酒精使用障碍确认测试（Alcohol Use Disorder Identification Test，AUDIT），就为他们提供了一个镜头，通过这个镜头，他们可以评估自己的选择，并考虑这些选择的改变是否会对他们的生活产生积极的影响。在雷诺兹 11 号（Reynolds 11）中所看到的那种开放的和有意义的自我评估征服了我。在职业生涯和学术生涯中，无论我走到哪里，都会遇到与成瘾做斗争的患者。有机会看到遭受身体创伤的患者会有什么样的改变，这真是一种荣幸。

萨拉·W·贝利（Sara W. Bailey）是维克森林大学心理咨询系的一名研究生。2014—2015 年间，她在维克森林大学浸信医学中心记忆评估临床咨询中心，是维克森林大学咨询系的安德森研究员。

可教育的时刻（the teachable moment）是由罗伯特·伍德·约翰逊基金会的药物滥用政策研究项目资助，在北卡罗来纳州维克森林大学浸信医学中心的一级创伤中心进行的，该项目关注酒精筛查、简短的心理咨询干预和对于政策制定的意义，是一项为期三年的前瞻性临床试验研究。

主要研究者是医学博士玛丽·克莱尔·奥布莱恩（Mary Claire O'Brien）。

共同研究者有：劳拉·J. 维奇博士；普雷斯顿·米勒（Preston Miller），医学博士；贝丝·雷布森（Beth Reboussin）博士。

简·R. 埃文特（Janeé R. Avent）博士（得克萨斯大学圣安东尼奥分校心理咨询专业助理教授；曾就读于北卡罗来纳大学格林斯博罗分校）：对于一名咨询专业的研究生来说，压力最大的时刻之一就是找实习地点。和往常一样，我选择做一些既新鲜又充满挑战性的事情。我在维克森林大学浸信医学中心的创伤中心选择了一个新的实习岗位。我不知道这次实习会有什么结果。当我开始实习时，我只有有限的咨询经验，从来没有在医院工作过。

这种学习经历既具有挑战性，又有价值。挑战在于，在患者没有任何思想准备的情况下，走进创伤中心的病房，与他们谈论酒精使用情况，从来都不是一件容易的事。挑战还在于，当我想要和他们所爱之人单独讨论他们危险的饮酒问题时，要求家庭成员离开房间非常困难。同时，目睹某人遭受身体和情感上的痛苦也会给个人情绪带来挑战。

尽管如此，对于每一种挑战，都会收获一种更大的成就感。人们很容易将自己视为专家，但患者教给我的东西总是让我感到吃惊——他们教给我力量、决心和谦卑。许多人愿意做任何必要的事情，将他们的生活方式改变得更加健康，他们愿意变得脆弱，愿意讨论有关酒精和相关伤害的个人问题。即使是那些还没有准备好讨论改变的来访者也提醒我，我来到这里是为了播下一粒种子，并希望有一天，种子会长大。

由于整个创伤中心团队对我的支持和尊重，使我有了这样非常有益的经历。尽管学习曲线非常陡峭，一次需要加工很多东西，但学习过程是可控的，因为我从创伤外科医生和工作人员、我的临床导师和"可教育的时刻"研究团队那里获得了信任，并得到了他们的认可。如果实习是一个人塑造临床方法、为未来的咨询职业生涯做准备的时期，那么，我只能为我自己和整个咨询行业都存在的可能性感到兴奋。每天都有新的机会出现，我有能力和那些不符合我的预期的人一起合作，而我已经开始欣赏并非常享受这一点了。

简·R. 埃文特是得克萨斯大学圣安东尼奥分校的助理教授。2009 年 6 月至 2010 年 5 月，在维克森林大学浸信医学中心创伤服务与烧伤科实习。

镇静剂和安眠药

另一类抑制中枢神经系统的药物是镇静 / 安眠药物。这一组中最常见的药物是苯二氮卓类药物、巴比妥类药物和非巴比妥类药物。目前，苯二氮卓类药物，有时被称为镇定剂，经常被用于治疗从失眠、焦虑、肌肉紧张到癫痫发作的多种症状。它们对女性的风险非常大。例如，研究结果表明，给女性开出的服用苯二氮卓类药物的处方比男性高 55%。在 20 世纪 60 年代苯二氮卓类药物出现后，许多人认为，因为不存在成瘾的可能，所以它们是巴比妥类药物的一种更安全的替代品。几十年后，研究人员发现，长期使用苯二氮卓类药物［如安定（地西泮）或佳乐定（阿普唑仑）］极易上瘾，而且往往会出现严重的戒断并发症，需要通过药物进行解毒。研究人员还注意到，即使是按照医生的处方服用苯二氮卓类药物，也会对大脑产生毒性，这一点可以通过大脑扫描技术得到证实，大脑扫描结果表明，"与滥用药物一样，大脑活动总体上减少或出现脑细胞脱水的模式"。尽管研究显示因耐受性问题的部分原因导致长期服用苯二氮卓类药物的效果有限，但苯二氮卓类药物通常是治疗焦虑症的初始用药。短期使用（4~8 周）。可能会对焦虑产生最大的效果，但其他一些药物，如具有抗焦虑作用的抗抑郁药，对长期焦虑管理更有效，并且没有苯二氮卓类药物的潜在的成瘾性。

有关苯二氮卓类药物滥用和成瘾的担忧正在增加。例如，对发展趋势进行分析的结果显示，1995—2002 年间，苯二氮卓类药物相关急诊科的就诊人数增加了 41%（从 71 609 人增至 100 784 人）。在 1992—2002 年的 10 年间，以镇静剂为主要成瘾性药物的成瘾入院治疗率上升了 79%。对于女性来说尤其麻烦。"除了处方药外，男性对所有药物的依赖都超过女性"。

对苯二氮卓类药物的另一个担忧是，它们有可能被用作约会强奸药物。迷奸药（氟硝西泮）是一种具有记忆丧失特点的苯二氮卓类药物，其药效大约是安定的 10 倍，已被性侵犯罪者用于犯罪。

中枢神经系统抑制剂也包括巴比妥类药物，如吐诺尔（异戊巴比妥与赛克巴比妥）或宁比泰（戊巴比妥）。在 20 世纪 50 年代至 70 年代，巴比妥类药物的使用最为普遍，当时巴比妥类药物的滥用程度仅次于酒精。巴比妥类药物起效快，能在大脑中降低神经递质和去极化活性，从而进一步抑制中枢神经系统，因此具有潜在的过量致死危险，尤其是在与其他中枢神经系统抑制剂联合使用的情况下。

非巴比妥类药物包括安眠药（安眠酮）等药物，其生理特性与巴比妥类药物基本相同。使用巴比妥类药物和非巴比妥类药物都存在意外过量的危险，幸运的是，它们的使用量已经下降。

　　达芙妮今年 35 岁，是非裔美国人，已婚，有两个孩子。她年轻时就开始饱受焦虑的困扰，但她总表现很好，两年前获得了护理硕士学位。今年被聘请教授一个医院项目的护理系学生。由于她的焦虑，医生给她开了安定。她热爱自己的工作，但她总觉得只有在药物的帮助下，才能控制那种"在舞台上"的压力。六个月来，她的医生一直给她开镇静剂，但现在已经拒绝再开了，因为她需要的剂量越来越大。达芙妮来找你，希望能说服你诊所的精神科医生给她开安定药。

　　这里的问题是什么？你将如何解决这些问题？如果她继续和你一起合作，你会和她一起制订什么样的治疗计划，你会采用什么样的治疗措施？

阿片类药物

　　鸦片是"麻醉品之母"，含有 20 种不同的药物，主要是吗啡。作为鸦片化合物的衍生品，阿片类药物被滥用的原因是它们能够显著影响大脑的奖赏途径，产生更持久的兴奋，包括最初的与性高潮相似的感觉和随后的昏昏欲睡的幸福状态。阿片类药物使用障碍会持续地对我们的文化产生深远的影响。吗啡在美国内战中被广泛使用，由此产生的成瘾模式被称为"士兵病"。

　　海洛因比吗啡更为有效，直到 1895 年才被从鸦片中提取出来，因为它减少了与吗啡有关的副作用。在美国，几十年来，由于海洛因具有高度成瘾的性质和效力，许多预防和成瘾专家专注于海洛因滥用和成瘾问题。

　　静脉注射是海洛因成瘾偏好的给药途径；然而，最近的趋势表明吸食海洛因的人数在增加，这可能是由于近年来海洛因的等级效力提高，以及对艾滋病毒感染风险认识的提高。一个瘾君子的例子恰当地描述了海洛因成瘾的循环："一针海洛因，所有的疼痛和痛苦立即被换成彩虹、温暖的阳光和笑声……对戒断的恐惧，加上容易获得高纯度海洛因是很多人成瘾的原因。"

　　从海洛因成瘾中恢复的长期努力可能包括使用作用较慢的阿片类药物（如美沙酮），以帮助海洛因成瘾者减少危害。经过 30 年的美沙酮维持治疗计划，人们普遍认为美沙酮在减少阿片和海洛因成瘾治疗的危害方面是有效的。一种较新的、作用缓慢的合成阿片类药物丁丙诺啡也正在被用作美沙酮的替代品，用于治疗阿片类药物成瘾。霍顿（Horton）等人 2009 年的一项研究强调，即使只是曾经使用过海洛因的人，在寻求住院治疗的患者中的占比高达四分之一，这显示出更高的风险行为倾向、更差的疗效和更高的复发可能性，这可能与临床的解离模式有关。霍顿和他的同事鼓励对有海洛因使用史的患者进行更好的解离障碍（dissociative disorders）筛查，并继续进行研究。

　　奥施康定是一种合成阿片类药物的商标名，因其潜在的滥用和成瘾特性而受到媒体的广泛关注。例如，最近的资料显示，仅 2001 年就开出了超过 720 万份奥施康定的处方，销售额为 14.5 亿美元，第二年增至 15.9 亿美元。从 1994 年到 2002 年，美国国家药物滥用研究所（NIDA）注意到与羟考酮有关的医疗紧急事件增加了 450%[①]。由于阿片类药物具有严重的成瘾性，继续寻找其他止痛药物替代品仍然很重要。总的来说，成瘾专家对阿片类药物滥用和成瘾现象表示严重关切。为了更好地理解关于阿片类药物成瘾的神经生物学，开发更有效的治疗资源，还需要进行更多的研究。

⚡ Foundations
of Addictions Counseling　**想一想，你会怎么做**

23 岁的彼得是一名与妻子处于分居状态的白人男性，他在一次事故中受伤并住院数周，因疼痛接受吗啡注射治疗。出院时，医生给他开了奥施康定。出院两个月后，彼得继续报告他感觉极度地疼痛。他曾两次去看医生，要求医生给开更多和更大剂量的奥施康定。今天他进行了第三次预约，他正在分居的妻子打电话给医生，讨论了她对彼得持续疼痛的担忧，以及他持续变化的行为，包括易怒、旷工和经常昏昏沉沉的样子。彼得告诉她，他经常回想起那次事故，药物似乎有助于缓解这些症状，同时也减轻了他身体上的痛苦。

作为一名咨询师，你可以讨论你和医生该如何帮助彼得处理他的情感和身体问题，讨论成瘾和医学问题的复杂性，以及成瘾的理论和实践如何应用于这个案例。

兴奋剂

烟草

烟草制品中改变情绪的主要物质是尼古丁——一种温和的兴奋剂。人们确信美洲原住民早在第一批欧洲白人到达那里很久之前就开始吸烟了。由此产生的历史和烟草使用的扩大对后世产生了深远的影响。在整个 20 世纪，烟草成瘾与 1 亿人的死亡有关。已经为减少烟草使用进行了大量的预防工作，所以研究年轻人烟草使用的趋势非常重要。自 2002 年以来，12~17 岁青少年的烟草使用占比在 2008 年出现了下降的趋势，从 15.2% 降至 11.4%，其中大部分可以归因于香烟使用的减少。然而，尽管有证据表明吸烟会带来严重的健康风险，但仍有略超过五分之一的成年人继续吸烟。

烟草使用与其他物质成瘾相关。2008 年的一项调查发现，吸烟与大量饮酒有关；58% 的酗酒者同时也吸烟。

为了获得尼古丁带来的好处，同时减少吸烟的危害，一些人认为咀嚼或无烟烟草对健康的危害

---

① 奥施康定的活性成分为盐酸羟考酮。——译者注

可能较小；青少年保持相对稳定的趋势，12-17 岁的青少年中约有 2% 的人报告每月使用无烟烟草。但更多的证据表明，无烟烟草对诸如高血压、冠状动脉疾病、口腔癌、口腔病变和肿瘤等存在显著的健康风险。安非他酮、伐尼克兰和尼古丁替代剂等药物越来越多地被用于治疗烟草成瘾。

Foundations
of Addictions Counseling **想一想，你会怎么做**

许多研究表明，香烟与酒精及其他物质同时使用出现的比例很高。许多治疗中心已经制定了禁烟政策，它们认为，除了尼古丁成瘾带来的风险外，继续吸烟还可能增加戒酒者和吸毒者复发的可能性。另一些人则认为，在药物滥用治疗中强迫尼古丁依赖者戒烟，可能会导致他们退出治疗，从而降低他们从最初的成瘾中恢复的机会。一个名为"即刻改变"（ChangeNOW）的新的治疗中心是完全无烟的。

在这个新的治疗中心进行咨询时，你支持什么观点？为什么？你将如何与那些和你一起工作的其他咨询师（其中一些人吸烟）讨论这些话题？又该如何和一个新的吸烟量很大的来访者讨论呢？谁真的想从你这里被转介到那个新的机构？

咖啡因成瘾又如何呢

很多人都有过这样的经历：早上的咖啡喝得太多，或者太少。在改变情绪的药物中，咖啡因是世界上使用最广泛的。在美国，85% 以上的儿童和成人经常食用。《精神障碍诊断与统计手册（第 5 版）》[Diagnostic and Statistical Manual of Mental Disorders (Fifth Edition)] 描述了四种与咖啡因相关疾病的诊断标准：咖啡因中毒、咖啡因戒断、其他由咖啡因引发的疾病（例如，与睡眠有关的疾病——焦虑），以及未知的咖啡因相关疾病。此外，《精神障碍诊断与统计手册（第 5 版）》的第三部分也包括了咖啡因使用障碍，这表明需要更多的研究来确定咖啡因使用障碍是不是一种临床意义上的重大障碍。美国大学的研究人员最近开发了咖啡因戒断症状问卷（Caffeine Withdrawal Symptom Questionnaire, CWSQ），这是第一个有关咖啡因戒断症状的、进行了效度验证的测量方法。在研究者严格设计的双盲测试中，出现了七种主要症状：（1）疲劳 / 困倦；（2）警觉性低 / 难以集中注意力；（3）情绪紊乱；（4）社交 / 工作动机下降；（5）恶心 / 胃部不适；（6）流感样的感觉；（7）头痛。研究人员希望他们正在进行的、对这一测量工具进行改善的工作将有助于对咖啡因戒断的评估、诊断和理解。

麻黄素、安非他明和安非他明类药物

其他类型的兴奋剂包括麻黄素、安非他明和安非他明类药物（如利他林、专注达）。与其他许多主要产生欣快感而改变情绪的物质不同，安非他明经常被用于愉悦的体验和提高效率。尽管如

此，正如韦尔（Weil）和罗森（Rosen）所指出的，"兴奋剂并没有自动提升身体和精神方面的表现，但它有时会让人们更快地完成糟糕的工作"。

青少年处方兴奋剂的滥用

最近，研究人员对医学文献进行了系统的回顾，确定了 21 项研究，共涉及 113 104 名被试，考察了儿童和年轻人使用非处方兴奋剂药物的情况。根据这项研究，5%~9% 的小学生和高中生在去年服用了非处方兴奋剂药物（利他林和阿得拉等）。据报告，大学适龄人群中这一比例在 5%~35% 之间。在那些有兴奋剂处方的人中，有 16%~29% 的人被要求给予、交易或出售他们的药物。使用非处方兴奋剂的原因包括提高警觉和注意力，尝试体验，以及提高兴奋度。滥用和转移兴奋剂风险最高的人群包括白人、兄弟会和女生联谊会成员、平均成绩较低的人、有速释制剂处方的人（与有缓释制剂处方相比），以及报告有注意力缺陷性多动障碍（attention deficit hyperactivity disorder，ADHD）症状的人。

早在 5000 多年前，古老的中国医学就开始使用含麻黄碱的植物。1930 年以后，麻黄碱在美国开始得到大量使用，主要治疗影响呼吸系统的疾病，并得到了医学上的改进。2004 年，法律规定禁止使用麻黄素，因为这是一种具有严重副作用的药物。近 70 年前，为了寻找一种副作用（如焦虑）更少、效果更好的麻黄素的合成替代品，人们成功地开发出了安非他明类药物。

一些成瘾专家指出，速度 [1] 在 20 世纪 40 年代被军事人员广泛使用，以提高耐力和警觉性。在 20 世纪 50 年代，人们注射安非他明，作为阻止海洛因成瘾的一种治疗手段。安非他明在 20 世纪 60 年代和 70 年代的使用呈螺旋式上升，"1970 年美国制造了大约 100 亿安非他明药片"。随着安非他明被广泛使用，人们发现了许多副作用，如焦虑、心血管损害、偏执、严重抑郁、药物引起的精神病和戒断导致的自杀意念。关于对速度的滥用和成瘾潜力的警告，比如"速度杀手"，在 20 世纪 70 年代早期就已经司空见惯。总的来说，安非他明的非法使用是有问题的，与甲基安非他明有关的事件不断增加凸显了这一问题；美国国家药物滥用研究所记录到，通过成像研究，可以观察到在慢性的和长期滥用甲基安非他明的情况下，大脑中化学和细胞所产生的显著变化。

目前的研究显示，运动员服用安非他明的总体比率在上升（4.1%），其中女性运动员比男性运动员使用兴奋剂更多，白人运动员也比非白人运动员使用的更多。甲基安非他明（"冰毒"）通常是滥用的首选兴奋剂，可以口服、喷鼻、吸食，或者是最麻烦的注射。即使在停止使用任何甲基安非他明制品九个月后，康复中的安非他明成瘾者仍然表现出持续的身体运动速度较慢和记忆受损的情况，研究人员进一步担心，成瘾者患其他退行性神经疾病的风险可能会提高。甲基安非他明制造

---

[1]　安非他明的俚语。

商在《医生的案头书》（*Physician's Desk Reference*，PDR）中警告说，"甲基安非他明有很大的滥用潜力……（这）可能导致药物依赖"。对甲基安非他明的耐受性发展迅速，这会加剧成瘾周期。通常，晚期成瘾的表现包括静脉注射和严重的戒断反应，急剧的体重减轻，极端的牙齿并发症，感染艾滋病毒和严重的乙肝、丙肝风险，强烈的渴望模式，脑损伤，以及通常会出现的严重的心脏病并发症。在文化群体方面，对甲基安非他明 / 安非他明使用障碍的初步诊断最常见于非西班牙裔白人（66%）；其次是西班牙裔个体（21%）；最后是亚洲 / 太平洋岛屿或非西班牙裔黑人中分别占 3%。2008 年的一个令人鼓舞的数据显示，2006—2008 年，美国人每月甲基安非他明的使用率下降了 50% 以上。此外，缉毒署 2013 年的报告指出，从 2000 年到 2012 年，青少年使用甲基安非他明的数量减少了 67%。

安非他明药品的替代品是非法的安非他明。其中的一个例子是一种被称为"冰"的甲基安非他明，还有最近的甲基卡西酮或"凯特"（Kat）。"凯特"和"冰"都有刺激作用，和安非他明有很多相同的风险和副作用；由于与非法安非他明相关的成本降低（平均每克 15 美元），再加上药物制造起来相对容易，非法的甲基安非他明制造场所仍然是许多社区关注的重大问题。一份旨在教导个人更好地发现非法甲基安非他明制造场所的报告强调，经常会出现各种各样的有毒化学物质，如碱液、岩盐、锂电池、池酸、碘、防冻剂、油漆稀释剂和较轻的液体，而且它们在制造过程中就可以被检测出来。尤其是那些"磷化氢、乙醚、氨、电池酸和丙酮的产品，（因为它们）有独特的气味……磷化氢闻起来像大蒜，硫黄闻起来像臭鸡蛋，氨闻起来像猫尿，丙酮闻起来像指甲油清除剂"。缉毒署 2013 年的报告称，2012 年涉及爆炸、垃圾堆放和抢劫的冰毒制造实验室事件持续减少，全年查获冰毒 1.1 万余件，最多缴获冰毒约 4000 千克。在美国，减少非法制造甲基安非他明的努力仍在继续，但儿童和个人仍然面临着与此类实验室有关的有毒化学物质泄漏和爆炸的风险。

咨询师需要特别关注的其他兴奋剂是类安非他明兴奋剂，如利他林，其通用名称是哌甲酯。多年来，哌甲酯被广泛用于多动症的治疗。它在大脑中的主要作用包括阻止多巴胺的再摄取，从而导致行为的改变，提高注意力和信息追踪。利他林也有副作用，包括体重和食欲下降、失眠、恶心、高血压、贫血或重复行为。最新的研究也指出服用利他林存在一些并发症，如肝损伤、癫痫发作阈值降低、某些个体生长激素紊乱、视幻觉、心律失常和心脏组织损伤；值得注意的是，年轻人可能对副作用（不良反应）很敏感。不幸的是，越来越多的报告显示，利他林也被滥用，存在将药物非法转移给没有处方的个人的情况。布雷金（Breggin）和科恩（Cohen）2007 年进一步指出，治疗年轻人多动症时经常使用的利他林（哌甲酯）和其他安非他明 [右旋安非他明（阿德拉）、甲基安非他明（戴斯奥森）]，已于 2006 年被美国食品药品监管局（Federal Drug Administration，FDA）要求在药品上贴上警告，不能将处方开给患有心脏问题的人，因为有这些药品处方的儿童和成人猝死事件的报告越来越多。继续研究利他林及其他兴奋剂对多动症的长期影响仍然是一件迫在眉睫的事情。

Foundations
of Addictions Counseling　**想一想，你会怎么做**

21 岁的贝利是一个混血的单身同性恋男性，由于对甲基安非他明成瘾，已经接受过四次治疗，最后是一个为期七天的疗程，以及紧接着的为期四周的强化门诊干预项目（intensive outpatient program，IOP）。尽管贝利对戒瘾有着极大的动力，但在最后一次使用药物后仅仅保持了两周，他就复发了。在吸毒期间，由于从一家便利店偷了 34 美元，贝利被捕了。他被移交给毒品法庭，法官同意在监禁他之前对他进行最后一次的治疗。

你认为什么样的治疗水平、方式、时间和后续计划最有可能帮助贝利实现并维持清醒？讨论安非他明成瘾者在保持康复的过程中，所面对的区别于许多其他物质滥用者的困难。其他还有什么问题？如果有的话，哪些是咨询师应当考虑的？

可卡因

可卡因也被归类为兴奋剂，快克可卡因（高纯度可卡因）是可卡因的一种，是一种可以点燃抽吸的浓缩形式的可卡因。历史表明，越来越多的人努力生产更浓缩的药物，以使其像许多改变情绪的药物那样，达到最大的欣快效果。表 2–2 显示了增加可卡因浓度所采用的方法的历史。目前的趋势显示，自 20 世纪 90 年代中期以来，可卡因的使用量稳步下降。例如，2012 年的一份报告显示，2008 年至 2012 年，美国工人使用可卡因的比例下降了近 40%。

19 世纪末 20 世纪初，可卡因滥用和成瘾再次流行，这导致 1914 年的《哈里森法案》（*Harrison Act*）的出台，通过立法禁止非医疗用途使用可卡因。到 20 世纪 70 年代末，许多兴奋剂滥用者和吸毒成瘾者正在寻求更安全的安非他明替代品，因此，可卡因使用量再次开始上升。这一次，一种新的、更强大的可卡因——快克被合成，在 80 年代和 90 年代初，它在社会所有经济阶层的蔓延十分猖獗。目前，据估计，18 岁及以上成年人的可卡因使用障碍患者占美国人口的 0.3%。由于吸食一种物质是进入血液的最快途径，通常在大约四秒内即可完成，伴随着强烈的渴望，使用者经常寻求不断增加剂量的滥用模式。成瘾进程在几周到几个月内迅速发展。最初的可卡因体验被一名成瘾者恰当地描述为一种无所不能的体验："几秒钟后，我的大脑爆炸了……我的心带着爱，带着光爆炸。除了一次又一次地达到狂喜的巅峰，再没有什么比这更重要的了。"许多名人和职业运动员可卡因和快客成瘾的问题，出现在媒体的专题报道中，而许多预防专家则联合起来与可卡因滥用和依赖的恶果做斗争。曾经有一段时间，人们认为可卡因吸食者只会存在习惯化或心理依赖的风险。然而，现在很明确的是，身体依赖也可以发生，耐受性和戒断症状证明了这一点。可卡因对大脑的影响涉及许多与奖赏通路相同的大脑区域，尤其是与性欲相关的区域，因为强烈的欲望又一次使康复工作复杂化。一位努力戒除快客成瘾的作家在戒断三年后又一次复发，他将这种渴望描述为"一种'生理需求'……唤起了内心痛苦的号叫，压倒了对食物、水、睡眠和爱情的渴求"。

表 2–2　　　　　　　　　　　　　　　提高可卡因药效方法的历史

时间	提高可卡因药效的方法	兴奋效应到达大脑的时间
秘鲁：15 世纪 50 年代	咀嚼古柯叶与烧焦的牡蛎壳（吸收率缓慢）	20~30 分钟
欧洲和美国：20 世纪	吸食可卡因粉（鼻烟）；通过吸食提高鼻道黏膜的吸收率	3~5 分钟
	将可卡因溶解在声称有益于健康的液体产品（诸如滋补品或软饮料）中，如可口可乐	15~30 分钟
	静脉注射或肌肉注射；快速提高吸收速度，具有强烈的兴奋作用	30 秒（静脉注射） 3~5 分钟（肌肉注射）
美国：20 世纪 70 年代	吸食被称为"精炼"的可卡因（通过在管道中加热，将高度易燃的乙醚与可卡因混合，产生浓度更高的可卡因）。诊断文献中称其存在潜在成瘾风险。	5~8 分钟
美国：20 世纪 80 年代	吸食"快克"可卡因，即易包装的浓缩可卡因，可用于吸食的形式（简单而方便地达到毒品的高峰体验）。由于交货速度最快，包装容易隐藏，导致成瘾的风险最大，也带来销售和分销的便利性，从而导致泛滥	5~8 分钟

　　总之，兴奋剂导致滥用和依赖的可能性很大，身体和心理的并发症给康复带来困难。

 F o u n d a t i o n s
of Addictions Counseling　**想一想，你会怎么做**

　　贝蒂是一名 34 岁的拉丁裔妇女，有分别为 10 岁和 4 岁的两个孩子。几个月前，她开始和朋友们一起娱乐性地使用可卡因。很快她就依赖这种药物，现在也还在使用摇滚可卡因。她在用光了 14 000 美元的家庭存款后，消失了四天。她说她想停止，但之前曾三次尝试戒掉（其中两次是短期住院），每次都在几天内复发。从成瘾理论的角度解释发生在贝蒂身上的这件事情，并讨论可以作为有效干预措施的治疗计划的组成部分。

大麻素类

　　大麻可能是最具争议的非法药物之一，它本身就属于药物。大麻"是一种古老的药物，从史前时代起，就在亚、非、欧的部分地区被使用"。它经常起到兴奋的作用；另外一些时候它又类似于镇静剂，像一种温和的迷幻药。由于其许多独特的特性，它被单独归为大麻素类别。大麻素被认为是最常见的非法滥用药物。最近的数据趋势表明，50 岁以上的人使用这种非法药物的情况正在增加。例如，2002 年，在 55~59 岁的人群中，1.9% 的人报告使用了非法药物，而在 2008 年，这一比例上升到 5%。

多年来，专家们一直质疑人们是否会对大麻产生依赖。然而，到 1983 年，药物问题专家指出，经常使用大麻会产生耐受性、戒断和依赖性。越来越明显的是，依赖性的模式是不同的："对大麻最严重的依赖是连续不断地吸烟，从早上起床到入睡……但并没有出现戏剧性的戒断症状……对这种药物的渴求也远不如对烟草、酒精或麻醉品那么强烈"。在被广泛接受的精神障碍诊断手册中，大麻依赖被归为物质使用障碍的诊断类别。如果符合 11 项诊断标准中的 6 项或更多，就会被认定为严重的大麻使用障碍；符合 4~5 项标准为中度；如果符合 2~3 个标准，则为轻度。值得注意的是，对于青少年来说，15 岁之前使用大麻是"成年早期大麻使用障碍和其他类型的物质使用障碍，以及精神障碍发展的有力预测因素"。

经常吸食大麻会对身体产生负面的影响，据估计，吸食大麻使肺活量降低 15%~40%。其他的问题包括睾酮水平降低，运动心率增加超过 20%，肌肉力量下降。大脑的变化，尤其是在短期记忆、执行功能、学习能力和集中注意力方面的变化，也与持续的大麻滥用产生的负面影响有关。最近，美国心理学会（APA）确认了戒断并发症，并首次将其纳入《精神障碍诊断与统计手册（第 5 版）》，重要指导如下："突然停止每日或几乎每天的大麻使用常常导致大麻戒断综合征的发生。（导致）严重的痛苦，难以戒掉或复发。"此外，最新的分析指出，使用大麻与精神疾病相关的并发症之间存在关联。最近的一次使用双胞胎配对研究的深入调查，将 3000 多名双胞胎个体自出生起就纳入研究，通过 21 年的随访，发现了重要的模式和越来越多的证据，"从第一次开始的持续较长的大麻吸食时间，与年轻人多种精神疾病的结果有关"。这些与精神疾病相关的结果包括精神分裂症、持续性妄想症或急性精神障碍等诊断，例如在那些报告吸食大麻至少六年的人群中，这些诊断的发生率要高得多。这些结果不能用家庭心理疾病、环境问题或遗传学等因素进行更好的解释。新的研究有望继续帮助人们更好地了解大麻的独特性和对健康的影响。

致幻剂和其他迷幻药

另一种常见的滥用药物包括致幻剂。致幻剂的例子包括麦角酸衍生物（lysergic acid diethylamide，LSD，也就是裸盖菇素）、吲哚类致幻剂和苯环己哌啶（phencyclidine，PCP，也称为解离性麻醉剂）。致幻剂对大脑的影响范围很广。例如，麦角酸衍生物会改变神经递质血清素，而苯环己哌啶会阻止主要的神经递质再摄取并破坏神经冲动。最近的一个调查表明，有 110 万人在调查前一个月被确定为致幻剂使用者。在过去 10 年中，人们所报告的致幻剂使用率相对保持不变。

其他精神活性药物，从技术上来说不是致幻剂，但具有改变知觉的特性——即迷幻药——包括亚甲基二氧甲基苯丙胺（Methylenedioxymethamphetamine，MDMA，通常被称为"摇头丸"的药丸，或纯粉末状时被称作"茉莉"）。亚甲基二氧甲基苯丙胺是 20 世纪 90 年代最流行的迷幻药，也被称为 3，4- 亚甲基二氧甲基苯丙胺，是一种合成的具有刺激性的精神活性药物。它的化学成分是"与麦司卡林和安非他明都有关的合成化合物"。近年来，两种具有迷幻作用的主要药物——合成卡西酮和纯粉末状的亚甲基二氧甲基苯丙胺——被滥用的情况日益增多。使用者报告称，他们寻求合成卡西酮以获得类似苯丙胺类物质的特性。然而，使用者也报告了幻觉、偏执和精神失常等迷幻效果。使用合成卡西酮所出现的危险的副作用，导致急诊室就诊和呼叫毒品控制中心的人数激增。纯粉末状的摇头丸，或"茉莉"，通常被认为是一种派对药物，因为使用后约 3~6 小时会产生欣快感、对他人的共鸣，以及感觉扭曲的效果。许多使用者认为"茉莉"不含添加剂，比其他滥用药物更安全，所以去寻找它。然而，在美国东南部获得并测试的"茉莉"药丸样本中，数百粒药丸中含有甲基酮，这也是一种合成卡西酮，此外，还发现了可卡因和海洛因。寻找"茉莉"的用户往往没有意识到这一点，他们认为他们所使用的纯净的药物实际上是一种危险的混合物质。

此外，致幻剂和其他迷幻药物可能通常会被与其他成瘾性药物一起使用，但不被认为具有生理上的成瘾性质，例如耐受性或戒断症状。然而，迷幻剂和其他致幻剂已经引起了心理依赖。对致幻剂产生的难以预测的反应还包括创伤性体验和情绪的并发症。

FOUNDATIONS OF ADDICTIONS COUNSELING　总结

为了更好地理解所有成瘾现象，目前的大多数研究和治疗方法都指向了遗传和环境的多重因素，并强调对人的整体治疗。尽管在过去 10 年中，研究者对成瘾进行的基因研究充满希望，但尚未界定一个单一的生理或神经生物学标记，可以作为成瘾预测或诊断的关键因素。

本章为读者提供了更好的信息，以便让他自己更好地做出准备，成为一名有效的咨询师。有关成瘾的神经生物学和生理因素的全面信息表明，我们对成瘾的理解已经取得了很大进展。此外，本章还考察了各种成瘾物质。最后，重要的是得出结论，持续的基于证据的研究仍然是提供有效成瘾咨询的关键。

第3章
过程成瘾

劳拉·J. 维奇

维克森林大学医学院

詹妮弗·L. 罗杰斯

维克森林大学

雷吉娜·R. 莫罗

贝瑞大学

E.J. 埃西克

专业咨询师

詹姆斯·W. 麦克马伦（James W.McMullen）

北卡罗来纳州立大学夏洛特分校（University of North Carolina at Charlotte）

　　成瘾可以被进一步界定为摄入成瘾或过程成瘾。化学依赖被归为摄入成瘾，摄入成瘾是由于摄入了改变情绪的化学物质，如酒精或其他药物。而过程成瘾是在不使用改变情绪的酒精或其他药物的情况下，通过行为模式（例如赌博成瘾或性成瘾）产生欣快感的过程。成瘾专家对"成瘾是一种生物 – 精神 – 社会疾病"没有什么异议，但许多人一直质疑成瘾的本质到底是物质还是一种过程。

　　"过程成瘾"一词——对行为、过程或行动的成瘾——至今仍存在争议。直到 20 世纪七八十年代，成瘾领域才开始正式讨论这种观点，即一种行为可以被诊断为成瘾障碍。萨斯曼（Sussman）等人在 2011 年对 1948 年以来的成瘾研究进行了回顾，以确定理解成瘾的关键因素是什么，不管是物质成瘾还是过程成瘾，并强调："当一个人在思考成瘾时，他通常从一个过程的角度来思考它。" 2005 年，哈格多恩（Hagedorn）和朱恩克（Juhnke）认为有必要对成瘾障碍确定一个普遍的定义，以"（创造）一种共同的临床语言，将该障碍合法化，用于第三方补偿，并朝着标准化治疗方案迈进一步"。过去对成瘾的研究主要集中在身体对物质或行为存在的依赖性，如耐受性和戒断症状，但目前的研究声称，身体依赖不再是诊断物质或行为成瘾的必要条件。事实上，较早的《精神障碍诊断与统计手册（第 4 版）》（*Diagnostic Statistical Manual of Mental Disorders*，DSM-4-TR）明确规定，"对于物质依赖的诊断，耐受性或戒断症状都不是必需或充分的"。此外，使用先进的大脑成像技术的新研究继续提供令人信服的证据，证明过程成瘾者的大脑奖赏和抑制系统与摄入成瘾者的大脑类似。然而，研究人员和专家们仍在争论，一种行为是否可以用与药物使用障碍相同的标准来进行诊断。

包括国际成瘾协会（International Association of Addictions）和过程成瘾问题罪犯顾问委员会（Offender Counselors Committee on Process Addictions）的一些成瘾专家在内的许多专家主张，应该在新出版的《精神障碍诊断与统计手册（第 5 版）》（DSM-5）中包括不同子类别的成瘾障碍诊断，例如赌博、性、消费、工作、锻炼、互联网和饮食。然而，在最新修订的《精神障碍诊断与统计手册（第 5 版）》中，关于成瘾障碍的修订仅包括了赌博成瘾。目前，在成瘾咨询的多学科领域，尤其是与过程成瘾相关的、对常用术语的使用仍缺乏共识。

成瘾专家认为，筛查和评估在治疗过程成瘾中至关重要。与成瘾评估相关的信息将在后面的章节中进行论述，但是在我们深入探讨过程成瘾之前，必须强调以下两点：（1）了解强迫性行为中的成瘾因素、与其相关的消极结果这二者之间的关联是至关重要的；（2）评估停止有害过程或行为的能力的丧失程度，包括所存在的耐受性和戒断反应模式，这通常也被认为是成瘾的标志之一。此外，对咨询师来说，将过程成瘾与其他可能导致消极结果的行为（例如，表现出不受欢迎的社会行为）区分开来是至关重要的。一个与成瘾做斗争的人，无论是过程成瘾还是物质成瘾，都在从事以痴迷、强迫和严重的生活（职业、关系、健康）缺陷为特征的行为。有些人违反了社交禁忌，比如在社交场合讨论性行为或某些食物，可能会经历尴尬的沉默和社交上的懊悔，但这不是成瘾。然而，如果一个人在社交场合中强迫地和痴迷地讨论性行为，即使这种行为会带来一系列不良后果（例如，与配偶 / 伴侣的争吵或受到雇主的纪律处分），他仍然能体验到快感，那么建议咨询师进一步评估其成瘾模式。尽管会带来严重的后果，但这种行为仍在继续，这种明显的功能损害是成瘾固有性质的一部分，这一点也将这些模式与单纯的社会习惯或禁忌区分开来。有关成瘾的诊断是一个复杂的诊断，成瘾会导致临床上的严重受损。过程成瘾值得进一步讨论。

关于行为成瘾是否应该被归类为成瘾性障碍的争论还在继续。因此，我们对成瘾进行分类和诊断的概念仍在不断演变。无论我们说的是过程成瘾还是物质成瘾，成瘾都会干扰人们真正地了解他们自身、他们的精神世界以及周围世界的能力。在本章中，我们将讨论迄今为止最突出的、并已被研究的五种过程成瘾：性、赌博、工作、强迫性购买和食物。

需要注意的是，对一种物质或过程的成瘾常常伴随着另一种物质或过程的成瘾，或被它所取代（例如，患有饮食障碍的女性也在与药物滥用或依赖做斗争；从性成瘾中恢复过来的男性会发展出赌博成瘾）。无论一个人是物质成瘾还是过程成瘾，共病或同时发生多种成瘾都是很常见的。正如谢弗（Schaef）于 1990 年恰当地指出的那样："成瘾会改变行为，扭曲现实，形成以自我为中心的意识……没有人只会上一种瘾。当成瘾者开始从最初的成瘾中恢复并获得一定程度的清醒时，其他的成瘾就会出现"。

由于目前对于用什么准确的标准来定义各种类型的过程成瘾缺乏一致意见，因此过程成瘾的普遍程度还没有被清晰地了解。有人认为，在我们的社会中，过程成瘾现象十分猖獗。对于可能的普遍性，哈格多恩在 2009 年从各种数据中所做出的推断就是一个例子。他报告说："每一个正常运行的性成瘾治疗中心需要为 108 万性成瘾患者提供服务；对于赌博成瘾，每一个治疗机构需要面对 25 万患者；对于网瘾来说，每一家治疗机构就有 290 万名患者。"与物质成瘾类似，过程成瘾的警告信号可能包括更强的孤立感、更少的社会互动、更少关注个人卫生、更多的法律问题、饮食和睡眠模式改变、更易怒以及关于改变强迫性行为的警惕。

性成瘾

成瘾领域的专家直到 20 世纪 80 年代初才真正开始讨论性成瘾，当时帕特里克·卡恩斯（Patrick Carnes）提出了"性行为而不是物质也可以成瘾"的观点。据保守估计，美国成年人性成瘾的患病率为 3%。另有估计认为 20%~25% 的性成瘾者是女性。此外，有 20%~40% 的性成瘾者也正在与另一种成瘾做斗争，如酒精成瘾。随着人们承受能力的提高，性相关的材料更容易被获得，而且互联网上存在匿名性等原因，性成瘾的发生率正在上升。爱成瘾或关系成瘾属于不同的行为，这种行为可能通常涉及成瘾者的配偶或伴侣，但并不主要关注强迫性的性行为，因此被排除在本节所讨论的关于性成瘾这部分内容之外。可以从与共同依赖有关的材料中获得更多的信息。

有关性成瘾有不同的定义。匿名性成瘾者联合会有限公司（Sexaholics Anonymous, Inc.）将性成瘾者定义为对性欲望成瘾的人。尽管会带来不利的后果，比如面临失去工作或家庭的威胁，但性成瘾者无法判断对错，丧失控制能力和选择能力，不能自如地停止性行为。男性和女性性成瘾者的共同特征包括明显的孤立感、普遍的负罪感、明显的抑郁和深深的空虚感。性成瘾者的典型行为包括：对性的强迫性幻想；留在有害的相互依存关系中；强迫性自慰；强迫性地使用包括互联网上的淫秽制品；反复滥交；从事淫乱的行为；强迫性地追求性暴露或性虐待关系，不顾法律、职业或家庭后果。

根据贝利（Bailey）和凯斯（Case）与美国婚姻和家庭治疗协会（American Association for Marriage and Family Therapy，AAMFT）的研究，性成瘾者在一个下行的强迫性循环周期中经历着不健康的性滥用。对一些人来说，它可能始于手淫、淫秽制品或一段亲密关系，但会逐渐发展为痴迷和无法控制的模式，从而发展出越来越危险的行为，面临更大的风险。"网络性爱"（cybersex）是在讨论性成瘾时经常提到的另一个术语，涉及"在互联网上的性聊天室、留言板和淫秽制品"。

朗等人（Long et al.）于2006年进一步确定了性成瘾者对淫秽制品和电话性行为的依赖模式。

否认是所有成瘾的潜台词。性成瘾可以是原发性的、继发性的或与包括化学品依赖、饮食失调、工作成瘾、强迫性购买或强迫性赌博等在内的物质或过程成瘾同时发展的疾病。此外，性成瘾往往与其他精神问题（如抑郁症、焦虑症、人格障碍、人际关系问题或双相情感障碍）共病。例如，人在躁狂发作期间，通常购买、消费和性行为的增长会加速，但并不足以诊断为性成瘾。相反，在某些情况下，如果对成瘾缺乏足够的了解，可能会出现临床的主要关注焦点应该是过程成瘾，但患者却被误诊为双相情感障碍的情况。因为性成瘾可能类似于其他疾病，所以给鉴别性的诊断增加了复杂性。例如，躁狂或轻度躁狂发作会伴随着过度的性行为。建议咨询师在做出最终诊断前，应获得充分的心理社会学个人史，并进行仔细评估。有关性成瘾与其他精神障碍或成瘾共病的实证研究非常少。扎普夫（Zapf）、格雷纳（Greiner）和卡罗尔（Carroll）在最近的研究中发现，关系焦虑和回避行为在性成瘾的男性中更为普遍，并指出"性成瘾的男性与伴侣安全相处的可能性比未成瘾的男性低近50%。"。需要更多的研究来探讨性冲动和失控行为之间的关系。

帕金森病与冲动控制

帕金森病（Parkinson's Disease）是一种中枢神经系统疾病。它是一种退行性疾病，通常会损害一个人的语言能力、运动技能和其他功能。帕金森病患者可能会出现震颤、关节僵硬和大脑执行功能下降。研究人员目前正在研究帕金森病与冲动控制障碍之间的关系。多巴胺受体激动剂与强迫性赌博、性行为、饮食和购物有关，也是一种用于治疗帕金森氏症的药物。药物剂量的变化通常会导致这些行为的改变。

到目前为止，在修订后的《精神障碍诊断与统计手册（第5版）》中，还没有关于性成瘾的诊断标准或分类。虽然对现行的《精神障碍诊断与统计手册（第5版）》的修订进行了大量的审定，但是"'性成瘾''运动成瘾'或'购物成瘾'等子类别并没有被包括在内，主要是因为目前没有足够的同行评审证据来建立诊断标准和进行进展描述，而这些都是确定某些行为是否为精神障碍所必需的"。然而，根据DSM-5的诊断标准（和DSM-5估计的患病率），性相关障碍也被称为性欲倒错障碍，包括强迫性的和会对他人造成伤害的，比如窥阴癖（大概涉及12%的男性和4%的女性）、恋童癖（估计包括3%~5%的男性和较少的女性）、性施虐（估计涉及范围在2%~30%的个人）、性受虐（涉及数目不详的人）和暴露癖（可能涉及2%~4%的男性）。筛查性成瘾是咨询师工作的一个重要步骤。首先，如果咨询师对明确的性信息感到不情愿和不舒服的话，可能会对建立必要的非评判的人际关系造成影响。帕特里克·卡恩斯和他的同事开发了一种更简单的筛查工具——"帕罗斯"（PEROS），它包含六项内容，可能是咨询师和来访者开始评估性成瘾的一种重要的方式。性成瘾的治疗通常包括同样用于许多物质成瘾的治疗方法，如认知行为疗法。另外，还可以使用额外的生物方法，例如涉及抗雄性激素或某些有性欲抑制作用的抗抑郁药的激素治疗。

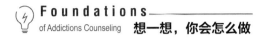
想一想，你会怎么做

凯文所参加的匿名戒酒互助会的辅导员坚持要他来跟你谈谈他的"性成瘾"问题。他报告说，他性欲旺盛，一次能和几个女人上床，"就像其他健康男性可能做的那样"。经过更深入的探索，他报告说，在过去的两年里，他与500多名女性发生过性关系，当他不能进行有规律的和频繁的性接触时，他就会变得抑郁，真的很想喝酒。他为自己的性能力感到骄傲，觉得自己的行为是值得羡慕的，而不是令人担忧的。他说，他认为性是一种比喝酒更健康的发泄方式，而且它很有趣，而不是成瘾。

讨论凯文的行为是否成瘾，以及为什么是或不是成瘾。你看到了什么危险的信号？讨论他是如何符合成瘾谱系障碍的。对发生了什么进行概念化？你可以用什么理论/方法来治疗他？是什么让你把凯文的行为界定为成瘾，而不是正常范围内健康的性行为？

赌博成瘾

随着赌场、彩票和互联网赌博网站的增加，赌博活动持续增加。有证据表明，赌博可以追溯到几千年前，公元前2500年埃及就存在贝壳游戏。

如表3–1所示，为了呈现新的研究成果，即物质滥用障碍和赌博相关行为所激活的奖励系统之间具有相似性，DSM-5做出了重大改变。现在，赌博被放在物质相关和成瘾障碍下的非物质相关障碍部分，这是第一个被如此设定的过程成瘾。赌博障碍的诊断标准是，个体在12个月内表现出九种赌博相关行为中的四种或四种以上，并且是持续的、有问题的。对一个患有赌博障碍的人的一些描述表明，这个人"需要越来越多的钱用来赌博，以达到所期望的刺激；通过说谎来掩盖参与赌博的程度；依靠他人提供金钱来缓解经济困境"。赌徒不会为了体验"快感"而摄入某种物质，但研究人员发现，赌博障碍与神经适应、耐受性和戒断症状有关。在一项针对网络赌博行为的研究中，包括18~65岁以上年龄的男性参与者中，23%的人（N=563）被确认为问题性赌博者。问题性赌博者在网上赌博时更容易出现酒精或药物使用行为。尽管研究表明越来越多的女性参与赌博，而且创伤和女性赌博之间的关系使治疗更加复杂，但男性赌博的相关问题和并发症更多。在这个质性研究中，受访女性所经历的生活创伤对她们进入赌博世界起着重要作用。

表 3-1	赌博障碍：诊断的新变化
DSM-4-TR（2000 年）	DSM-5（2013 年）
被归类为冲动控制障碍	被归类为非物质相关疾病
无等级；仅在病态赌博与社交和职业赌博之间界定	严重程度分为轻度、中度和重度三个级别
若要确诊，需符合五项标准（时间范围不确定）	若要确诊，须在 12 个月内符合四项或以上标准
诊断标准 A，定义为持续和反复的"非适应性"赌博行为	诊断标准 A，定义为持续和反复的"问题"赌博行为，导致临床上显著的损害或困扰
诊断标准 A 有 10 个部分	诊断标准 A 有九个部分：删除 DSM-4 中的 #8，"为赌博进行伪造、欺诈、盗窃或挪用公款等违法行为"

　　根据 DSM-5，成人赌博障碍的终生患病率为 0.4%~1%，12 个月的发生率为 0.2%~0.3%，而萨斯曼及其同事在 2011 年对 83 项成瘾研究的计算得出，12 个月赌博成瘾的患病率为 2%。年轻人和中年人的患病率高于老年人。

互联网游戏成瘾

　　对于强迫性在线游戏最终是否会被认为是一种过程成瘾，存在争议。研究人员认为，对这种障碍的适当诊断标准可能类似于鉴别病态赌博的标准。目前，DSM-5 将网络游戏障碍作为进一步研究的状况，并提供了包含许多成瘾标准的诊断标准，但目前不支持做出诊断结果。在全球范围内，大规模多人在线角色扮演游戏（Massively Multiplayer Online Role Playing Games，MMORPG）的过度使用正在不断增加，尤其是在大学生群体中。研究人员正在探索方法，既可以管理这一现象，也可以预测问题性的使用。这一日益增长的成瘾研究领域或许会扩展 21 世纪有关成瘾的概念。

　　赌博所涉及的一个方面的风险是为了获得更大的回报，例如康复中的赌徒经常提到的那种欣快感。赌博成瘾的征兆可能包括"秘密地和过度地使用电话和网络，不明原因地离开工作或家庭，不明原因的心事，债务的增加和对财务的担忧，奢侈的开支，增加的酒精和毒品消费或两者兼而有之"。其他疾病（如药物使用、抑郁、焦虑和人格障碍），通常与赌博障碍并存，需要在治疗过程中将此考虑进去。美国国家问题赌博委员会（The National Council on Problem Gambling，NCPG）报告称，如果将破产、失业和刑事司法行动纳入考虑范围，与赌博相关的费用高达 70 亿美元。美国国家问题赌博委员会提倡早期的干预和治疗。虽然缺乏其他全国性的数据，但在纽约进行的一项涉及家庭的调查得出了重要趋势，涉及干预和治疗的必要性。另一项调查显示，67% 的成年人在过去的一年里参与了一项或多项赌博活动，其中约 5% 的人报告了问题赌博的症状，这些症状可以从成瘾咨询服务中受益。随着对赌博成瘾普遍程度的认识的提高，人们对文化因素的了解也越来越多。此外，一些在美国为赌博成瘾提供帮助的专业人士认识到，赌博成瘾是亚裔美国人社区的一个隐藏的问题。一项研究发现，亚裔美国人的赌博问题远比一般人严重。最近的一份报告显示，亚裔美国人可能会选择赌博作为休闲活动，但在社区内，更成问题的是受赌博成瘾影响的人。为将适度的赌博社会活动与严重问题赌博分开，而且出于对美国说汉语普通话、粤语和越南语社区的特别关注，专门准备了相应语言的文字宣传材料和视频。

其他有益的方法包括倡导采用一种强调自我激励的减少伤害模型，避免个体病理学模型，这个模型认为生命中的个体是脆弱的。自 1957 年开始以来，赌博者匿名互助会（Gamblers Anonymous，GA）的会谈数量有所增加。赌博成瘾继续带来重大的经济、家庭和法律问题，需要进行持续的研究。咨询师从专业咨询培训中受益，并且可能想了解有关的国家认证，全国问题赌博委员会对这些认证进行了规定。

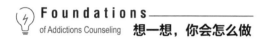

Foundations of Addictions Counseling 想一想，你会怎么做

玛丽莲报告说，她婚姻中的主要麻烦是自己的丈夫杜阮不断的赌博。家里的积蓄都赌光了，这对夫妇还拖欠了三个月的抵押贷款。杜阮为寻求咨询帮助而感到尴尬，他说，他曾试图停止，因为他担心自己的婚姻。他还觉得羞耻和内疚，想要停止赌博的行为，但当面对一个运动或赛马的赌博机会时，他的冲动会战胜理智。他尝试了许多办法来控制自己但都不成功，为了挽救自己的婚姻，他希望得到帮助。他说，他想了解并控制自己的冲动。

你怎么才能帮助这对夫妇了解成瘾的过程？你能利用什么资源来帮助他们？你会用什么方式与他们一起面对？你将如何进一步了解杜阮想要控制他赌博成瘾的愿望？你会用 DSM-5 的更新版来进行诊断吗？

Foundations of Addictions Counseling 想一想，你会怎么做

乔纳森是一名电脑分析师，他难以在工作中专注于自己的日常任务。他报告说，他并没有专心工作，而是在整个工作日以及回家后都登录到他最喜欢的赌博网站上。当他的主管询问他正在做的项目时，他撒了谎，并说项目中出现了问题，导致需要比平时花费更多的时间。六个月前，乔纳森拒绝了一次晋升，因为如果晋升的话，他将成为公司一个团队的负责人。他说，这次升职会削弱他在网上赌博与工作任务之间进行转换的能力。

可以使用什么标准确定赌博障碍？作为乔纳森的咨询师，你将如何开始与他合作？你会考虑哪些治疗方案？

技术成瘾

"技术成瘾"（technology addiction，TA）是一个涵盖了所有技术使用的新术语，是一种不断发展的对社会产生影响的现象，它通过个体对产生欣快感的技术设备的严重依赖而持续产生影响。技术的不断进步和即时满足所提供的便利性可能会在易感个体中引发成瘾行为。随着一项特定技术的发展（如手机），越来越多的司机在开车时会因为发短信和打电话而分心。美国疾病控制与预防中心的一项研究发现，在 18~64 岁的成年司机中，有 31% 的人在接受调查的 30 天内，出现开车时阅读、发送短信或电子邮件的情况。年度统计数据进一步显示，与科技相关的驾驶中的分心呈上升趋势。这些发现表明，需要进行更多的调查，来研究技术成瘾倾向。

受限于目前已有的文献，对这一现象的定义和理解存在着明显的鸿沟，这到底是被界定为技术成瘾的设备使用现象，还是对特定子集（比如智能手机或者网络）的乐趣寻求行为的成瘾现象。为了更好地理解技术成瘾，详细了解其生物学、心理学和社会学的成分是重要的。换句话说，利用生物－精神－社会模型可能有助于我们更好地了解技术的成瘾特性。阿科斯塔开展了一项研究，旨在调查处于风险中的技术用户，并深入了解他们的生活经历。研究结果表明，参与者能够识别他们使用技术的积极影响和消极影响。在生物－精神－社会模型的帮助下，他们评估参与者的反应之后，对影响参与者的技术体验的几个主题进行了描述。参与者报告说，他们受到利用技术的文化需求的影响，包括外部（如工作）和内部（如个人）需求。换句话说，个体承受着来自外部世界和内部世界的压力，需要他们使用产生欣快感的技术。

此外，研究还发现了几个促进技术使用的因素。其中一个因素是出于社会关系和人际关系的需要。还有，参与者确定了技术所实现的功能难以使人们深陷其中，这意味着设备本身不是使用对象；相反，寻求行为才是对象，例如在互联网上进行搜索，是可以通过多个设备进行的。便利性和对个人收益也被确定为促进技术使用的因素。另一方面，研究报告称，由于使用技术而产生的负面后果，如使用时间超过预期、人际关系中断，以及由于使用技术而产生的诸如眼睛疲劳等身体问题，也会影响参与者的技术体验。

研究结果表明，使用技术设备的个人可能容易受到与技术使用相关风险的伤害。为了帮助来访者进一步了解潜在的技术使用危害，专业咨询师通过泰克（TECH）筛选工具的帮助，在技术成瘾者治疗期间对其进行一次简短的筛查是有益处的。如果来访者对泰克筛选工具中的至少一个问题回答"是"，则表明这是一个阳性的结果，那么咨询师就可以开始与来访者讨论他的技术使用模式以及影响他技术使用相关的行为因素。迄今为止，"重启"（reSTART）是美国唯一一家专门从事技术成瘾治疗的中心机构。

工作成瘾

虽然"工作狂"一词得到了广泛的使用，但在目前的诊断手册［如《精神障碍诊断与统计手册（第 5 版）》］中并没有认可该诊断。关于工作狂的实际普遍程度，目前的数据很少，但 2013 年苏斯曼（Sussman）指出，多达三分之一的工作者，即约 18% 的人口，认为自己可能是工作狂；然而一个更为保守的估计可能是 10%。此外，成瘾通常具有隐秘性，且社会对工作狂是认可甚至褒奖的，这常常限制了准确数据的可用性。根据博恩布赖特（Bonebright）、克莱（Clay）和阿克曼（Ankenmann）2000 年的研究，奥茨（Oates）在 25 年前首次提出了"工作狂"一词，此后许多研究人员对工作狂进行了不同的定义。西博尔德（Seybold）和萨拉蒙（Salamone）于 1994 年将工作狂描述为对工作的过度投入，导致对生活中重要方面的忽视。"从最狭隘的意义上说，工作狂是对行动成瘾；行动有很多形式……行动的类型可能不同，但行动过程是一样的：你离开了自我"。张伯伦（Chamberlain）和张（Zhang）将工作成瘾描述为尽管有不良后果，依然对工作依赖，他们的研究集中在身体疾病增加、心理症状和自我接纳能力变差这些领域。最近的研究显示，工作狂往往与完美主义紧密相联，这增加了完美主义的复杂性。苏斯曼 2013 年指出，假如每周工作时间超过50 小时，那么每周工作的小时数可能是工作狂的一个重要指标。

工作狂的主要特征包括"对成瘾的多重否认、自尊问题、外部参照、无法放松和强迫"，以及失控的行为和对个人问题或亲密关系的逃避。这些特征形成的可能原因包括：想要控制自己的生活；在追求成功的过度动力；由工作狂父母或榜样抚养；低自尊或低自我印象。在表 3-2 中，通过考虑的渐进性特征，使用生物－精神－社会方法对工作成瘾的各个阶段进行描述。

工作狂过量地完成工作。他们保持着疯狂的节奏，除非一直在做事，否则他们不会对自己感到满意。因此，工作狂往往有不止一种嗜好，可能多达 20% 的人有超过一种嗜好。他们经常通过抽烟、喝酒或吸毒来缓解压力。他们可能有严格的饮食和锻炼规律，以便有足够的能量来维持这样快节奏的生活方式。这些应对措施有助于其隐藏真实情况，延长个人否认存在问题的时间。家人、朋友和同事也会受到工作狂的负面影响。

对"工作狂"进行操作化定义

一项在日本和荷兰进行的新研究评估了新量表在测量工作成瘾的过度努力工作和强迫工作两个方面的效度。工作过度努力和强迫工作的工作狂有很高的职业倦怠风险。虽然还需要在这方面进行更多的研究，但假设的双因素结构与这两个国家的数据吻合，并可能被证明是更好地理解这一过程成瘾的有价值的方法。

工作狂的一个复杂问题是，在我们这个快节奏、以业绩为导向的社会中，工作狂很容易得到支

表 3–2　　　　　　　　　　工作成瘾的阶段，生物 – 精神 – 社会模型

工作成瘾阶段	症状	组织层面的反应
早期 时间跨度：平均 5~8 年	生物：首先注意到与压力有关的症状，包括经常头痛、普遍焦虑（特别是与工作有关）、消化问题、轻微睡眠问题或轻度易怒 精神：增加思考或工作的时间，寻求额外的项目／任务，更强调外部的认可，自我确认的能力降低（例如，"我做得很好，我现在可以停下来，明天再继续"），自我批评增加（例如，"我应该做得更多，在办公室花更多的时间；我工作恐怕不够努力；必须做得更好"） 社会：由于工作事务增加而延迟回家或社交活动；通过手机、短信或互联网交流增加在家或社交活动中的工作；与伴侣关于工作时间的激烈讨论增加	晋升，同事和管理层的认可，加薪，获得奖金，增加工作量，良好的工作评价和评估
中期 时间跨度：平均 8~12 年	生物：与压力有关的症状增加；睡眠障碍——失眠／嗜睡；明显的体重减轻／增加，或体重波动；更多地使用药物治疗睡眠和焦虑、抑郁问题，更多地使用改变情绪的化学物质或过程（如婚外情、性滥交、赌博）而获得快乐或放松的感觉，来应对频繁的紧张和放松难度的增加 精神：增加工作时间（包括现场和非现场）；提高完美主义水平；减少对错误的容忍（包括自我或同事）；专注于工作产品、项目或结果 社会：更少的休闲追求和／或减少在已建立的休闲渠道中花费的时间，与工作场所、头衔或角色相关的更高身份的联想；体验到工作与家庭之间的冲突，可能发生轻微的婚姻／伴侣分离问题；间歇性的工作不满意导致地理上的逃避，从"这份高要求的工作"到新的地点	晋升，承担更大的责任，管理机会，可能的搬迁，增加旅行，增加赞誉和社区服务奖励；工作变动，寻求晋升，这可能归因于工作效率的不同或与雇主／下级之间的冲突
晚期 时间跨度：平均 10~15 年	生物：由于缺乏有效的身体护理而导致的与压力相关的身体并发症（例如心脏病发作或中风）；可能激活对情绪改变的化学物质或过程共同出现的成瘾（病理性赌博、酒精中毒，或食物上瘾） 精神：持续工作或"暴饮暴食"，导致持续的工作事务，但成就感下降；生产效率降低，但工作时间延长；工作不满情绪增加；情绪激动；工作场所冲突增加；同事／主管的投诉；工作任务中缺乏冒险精神 社会：最低水平的休闲活动；工作与家庭之间的冲突；即将离婚或分居；与家人／爱人沟通不畅；远离家庭和社交活动等因素导致的冲突增多	因情况而有所不同：由于产品的积累可能取得进展或者降级、裁员，工作终止；向执行教练或员工援助计划咨询师进行强制性转介

持、鼓励和奖赏。事实上，许多人都自诩为工作狂。关于工作狂有一个普遍的误解，那就是他们工作时间越长，就越富有成效。然而，研究表明情况并非如此。工作狂的工作效率往往低于那些保持正常工作时间的、更放松的员工。研究结果强调了工作狂和完美主义之间的联系，研究表明"工作狂主要是由个人方面的完美主义而不是由社会方面所驱动"。具有讽刺意味的是，工作狂的完美主义倾向和无法将任务授权给他人的做法，会降低效率和灵活性，并拖慢工作进度。大量研究表明，工作狂与许多问题存在着联系。尽管很难确定准确的数字，但据估计，与压力相关的问题每年给公司带来的成本约为 1.5 亿美元。这些成本包括员工的压力补偿、倦怠、雇用和再培训新员工，以及公司因压力带来的相关疾病被员工起诉时的法律费用。萨斯曼于 2013 年重点介绍了几项研究，其中一些研究呈现了工作狂的负面后果，例如睡眠不足而驾驶，或驾驶时使用移动设备工作。

博恩布赖特等人认为有三个"因果关系的解释"可以说明人们为什么选择在工作上花费这么多时间。包括：（1）他们在工作中真正找到了乐趣和满足感；（2）即使他们不喜欢这份工作，但他们有一种无法控制的工作欲望；（3）他们从辛勤工作的回报中获得愉悦的快感。逐渐地，他们渴望获得的这些荣誉，即工作狂的欣快感，会干扰他们的健康、人际关系、家庭和其他活动，这是成瘾周期的迹象。

研究表明，与非工作狂相比，工作狂压力更大，更容易焦虑、愤怒和抑郁。同样，工作狂认为自己有更多的关于工作压力、完美主义、焦虑、健康的抱怨，并且不太愿意把工作责任分配给他人。张伯伦和张 2009 年报告了最近研究中的重要发现，即工作狂会对身体健康、心理健康和自我接纳产生负面影响。这些研究人员还指出，工作狂的成年子女大多数情况下也把自己描述为工作狂，这表明父母的工作成瘾常常会反映在子女身上。特别值得关注的是，据报道，工作狂的自我接纳程度较低，"这种对自己不接受的态度可能会转变为对他人的过于挑剔和苛求"。布雷迪（Brady）等人 2008 年通过一项大范围的研究提供了实证的研究结果，该研究考察了大学教职员工的工作成瘾以及工作、家庭之间的冲突、工作满意度和休闲活动，同时也研究了来自不同社区工作情境中的不同样本。研究人员指出，在这两个样本中：（1）高工作狂得分是工作和家庭之间冲突增加的重要预测因素；（2）更高的动机得分，或更高的抱负驱动，带来更低的工作满意度结果，特别是在大学教职员工样本中表现得尤为明显；（3）在工作狂群体中，人们从休闲中获得的愉悦感显著减少。最后，研究结果表明，个人的工作成瘾，就像其他成瘾一样，会对他人产生严重的影响，导致婚姻冲突、家庭功能障碍和紧张的社会关系。由于在工作成瘾的家庭环境中长大，工作成瘾者的孩子更可能发展出工作狂的倾向，如自我接纳能力差、身体患病增多，或完全成长为一个工作狂。如张伯伦和张 2009 年所述，对工作成瘾的治疗需要强调家庭咨询、自我对话，并与来访者一起回顾他们的个人强化模式。需要在如何诊断和有效地治疗工作成瘾方面进行更多的研究，并对工作成瘾的各个阶段进行更仔细的研究，以便评估工作狂的不良后果是否像其他成瘾一样是渐进的。萨斯曼所描述的对工作狂的行为特征进行简短的筛查，包括：诸如频繁的催促；仓促行事；过度控制；完美主义；狂热地投入工作；工作相关的疲惫；过度专注于工作导致注意力和记忆力差；强迫检查工作；

糟糕的自我照顾。了解这些行为特征可以帮助咨询师在早期就对来访者可能存在的工作狂行为模式进行探索与干预。对工作成瘾的治疗方法还包括对其他类型成瘾进行治疗的方法，包括 12 步支持小组，如 1983 年就存在的工作狂匿名互助会。许多研究人员还强调研究大范围数据的必要性，包括研究工作狂给组织带来的成本，特别是当苛刻、效率低下、消极和过度控制行为发生率处在较高的水平，或者是被管理者投诉增加的情况下产生的成本。

Foundations
of Addictions Counseling **想一想，你会怎么做**

布莱恩特，48 岁，已婚非裔美国人，是一所中等规模大学的副教授。最近，他的婚姻出现了不和谐，他唯一的孩子，一个 15 岁的男孩，在学校里出现了明显的焦虑和恐慌。布莱恩特最近被作为晋升人选，可能成为该大学的行政管理人员——副教务长，他的研究安排非常活跃，出版了许多教科书和专著，他在专业领域的表现得到了业内的极高评价。他知道他花在家庭和休闲活动上的时间越来越少，并且有一次因为发脾气和同事有过不愉快，但他相信他应该得到进一步的升迁，因为他工作很努力。他想知道他是否应该追求这份享有声望的工作，并向你——他的员工援助项目咨询师寻求职业咨询。你会在哪些特定领域提出建议？为了开始探索工作狂相关的问题，你会如何做？

强迫性购物

据估计，美国有 6% 的人存在强迫性购物的情况。由于强迫性购买者的大部分数据来自自己选择参加研究的样本，所以很难知道这种障碍的真实流行率。强迫性购物、不受控制的购买、成瘾性购买、成瘾性消费、购物狂和消费狂都属于强迫性购买。强迫性购物被描述为一种由于自我调节的长期失败而导致的失调，随着时间的推移，人们会经历购买前状态、内部 / 外部触发、购买和购买后阶段的自我强化。欠债人匿名互助会（Debtors Anonymous）对那些患有强迫性购买这种过程成瘾的人的债务问题进行了恰当的描述，将他们的债务等同于酗酒者的酒精、厌食症患者的食物和赌徒的赌博。"购物狂"（oniomania）这个术语在 1915 年被首次使用，有时用来指强迫性购物，经常与物质使用、饮食和冲动控制障碍以及情绪障碍共病。在临床样本中，女性在强迫性购物群体中占大多数，但是也有专家报告称男女比例为 1∶1。

强迫性购买被定义为持续的、重复性的购买，它成为对消极的感觉或压力性生活事件的第一反应。强迫性购买者试图通过购买物品来缓解这些消极情绪，以此来填补他们生活中的无意义、不快乐和空虚。强迫性购买会对个人、家庭和社会造成损害，并可能导致"过度消费、负债和破产"。

最近的研究结果指出，冲动行为主宰着强迫性购买，因此，强迫性购买可能被诊断为冲动控制障碍。此外，"偷窃狂也可能与强迫性购买有关"。菲洛门斯基（Filomensky）及其同事 2012 年在一项综合研究中的发现表明，强迫性购买者在多个测量中一致地表现出冲动性和习得性行为，很少有囤积、双向障碍或强迫症相关的行为。已有文献中也提出了心理社会学的、认知行为的和药物的治疗模式。此外，治疗方法还包括 12 步团体，例如欠债人匿名互助会 2014 年提供的重获财务健康及康复的步骤。李（Lee）和梅瑟克（Mysyk）2004 年研究了在当今社会中对于强迫性购买的意义更大的社会背景。他们指出，当检查和诊断一个强迫性购买者时，最重要的是，要记住我们生活在一个消费驱动的社会中，强有力的信息推动买家消费。这些信息告诉我们，买东西会提高我们的自尊，让我们快乐，并且提高社会地位。有一些策略是有用的，比如教导个人如何抵制强大的营销信息，以及检视工作中的社会压力。李和梅瑟克并没有将强迫性购买者的行为合理化，但是他们指出，在我们的社会中，购买背后的社会力量，包括媒体、经济状况以及容易获得的信贷，也会助长强迫性购买。为了更好地理解这一过程成瘾，继续收集与强迫性购买相关的流行率和模式的数据非常重要。

Foundations
of Addictions Counseling　**想一想，你会怎么做**

吉娜是个正在康复的酗酒者，她的丈夫去年去世了。她一直在与抑郁症做斗争，并退出了包括与别人会面在内的大多数正常活动。几个月前，她开始在一家购物网站上浏览和订购。在过去的两个月里，她的女儿对她越来越担心，并带她来咨询，因为吉娜花了近 1 万美元购买她不使用或不需要的物品。吉娜承认，有时候，她甚至可能不想要这件商品，但从"购物网络上的家"那里订购时，她感觉很好，她对被劝阻很生气，说这是她的钱和她的选择。考虑到有关过程成瘾和消费的信息，以及吉娜的情况，你认为这种行为有问题吗？是成瘾吗？讨论你认为吉娜可能发生的事情，你看到的危险信号，以及你将如何为她提供咨询服务。

食物成瘾和饮食失调

一些成瘾专家声称，与摄入酒精或服用药物类似，食物摄入也会成瘾。与此同时，其他人也在持续讨论这个问题。那些饮食失调（包括厌食症、贪食症和暴饮暴食）成瘾的专家认为，患有这些障碍的人往往与那些酒精或毒品成瘾的人有共同的特征，如强迫、否认、耐受性、戒断症状和渴望。研究人员正在探索某些类型食物的潜在成瘾性，包括脂肪和 / 或糖含量高的食物。例如，糖在大脑中释放阿片类物质和多巴胺，引起神经化学变化，提示其致瘾可能性。激素和基因的作用，可能与一个人是否有可能发展出成瘾的饮食模式有关，这些因素也正在被研究。戈尔德（Gold）等人认为，美国肥胖的流行本身就表明，尽管会带来负面后果，某些食物还是可能会导致失控性的和持续性的使用，而这正是药物滥用和依赖的诊断标准之一。现有的饮食失调 12 步康复计划效仿匿名戒酒互助会的 12 步计划和传统模式，也许表明了越来越多的公众和专业人士支持将饮食失调作为一种成瘾进行治疗。这类项目包括过度饮食者匿名互助会、食物成瘾者康复匿名互助会、厌食者匿名互助会和暴食者匿名互助会。

随着研究人员对饮食失调和食物成瘾的原因和最佳治疗方法了解得越来越多，关于饮食失调是否是成瘾的争论仍在继续。关于饮食失调的原因还有很多需要了解的。众所周知，饮食失调是复杂的，涉及长期的心理、行为、情感、人际、家庭、生物、精神和社会因素。事实上，尽管患有饮食失调症的人总是专注于食物、外表和体重，但他们也经常在控制、接纳和自尊方面遇到困难。不管饮食失调的潜在原因是什么，都可能形成一个身体和情感虐待的自持续循环，这需要专业人士的帮助。

神经性厌食症的典型表现是强迫性的自我饥饿和过度减肥。症状包括：拒绝保持符合身高、体型、年龄和活动水平的正常体重；对体重增加的强烈恐惧；月经周期的缩短；尽管体重已经很轻，但仍持续下降；对体重和体型的极度强迫性关注。美国国家进食障碍协会（American National Anorexia Disorders，ANAD）2014 年指出，神经性厌食症的症状包括体重比所在年龄和身高组期望体重低 15% 及以上。患有神经性厌食症的人可能对变化和新情况的适应能力较差，可能害怕成长和掌控自己的生活，过度依赖父母和家庭。节食可能意味着逃避应对新的人生阶段挑战的无效尝试。

神经性贪食症的典型表现是一个强迫性的暴食–清除循环。贪食症患者在短时间内吃大量食物，然后通过呕吐、滥用泻药或过度运动来清除食物和热量。贪食症的症状包括反复的暴饮暴食和清除，频繁的节食，极度关注体重和体型，在暴食期间感觉失控，以及吃得过饱。冲动控制对于贪食症患者来说是一个问题，缺乏控制也可能延伸到危险行为，如入店行窃、性冒险、酒精和其他药物滥用。

暴食症是在新的诊断手册中得到公认的一种疾病，与神经性贪食症不同，暴食症有不可控制、冲动的发作的表现，但不包括清除部分。一个有暴食症的人会随意禁食和节食，并且在暴食后感到极度的羞耻和自我憎恨。患有暴食症的人往往吃得又快又隐秘，容易抑郁和肥胖。其他饮食失调的综合症状包括由厌食、贪食、清除、夜间进食和暴饮暴食的一系列症状，如果这些症状足够严重，可以被认定为一种临床疾病。

⚡ Foundations———
of Addictions Counseling **想一想，你会怎么做**

玛吉是一名 18 岁的大一新生。高中时她是一名优秀学生和运动员，参加了足球队和游泳队。玛吉非常渴望在大学里取得成功，不过，在这个学术水平很高的新地方，她感到了压力。她开始喜欢在自助餐厅吃一些令人舒适的食物，如比萨、炸薯条和软冰激凌。她很快就注意到她的衣服越来越紧了。玛吉非常害怕增加"新生 15 磅"（Freshman Fifteen）[①]，她开始锻炼身体，吃得更健康。然而，在她减掉新增的几磅体重之后，她决定再减几磅。她早上六点起床，以便在课前进行一次长时间的体育锻炼，她还开始制定规则，规定自助餐厅里哪些食物可以吃。玛吉到大学咨询中心来找你，因为她"压力大"而且"焦虑"。在你的评估过程中，你注意到她很瘦，你了解到，自从她开始"吃得更好，锻炼得更健康"以来，她已经减掉了 20 磅。

作为她的咨询师，首先要关注的最重要的问题是什么？你将如何开始探索对她的饮食模式的担忧，或者你会探索吗？你可能会考虑哪些级别的护理：门诊、重症门诊和/或住院？请做出解释。你将如何与她讨论饮食模式的成瘾特性？或者，你会提到成瘾吗？

根据 DSM-5，女性神经性厌食症的终生患病率为 0.4%，为男性的十分之一。近 20 年来，神经性厌食症的发生率呈上升趋势。女性神经性贪食症 12 个月内患病率为 1%~1.53%，男性的患病率约为女性的十分之一。ANAD2014 年研究表明，1% 的青少年女性存在神经性厌食症，1.1%~4.2% 的女性存在神经性贪食症。其他估计显示，5%~15% 的厌食症和贪食症患者是男性。NEDA 报告称，大约有 3000 万人正在与饮食失调做斗争。由于医生不需要向卫生机构报告饮食失调的情况，而且这种失调是隐匿的，我们只能估计美国这个国家有多少人受到饮食失调的影响。

FOUNDATIONS OF ADDICTIONS COUNSELING　总结

总而言之，"认识到潜在的成瘾过程就是认识到正是社会造就了成瘾；正是社会体系使成瘾过程自行持续下去。它不仅鼓励成瘾，而且认为成瘾是正常的"。本章为咨询师提供了关于过程成瘾的全面的介绍性信息。咨询师必须继续接受教育，了解新的相关科学发现，继续学习围绕着成瘾的错综复杂的问题。

---

① 在美国，大一新生入学后往往会在第一学年体重增加，一般平均为 15 磅，所以被戏称为 "Freshman Fifteen"。——译者注

第4章
成瘾咨询中的重要专业问题

■■ 梅林达·黑利（Melinda Haley）

■■ 莎拉·H. 戈尔（Sarah H. Golden）
瓦尔登大学

成瘾咨询中的专业问题是在为因药物使用和成瘾障碍而遭受折磨的个体提供心理咨询时所涉及的伦理、法律和治疗有效性的相关主题。在这样一个广泛的主题中有许多问题可以讨论——事实上，本章所涵盖的许多主题都已经被单独撰写为完整书籍。然而，由于篇幅和实际的限制，本章将在两个与成瘾咨询相关的领域进行广泛的讨论：与咨询师相关的以及与治疗和研究相关的专业问题。

这些主题撰写起来都很难，因为成瘾咨询师虽然都是为物质使用和成瘾障碍患者提供专业治疗，但他们在专业归属和伦理规范方面可能是不同的。由于美国各州都有不同的法律来管理成瘾相关专业，又扩大了这种差异性。因此，本书尽一切努力在适当的地方指出所存在的差异和相似之处。美国的成瘾专家有责任了解、理解和实施各州和联邦特定的法律，还有他们获得认证或执照的机构特定的伦理规范。

成瘾领域的一个独特特点在于，它是多层面和多学科的。那些为有物质使用和成瘾障碍的个体提供治疗的人可以是医生、精神病学家、心理学家、社会工作者、牧师、家庭治疗师或成瘾咨询师。虽然有些人可能认为这是一个缺点，但其他人认为该领域的多样性是其本质。因为对药物滥用和成瘾障碍进行治疗涉及很多职业，所以这些人有很多头衔，如成瘾咨询师、药物滥用和依赖咨询师、化学依赖咨询师，以及酒精和其他药物咨询师，等等。为了保持一致，本章中用来描述这一职业的术语将是"成瘾咨询师"或"咨询师"。

与咨询师有关的专业问题

成瘾咨询师对来访者、成瘾领域、其他专业人士、公众及其雇主都负有责任。本节就成瘾咨询师相关的专业问题，将对与咨询师能力和资格认证相关的主题进行回顾。

咨询师胜任力

作为咨询师，我们的实践都是有限的。没有一个人能完全胜任心理健康护理或成瘾咨询的所有领域。成瘾咨询师应该认识到他所能提供的服务类型的局限性。本节将从以下几个方面对咨询师的能力进行评估：（1）共病现象；（2）特定群体；（3）多物质滥用和依赖的临床知识；（4）理论、治疗和康复模式的知识；（5）边界突破问题；（6）多元文化；（7）教育；（8）康复中的咨询师；（9）无成瘾史的咨询师；（10）自我护理；（11）继续教育。

共病现象

由于成瘾疾病的复杂性和治疗方案的发展趋势可能无法充分满足治疗这些疾病的需求，共病现象的流行的确已经构成了各种挑战。修订后的《精神障碍诊断与统计手册（第 5 版）》，提供了与物质相关和成瘾性疾病的最新资料，将物质依赖和滥用合并为一个单一的类别：物质使用障碍及其亚类。这一变化反映了将依赖与滥用分开是存在问题的。当出现共病现象时，与物质相关的疾病同时会伴有其他诊断，因此需要对每一种确诊问题进行治疗。

美国国家药物滥用研究所认为，在药物使用者群体中，影响共病普遍性的因素有很多，如性别、疾病类型和精神疾病。物质滥用共病的一个样例是与焦虑共病和与心境障碍共病二者的共通之处。双重或多重诊断可能对诊断的准确性构成挑战。因此，咨询师使用包含广泛筛查类别的评估工具是必要的。精神健康障碍与物质滥用的二元性要求使用兼顾两者动态的治疗方案和方法，从而关注个体的和同时发生的交叠的挑战。

为了进一步说明需要兼顾双重诊断的两个组成部分，人们发现，各种类型的精神健康障碍被证明可能是药物滥用或成瘾发生和发展的预测因素。治疗患有共病的患者对成瘾咨询师的能力提出了独特的挑战，尤其是在他们没有接受过相关培训，或没有与患有特定精神障碍患者合作经验的情况下。美国全国成瘾专家协会（The National Association of Addiction Professionals，NAAP）的伦理规范指出，从伦理上讲，在没有适用的精神健康许可执照的情况下，不允许成瘾咨询师诊断精神障碍。因此，成瘾咨询师需要认识到他们执业范围的局限性，并在必要时进行参考。

物质滥用和精神健康状况的诊断面临许多挑战。因此，咨询师必须考虑各个方面，并在必要时向其他人请教。根据美国咨询协会（ACA）的伦理规范，确保对来访者的情况进行合格的处理是咨询师的责任。因此，如果物质滥用咨询师没有接受过除物质滥用以外的其他方面诊断的相关培训，那就可能需要和其他人进行合作。虽然精神健康障碍或物质滥用的原因可能难以区分，但咨询师应该了解与共病患病率相关的各种可能因素。也有例证表明，可能二者中的一个出现会导致另一个出现。例如，焦虑或抑郁等精神疾病可能导致自我治疗行为和物质成瘾。由于认识到需要对咨询师进行培训，以提升他们应对共病状况的能力，美国全国酒精成瘾和药物滥用咨询师协会（National

Association of Alcoholism and Drug Abuse Counselors，NAADAC）将提供"共病胜任力"证书的认证。

特定群体

虽然概述每一个可能与成瘾问题做斗争的特定人群超出了本章的范围，但近年来，成瘾专业人员日益关注的一个独特群体是寻求物质滥用或成瘾治疗的未成年人（如青少年和儿童）。在与未成年人一起工作时会出现一些法律和道德问题。与成年人相比，青少年在物质滥用治疗方面有着独特的需求，在康复和预防复发方面也面临着特殊的挑战。例如，在对未成年人进行治疗时，咨询师需要关注青少年的各种需求，包括他们物质使用背后的原因、个体之间的多样性和康复动机的决定因素。同样，成功的青少年康复和复发预防可能需要包括支持和促进无药物生活方式的活动，例如帮助青少年找到工作以增强其稳定性。考虑到这些因素，成瘾咨询师必须获得针对这一人群的适当培训和技能。

除提供服务的能力问题外，咨询师还必须考虑与他们一起合作的儿童或青少年同意进行治疗是否合法的问题，特别是当未成年人试图在父母不知情的情况下获得服务的情况。未成年人可以合法签订金融、服务或关系合同的年龄因州而异。此外，与青年合作的法律授权也可能有所不同。根据美国联邦法律，12岁或以上的未成年人有权在未经父母或监护人同意的情况下，签字接受治疗，并签署公开私人信息的书面同意书。然而，未成年人可以签署法律协议并同意治疗这一事实，给成瘾咨询师带来了伦理困境。例如，如果一名未成年人向成瘾咨询师透露自己持续的酒精和其他药物的使用模式，而这种模式对自己或其他人来说是一种明显的危险，那该怎么办？

美国全国酒精成瘾和药物滥用咨询师协会的伦理规范要求咨询师要始终了解客户的文化背景，包括年龄，以及它对治疗和干预措施产生什么影响，并最终以客户的最大利益为出发点。因此，如果发现对未成年人的生活或身体健康有潜在危害的事实，从法律和道德层面来说，都要求咨询师为了来访者的最大利益而行事，即使这意味着咨询师要打破保密原则。从道德的角度来看，咨询师在与他们之前没有经验的特殊人群一起工作时，应该获得督导经验，因为这些群体可能有许多特定的道德、法律和治疗问题。

多物质滥用和依赖的临床知识

在美国，物质和多种物质滥用的发病率仍然很高，尤其是在青少年和青年群体中。鉴于这一趋势，咨询师和其他卫生专业人员拥有必要的临床知识，对存在多物质滥用的个体进行治疗是极其重要的。然而，尽管有这种迫切的需要，专业人员仍然缺乏培训和督导来成功地治疗这些人群。例如，当今许多研究人员发现，提供物质和多物质滥用治疗的从业者需要更多的培训和经验。这些有关的培训问题包括：（1）咨询师、心理学家、精神病学家和社会工作者缺乏研究生水平的成瘾培训；（2）没有国家培训标准或同业之间的统一性；（3）从业人员对将循证实践融合进治疗的态度消极；（4）特定治疗模式的培训缺乏或不足；（5）无法提供标准的培训场所；（6）对新成瘾专业人员的督导不足。

比纳（Bina）及其同事 2008 年发现，社会工作硕士（master's of social work，MSW）缺乏物质滥用治疗方面的培训，这些培训往往与社会工作者在和药物滥用障碍患者合作时的知识、态度和效率呈负相关。在他们的研究中，他们调查了社会工作专业的硕士毕业生，了解这些人对物质滥用的一些关键内容领域的认知，包括多物质滥用。作者发现，大多数参与者在这些领域的专业知识有限，并认为他们自己缺乏应对有这些问题的个人的准备。咨询师和其他提供帮助的专业人士需要了解多物质的使用，还有它如何影响来访者以及治疗问题。如前所述，对于许多治疗成瘾的职业来说，仍需关注培训的问题。根据美国全国酒精成瘾和药物滥用咨询师协会的伦理规范，专业人员需要努力更好地理解成瘾障碍，并在超出其应对能力的部分寻求培训。

理论、治疗和康复模式的知识

咨询师还需要了解不同的成瘾和治疗理论，并对培训和结合经实证研究证实其有效性的新的治疗方法持积极态度。以证据或以实证研究为基础的实践，就是那些现有实证研究结果证明可以改善患者治疗结果的干预方法。从历史上来看，人们总是不情愿采用新的治疗方法。

在过去 20 年里，有一种理论引起了成瘾专家越来越多的关注，并纷纷进行实证研究，那就是普罗哈斯卡（Prochaska）和迪克莱门特（DiClemente）于 1984 年提出的"改变的跨理论模型"（Transtheoretical Model of Change，TTM）。该模型是解释和干预各种健康相关行为的主要方法之一，例如戒烟、酗酒、节食和物质滥用。它也被用来评估成瘾咨询师采用新治疗方案时"对改变的准备状态"，因为实施循证实践的障碍之一是临床医生缺乏经验，或对改变态度和实践需要做什么缺乏理解。

就其理论基础而言，改变的跨理论模型提出了四个对来访者或临床医生行为改变至关重要的核心概念：（1）改变的阶段，如预备阶段、思考阶段、准备阶段、行动阶段和维持阶段；（2）改变的过程，如促进改变的认知、行为和情感活动；（3）自我效能感，如患者 / 临床医生对做出改变的信心；（4）改变的收益和代价。

改变的跨理论模型与 E.M. 罗杰斯（E. M. Rogers）所提出的模型是相容的。罗杰斯的研究确认了五个因素，这五个因素解释了在从业者是否会采用新的治疗方案或创新的方法方面主要的差异：（1）改变的具体特性和所能感知到的改变带来的收益；（2）与所涉及的个人的价值观、信仰、过去的历史和当前需求的兼容性；（3）创新的复杂性，简单的创新比复杂的创新传播得快；（4）首先尝试小规模改变的可能性；（5）可观察性——对已经接受了这种改变的其他人进行观察的容易程度。

边界突破问题

来访者和咨询师之间的关系对康复过程至关重要。因此，咨询师必须提供高质量的、相互联系的、合乎道德的关怀，以最大限度地服务于来访者的利益，从而促进其积极的改变。罗杰斯在 1961 年认为，在与来访者沟通方面最有效的咨询师通常表现出以下特征：（1）热情；（2）可靠性；（3）一致性；（4）无条件地积极关注；（5）同理心；（6）无评判的理解；（7）个人努力实现自我的信念。为了与咨询行业的伦理规范保持一致，理想情况下，成瘾咨询师通过练习，能够意识到自己和来访者之间的恰当的边界，以及可能导致突破边界的情况，以避免对来访者造成伤害。

制定伦理规范和标准的目的是，确保实践的标准化水平，从而确保对来访者进行适当的关怀和干预。由于咨询关系的复杂性，咨询师可能会一直面临伦理规范的挑战，并可能会经历边界的挑战。突破边界的一个可能的例子是，咨询师将他个人的成瘾问题带入咨询关系中。物质滥用咨询师需要意识到的其他边界突破行为包括对来访者过于投入感情。对于康复中的咨询师来说尤其如此。基于他们自己以往的经验，这些咨询师可能会过度触及和承担来访者的问题。对来访者投入过多会降低治疗效果，模糊咨询师和来访者之间的边界。物质滥用咨询师需要注意可能出现的移情和反移情，以及情感和身体上的过度卷入。咨询师有责任与来访者保持适当的边界，积极践行伦理规范，从而对潜在的有害情况和行为保持敏感。

多元文化

鉴于非裔美国人、拉美人、亚太地区、东南亚和中东人的社会和人口结构的变化，成瘾咨询师需要了解可能存在的文化差异，以及这些差异如何影响对不同文化背景来访者进行的成瘾障碍的评估和治疗。咨询师还应该注意到，多样性不仅包括种族和民族，还包括性取向、性别认同、年龄、出生地、宗教、语言，等等。个人身上也有文化背景。因此，文化可能是包括价值观、信仰、种族、民族或群体之间的其他区别性的特征的复杂组合。文化界线已经变得模糊、演变和融合，现在可能成为个体更有效地理解自己的文化的方式。有效的治疗需要认识到个体感知到的文化信仰，从业者对自己的个人信仰和判断的认识，以及这些信仰和判断的交集如何对治疗产生影响并发挥作用。要想达到伦理上的胜任，咨询师必须关注除物质成瘾以外的其他方面，并全面考虑语言、文化背景和治疗，包括来访者所感知的文化，而不是咨询师所认为的文化和刻板印象。以下是跨越边界的决策制定的八项原则。

- 评估如果跨越边界对每个相关人员 / 机构的正面和负面影响。
- 检查你正在考虑的特定边界的历史和当前研究，并考虑建议。
- 查阅所有适用的道德规范、法律和当地立法等，了解关于边界的裁决。
- 与该领域的其他人协商。询问你的同事对边界的看法，以及跨越边界是否有治疗作用。
- 监控你的情绪，看是否有不安、内疚或后悔的迹象。这对你来说可能是一个信号，表明这是一个你不应该跨越的边界。

- 最好事先与你的来访者讨论边界，了解他的想法，并获得他对可能跨越边界的知情同意。
- 如有任何可能对你或来访者造成伤害的因素，应向来访者提出。
- 记录、记录、再记录整个过程，如你的理论取向、对于越界使用的限定、你向谁寻求过建议、伦理规范和法律对特定边界的规定，等等。

基于伦理实践的标准，成瘾咨询师应该意识到文化的含义，因为它们会影响到来访者以及复杂的成瘾所带来的挑战。一些物质使用者可能面临的挑战和阻止他们寻求帮助的障碍可能是他们自己的个人信仰、对团体认知的恐惧、与药物使用相关的耻辱感，以及他们的自我认知和态度。这些障碍的存在强化了成瘾咨询师对潜在治疗障碍有所意识的必要性。

在治疗过程的早期识别文化、特殊需求或个体多样性的一种方法是，在此过程中，通过最初的进入程序，客户有机会识别他自身的文化含义。虽然在进入程序中的做法是对信息进行评估，并将其作为一个参考，但应该注意的是，这不能取代在整个治疗过程和咨询关系中始终如一的、主动的意识。

有几个因素对物质滥用障碍的普遍性起到作用。包括社会经济地位低下、缺乏教育和经济方面的困难。研究发现，与全职工作人员相比，失业人员报告的物质滥用率更高。还有一些研究发现，不同种族人群在物质使用方面存在差异，包括美洲印第安人（12.7%）、非裔美国人（11.3%）、高加索人（即白种人，9.2%）、西班牙人（8.3%）、夏威夷原住民（7.8%）和亚洲人（3.7%）。还应指出，年龄、性别、种族和经济地位可能对滥用物质的类型产生影响。例如，皮尔斯顿（Pillcinton）和坎纳泰利（Cannatella）2012 年发现，与其他种族相比，白人男性和女性可能存在较高的兴奋剂滥用率。因此，这些研究人员建议咨询师积极地了解与种族、年龄和性别相关的药物使用趋势。咨询专业人员的伦理规范要求咨询师积极地认识文化的影响，以及文化价值观和信仰对个人和群体的影响。有效的实践、治疗和干预措施应该是个性化的，而这种个性化应对基于上述影响因素以及特定文化群体和个人的不同需求。

教育

物质滥用和成瘾在美国仍然是一个普遍的问题，几乎没有迹象表明，在不久的将来，与这些问题做斗争的人数会急剧下降，或个人的严重程度会急剧降低。因此，对称职的成瘾专业人员的需求依然迫切。然而，如前所述，在为来访者提供服务的过程中，关于成瘾治疗的专业人员是否得到充分培训这个问题依然令人担忧。

出现这些问题的原因是，从历史上看，成瘾咨询师可以在不接受成瘾或咨询方面的正式培训的情况下获得认证，而对于那些希望接受培训的人来说，可以通过多种方式（如会议、讲座、在职培训、角色扮演、研讨会、短期课程和工作坊）实现这一目标。目前，虽然还没有全国性的课程标准或资格证书，而且培训要求仍因州而异，有时甚至在某个州内（如加利福尼亚州）也有很大差异，但有关成瘾咨询师的教育方面，正在取得进展。

例如，2009 年，咨询及相关项目资格认定委员会（Counsel for Accreditation of Counseling and Related Programs，CACREP）完成了一套包含知识、技能和实践相关的成瘾咨询指南和标准，物质滥用治疗中心（Center for Substance Abuse Treatment）以及物质滥用和精神健康服务管理局同样如此。2010—2011 年，美国国家成瘾研究认证委员会（National Addiction Studies Accreditation Commission，NASAC）成立，以进一步规范成瘾专业者的培训。此外，成瘾领域正在努力制定并实施国家标准。

其他方面的进展包括，要求硕士学位作为实践的基本要求越来越普遍，目前"80% 的成瘾治疗直接护理人员拥有学士学位"，而"53% 的人拥有硕士或更高学位"。然而，有一些州只要求高中文凭或高中同等学历证书。

专业网络的发展也进一步夯实了这一专业。例如，已经开发出的成瘾教师网络资源平台（INCASE）和美国全国酒精成瘾和药物滥用咨询师协会都可以为成瘾专业者提供资源。最后，现已建立了一个经官方认可的住院医师项目，以帮助进一步培训由美国成瘾医学委员会（American Board of Addiction Medicine，ABAM）管理的专门研究成瘾医学的精神科医生。不管怎样，在美国仍然是这样的情况，只有精神科医生可以通过官方认可的住院医师项目接受成瘾精神病学的培训。非精神科的医生只能接受成瘾医学奖学金方面的非认证培训，几乎没有例外。

然而，尽管对于想成为成瘾领域专业者的人来说，培训标准已经取得了长足的进步，但值得注意的是，没有进行专门研究成瘾问题的咨询师可能不会接受超过一门课程之外的任何关于成瘾咨询的培训。因此，一些专业人士呼吁，无论咨询及相关项目资格认定委员会是否有明确要求，都应将该委员会要求的所有八个核心领域的有关成瘾技能、知识和实践的内容纳入咨询师及相关项目的资格认定，并呼吁在咨询师教育工作中纳入此类课程，以便为学生提供伦理方面的培训。关于成瘾咨询师教育的最佳实践建议清单如下所示。

- 教育和培训应以能力为基础。
- 持续的教育应该是必须的。
- 实践指南应作为教学工具。
- 应当培养学生基于指导手册进行治疗的能力。
- 教学方法应以证据为基础。
- 应定期更新课程，以传递在当代健康系统中进行实践所必需的价值观、知识和技能。
- 技能发展应该包括临床、管理和行政部分。
- 培训应当能形成理解，对于所有的勾勒健康护理体系形态的各种竞争的服务提供范式（如科学、专业、经济和社会）。

- 应该在项目中或学生乐于实践的情境中对学生进行训练。

- 培训地点应具有多样性，包括跨学科的实践，并允许学生在整个连续护理期间跟踪患者。

- 应更好地界定"劳动力"这一术语，并对劳动力的所有方面进行一致的培训。

- 应向文化多样的群体提供培训。

- 来访者和他们的家庭成员应该作为教师参与进来，帮助学员了解成瘾的体验。

- 对成瘾咨询师进行培训的教师和督导应具备提供此类治疗的经验，并应参与到提供此类卫生保健服务中来。

- 由于提供行为卫生保健需要多样化的方法，培训项目的教师应由涉及成瘾治疗的多个学科的人员组成。

- 培训项目应该奖励教学优秀的教师，以促进其对培训的更多关注，而不是追求能获得更高报酬的临床或研究。

康复中的咨询师

在成瘾咨询领域，我们经常会发现，一些咨询师曾经是成瘾者，现在正在康复中。杜卡斯（Doukas）和库伦（Cullen）2010 年指出，在 20 世纪 40 年代，利用康复中的酗酒者帮助成瘾者治疗和康复已经成为可以接受的做法。在接受适当的训练之后，康复中的成瘾咨询师可能会为成瘾者的咨询提供一种独特的方法。然而，对于正在康复中的成瘾者来说，有必要注意可能导致复发的各种挑战，包括倦怠、接近物质和使用物质的人以及可能引发渴望的潜在线索。雷肯（Leykin）、古瓜（Cucciare）和温加滕（Weingardt）在 2011 年报告称，康复后的咨询师可能比非使用者咨询师所经历的倦怠程度更低，这可能是因为之前曾面临过成瘾康复的挑战。康复后的咨询师为物质使用者的咨询提供了独特的视角，因为与那些没有面对过成瘾、治疗和康复的人相比，他们可能能够进行更深理解层面的联系和沟通。这些咨询师也更有可能通过医学模式而不是道德模式来看待成瘾，对成瘾患者的评判更少。康复后的咨询师帮助他人康复的愿望也更强，他们想帮助他人克服相同的或类似的挑战。同样，咨询师需要小心，不要将自己的经验投射到对来访者的假设中，这将导致违反伦理的操作。

康复后的咨询师所涉及的相关伦理问题是多方面的，其中尤其包括边界问题。也许作为一种缓解这种担忧的方法，匿名戒酒者互助会（AA）为在酗酒领域工作的会员制定了具体的指导方针，即康复后的咨询师在成为成瘾咨询师之前，至少要有 3~5 年的戒断期。虽然匿名戒酒者互助会的指导方针针对的是那些正在从酒精成瘾中恢复的人，但是也可以扩展到针对所有从精神改变物质成瘾中康复的人群。

匿名戒酒者互助会

　　匿名戒酒者互助会是一个志愿支持组织，遍布 180 个国家，为希望戒酒的个人提供帮助。与其相对应的为滥用其他药物的人提供服务的伙伴组织是"毒品使用者匿名互助会"。匿名戒酒者互助会于 1935 年由纽约的一位股票经纪人和俄亥俄州的一位外科医生创立。据估计，目前全世界有 200 多万会员。对会员资格的唯一要求是希望停止饮酒或不再使用其他物质。会员没有任何费用或成本，匿名戒酒者互助会是通过会员捐赠实现自给自足。该互助会背后的哲学是，酗酒是一种无法治愈的疾病，但可以通过"一天一次"的努力和毅力来控制。因此，除非一个人复发，否则他总是处于"康复"状态。目标是通过友谊、理解、12 步程序和 12 种惯例实现互帮互助。每个步骤和惯例都有助于个人改变行为、信念和情绪，从而使他们保持清醒和获得健康。

　　如果成瘾咨询师在从事咨询工作时碰巧复发，这在道德上意味着什么呢？这对那些努力保持清醒的来访者有什么影响呢？一些咨询师已经让自己的来访者为匿名戒酒者互助会提供赞助。这些做法的伦理含义是什么？

　　这些都不是容易回答的问题，并反映了越来越多的争议，这些争议涉及目前成瘾咨询师或其他提供成瘾治疗的专业人员所获得的正式培训的数量。现行的匿名戒酒者互助会指导原则对上述做法提出了反对的警告，建议咨询师在来访者和赞助商之间保持严格的界限。

　　对康复的咨询师这一人群而言，还受到另外两个关键问题的影响，即反移情问题和自我坦露问题。正如本章前一节所指出的，成瘾咨询师与他的来访者发展牢固治疗关系的能力对于行为改变是至关重要的。然而，在发展与来访者的帮助关系时，一个主要的伦理问题是反移情，尤其是对于康复中的咨询师来说。1995 年，成瘾咨询师网络资源平台进行了一项调查，发现 58% 的会员处于恢复期[1]。这么高的比例意味着什么？和成瘾咨询师一起工作的来访者，他正与之抗争的成瘾问题，他的咨询师或其家人也正在从这个问题中康复，这意味着什么？考虑到咨询师自身与成瘾斗争的历史，康复后的咨询师可能比没有成瘾史的咨询师更能与康复中的来访者共情。然而，根据怀特（White）2008 年的研究，有成瘾史的咨询师可能会"期望或试图在他们的来访者身上培养对酒精和其他药物使用的理性控制，这种控制在咨询师自己的生活中是成功的"。这可能会帮助或阻碍来访者的恢复过程。为了尽量减少反移情的潜在负面影响，康复的咨询师需要保持定期的督导，特别是在与患有类似成瘾症的来访者合作时。

　　咨询中的自我坦露应考虑到伦理边界和信息共享的适当性，以免危及治疗联盟，影响来访者的幸福。为什么咨询师可能会透露他自己与成瘾的斗争？有几个原因。例如，为了提高来访者的参与

---

① 没有找到目前的估计数据。

度、阻抗、减少其羞耻感和孤立感，让其产生希望，并说明一个特定问题的解决策略，咨询师可以进行自我坦露。然而，自愿提供这些信息也有失去临床焦点和在治疗关系中建立不适当亲密程度关系的风险。因此，建议咨询师在坦露此类信息时，谨慎行事，并注意坦露的时机、持续时间和适当性。

无成瘾史的咨询师

对于一些从未有过酒精和其他药物成瘾史的成瘾专家来说，与那些正在同成瘾做斗争的来访者一起共事是很有挑战性和令人沮丧的，特别是在来访者的行为是继续自我毁灭的情况下。咨询师可能会根据媒体形象和刻板印象做出假设，无意识地羞辱这些来访者。由于酒和其他药物的使用和成瘾相关的生活方式可能与咨询师作为其文化成员的价值观冲突，从而可能导致咨询师对来访者产生负面情绪，可能会产生有害的后果，比如咨询师失去共情的能力，以及来访者可能提前终止服务。从事药物滥用治疗工作的个人可能会受益于检查他们自己的价值观、信仰和自我感知的治疗药物滥用来访者的能力。无论咨询师以前是否有药物滥用史，都必须接受适当的培训，具备相应的能力，并符合专业标准（如 ACA 道德规范和 NAADAC 标准）所示的伦理规范。根据伦理规范，咨询师必须专注于不伤害来访者，积极意识到并尊重来访者的文化，包括价值观、信仰、种族、民族以及本章前面提到的所有其他文化变量。最终，咨询师必须以来访者的最大利益行事。同样，成瘾咨询师必须了解他们自己的信仰、偏见和态度，以免将个人观点和信仰投射到来访者身上。

自我护理

成瘾咨询师面临的另一个专业问题是继发性创伤和自我护理问题。在这一领域，人们越来越认识到，与药物滥用者一起工作，会给从事咨询工作的人带来压力和创伤。成瘾咨询师可能面临越来越大的压力，被繁重的工作淹没，面临工作设置的挑战，并要接受测试以找到角色期待和来访者工作之间的平衡。与成瘾者一起工作的压力因设置和个体差异而有所不同，但成瘾咨询师往往要忍受恶劣的工作条件，主要是因为缺乏资源、缺乏管理人员的支持、管理式医疗和刑事司法系统的高治疗需求、员工更替率高、长期治疗人口数量大和接受治疗者缺乏承诺。

职业倦怠可能导致咨询专业人员胜任力不足。因此，咨询师必须探索有效的自我护理和应对策略。尽管自我护理对任何类型的咨询师来说都是必要的，但对成瘾咨询师来说尤其如此。多种自我护理策略的有效性得到证明，可能可以用以尽量减少倦怠，这就要求咨询师对与工作相关的压力，不要使用回避策略，而是要在情感上积极地应对。倦怠是一种严重的状况，对咨询师和来访者都会造成伤害。成瘾咨询师照顾好自己是很重要的，这样他们才能照顾好他们的来访者。

继续教育

成瘾咨询是一个快速变化和成长的职业。据估计，从 2010 年到 2020 年，成瘾咨询师的数量将增加 27%~31%。咨询师需要及时了解影响其理解、能力和提供治疗方案的新的发展和研究。这使那些在伦理上有责任了解最新研究的咨询师处于一个巨大的困境，因为他们所在的机构对该领域现有的知识并没有持同样的价值观。成瘾咨询师网络资源平台强调了继续教育的必要性，指出由于信息的演变、文化的影响、变化和服务的需求，成瘾咨询师有必要了解当前的数据，以便提供合乎伦理和基于证据的治疗和干预。

继续教育使咨询师与专业和伦理规范保持一致，因为它使咨询师能够跟上新的趋势，了解到最前沿信息，并促进能够胜任的实践。同样，继续教育可以为寻求持续教育的咨询师提供一个超越获得执照和证书、希望继续成长为本领域的专业人员的动力来源，因为它提供了一种提高和发展技能的方法，并且这对于保持当前的执照和证书是必要的。

就技能发展而言，研究人员发现，即使花半天时间参加一个继续教育项目，并结合主动向临床医生学习，也能改进对酒精和其他药物的简短干预和筛查工具的使用。并且研究发现，这一变化在上完课后能够持续长达五年之久。

继续教育或终生学习可以采取课程、讲习班、指导、督导或其他专业发展方法的形式。终生学习的另一个好处是可以促进自我护理，从而可以最大限度地减少倦怠。因此，继续教育可以用来加强成瘾咨询师的治疗和评估，并在一定程度上弥补研究和实践之间的差距，当然，前提是继续教育项目利用当前的研究成果。

资质鉴定

美国国内大多数卫生保健专业使用一系列的法律机制，如认证、执照、检查和安全标准，来管理向个人提供服务的组织、交付和服务的质量。接下来的部分将对涉及成瘾咨询师培训的执照、认证、结业证书进行概述。各州对培训、认证和获得执照的要求各不相同，因此对这一职业感兴趣的人应首先研究所在州的要求。对个人进行认证和对组织进行鉴定被认为是最佳的行业标准，而执照通常被认为是最低标准，一般是用在确定个人或组织达到了预期的标准，通常是通过考试后就颁发。

认证

认证（certification）提供了一个专业标准和指南，由组织、教育要求和通过标准化考试来进行管理，从而建立起专业人员的一个共同的最低胜任力。虽然各州对物质滥用咨询执照和认证指南有要求，但缺乏全国性的统一标准。因此，要求、教育和认证可能不同，取决于每个州的标准。各州之间缺乏一致的标准，以及成瘾领域内部逐渐发生的改变，可能会引起混乱，咨询师之间也会缺乏专业上的一致性，也可能会使来访者感到困惑。由于这个问题的存在，成瘾领域可能可以从相互授权或国家标准中受益，得以创建一个促进一致性和伦理框架标准的专业基础。

为了进一步说明成瘾认证方面存在的差异，需要指出的是，在美国，不仅各州之间存在差异，国内和国际不同机构提供的认证类型也不相同。例如，国际成瘾与罪犯心理咨询师协会（International Association for Addiction and Offender Counselors，IAAOC）是美国咨询协会的一个分支机构，它与美国全国注册心理咨询师委员会（National Board of Certified Counselors，NBCC）合作，制定了研究生水平成瘾咨询师认证（Master Addiction Counselors，MAC）的标准和程序。研究生水平成瘾咨询师认证的一个要求是通过成瘾咨询师研究生考试（Examination for Master Addiction Counselors，EMAC）。

根据成瘾咨询师网络资源平台的信息，国家成瘾专家认证委员会认可三种级别的物质滥用认证，包括国家注册成瘾咨询师 I 级（NCAC I）、国家注册成瘾咨询师 II 级（NCAC II）和研究生水平成瘾咨询师（MAC）。成瘾咨询师网络资源平台还将增加五个证书，包括共病胜任力和同辈康复支持专家证书。它还承认其他专业，如国家认证青少年成瘾咨询师和尼古丁依赖专家等。认证或执照的水平将决定成瘾咨询师在自主和独立工作方面能做什么；此级别还可以确定领域中的地位。例如，持有研究生水平成瘾咨询师执照的个人也可以获得联邦政府的物质滥用专业职位。

此外，每个认证机构对认证有不同的要求。这些要求在不同的认证机构之间有所不同，各州之间也有所不同，但通常每个认证机构都有三个宽泛的目标：（1）定义一组核心的咨询工作任务；（2）定义反映成瘾咨询行业所期望的能力的核心知识技能库；（3）对申请认证的个人采用能力评估方法。然而，许多认证机构和州对于申请者需要具备多少能力存在意见分歧。在审查各州和不同认证机构的认证标准时，标准和要求明显相同。从成瘾咨询师网络资源平台的例子可以看出认证所需的核心任务和技能。它们的核心任务和技能类别包括评估、治疗计划、以来访者为中心、案例咨询、保密、个体、团体和家庭咨询、危机干预、出院计划、后续活动、转诊、来访者支持以及个人和专业成长活动。

一些认证组织也有不同级别的认证。例如，国际认证互认协会（International Certification Reciprocity Consortium，IC & RC）是一个由认证委员会组成的美国全国性组织，在美国全国和不同的州内提供认证互惠，包括注册成瘾咨询师、注册药物咨询师以及酒精和药物咨询师三种级别的认证。每个级别在培训、教育、督导经验等方面的要求各不相同，认证等级越高，要求越高。国际认证互认协会也承认一系列被国际认可的成瘾认证——因此，该组织正致力于在全球范围内创造行业的连续性和一致性。此外，国际成瘾药物协会（International Society for Addiction Medicine）现在已经为医生制定了一个国际认证程序。

一般来说，每个认证机构还要求申请人必须通过某种形式的笔试才能通过认证。许多州采用了国际认证互认协会的一个全国性考试。那些认证不同级别咨询师的机构（如 IC&RC 和 NAADAC）也对每个认证级别进行不同的测试。成瘾咨询师网络资源平台的考试涵盖精神活性物质药理学、咨询实践、理论基础和专业问题等内容。有关研究生水平成瘾咨询师的认证标准和成瘾咨询师网络资源平台考试内容范围的概述，请分别参见表 4–1 和表 4–2。

表 4–1   **研究生水平成瘾咨询师的认证标准**

1. 咨询师必须通过国家注册咨询师（National Certified Counselor，NCC）考试，才能申请研究生水平成瘾咨询师认证

2. 咨询师必须接受至少 36 个月的督导，其中 24 个月必须在获得咨询高级学位后进行

3. 督导必须是来自咨询、心理学、精神病学、婚姻和家庭治疗或社会工作方面的硕士（或更高）专业人员，不能与申请认证的咨询师有特殊关系

4. 认证的申请人必须获得与自己没有特殊个人关系的硕士（或更高）级别的同事的推荐。推荐人必须证明他相信申请者是一名有道德的咨询师。这位同事不能担任申请人的主管，且必须是咨询、心理学、精神病学、婚姻和家庭治疗或社会工作方面的专业人士

5. 申请研究生水平成瘾咨询师认证的咨询师必须至少有 36 个月的成瘾咨询师工作经验，其中至少有 24 个月的工作经验是在获得高等学位后进行的。36 个月里每周至少需要 20 个小时的相关工作经历

6. 为了获得研究生水平成瘾咨询师认证，咨询师必须至少有 12 个学期（或 18 个季度）的时间用于学习成瘾咨询研究生课程。这些学分必须包括来自地区认可的学院或大学的药物术语、成瘾理论和治疗方法的课程。申请人最多可以有六个学期（或九个季度）的时间进行团体咨询和 / 或家庭咨询，以获得成瘾治疗相关的总学分

7. 那些想要增加证书，但是他们的研究生项目中并没有成瘾课程的研究生水平的咨询师，可以使用成瘾的继续教育时间，替代换算为每 500 个继续教育小时数折算为 12 个学期（或每 42 个继续教育小时数折算为一个学期）

8. 咨询师也必须通过成瘾咨询师的研究生考试。这是一个由 100 多道选择题组成的考试，内容涉及评估、治疗计划和实施、预防、团体和家庭咨询、一般药物术语、特定药物信息、成瘾理论、成瘾的医学和心理学特性以及成瘾治疗

表 4–2   **全国酒精成瘾和药物滥用咨询师协会考试内容范围**

主题	所涵盖的信息
精神活性物质药理学	这一领域包括药物的具体分类、生理效应、心理效应、戒断症状、药物相互作用和治疗应用等方面的信息
咨询实践	该领域包括有关来访者评估、治疗计划、咨询、患者护理、患者管理、教育、继续护理、特殊问题和特殊人群的信息
理论基础	这个领域包括有关成瘾的行为的、认知的和精神分析的理论以及人类成长和发展、家庭和成瘾的信息
专业问题	这一领域包括有关法律法规、职业行为和伦理规范的信息

实现国家认可的标准和达到各州一致性的目标越来越近了。多年来人们一直在讨论国家认证委员会和国际认证互认协会，以及成员组织诸如全国酒精成瘾和药物滥用咨询师协会、成瘾专家协会（Association for Addiction Professionals，AAP）和成瘾专家认证协会（Society of Credentialed Addiction Professionals，SCAP）等会员组织之间的合并。这些协会已经同意寻求"合并的统一"，

我们希望有一天，这将有助于规范各州成瘾咨询师的资格认证。然而，截至2014年，这一目标尚未实现。

执照

发放执照（licensure）是最严格的专业监管形式。从历史上看，向成瘾咨询师颁发执照的发展并没有像认证那么迅速，但近年来情况有所改变。例如，在2003年，美国只有六个州有成瘾咨询师的执照，但今天，大多数州都要求获得执照才能进行成瘾咨询。与认证可以在全国范围内授予（如国家注册咨询师）不同，执照发放主要由各州法律进行规定，各州确定获得执照的要求。一般来说，要获得成瘾咨询师的执照，必须通过能力考试，然后在督导的指导下完成一定小时数的毕业后实践。

毕业后获得执照前接受督导的目的是确保以下几个方面：（1）咨询师在专业方面获得继续发展；（2）对经验不足的咨询师的工作进行监督，以保护来访者的利益；（3）对新的咨询师遵从该专业的法律、道德及专业进行指引；（4）执照申请人正在适当的水平进行自主实践。

不同的州对执照有不同的要求。我们将讨论美国科罗拉多州这个例子。首先，科罗拉多州给三种不同级别的咨询师颁发执照。那些已经获得成瘾咨询师（certified addiction counselor，CAD）三级认证的人，如果符合以下要求，就有资格成为执业成瘾咨询师（licensed addiction counselor，LAC）：（1）申请人必须持有科罗拉多州颁发的现行成瘾咨询师三级认证（CAD III）证书，并有良好的信誉；（2）申请人必须至少持有社会科学硕士学位或同等学历；（3）申请人必须研究生或博士生毕业，并在申请执照之前的五年内通过以下两种考试中的一种，全国酗酒和药物滥用咨询师协会的硕士水平成瘾咨询师考试或国际认证互认协会考试；（4）自2004年7月1日起，所有的认证、执照或升级，都要求申请人必须通过以邮寄试卷的形式进行科罗拉多州的法理学考试。

资格认可

资格认可（accreditation）适用于在教育和培训成瘾咨询师的学院和大学中的特定咨询师教育项目。它并不像执照和认证那样适用于个人咨询师。资格认可的程序旨在确保成瘾咨询师在学术方面的准备达到研究生教育的质量和标准。

在出具资格认可文件的过程中，专业机构规定了成瘾从业人员的培训标准。例如，资格认可的标准通常规定师生比例，以确保学生得到一定程度的个性化关注。资格认可还规定了研究生项目的关键内容和实践经验等组成部分，以确保研究生的知识基础和能力。评审机构评估毕业生和培训项目，以确保这些项目中的学生接受的教育符合这些标准和规范。达到或超过规定标准的项目将获得资格认可。这些标准不断被修订和更新，以满足行业及其来访者的需要。咨询和相关教育项目认证委员会标准已于2016年发布。

不同的教育项目（例如，康复与社区咨询）有不同的评审机构，就像不同的组织为成瘾咨询师提供认证一样。例如：咨询和相关教育项目认证委员会负责社区咨询研究生项目；康复教育委员会（Council on Rehabilitation Education，CORE）负责康复咨询研究生项目[①]；美国心理学协会负责心理学研究生项目；美国婚姻和家庭治疗协会（American Association for Marriage and Family Therapy，AAMFT）负责家庭咨询研究生项目。典型的获得认可的硕士学位项目包括至少两年的全日制学习，600 小时的临床督导实习经验。

治疗和研究的问题

有许多与成瘾患者有关的治疗问题可以讨论。本节将重点讨论与管理式医疗和治疗资助有关的主题，以及治疗结果和疗效相关的测量。

管理式医疗、治疗资助和报销提供

管理式医疗的出现改变了美国国家医疗保健服务的管理方式。管理式医疗是指旨在为医疗保健提供资金，着重于消除不必要和不适当的医疗并降低成本的任何类型的干预措施。虽然管理式医疗系统成功地降低了短期成本，但许多人认为这是以对来访者和从业者的长期影响为代价的。

文献中有许多关于管理式医疗的道德问题的讨论。这些问题关注控制成本的核心做法通常是设置会谈次数限制，限制医疗服务提供者的可用性，涉及利益冲突、保密性、知情同意、来访者放弃、违反信托责任的压力以及强制性实施《精神障碍诊断与统计手册》中的诊断程序等相关问题。管理式医疗通常规定将提供哪些服务和干预措施。对于许多基于证据的实践的保险赔偿有限，但对较老的、效果较差的和最昂贵的治疗仍然给予支持，如"无需事后护理的阿片类解毒药物"。

或许是认识到了成瘾康复问题以及其他医疗健康问题，2010 年美国通过了《联邦患者保护和平价医疗法案》（Federal Patient Protection and Affordable Care Act）。该法案力求确保获得服务和更好地进行协同医疗。此外，物质滥用和精神健康服务管理局提出了所谓的"以康复为导向的治疗系统"（recovery-oriented system of care，ROSC），该系统"是一个促进以个人为中心的康复的协调性系统，为治疗和社区支持之间建立联系提供机会，并提高个人的生活质量"。这些服务不是临床性质的，而是为康复中的患者提供一系列支持。

这种新的医疗体系引导人们下决心理解这种新模式是如何帮助康复、项目成效、治疗效果和患者结果的。迄今为止，有关以康复为导向的护理系统的研究很有前景。例如，一些结果表明，参与以康复为导向的护理系统的个人有更高的戒断率和长期康复率。一些研究结果显示，在住房和就业方面，个人的状况也更加稳定。

---

① 自 2013 年起，咨询和相关教育项目认证委员会和康复教育委员会已成为关联机构。

然而，就研究人员遇到的困难而言，人们也注意到了各种问题。它们是：（1）并非所有地区都提供相同的以康复为导向的护理系统或以相同的方式提供服务；（2）提供支持服务的个人可以包括从志愿者到专业人员的群体；（3）以康复为导向的护理系统的服务可能不会为每个康复过程中的个体同时提供。

影响成瘾咨询行业的另一个问题是与其他健康维护服务提供者之间缺乏平价机制。费舍尔和哈里森于 2005 年建议成瘾和其他物质滥用咨询师应当倡导物质滥用和心理健康平价。美国成瘾医学协会（American Society of Addiction Medicine，ASAM）已经将平价作为第一要务。平价意味着将要求第三方支付（如保险公司和托管医疗）应该提供药物滥用和精神健康服务，就像它们为医疗服务提供的那样。物质滥用和依赖的预防服务也应该包含在内，就像医疗那样。史密斯（Smith）等人于 2010 年报告说，"2008 年《保罗·威尔斯通和皮特·多梅尼奇精神卫生均等和成瘾平等法》（Paul Wellstone and Pete Domenici Mental Health Parity and Addiction Equity Act）要求大多数健康计划为成瘾和精神健康治疗提供福利，包括与其他医疗服务同等的财务要求和治疗参数"。这项法律于 2010 年 1 月生效。然而，健康保险计划并不是必须覆盖心理健康或成瘾治疗，但如果计划中提供了这些项目，则需要提供与其他疾病相同类型的赔偿覆盖。

疗效测量

如前所述，与其他咨询和医学专业一样，基于证据的治疗趋势已经在成瘾领域生根发芽。专业协会和政府机构也发布了操作指南和治疗方法，支持特定条件下的特定治疗或护理水平。以经验为基础的实践是通过临床试验、共识审查和专家意见发展起来的。在成瘾领域，有许多基于科学的治疗方法。包括认知行为疗法、社区强化疗法、动机强化疗法、12 步疗法、应急管理技术、药理学干预和系统治疗。

虽然成瘾领域正朝着以证据为基础的实践方向发展，但对这些方法的实施仍然存在一些令人担忧的地方。其中包括以下一些问题：（1）伦理价值观对实践操作的塑造作用；（2）对验证某些治疗方案所需的支持性证据存在分歧；（3）治疗师不遵守治疗方案；（4）执行困难；（5）缺乏一些治疗手册；（6）缺乏训练、咨询、技术援助和监督；（7）学习治疗方案存在困难；（8）实施成本；（9）缺乏保险补偿；（10）新模式对现有做法产生影响的担忧；（11）来访者的喜欢程度和遵守程度。

此外，研究和临床实践之间的脱节也是一个令人担忧的问题。为了解决这一问题，研究人员和成瘾专家结成了联盟。这个联盟被称为国家药物滥用治疗临床试验网络（National Drug Abuse Treatment Clinical Trials Network，CTN）。这个联盟的目的不仅仅是研究当前的治疗方法，也制定并且以实证验证新的治疗方法。例如，国家药物滥用治疗临床试验网络最近合作开展了一项大型研究（包括许多治疗设施的开发）然后研究门诊行为干预的效果（包括 12 步支持的个体和团体咨询模式）。对已开发干预措施的选择试图解决上述对基于经验的实践的担忧，并围绕成本效益、干预治疗设施的效用、结果的有效性和实证支持展开。这项研究的另一部分是，在治疗方案实施的过程中对咨询师进行培训和督导，以确保在整个来访者群体中实行标准化的服务，并支持从业人员使用新的治疗方法。这种培训对工作人员执行新方案至关重要。因此，成瘾领域的一个新的重要方向是关注"具有临床意义的患者的预后"，并相信在实施这些治疗方案时，对咨询师的培训和支持将采用循证治疗的可能性更大化。据报道，在过去几年中，使用至少一种循证实践的从业人员的数量有所增加。

虽然这类研究被视为该领域的进展，但它也并非没有挑战。进行这类多点协作研究的一些已知困难包括：（1）并非所有服务站点在资源和客户数量上都是均衡的（例如，一些服务站点为有保险的客户或富裕的客户提供服务，而其他服务站点则为没有保险的客户或委托客户提供服务）；（2）这项研究需要不同城市或州的大量专业人员之间的大规模协作、合作和协调；（3）很难在每个地点实现协议的标准化；（4）关于协议实施和数据收集的培训往往是非常密集和耗时的。

因此，基于实证的干预措施显然需要更有效的研究结果来支持。许多组织正朝着这个方向发展。例如，基于证据的心理学实践已经在 2006 年被写入美国心理协会的指导方针中，以促进服务提供中的文化敏感性，加强沟通，并倡导为客户提供最佳实践和利益。

未来趋势

积极心理学

一些业内人士越来越多地呼吁成瘾领域放弃标签和病理学视角，采取健康、积极的心理和康复方法来治疗成瘾患者。积极心理学关注来访者在整个生命周期中的优势和支持力量，并接受这样一个观念，即获得清醒和恢复的方法不止一种。

自助团体联盟

越来越多的自助组织正在联合力量和汇集资源，包括努力联合宣传，从而带来了更大的公众发声。因这些合作应运而生的组织是康复的面孔和声音（Faces and Voices of Recovery）以及康复社区组织协会（Association of Recovery Community Organizations）。

解散国家酒精滥用和酒精中毒研究所以及国家药物滥用研究所

2011 年，应美国国会要求，在众多争议声中，提出了一项提议，建议解散国家酒精滥用和酒精中毒研究所以及国家药物滥用研究所，成立一个新的单一组织——国家物质使用和成瘾障碍研究所（National Institute on Substance Use and Addiction Disorders，NISUAD）。新组织的结构被认为能够优化前两个组织的优势和弱点，同时，提供资助的机会、研究工作和专业性的控制，也就将由这个新的单一组织结合起来。

FOUNDATIONS OF ADDICTIONS COUNSELING 总结

　　在成瘾咨询的伦理、法律和有效的实践中涉及的话题很多。本章探讨的问题涉及咨询师能力、认证、执照、资质许可、管理式医疗和治疗资金、结果和治疗效果衡量。本章讨论的都是与成瘾职业相关的大类。对于有兴趣与有药物滥用和成瘾问题的个人一起工作的学生和从业人员，鼓励你们继续探讨这些问题。

第 5 章
评估概述

■ 马克·D.斯托弗

瓦尔登大学

■ 大卫·卡普齐

瓦尔登大学，约翰·霍普金斯大学（Johns Hopkins University）

■ 凯利·艾森（Kelly Aissen）

瓦尔登大学

"我想重新让我的生活恢复正常，"詹妮尔如实告诉她的咨询师，"自从离婚以来，我这两年很难熬，我……我可能喝得太多了。我知道我喝得太多了……至少对我来说是这样。"当他们的目光短暂相遇时，出现了沉默，咨询师积极倾听，是一种非言语的存在。"我只是有点疯狂……一直在哭，惹怒了所有人。我只是没有想象中的那么坚强……或者像往常一样……我想我只是需要一些额外的帮助。"詹妮尔不安地笑了笑，然后说："别误会，我不是真的疯了。"她的咨询师米娅用一种温暖、开放而好奇的语气回应："你是否担心，当你分享自己的生活和你是谁时，我会如何看待你？"詹妮尔犹豫了一下，然后回答："是的。"她的声音脆弱而清晰。"是的，我不想非得去参加一个面谈，并且说自己这辈子都是个酒鬼。我不想被关在箱子里……并且……并且……我不想和那些人一样被贴上标签。我是一个坚强的人……也许太坚强了！我只是需要找回我自己。"

筛查和评估是成瘾治疗关键的第一步。成瘾是精神病学和咨询领域最常被忽视的诊断之一，最明显的原因是来访者对饮酒和药物使用（处方和非处方）情况报告不足，对酗酒者/成瘾者的典型行为模式的描述较少（因此也需要破除关于成瘾、治疗、12步程序以及谁会成瘾的误解），以及与成瘾共病的精神健康问题常常被作为寻求治疗的焦点（酒精和药物的使用会成倍地加剧这种问题，而且常常会造成精神健康疾病）。正如詹妮尔和她的咨询师的初始访谈那样，正确的评估可以成为了解一个人生活的窗口。虽然评估常常与"测试"相关，但也包括临床访谈。如果咨询师没有接受过培训，没有经验，也没有能力进行评估，那么来访者的成瘾问题就不会被注意到，就会被忽略，因而无法得到治疗。许多读者可能不是成瘾问题的咨询师，也不打算专门从事成瘾问题的咨询，但他们仍然想知道当一个来访者出现了成瘾、过程成瘾以及随之而来的成瘾相关问题时该怎么办。这一点至关重要，因为咨询师可以向合适的咨询师和 / 或治疗机构咨询转介以最佳满足来访者当前的需求。与任何其他专业临床领域（如饮食失调、双重诊断、性侵犯者、寄养儿童等）一样，咨询师始终需要在其能力范围内（包括技能水平、需要针对性别的咨询师、利益冲突等）开展工作，并在适当时候进行转介。

要想成为一个强有力的咨询通才，需要拥有一套全方位的咨询技能，包括对成瘾、饮食失调、压力 / 焦虑、创伤和其他共病的心理健康失调的基本评估。全面的评估技能使咨询师能够针对当前的咨询和 / 或治疗需求，进行从临床角度来说适当的和有针对性的转介，从而提高疗效和治愈率。当患者在初期就能够找到适合他们需求的治疗方案时，长期康复成功的机会就会增大。学习基础的知识和技能，是一个人努力成为一名称职的成瘾咨询师的重要的第一步。

聚焦于评估这个话题的内容一共有两章，本章是第一个章节。写这一章内容的目的是从整体的角度提供一个关于成瘾评估的重要方面的概述。整体治疗观被认为是最常见的成瘾咨询和治疗实践的观点。这些做法得到了临床实践、研究数据、咨询师和治疗医师们的支持。根据艾森（Aissen）2008 年的观点，在制订个体治疗计划时，实施三位一体的方法至关重要，这种疗法解决了有关治疗的身体、情感和精神方面的问题。有效的治疗计划包括制定目标、评估目标和治疗中每个阶段的进展三个方面。咨询师和卫生保健专业人员都一致认为，任何类型的健康人士都愿意了解自己的身体、情感和精神需求，以实现最佳的个人健康成长。

詹妮尔希望被人看到她是谁——被人看到和接受。专业的帮助者可以在他们暂停评判的时候，保留各种可能性。斯特鲁普（Strupp）1993 年在关于治疗关系的研究中发现，治疗师对患者直接的负面评价会导致较差的结果。在早期的治疗中建立融洽的关系，对于任何治疗关系的成功都是不可或缺的。当我们允许自己的观点来自一种开放而无压力的心态时，帮助者可以将评估作为一种艺术形式和生命的舞蹈。本章将讨论与重要内容相关的访谈和一些工具；第 6 章将对筛查和评估的具体工具进行更彻底的考察。

成瘾咨询的哲学基础

虽然成瘾咨询的历史、理论和研究基础是独特的，不同于其他领域，例如，发展心理学或学校咨询，但是我们相信成瘾咨询师借鉴了类似的整体、发展、情境和多元文化的方法。我们作为咨询师的理论取向影响着我们如何与来访者合作。我们的行动应该以愿望和指导原则为基础。我们提出了一些独特的想法，作为评估来访者的哲学基础：（1）来访者和咨询师必须有一定的期望；（2）资源、优势和幸福与问题、挑战和不愉快的现实同等重要；（3）改变发生在整个人身上（即个人内部、人际、生态、文化系统），而不是一个人的一部分；（4）来访者改变是一个由内在动机激励的过程，即使在社会压力引发治疗时也是如此；（5）来访者与咨询师之间的协作关系是必不可少的，它要求来访者对其生活中的变化负责；（6）咨询师和来访者与多学科团队合作并使用其资源；（7）评估可以带来支持。

希望

有效的心理咨询师鼓励来访者抱有希望，因为希望被视为成功的心理治疗的一个条件。来访者在缺乏希望的情况下接受咨询并不少见。对于寻求帮助以解决其药物滥用和成瘾问题的人来说，这是完全真实的。向来访者指出仅仅是预约和参加咨询就是存在希望的信号，可能会有所帮助。以咨询的远景和微小的转变作为开始，能够开启融洽关系的建立过程，并给予来访者一个回来再次咨询或同意接受治疗的理由。正如我们所了解的，希望对于持续的改变是至关重要的。由于缺乏希望是抑郁症和成瘾性疾病的一个主要症状，所以来访者在进入咨询服务时出现这样的情况并不少见。

如果你觉得没有任何成功的机会，你会和来访者一起合作吗？在没有希望的情况下，来访者会受到激励，参与到恢复中去吗？根据伯金（Bergin）和沃尔什（Walsh）2005 年的研究，对于希望是什么从精神层面到世俗层面有许多定义。杜福尔（Dufault）和马托基奥（Martocchio）1985 年指出，希望"对于能够实现美好的未来所持有的一种相信但不确定的期待，对于充满希望的人来说，这个未来实际上是可能的，而且对他个人来说意义重大"。对于一些来访者来说，特别是那些处于治疗无反应条件下的来访者（即"无反应者"），产生改变甚至维持现状的希望都很小。然而，一名有效的咨询师必须相信并培养一切可能。我们必须善于停止那些阻碍成长的判断。一个好的评估应该能够挖掘出对来访者积极改变的信念来说最重要的东西。

了解成瘾是一种复发性和发展性的疾病，有助于减轻来访者、他们的家人以及咨询师在确认来访者有知识、支持力量和／或治疗经验，但仍在康复过程中产生抗拒时所产生的挫败感。复发并非不可避免。然而，它是成瘾疾病周期的一部分，说明在康复过程中始终需要进行日常维持。这种理解可以帮助来访者在长期的反复复发的情况下重拾希望。与来访者和他们的家人分享成瘾是一种脑部疾病，对于解释这种潜伏性的行为是有帮助的，但不能以此为任何行为、伤害或后果进行开脱。

可以从正反两个方面来看待希望：恰当的和有益的，或不恰当的和功能失调的。恰当的希望表现为适当的应对技巧、健康的转变、适应能力和接受能力。在一项研究中，巴克利–沃克（Buckley-Walker）、克罗（Crowe）和卡普蒂（Caputi）在 2010 年研究了患有严重精神疾病的康复患者的自我认同，他们得出结论，认为"人们拥有的意义、希望和方向越多，就越有可能解决问题／制订计划，并更积极地参与到管理自己的康复过程中"；相反，不恰当的希望依赖于幻想和一种潜在的坚持，即现实应该是什么样或应该以某种方式存在。不恰当的希望会影响正常的功能和成长，阻止一个人"按照生活本身的样子参与生活"。

基于优势的方法

基于优势的方法鼓励整体的态度，强调有希望的因素，并促进综合治疗计划的发展。评估包括确定过去的优势和成就，以及当前的挑战和后果。金（Cheon）2008 年指出，"优势视角假设所有来访者都有积极的能力和成功的能力"。咨询师帮助来访者使用资源和优势，而不是回避困难的问题、挑战和不愉快的现实。帮助来访者对自己的优势和挑战有一个更均衡的认识，可以提高治疗的效果、清醒度，并持续使用能够帮助其保持清醒的应对技能。

与来访者进行面谈时，最好保持一种非评判性的客观态度，这种态度的特点是好奇心和实事求是的品质，这种态度可以通过语言和非语言来表现。还应考虑到来访者家庭和社会支持系统的具体优势。如果进入咨询 / 治疗的新来访者缺乏希望，他们将会通过识别出当前可能已经存在、和 / 或尚未利用的支持而获得帮助。早期康复中的来访者看不到自己的优势（低自尊）、支持系统（目前的家人 / 朋友）和可用资源 [咨询、治疗、匿名戒酒互助会 / 匿名戒毒互助会（分会 / 北美分会）] 的情况并不少见。

基于优势的评估被定义为对那些情感和行为技能、能力和特征的测量。这些技能、能力和特征创造了个人成就感，有助于满足与家庭成员、同伴和成人的关系，增强了个人应对逆境和压力的能力，并促进了个人、社会和学业发展。

"全"人方法

本章对"全"人的评估方法进行审视，因为那些因成瘾而得到评估并治疗成功的人，他们在康复过程中可能利用不同的内部和外部资源，以及改变生活方式和身份认同的方法，这与他们被确定为哪种特定的成瘾似乎无关。艾森（Aissen）在 2008 年断言，在精神健康和成瘾障碍的完整诊断谱系内，三位一体的疗法都是一个无所不包的方法。无论出现的问题类型、年龄、性别、种族、文化或社会经济地位如何，在制订合理的临床治疗计划时，确定身体、情感和精神的康复需求都是至关重要的。对咨询师和其他卫生保健专业人员来说，诊断工具和结构化评估测量有明确的优势，但当病理因素被过分强调时，来访者的优势和环境因素可能被错误地忽视。实施整体的护理方法，对所呈现出的有形和无形的问题进行处理，以帮助来访者重建希望为终极目标。

2013 年，美国精神病学协会出版了《精神障碍诊断与统计手册（第 5 版）》。而第 1 版《精神障碍诊断与统计手册》（DSM-1）于 1960 年出版。直到最近，《精神障碍诊断与统计手册》 直被认为是美国精神卫生病理学分类的黄金标准。然而，在研究和实践中有一种推动力，即在独立个体的背景下，超越一系列的细节标准，而不仅仅从病理学角度对症状进行评估。成瘾领域对《精神障碍诊断与统计手册》高度依赖，依靠该手册中的系列标准和类别对成瘾相关疾病做出分类，具有一定明显的优势。首先，它提高了研究、诊断和临床应用的可靠性。某些术语可以用作标签，意味着大致会出现某些症状，使得跨地区和跨学科的专业人员可以相互理解。在成瘾治疗和咨询中，可以从这些基线性的标签中形成个人治疗计划。另外，还有许多不太容易被人注意到的优点——例如，允许个人和家庭将以前被认为由道德问题或性格问题造成的障碍正常化。成瘾是一种疾病，不是道德败坏的结果。与此同时，这并不意味着人们可以因为患有成瘾性疾病，就不需要为他们的行为、言谈举止和后果承担责任。许多非专业人士，甚至还有一些未曾接受过成瘾医学培训的咨询师和医生，都不了解成瘾性疾病如何对大脑的机制产生影响。成瘾的强迫症特点的本质表现是强迫性使用酒精、药物或包括性、食物（少吃、暴食、限制、净化）、赌博、消费和许多其他强迫性行为。《精神障碍诊断与统计手册》也是目前对精神健康疾病进行分类的最佳资料来源。虽然与国际疾病分类（ICD-10）类似，但也应探讨两者之间所存在的不同之处，以及诊断标准在其他国家的使用情况。重要的是，每个咨询师和医疗保健专业人员都要超越普遍持有的种族中心主义的社会观和治疗观。关于《精神障碍诊断与统计手册》和《国际疾病分类》（ICD）分类系统的历史和性质的进一步比较讨论，请见桑德斯（Saunders）2006 年的论述。

《精神障碍诊断与统计手册》也有其局限性，手册的前言部分对其许多局限性有所描述。伯格（Berger）和卢克曼（Luckman）于 1967 年，高夫曼（Goffman）于 1961 年在谨慎研究的基础上，提醒这个领域，疾病是一种社会建构。诊断术语可能会无意中变成贬义或误解的标签，导致对个体的狭隘看法。如果诊断被误用，或诊断是在没有被全面评估的情况下做出的，那么，咨询的整体观就会受到负面影响，诊断有可能成为污名化的标签。此外，《精神障碍诊断与统计手册》将疾病分为特定的和不同的两类，而实际上它们可能存在于一个连续体中，就像咨询师和医生定性地记录并分享临床经验一样。虽然许多疾病和困难位于一个连续体上，但咨询师也不需要因为害怕诊断 / 贴标签而摒除、否认或忽视那些浮现出来的症状。症状的早期检测有助于减缓疾病的发展，和 / 或同时阻止某些症状。因此，与害怕承认当下的问题行为或体验相比，承认存在症状是有益的。承认那些存在的症状和信号并不等同于诊断精神疾病、开药或改变当前的治疗策略。在做出任何诊断之前，需要对每个来访者的身体、社会、文化、情感、精神和心理因素进行评估。

以《精神障碍诊断与统计手册（第 5 版）》为指导，对来访者进行诊断在实践中具有重要的地位。诊断分类并不是为了伤害患者，而是为了帮助识别和处理症状，以便咨询师和医生更直接地调整当前的治疗方案。对某些患者来说，诊断可以帮助他们减轻痛苦。许多人对自己的体验感到困惑，并且多年来一直被卫生保健专业人员误解，同时针对症状的治疗也没能成功。诊断说明可以提供一种对于行为的解释，一种情感上和身体上都可以接受的工具，唤醒新的能量或新的动力，并可以根据当前需求而采取行动。咨询师常常对来访者进行指导，包括有关咨询进程、药物的作用、非药物咨询策略的作用和在需要时使用药物方面的指导。学习非药物的应对技巧总是必要的，不管当前出现的问题是否包含化学成分。作为咨询师，我们将经常有机会说明有关咨询的神话和误解，说明谁可能受益于咨询，解释心理健康和成瘾障碍，与咨询相结合时药物所起到的作用，以及心理健康服务的整体应用。

动机

善于帮助来访者看到改变生活所带来的益处的咨询师，在鼓励来访者产生改变动机的同时也见证了最成功的结果。我们把动机分为内在的和外在的两种。通常，来访者接受治疗是因为法律上的社会控制、正式的社会控制（如雇主强制要求）和非正式的社会控制（如朋友、家人、配偶）。尽管强制或压力的因素可能会让来访者接受评估，但一名称职的评估师会尝试测量这些外在压力，并确定来访者身上存在哪些内在动机。咨询师在将理论知识转化为临床实践的过程中，会深入发展这些技能。维尔德（Wild）、坎宁安（Cunningham）和瑞安（Ryan）2006年对300名寻求药物滥用治疗的患者进行了一项研究，他们发现，进入治疗、退出和/或减少治疗的社会压力和法律推荐并不影响患者进入治疗后的参与程度。咨询师遇到正在接受物质滥用治疗的来访者缺乏希望和动力的情况并不少见；对许多人来说，清醒的想法是可怕的，也是未知的。许多来访者从理智上来说，知道他们需要保持清醒。然而，当成瘾性疾病存在时，这种逻辑就不成立了。因此，成瘾都是在不知不觉中加剧的——那些导致生理、情感和精神痛苦的持续行为是不合逻辑的。1939年，匿名戒酒者互助会出版了一本大厚书，在该书的第5章"运作方式"中，酗酒成瘾被生动地描述为"狡猾、强大、令人困惑的"。无论是否患有成瘾症，许多人都能体会到从理论到实践真正采取行动的艰难。当内在动机源于消极的自我认知时，也可能会感觉到压力。外部压力（比如，挽救婚姻、远离牢狱、保住工作）可能是促使人们接受治疗的原因。然而，更大的改变和长期的恢复都更强调内在动机。

成瘾咨询中的来访者合作

咨询师们明确指出，治疗过程需要来访者的努力才能成功康复。理想情况下，来访者必须在每次咨询期间"工作"，并有责任和权力在两次咨询之间完成必要的日常工作。帮助来访者建立责任和每周目标，可以鼓励和激励来访者在咨询时间之外有所行动。芬恩（Finn）和汤萨格（Tonsager）于1997年提出了一种咨询师和来访者的协作模式——双方共享和探讨评估结果。无论是一个简单的咨询纳入表格还是一个更深入的评估工具，咨访双方处在同一个团队是很重要的。许多机构会从自我报告的纳入记录开始，然后由工作人员跟进。作为促进合作的一个例子，咨询师可以这样开头："珍妮尔，我已经看过你填的表格了。我想和你一起核查一下，以便能直接从你那里听到有关你的生活的内容。这也能让我知道，我是否正确地理解了你填写的内容。"如果来访者被视为合作者，并且符合自己的目标，那么他们更有可能参与并投入到评估过程中。参与评估过程的来访者更可能提供更准确和重要的信息，因为动机和信任水平更高。

多学科方法

通常情况下，咨询师和来访者与其他专业人士和卫生保健服务提供者一起制订综合治疗计划。一个来访者在朝着他所希望达到的康复结果努力的过程中，可能会从他的家庭治疗师、成瘾咨询师、精神病医生/医疗服务提供者、缓刑监督官和/或担保人组成的通力合作的团队中收获最多。

改变一个人的生活需要付出努力，最好的结果往往发生在来访者能够获得相关专业人员和社区支持并得到帮助的时候。例如，赛茨（Saitz）、霍顿（Horton）、拉森（Larson）、温特（Winter）和萨美特（Samet）在 2005 年得出结论，认为将戒毒期间的患者与初级医疗服务正式地联系起来可以改善成瘾的严重程度。

支持

评估还给来访者提供了信息，让他们知道可能需要获得哪些方面的支持。无论是在成瘾、心理健康、学校，还是职业背景下的康复过程，评估都可能会使来访者获得支持。刘易斯（Lewis）、丹尼尔斯（Daniels）和丹德烈亚（D'Andrea）等人在 2003 年提出，来访者可能需要辩护（直接支持）或被代表（间接支持）。评估师应该问的问题是："我的来访者需要什么样的支持？""我的来访者现在就能为自己辩护，还是需要情况稳定下来？"评估通常会详细描述来访者的生活中可能需要支持或改变的各个方面，以便来访者在长期康复中获得成功。

成瘾评估者的角色

当所获得信息的相关性增强时，评估会更加成功。专业帮助人员根据他们工作的角色和功能收集信息。因此，根据专业人员的执业范围（精神病学、护理、个人、夫妻或家庭咨询、营养和／或团体咨询），评估者将询问来访者影响当前生活质量的不同领域。物质滥用和精神健康服务管理局列出了评估药物滥用和依赖问题患者的五个基本目标。请参阅本节后面关于评估的五个目标专栏。此外，评估者的作用是形成对治疗和持续照护来说有用的文件。持续照护是指治疗提供者（咨询师、诊所、卫生系统）如何通过持续的接触和参与，在多个提供者之间进行协调，并通过将他们与社区资源联系起来，在一段时间内持续帮助来访者。持续照护的形式可以是建立戒断或治疗后的护理、预约医生继续治疗计划，和／或询问咨询提供者下一步将开启什么级别的护理。咨询师的工作地点和临床环境将决定协作照护的类型、可用性和频率。照料提供者们的持续照护不仅能够帮助作为咨询师的我们进行评估和提供咨询，而且也旨在帮助来访者在实现医疗保健目标的过程中承担自己的责任。

五个评估目标

- 确认那些正在经历药物滥用相关问题的个体，和／或已经发展到依赖阶段的个体；
- 评估可能需要治疗的所有问题；
- 对适当的干预措施做出计划；
- 根据需要，让合适的家庭成员或其他重要他人参与到个人的治疗中；
- 评估所实施的干预措施的有效性。

有关个人评估，需要谨记的几点

保护来访者的福祉和信息

无论评估是正式的还是非正式的，都有一些要点需要考虑，以确保合乎伦理，并使来访者获得支持性的体验。来访者的福祉在整个评估过程中至关重要。评估必须获得与咨询服务相同的知情同意。咨询师只能以保密的方式向合格的专业人士公布评估结果。

能够使用给定的评估工具

咨询师必须知道他们的专业能力范围，这包括使用和解释评估工具的结果。在使用评估时寻求适当的培训并且要谨慎行事，包括使用技术或测试服务的情况。

识别独特性和多样性

多元文化能力是咨询师培训和持续实践的重要组成部分，并拓展到成瘾领域的最佳实践中。了解文化如何影响成瘾评估是很重要的。美国全国酒精和药物滥用咨询师协会（NAACAD）的伦理规范中第一条法则指出："我确认同事或来访者的多样性，无论其年龄、性别、性取向、民族／种族背景、宗教／精神信仰、婚姻状况、政治信仰或精神／身体残疾"。文化差异可能导致评估的选择、实施、解释和报告方式方面存在差异。例如，坎宁安于 1994 年提出了这一明确的观点："一群人的文化信仰直接关系到酒精和其他药品问题如何被定义。对健康的定义也因种族和文化而异。因此，一个民族的成员如何界定酒精和其他药品问题，什么被认为是积极的结果，他们的感受是什么，了解这些是至关重要的，也是防止这些问题发生的恰当方式。"美国咨询协会的伦理规范提供了这一重要的指导原则："咨询师认识到，文化影响着来访者、问题的定义方式。"有关更具体的伦理规范，请参考《多元文化评估标准》(*Standards for Multicultural Assessment*)。

警惕刻板印象

有几种方式会让人们被愚弄，并助长刻板印象和污名。

第一，咨询师可能会忽略对物质和过程成瘾的识别，因为来访者的外表或行为不符合咨询师对"成瘾者"的信念。这也是许多"非典型酒精／药物成瘾者"比其他人遭受更长时间痛苦的另一个原因，例如能力受损的专业人士亚群体。

第二，来访者经常带着自我认定的精神健康问题和不明原因的成瘾进入咨询，因为他们可能在没有明显的、当前的或重大的外部损害的情况下使用，或者他们不想承认他们的物质滥用问题是真实的和有害的。

第三，不应该用病理学或残疾来描述一个人。当你形容一个来访者时，用"詹妮尔是个瘾君子"和"詹妮尔对自己饮酒情况的自我报告符合酒精滥用的诊断标准"是不同的。在实践中使用"趋势"和"概率"等术语，可能有助于我们暂停判断，让我们探索和尝试成瘾咨询的主要目标——帮助我们的来访者，他们就像一座山，看起来可能是不同的，这取决于你站在哪个位置。

忠实于工具的初始设计和目的

咨询师应按照设计的方式使用筛查和评估工具。例如，这个工具是用来筛查成瘾还是用来衡量成瘾的严重程度？要使结果有意义，有必要了解一个测量能够表明什么或者不能够表明什么。例如，严重程度指数并不代表存在应对技能或应对技能的水平如何。咨询师必须确定，为评估目的而选择的工具是否能够为制订治疗计划和咨询过程提供所需的信息。此外，同样谨慎的做法应该是确保你的来访者符合评估所针对的人群，并将其作为整个评估的一个组成部分。在制定咨询/治疗目标时，结合自我报告、现场访谈、评价，以及与家庭或其他卫生保健提供者进行合作，可以提供最全面的评估。

保持共情的联结

与来访者建立融洽的关系取代了任何技能发展，或对咨询理论和技术的理解。建立融洽的关系是至关重要的，因为没有它，咨询师的智能、教育和/或经验就会变得无关紧要。当然，这并不是说我们的培训、专业精神和技能水平是不必要的，但这只有在与来访者关系融洽的情况下才能使用。芬恩和汤萨格在1997年提醒咨询师在评估时"发展并保持与来访者的共情联结"。通常情况下，最初的面谈常常会让人感觉刻板、不连贯、与来访者缺乏联结，且不说与最紧迫的问题毫无关系。通过解释面谈过程的性质来维持一个治疗环境，这样来访者就可以有一个积极的参考框架来进行探索。例如："詹妮尔，我想问你一些问题，这样我可以更好地了解你是谁。这些问题帮助我了解你的生活经历，这将使咨询过程更加成功。"在临床评估中，这些保证有助于消除来访者的戒心，并鼓励来访者在情感上保持诚实。

使用多种方法

在评估中使用多种资源和方法将帮助咨询师收集更有用的治疗证据，详细的访谈将帮助咨询师了解哪些领域需要进一步的调查、治疗和/或潜在的转诊。如果收集的信息太多或太少，来访者和咨询师都要付出代价。例如，仅根据筛查工具做出诊断是不充分的，也是不合伦理的；收集大量与主题无关的信息可能会浪费本可以用于治疗的宝贵时间。为了节省资源和提供最好的护理，最好依靠几个信息来源和利用多学科方法。举一个简短的例子，布莱恩（Brian）告诉他的咨询师，他在治疗和保持"干净"的目标方面"努力工作"。在尿检呈阳性并与他的咨询师进一步讨论后，很显然，布莱恩已经失态了，但他不想说出他的"失败"和"让他的咨询师失望"。随着多种信息来源的收集，这些信息可能会出现差异，这有助于明确来访者正在经历什么。与来访者协作解决这些差异，学会从不同的角度向来访者提出类似的问题，可能有助于揭示更多相关的临床信息，而不仅仅是表面上的问题。

随着时间的推移，根据治疗阶段持续评估

评估是一个持续的过程。在变化和恢复的不同阶段的环境中，可以收集来访者不同类型的信息。例如，可以评估目前酗酒或正在戒断的患者是否被安排到最合适的护理机构，以监控解毒和戒断管理。相比之下，对刚出院的患者进行评估时，可能要关注康复环境，并利用相关的环境因素（例如，内部触发因素、与物质使用相关的预期），有可能有助于预防复发。

熟练沟通评估程序和结果

大多数来访者对心理测试了解甚少。在评估过程的所有阶段，鼓励向来访者介绍评估，并明确表示欢迎来访者提出问题。咨询师要用易于理解的术语解释或进行"翻译"。在考虑来访者明确理解的同时，咨询师也应尽可能以最准确的方式解释结果。咨询师在与来访者分享评估时要清楚地确认，结果表明了什么，没有表明什么。

根据来访者的世界观以及现实情况，首先探索来访者已经知道的并能够接受的结果，特别是当来访者感到不确定或焦虑的时候。评估应该支持这样一种感觉和信念，即来访者"确实"非常了解自己的内心世界和外部世界。芬恩和汤萨格指出，参与评估过程的一个动机是自我验证。自我验证发生在自我的现实性和概念得到肯定的时候。当评估结果发现或确认了来访者的真实情况和体验时，许多来访者能够找到安慰和价值感。记住，诊断可以是一种解脱，因为它可以解释体征、症状和／或行为。对于精神健康咨询师来说最重要的是，要教育来访者和向他们解释，精神健康或成瘾诊断不能成为任何有关未经治疗的精神障碍所导致的行为或后果的借口或被其利用。关于这一点，心理健康咨询师对来访者进行教育和解释非常重要。这对于成瘾性疾病尤为重要。许多社会成员、成瘾患者的家庭成员，以及更可悲的是，许多未经训练的医疗保健专业人员都对成瘾的病因缺乏了解。解释可以在很大程度上帮助人们接受一种疾病，因此，可以选择治疗这种疾病，更多的患者和家庭能够得到他们所需的帮助，他们甚至不知道自己需要这样的帮助。最后，当与其他和成瘾无关的信息（如健康、职业、家庭系统）相结合时，来访者可能更容易接受成瘾评估的结果。因此，当评估过程与来访者的生活高度相关，并与他的生活目标、世界观和价值观相联系时，可能更有成效。要充分治疗每一位患者，重要的是，不管他们目前的问题是什么，要对他们生活的各个方面进行评估。许多患者会报告他们没有意识到的症状，这些症状是与他们当前的问题相关的缓解因素。

成瘾评估流程

评估从来访者进门或联系办公室预约时就开始了。它是整个持续过程的一部分，发生在治疗前、治疗中和治疗后。因此，在发生改变的任何阶段，评估都有助于转诊、诊断、优势确认或治疗效果评估。有几种模型可以用于多阶段评估。筛查通常是第一个评估步骤，也许会出现需要立即进行危机干预的指征。如果筛查结果没有明确需要危机干预，而是需要更全面的评估，那么就需要与

来访者协作制订评估计划。多重评估方法是首选的综合评估方法，旨在为最佳干预措施创造更清晰的图景。多方面的发现和假设的积累，最终聚合成为可以指导咨询和治疗方案的建议。

美国成瘾医学协会将成瘾疾病定义为"一种最初的涉及大脑奖赏、动机、记忆和相关回路的慢性疾病"。2013年，成瘾的定义被扩大到包括"个体通过药物使用和其他行为在病理上寻求奖赏和/或解脱"。后者的定义更广泛，包括对许多过程成瘾（如性、赌博、食物、金钱）的分类，这些过程成瘾与物质相关成瘾在大脑中有相同的疾病过程和强迫性行为。完整的药物滥用评估包括转诊到各种治疗模式：脱毒、稳定、戒断管理、住院治疗、额外住院、强化门诊治疗，或其他门诊社区支持小组。美国成瘾医学协会制定了一套治疗方案，即患者安置标准（patient placement criteria，PPC），其第二卷修订版被广泛用于通过评估患者的护理需求水平，帮助患者进入适当的成瘾治疗环境。患者安置标准最初是由一个多学科的专业团队在20世纪80年代创建的，其主要目标是制定一套以评估为基础，并针对临床需要和以结果为导向的持续护理的国家标准。

2014年10月，美国成瘾医学协会公布了治疗物质相关疾病的最新标准。大多数变化都保持了许多相同的核心原则，只是在清晰度、焦点和定义上有微小的变化。根据米－李（Mee-Lee）2014年的研究，美国成瘾医学协会标准是目前"对于成瘾和同时存在其他状态的个体进行全面的评估、服务计划、安置、持续和转诊/出院的一套最完整的指南"。今天，美国成瘾医学协会标准已经成为美国30多个州和世界各地的国防部成瘾项目所采用的标准。由于美国国内外医疗改革思潮的变化，在设计个性化治疗方案时，为了让患者获得所需的帮助，标准设置和诊断类别变得越来越重要。

2013年美国成瘾医学协会标准中一个比较显著的变化是将"脱毒"重新命名为更准确的"戒断管理"。米－李认为，"戒断管理"这一术语更具包容性，它"强调通过持续的戒断管理服务支持戒断（后）的生理、心理症状和体征是非常重要的"。戒断管理需要的不仅仅是住院机构所能提供的短期的医疗上的安全脱毒。潜在的戒断症状随时可能出现，戒断管理可以持续几周或几个月。这些潜在的戒断症状可以在门诊以及一旦患者不再需要监护的医疗脱毒服务或住院治疗时加以处理。米－李重申，除了对特定成瘾治疗标准进行定义，美国成瘾医学协会的标准也可以在临床上应用。在第8章"残疾人与物质相关和成瘾障碍"中，作者详细描述了包含六个个体维度的多维评估，为医疗保健的不同学科提供了共同语言和临床理解。

筛查

筛查通常是评估过程的第一步。筛查可以被视为发现"危险信号"的一种工具，表明需要进行更全面的评估。筛查被定义为"咨询师、来访者和可利用的重要其他人根据来访者的需求和特征，以及社区内可用的资源，确定最合适的初始行动方案的过程"。筛查过程会引导咨询师：（1）排除成瘾；（2）提出更全面评估的需求；（3）通过持续评估进行治疗。它还可能使迫在眉睫的危机和立即干预的必要性变得显而易见。当来访者接受适当水平的临床护理时，复发率会显著降低。正如我们在本章前面所讨论的，早期药物滥用的治疗动机和改变水平可以是暂时的，还没有完全投入的。

因此，来访者在获得治疗或护理时出现并发症、碰到阻碍和 / 或"危险信号"往往会破坏其治疗的意愿。帮助来访者在他们愿意的时候接受治疗是关键！

当来访者需要医疗脱毒服务来保持稳定时，立即干预至关重要。许多人认为他们可以"突然戒掉"酒精、毒品和其他药物（非处方药和 / 或治疗抑郁症、血压问题、疼痛或其他疾病的处方药），然后开始恢复。莫耶（Moyer）2012 年提出警告，酒精、药物和 / 或其他改变思维的物质的使用和 / 或组合是危险的，甚至是致命的。在服用苯二氮卓类药物（镇静剂）的同时饮酒可能是危险的（甚至是致命的）。因为这两种物质的化学性质相似，一旦被吸收，发生结合时会产生指数级的效应。如果没有进行适当的脱毒，那么酒精和镇静剂的戒断会导致呼吸停止。评估患者的使用量、一致性和持续使用的时间，可以帮助确定是否需要进行脱毒的转介。只有当患者的身体已经脱毒，和 / 或从改变其头脑的化学物质中摆脱，以及有关成瘾的强迫性行为消失时，才真正开始了有意义的或有影响的药物滥用治疗。在任何情绪和精神上的康复工作开始之前，患者必须进行身体脱毒或在医疗监督下进行康复。因此，采用多学科方法进行治疗有许多好处。

危机干预

由于需要应对迫在眉睫的危机，评估可能会被暂时推迟。咨询师应该知道什么是危机，应该采取什么措施来应对最严重的危机。当患者有自杀、杀人倾向、遭受威胁生命的虐待、家庭暴力、精神病和急性身体疾病时，高效能的咨询师知道如何识别症状并进行干预。有时这意味着向其他专业人员（警察 / 执法人员、脱毒住院 / 住院精神病专业机构，和 / 或其他可能已经参与患者护理的专业人员）寻求直接帮助。一旦评估了来访者的安全性和寻求帮助的意愿，咨询师可能会制订一个更深入的自杀干预计划。雷姆利（Remley）和赫利希（Herlihy）2010 年提醒我们，为了咨询师和来访者的安全，也为了对干预进行自我反省，咨询师要仔细记录日志和所发生的重大事件。这些类型的案例总是值得向督导和 / 或专业同行进行咨询的。

实施评估访谈

随着所收集信息的可靠性、有效性和相关性三个方面质量的提高，信息收集变得更加成功。信度可以被视为评估的一致性，高信度的测量方法在重复使用时将提供相同的结果；效度是信息的正确性或准确性，一个高效度的量表可以测量它想要测量的东西（例如，抑郁量表可以精确地测量抑郁而不是焦虑）；最后，评估中的相关性是指高效且有效地收集信息；一个相关性的测量可以得到最基本的数据。

结构化、半结构化和非结构化访谈

根据评估访谈的结构，可以把它们放置在一个连续体上。在这里，我们将评估访谈分为三类：非结构化、半结构化和结构化。这三种类型各有利弊。

非结构化访谈使来访者能够更自由地分享经验，这可能有助于他们与咨询师建立初步的融洽关系，并消除阻抗。这种形式也允许临床医生转移和探讨在访谈中出现的话题领域。评估人员和来访者都可以发起讨论话题和问题。非结构化访谈的语言水平或类型可以根据来访者的知识、技能和发展阶段进行调整。对于那些希望支持来访者留在咨询中，并进行情绪治疗的咨询师来说，这是一项基本技能。人们还可以研究复杂的过程、行为背后的含义、信念、深入的例子，以及与成瘾和康复有关的患者故事的"丰富"叙述。其局限性在于时间效率、概括能力，以及存在以牺牲其他领域为代价、过度评估某些领域的可能性。

半结构式访谈为成瘾咨询师提供了一个使用框架，同时仍允许注重细节的临床医生追踪结构化评估工具未涉及的、重要的来访者的信息。通常，指定的开放式问题列表会为访谈员提供指导。在半结构化的访谈中，咨询师可能会中止访谈，以应对阻抗或增进关系。咨询师在这个领域工作的时间越长，就越会发现，利用结构和独立评估会变得愈发和谐一致。

结构化访谈是信度和效度都得到优化的工具，旨在限制评估者的偏见。项目的构建要考虑到特定的结果（即物质使用鉴定），因此，要求对项目的措辞完全使用所提供的内容，咨询师和来访者之间没有相互影响。这有助于定量研究。不能调整语言以提高清晰度，或使来访者能够充分理解。一般来说，结构化访谈是有效的，但当出现关系问题或抵触情绪时，它就显得不够有效了。结构化访谈可能需要专门针对该测量工具的高级培训或认证。

访谈的组成部分

临床访谈需要考虑许多相关因素，可以使用各种协议来规划收集信息的过程。以下是咨询师在对来访者访谈时应该遵循的 10 个步骤：

- 回顾转介信息；
- 获取并查阅以前的评估信息；
- 对来访者进行访谈；
- 收集佐证材料（如家庭访谈）；
- 阐述假设；
- 提出建议；
- 创建一份报告和其他重要文档；
- 根据结果与来访者会面；
- 会见来访者的支持系统；
- 对建议和推荐采取后续行动。

与护理水平相关的评估维度

评估通常与来访者的治疗阶段和护理安置水平相关。美国成瘾医学协会标准是应用最广泛的一套指南，可以对成瘾障碍患者的评估、服务规划、安置、继续住院和出院规划进行详尽的指导。米–李发展了一套全面的生物–精神–社会评估，并从六个维度进行详细阐述，用于对药物滥用来访者进行评估。以下列出了这六个维度，并在评估中列出了相应的问题。

维度 1：急性中毒和戒断潜力（例如，脱毒和戒断管理）。目前正在使用的酒精和 / 或药物的数量是多少？分别是什么类型？如果来访者报告使用了任何酒精或苯二氮卓类药物（镇静剂），为了医疗脱毒转诊，就特别需要进行一个关于物质数量和类型的彻底评估。许多来访者在尝试戒掉或减少酒精和镇静剂使用时，需要接受有关酒精和镇静剂存在潜在致命性风险的教育。提醒来访者，信息是用来检查有关致命性风险的，而不是对他进行评判的，这样可以有助于获得更准确的数字。许多成瘾的人充满羞愧和对被评判的恐惧，这经常导致药物滥用问题的漏报。如果没有医疗服务提供者的监控或帮助维持稳定，任何年龄的人都有可能死于酒精 / 镇静剂的戒除。

维度 2：生物医学条件和并发症（身体健康状况及其对成瘾的影响）。还有什么其他的医疗和 / 或身体问题吗？高血压、腿部骨折、哮喘还是糖尿病？来访者是否正在服用任何治疗其他疾病的药物？如果是，这些疾病是复发的还是暂时的？如果是复发，是否得到了很好的控制？还是需要照顾？可能需要对来访者进行转诊，治疗他们目前不稳定或未得到充分治疗的身体问题。

维度 3：情绪、行为、认知状况和并发症（同时发生的精神健康障碍、认知/大脑障碍或损伤）。患者目前有精神健康诊断吗？如果有的话，诊断多久了？来访者认为自己与这种问题抗争多久了？来访者服药多久了？如果来访者正在服药，他是否还在遵医嘱进行药物治疗？这种精神健康诊断是在患者仍然经常饮酒和 / 或使用药物（或任何改变精神的物质）时做出的吗？在酒精和药物的化学作用影响下，会出现许多类似精神健康疾病的表现。因此，在清醒的时候，可能会做出同样的诊断，也可能不会。即使合并抑郁症或诊断仍然存在，当酒精和药物不再干扰疗效时，其严重程度也会成倍下降。这方面的知识对所有因治疗抑郁、焦虑、成瘾疾病和 / 或有其他心理健康需求而服用精神药物的来访者都是准确和有帮助的。

维度 4：准备好做出改变（也为治疗做好准备）。来访者是否认为他有成瘾问题？来访者是否认为他需要外部资源的帮助？记住，"为改变做好准备"和"为改变而感到兴奋"是有区别的。患者是否经历反复？患者认为对于过上满意的生活和 / 或做出必要改变所存在的阻碍是什么？

维度 5：预防复发和继续使用或潜在问题（背景问题——内部和外部线索、预期、触发因素、治疗反应）。来访者之前有多少次试图戒酒？来访者参加过多少次成瘾治疗？来访者之前尝试过什么程度的护理？来访者是否成功完成治疗？如果是的话，过去戒酒治疗有多长时间了？来访者是否参加匿名戒酒互助会？关于人际关系、环境、交通和生活环境的问题都是维度 5 要评估的领域。

维度6：恢复环境（家庭、同龄人、工作和职业、法律、住房、金融、文化、交通、儿童保育）。来访者住在哪里？和他一起住的还有谁？住在家里的其他人也使用酒精和/或药品吗？家里有现成的酒精和药物吗？那些和来访者住在一起的人支持戒断吗？他们愿意参加治疗中心提供的家庭会议或家庭规划吗？他们生活的社区是什么样的？可能支持还是阻碍康复？这些问题将使你制订的后续治疗计划能够应对这些潜在的挑战。这些答案也可能表明门诊治疗是一种安全的选择，还是一种为高复发可能性而进行的设置。

收集背景和情境信息

通过访谈和其他评估工具，可以了解来访者的优势和所面临的挑战，以及成瘾性物质障碍发生的过程、背景和当前状态。如图5–1所示，我们可以将信息分为三类：（1）以前收集的评估信息；（2）当前报告的结果；（3）来自任何家庭成员、教师/学校、医院或其他卫生保健提供者的附加信息。

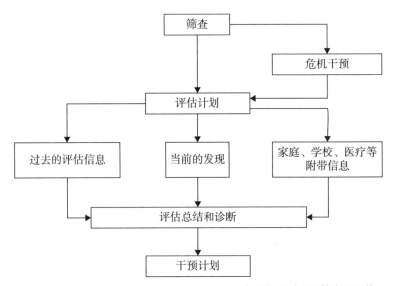

图 5–1　物质滥用治疗中心治疗改进协议 31：青少年物质滥用筛查和评估

在编写一份全面的报告时，人们可以获得各种各样的信息。成瘾评估的第一类信息是基本的人口统计信息（姓名、地址、出生日期）和其他重要信息。这应该包括基本的医疗保健联系人和保险供应商的保单信息。在一项对36 081名注射吸毒者的研究中，查斯勒（Chassler）、伦德格伦（Lundgren）和朗斯代尔（Lonsdale）在2006年发现那些有私人健康保险的人更有可能寻求更频繁的治疗。第二类信息与通过精神状态检查对来访者当前的表现和功能的评估有关。一个全面的评估还应该包括关于当前和过去的成瘾行为和成瘾的背景模式的信息，即第三类信息，如内部/外部诱因、持续使用带来的预期，以及由成瘾、关系破裂、法律费用、财务和各种其他医疗并发症所带来的后果。

第四类信息针对具体治疗的评估信息，包括治疗的动机、改变的准备、过去的治疗经验、对治疗结果的预期和当前寻求咨询的原因都是有关具体治疗的评估信息的范例。此类信息还包括心理社会因素，如同伴关系、文化背景、家庭系统和生活技能（如应对技能），以及工作、职业和精神境界。最后，一个必要的和支持性的信息列表提供更为全面的清单。

来访者的表现和功能

观察来访者的表现可以提供有关其整体功能的信息，并可表明当前的和长期的药物使用情况。应持续评估其表现和功能。进行精神状态检查（mental status exam，MSE）是记录来访者表现和功能的一种方法。在一个典型的精神状态检查中，要进行包括五个基本方面的观察：（1）感官和认知功能；（2）思维；（3）知觉；（4）感觉和行为；（5）外表。在精神状态检查中，收集的某些类型的信息只需要观察就能得到，而其他类型的信息则需要通过某种形式的探究性对话和提问才能获得。精神状态检查有许多衍生的方法。有关精神状态检查类别的示例，请参见表5-1。如果你刚接触精神状态检查，那么在每次咨询、角色扮演或观看咨询视频之后，通过填写精神状态检查表来熟悉精神状态检查可能是一个很好的练习。通过练习，咨询师会习惯于观察这些特点。

表5-1	精神状态检查类别示例
类别	**子类别或样例**
外表	装扮、健康、年龄、被照料的情况/服装类型
行为表现	精神运动性活动、姿势、步态、眼神交流
态度（与检查者有关）	合作的、积极的、消极的
言语	音调（抑郁）、发音、音量（大声）、速率（急切的、缓慢的）、语言（口齿不清）
情感（表现出的反应）	坦率的、不稳定的、迟钝的、有限的；适当的和不适当的
心境（潜在的感觉状态）	悲伤、兴奋、生气
注意力（唤醒水平）	集中、专注、分散
思维方式	反刍（沉思）、言语分裂、离题、受限
思维内容	固执己见、非理性思维、自杀倾向、杀人倾向
知觉	幻觉、妄想
记忆	长时记忆、近期记忆、即时回忆
定向	人、地点和时间（定向发生改变通常从时间定向开始，然后是地点，然后是人）
智力功能	计算、抽象、知识、建构
洞察力	情感洞察力、智力洞察力
判断力	适用于情境，推理
阅读和写作	水平、能力

有经验的心理咨询师对成瘾相关的生理症状习以为常。一种特殊的药物会对一个人产生何种影响？整体的外表（针孔、脓肿、瞳孔扩大）、行为（步履蹒跚、过度疲劳）、言语（压力大、速度快），还是注意力（不集中、呆滞）？我们之所以学习筛查不同的精神活性物质的使用症状、戒断症状和毒性，是因为这些物质会影响记忆、注意力和执行功能。这意味着要熟悉药物单独使用和与其他药物联合使用时的效果。伊纳巴（Inaba）和科恩（Cohen）2007年合著的《兴奋剂、镇静剂和其他药物：精神活性药物对身体和精神的影响》（Uppers, Downers and All Arounders: Physical and Mental, Effects of Psychoactive Drugs）是一篇优秀的对药物进行针对性介绍的文章。

通过聚焦下面案例中崔茜卡的表现，对她的状况进行检查。使用表5-1中的精神状态检查示例，并根据你对成瘾的理解来回答以下问题：你能大致判断出崔茜卡精神状态的哪些方面？如果你为这个来访者提供咨询，你想排除哪些部分？

从去年开始，22岁的崔茜卡无家可归。当她慢慢走进大厅，准备与刚结束咨询的咨询师进行第一次预约时，她似乎有点知所措。她与我进行了眼神交流，并真诚向我问候。她的眼睑微微下垂，她的瞳孔缩小到针尖那么大。当她走出灯火通明的大厅时，她的眼睛似乎没有睁大。她的衣服保存得很好，也很整洁。她身上没有烟和酒的味道。崔茜卡穿着一件长袖衬衫，上面印有她最喜欢的朋克乐队的标志。她看上去有点累，但她说炎热的天气以及这儿让她感到疲惫。在开了一个关于无家可归的玩笑后，她要求花点时间去喝一杯，坐了一会儿，她解释说是受到了炎热的影响。她靠在椅子上，打了一会儿盹，过了一会儿才醒过来，又喝了一口。咨询师热情地说："看来你可以在那张椅子上打个瞌睡。"

"我需要小睡一会儿。"她回答。她闭上眼睛，停顿了一下，然后带着一丝微笑看着咨询师："我真的很想谈谈我的住房情况，但也许我今天太累了。"

当前和过往的物质使用以及成瘾行为

全面评估应该包括关于当前和过去的物质使用及成瘾行为的信息。最后一天、一周、一个月或两年期间的细节可以用来确定成瘾的严重程度、可变性和模式。在一次深度访谈中，需要时间来探索常见的物质成瘾（酒精和所有其他改变思想的药物）和过程成瘾（食物、性、金钱、赌博）。更为全面的访谈可能会直接询问常用物质的清单及其各自的使用历史。例如，国际综合诊断访谈（Composite International Diagnostic Interview, CIDI- Core）用于记录：几种物质的使用类型；持续时间；严重程度；使用量；使用方法或给药途径（饮用、吸烟、吸入、静脉注射、透皮给药）；成瘾模式（频率、戒断期、最后使用）；偏好的成瘾或物质；对每种物质和过程的改变动机；相关信念和归因；益处和后果。这种访谈的目的是通过了解日常的成瘾过程或物质使用的准确情况，对患者进行治疗。

有时，一段历史是由一种物质或一种嗜好积累而成的。例如，酒精使用时间线追踪（Time-Line Followback for Alcohol，TFLB-Alcohol）是用于确定截至当前一个人酒精使用的历史。酒精使用时间线追踪提供了一个人过去一周到两年间酒精使用的严重程度、可变性和消费程度的信息，时间段取决于其想要回溯到过去多久。日历和节假日等重要日期可以作为记忆的辅助工具。罗伊（Roy）等人建议在没有必要或无法获得详细的饮酒数据时，使用快速饮酒筛查（Quick Drinking Screen，QDS）来代替酒精使用时间线追踪。

咨询师也可以指定一个日志作为家庭作业，以追踪当前的物质使用情况。这个想法是让来访者跟踪诸如使用的数量、触发因素、冲动、环境，以及特定使用时间，同时也记录相关的想法和感受。这种方法不仅能很好地描述成瘾的模式，还能让来访者通过持续的自我监控来增强意识。这种自我监测也可能有助于抵消回顾性评估的局限性。

首次和后续暴露

探究与成瘾的第一次和随后的暴露模式，也许能够揭示关于一个人成瘾性质的关键信息。这一过程开始于个体成长早期，可能预示着来访者发展中的问题。来访者是在 31 岁时因创伤事件开始酗酒，还是在 12 岁时在邻居家开始喝酒？吸烟、饮酒和其他药物的早期使用显著增加了成年人酒精依赖和药物依赖障碍的风险。此外，随后使用其他非法药物、高风险和违法行为以及雇佣关系的不稳定也可能是大脑在早期就暴露于酒精和药物使用之中的后果。

物质使用与成瘾行为的环境

环境分析评估来访者当前成瘾行为出现的外部环境（化学的和 / 或行为的）。可以以明显的和细微的方式来提高来访者对成瘾过程的认识，为预防失误和复发提供有价值的信息。有关环境分析中要考虑的项目，请参见下面的栏目。

关于物质使用情境分析，你需要知道：
- 物质使用的预期（如放松、更好的社交互动、更好的睡眠等）；
- 物质使用的内部触发因素（如情绪、想法、戒断渴望等）；
- 物质使用的外部触发因素（如人、地点、看见注射器、音乐等）；
- 物质使用的即时强化（如逃避或感觉放松或兴奋）；
- 物质使用的积极方面（如交朋友、变得"酷"、感觉良好，等等）；
- 物质使用的消极方面（如费用、宿醉、人际问题等）。

内部和外部触发因素

在成瘾的环境方面评估中，有一部分是检查内部和外部的触发因素或线索，这些因素与奖赏、记忆、动机和控制的神经通路相关，会导致失误、复发和高风险行为。触发因素促进寻求行为、冲动的药物使用和强烈的渴望。为了防止复发，康复中的人必须对其最明显的触发因素有所认识，并增强自己的反应能力。接下来，我们将讨论在成瘾障碍的发展过程中逐渐出现的内部和外部后果。

内部后果

成瘾的内部后果被定义为消极的内在症状，这些症状是无形的，与内在的痛苦有关，除非表达出来，否则是未知的，还包括任何其他不可见的身体、情感和精神上的痛苦。内部后果的例子可能包括抑郁、焦虑、羞耻感和内疚感，以及压力引起的身体问题和不适感。许多从成瘾中康复的人可能通过共同的内部后果就像康复中的同龄人一样彼此联系。他们经历的外部过程可能不同，但随后的内部痛苦可能是相似的。内部后果往往更加隐秘、潜藏，对于缺乏应对技能的人来说尤其危险。药物滥用咨询师需要更多的信息与来访者及其家人分享，帮助他们度过康复中的新生活。

外部后果

外部后果是那些有形的、明显的、行为上的，并且不能被选择性地隐藏的后果。外部后果的例子可能包括：酒后驾车（被指控）、身体受伤、失业、健康问题、车祸和人际关系 / 婚姻。受外部后果影响时，如发生车祸时成瘾者自己会受到伤害，酒精和 / 或药物可能会引起法律费用，这会让人们在问题越来越突出的情况下，尽快得到治疗。外部后果通常会增加治疗和 / 或咨询的参与，参加戒酒协会会议（或任何 12 步程序的小组，或基于社区的支持小组），和 / 或不能再否认后果时积极参与医疗保健决策。

消极后果和积极方面

来访者对物质使用的不利后果和积极方面的观察和思考，往往是寻求帮助的催化剂。虽然成瘾行为的后果可能与后面讨论的高危行为相吻合，但它们也可能反映出危害较小的成瘾的负面影响。来访者的目标、价值观、感觉和成瘾的损害之间的差异为深入思考提供了很好的素材。使用一份清单会很有帮助，它可以让来访者将"利弊"放在一起来考虑选择，并在决策时提供帮助。詹尼斯（Janis）和曼恩（Mann）1977 年设计了一个决策量表，通常可用于这种类型的使用。来访者通常会经历身体机能障碍（昏厥、感觉不舒服）、关系问题（婚姻混乱、离婚）、个人内部后果（低自尊、负罪感或缺陷感）、资源损失（未付租金、欠博彩公司的债务、法律费用、人际支持系统崩塌、三年后一千包香烟的成本）、不愉快的情绪（缺乏动力、抑郁）、社会和法律问题（被解雇 / 开除、酒后驾车指控、失去友谊、错失机会）以及失控（强烈渴望、社会疏离、昏厥和其他尴尬行为）。来访者对负面后果的认识会促使他们为改变做更多的准备。

期望

除了实际上的成瘾后果和积极方面，一个关键的需要探索的领域是来访者对物质使用结果的期望或信念。赌博、酗酒、"娱乐"、滥用处方药有什么好处？有关使用和／或戒除某种物质或成瘾过程，来访者感知到的相关期望可能是环境评估的一部分。例如，酒精预期问卷（Alcohol Expectancy Questionnaire，AEQ）调查了来访者预期通过饮酒会获得哪些效果：性方面的提升、总体体验的积极变化、社交和身体上的愉悦、自信、唤醒／人际关系处理的能力，以及放松／减少紧张。预期问卷的另一个例子是酒精和药物结果问卷（Alcohol and Drug Consequences Questionnaire，ADCQ），它有两个与戒断的成本和收益相关的子量表。

治疗特定的评估信息

改变准备

米勒和罗尔尼克（Rollnick）2002 年的贡献使得动机成为物质成瘾领域许多研究一直以来的焦点。与动机相关的一个因素是改变的准备——被定义为一种为了改变自己的生活而参与恢复过程的意愿。改变准备调查问卷（Readiness to Change Questionnaire，RTCQ）是一种标准化的评估工具，可以用来更好地了解来访者可能处于改变的前三个阶段中的哪个位置。德莱昂（De Leon）1995 年指出，那些准备好改变的人可能常常希望采取不包括治疗在内的措施。为了区分这一差异，在临床词汇中加入了"治疗准备"一词。评估改变动机水平的一个工具是改变准备阶段和治疗渴望量表（Stages of Change Readiness and Treatment Eagerness Scales，SOCRATES）。改变准备这一概念用于帮助咨询师了解来访者在恢复过程中所处的位置，以及在此阶段如何进行干预。与来访者共享评估结果，可能对那些为目标设定而寻找具体和／或定量数据的人有益。咨询师还可以给来访者讲解改变的各个阶段，以帮助他们验证当前的进程，向他们介绍如果他们决定尝试治疗可以使用的阶段。工具和其他评估技术可以用于支持咨询师的临床决策和治疗计划；它们也是教育工具，适用于适当的临床人群。

动机和改变准备评估对于测量来访者当前的改变阶段是有用的。来访者、当前的改变阶段也可以表明治疗的类型和水平，以及最适合咨询师实施的方法。成年人的改变阶段也可以用罗得岛大学变化评估量表（University of Rhode Island Change Assessment Scale，URICA）来测量。罗得岛大学变化评估量表被设计为一种连续的测量方法，在前思考阶段、思考阶段、行动阶段和维持阶段，个体参与者的阶段得分会发生变化；在酒精／成瘾治疗人群中，罗德岛大学变化评估量表的信度和效度已经得到了验证；至于其他疾病对这一方法的反应，研究人员才刚刚开始研究。根据迪克莱门特和休斯（Hughes）1990 年的观点，罗得岛大学变化评估量表的分数是测量成人各种健康和成瘾行为的过程和结果的变量。来访者治疗前后的罗得岛大学变化评估量表得分可以帮助咨询师选择最合适的护理水平和具体的治疗策略。

变化阶段理论

行为科学家很久以前就认识到，行为太过复杂，以至于无法系统地、持续地对一种正式的干预流派做出反应。迪克莱门特在 1991 年和其他行为科学家观察到，绝大多数成功的自我改变者，他们在最终消除特定的消极生活方式之前，会无意识地坚定不移地遵循一种活动和态度。这些活动序列被表述为跨理论方法或变化阶段理论。这一理论对于理解成瘾障碍的自我改变过程具有重要影响。

普罗哈斯卡在 1992 年假设，当一个人采用一种新的行为，经过以不同的认知过程和行为指标为标志的特定变化阶段时，就会发生改变。这种模式认可变化的发展观的重要性，而并不只关注个性特征或行为这些变化的预测因素。这使关于个体自我改变的"自然"动态趋势得以呈现。这一跨理论模型已被应用于成瘾咨询和其他健康心理学研究数十年。

普罗哈斯卡和迪克莱门特在 1984 年详细描述了人们通过以下四个阶段改变生活时所经历的新行为阶段。

- 前思考阶段：个人并没有考虑做出改变。这个阶段的特点是对问题缺乏认识。
- 思考阶段：个人打算做出改变，但不是在不久的将来。这一阶段的特点是不确定性。
- 行动阶段：个人积极尝试改变。就不同行为进行个体的实验。
- 维持阶段：个体继续改变的行为，但它需要积极的或有意识的努力来维持。

这些阶段曾经被认为是线性发展的，然而，现在每个阶段都被视为一个循环过程的一部分，每个人的循环过程都有所不同。普罗哈斯卡等人在 1992 年根据螺旋模型而不是线性模型对改变过程进行概念化，即复发，回归到早期阶段，并且随着变化的进行循环通过各个阶段。

杰利内克曲线（jellinek's curve）也有类似的阶段性发展模式，该曲线详细描述了成瘾性疾病的逐步下降和康复过程的逐步恢复阶段（见图 5–2）。在成瘾咨询中，随着来访者康复生活的进展，他们的需求和治疗目标将各自发展和变化。恢复和治愈的标志可以通过清醒时间的长短、对治疗和 / 或咨询进行有意义的参与、持续地参加 12 步会谈和 / 或其他康复社区同伴的支持，以及持续地将所学的应对技能融入日常生活实践来显示。当达到准备、行动和接受阶段并保持稳定时，来访者可能已经为那些更深入的工作做好了准备，而那些是不适合于早期的治疗 / 恢复目标的。

与成瘾相关的前期治疗

在访谈过程中，咨询师应该了解来访者是否曾经接受过咨询和成瘾治疗。应收集的基本信息包括：治疗日期和地点；治疗方式；治疗时间；退出原因和治疗对物质使用的影响；治疗后无酒精和无毒品的时间。如果来访者以前曾进行过治疗，可能会要求他提供信息，以帮助证实当前的发现。

咨询师还应该对来访者过去有关治疗关系的感受保持敏感。因为治疗联盟建立在融洽的关系

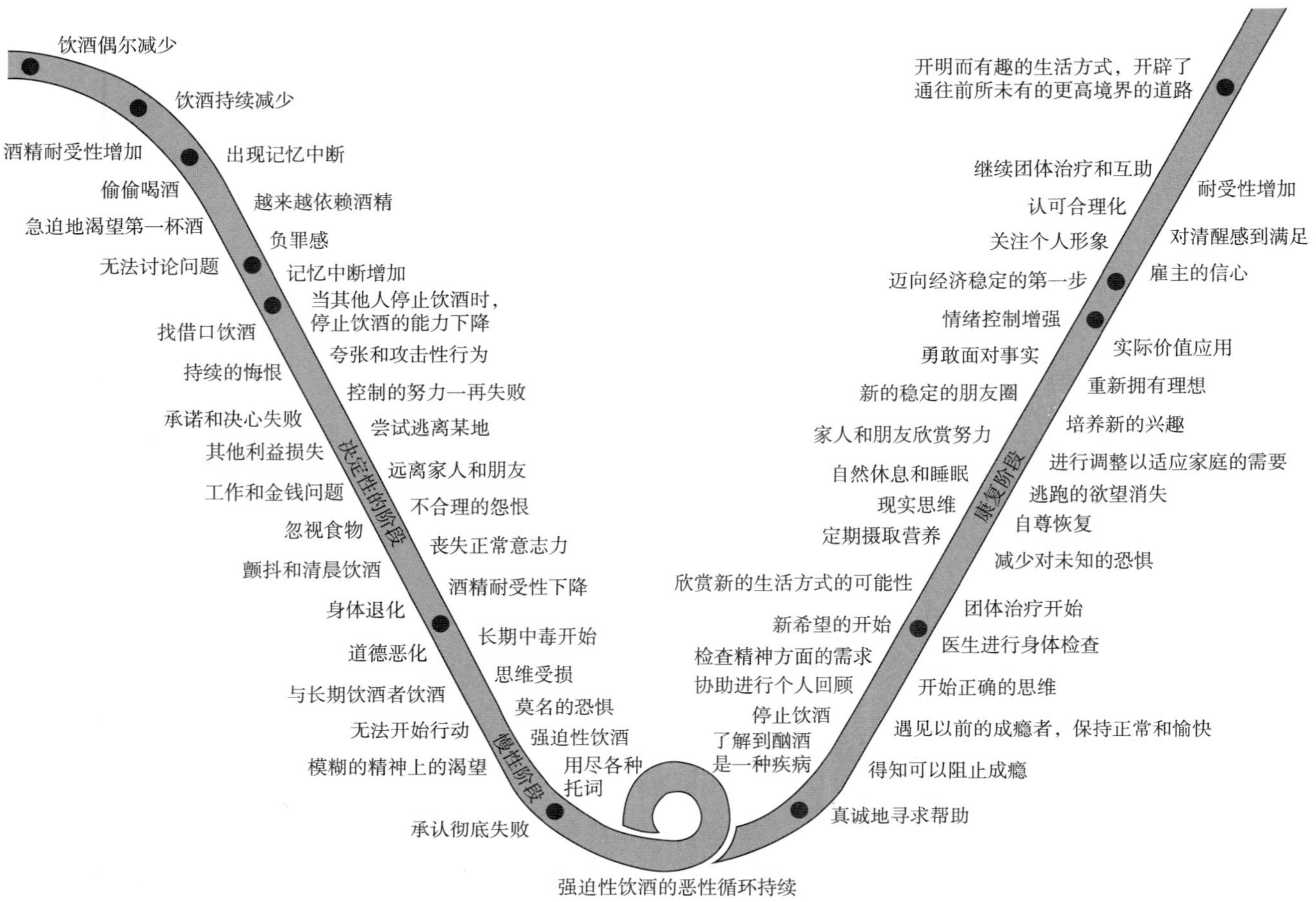

图 5-2　成瘾和康复杰利内克曲线

饮酒偶尔减少

饮酒持续减少

出现记忆中断

越来越依赖酒精

负罪感

酒精耐受性增加

偷偷喝酒

急迫地渴望第一杯酒

偷偷喝酒第一杯酒

记忆中断增加

无法讨论酒

持续的悔恨

找借口饮酒

当其他人停止饮酒时，
停止饮酒的能力下降

夸张和改击性行为

承诺和决心失败

控制的努力一再失败

尝试逃避性饮酒

其他利益损失

远离家人和朋友

工作和金钱问题

决定性的阶段

不合理的怨根

丧失正常志力

忽视食物

酒精耐受性下降

颤抖和清晨饮酒

身体退化

道德恶化

与长期饮酒者饮酒

长期中毒开始

思维受损

慢性阶段

莫名的恐惧

无法开始行动

强迫性饮酒

模糊的精神上的渴望

用尽各种托词

承认彻底失败

强迫性饮酒的恶性循环持续

欣赏新的生活方式的可能性

新希望的开始

检查精神方面的需求

协助进行个人回顾

停止饮酒

了解到酗酒是一种疾病

真诚地寻求帮助

开明而有趣的生活方式，开辟了
通往前所未有的更高境界的道路

继续团体治疗和互助

认可合理化

关注个人形象

迈向经济稳定的第一步

情绪控制增强

勇敢面对事实

新的稳定的朋友圈

家人和朋友欣赏努力

自然休息和睡眠

现实思维

定期摄取营养

培养新的兴趣

重新拥有理想

逃跑的欲望消失

进行调整以适应家庭的需要

自尊恢复

减少对未知的恐惧

医生进行身体检查

团体治疗开始

开始正确的思维

遇见以前的成瘾者，保持正常和愉快

得知可以阻止成瘾

耐受性增加

对清醒感到满足

雇主的信心

实际价值应用

上，如果成瘾治疗过程中存在消极的联系和信念，咨询师可能不得不先处理治疗阻抗。在评估过程中询问之前的咨询或治疗可以了解来访者的恐惧和希望，以及他过去的成功经验等重要信息。来访者的治疗预期是影响治疗结果的一个因素。以这种方式鼓励来访者不仅能促进融洽的关系，而且也是讨论由咨询关系带来的成长的沃土。

其他背景信息

了解来访者的生活经历有助于确定他实际上有多痛苦，受损程度如何，以及有什么样的治疗方式和优势。在一项对寻求治疗的来访者的研究中，社会稳定是强化门诊项目结束后持续戒断的一个因素。本章提到了几个与康复环境相关的关键的社会心理因素。然而，还有许多其他因素影响着成瘾，包括社会心理障碍。

家庭系统和同伴关系

根据阿格拉瓦尔（Agrawa）和林斯基（Lynskey）2008年的研究，成瘾性疾病除了受基因或遗传的强烈影响之外，家庭和亲密伙伴也会影响来访者的成瘾相关历史、使用、治疗和康复，他们往往是恢复环境和实现清醒的总体成功的一个重要因素。可以了解家庭成员和重要他人的生活方式和成瘾行为，包括配偶、同居伴侣、室友和亲密伙伴。咨询师可以直接对配偶、某些家庭成员和／或同伴进行访谈，以获得辅助信息。不良童年事件（如童年虐待、家庭暴力、家庭功能障碍）是成瘾的危险因素。杜布（Dube）等人在2003年对8613名被试进行了研究，发现经历过五个及以上童年不良事件的人报告的非法药物使用和成瘾水平提高了7~10倍。深入了解来访者的关系也有助于了解成瘾是如何受到家庭角色、仪式、价值观、期望、养育方式、家庭悲伤和丧失、权力结构、疼痛和情绪管理、边界以及在这些关系和关系系统中的沟通的影响。关于对家庭和夫妻的干预，请参阅第16章，以更深入地了解这一主题。

同龄人的影响和社交网络可能会增加风险，或者为努力过着康复生活的来访者提供保护。亲密关系和群体关系通常会启动物质使用的过程。使用和提供毒品并有成瘾行为的同龄人，会使一个人面临更高的类似行为风险。同样，对药物使用和成瘾行为持反对态度和信念的同龄人，也可能是一个保护因素。这些同伴群体和亲密关系可以帮助或阻碍治疗和康复过程。

高风险行为

高风险行为通常与成瘾行为联系在一起。高风险行为可能包括偷窃以获取所滥用的物质。高风险性行为也可能是一个因素，无论是与现任或新任伴侣醉酒时的无保护性行为，清醒时未加选择的性行为，还是为药品或毒资而卖淫。静脉注射毒品有严重的健康风险（如艾滋病毒、乙型肝炎和丙型肝炎）。需要评估筛查是否使用干净的针头进行静脉注射，是否在醉酒或性活动期间驾驶，醉酒或昏厥期间是否发生滥用。该评估确定是否存在高风险行为模式，应该通过某种形式进行减少伤害的干预。

应对技能

评估来访者的生活技能，如应对技能、自信的沟通能力、社交技能、解决问题的能力和自我效能，也可能是全面评估的一部分。评估个人应对生活压力的能力，可能有助于确定所推荐的与复发和预防复发相关的护理水平。应对策略帮助康复中的人处理本章前面描述的内部和外部触发因素和后果。应对策略可以包括针对解决问题的行为和认知策略，以消除或改变问题条件。例如，"我计划我的一天，这样我下班后就可以直接去参加戒酒会的会谈，而不是在过去让我一直想喝酒和玩电动扑克的地方待更长时间。"应对策略本质上是属于认知层面上的，可能有助于在感知上控制有问题的经历。成功的应对方式可以从个人描述自己经历的方式中找到："我经历了一次失误，但这是恢复过程的一部分，而不是世界末日。"重要的因素是教育来访者，让他们了解，在进行康复调节时，与治疗中的咨询师和／或同龄人以及支持者谈话的基本要素——最好是在问题发生之前。其他策略可能有助于一个人消除、减少或管理情绪后果，例如减少、避免或抑制情绪刺激。

工作和职业

来访者的职业和生活规划以及"谋生"的现实在恢复过程中很重要。就业影响治疗结果，并可能迎接来自治疗过程的挑战。职业与治疗的每一个部分都相关。例如，作为承担四口之家主要收入来源的全职员工，选择何种治疗方案可能是一个复杂的决定。他是否能够接受强化住院治疗，并仍能养家糊口？不接受治疗的成本和／或风险是什么？对许多人来说，如果他们继续饮酒和／或使用物质，他们最终会因为得不到帮助而失去工作和他们所依赖的稳定性。有些来访者需要帮助，他们需要看到，保持当前的循环只会更快地破坏他们所处的环境，而不是否认，或者幻想有一天自己能够控制自己的冲动来拯救它。

对职业部分进行全面评估可以考察当前和过去的就业状况、工作满意度、就业技能、个人金融资产、雇主福利、与成瘾相关的雇主计划、来访者对其当前就业岗位的感受、治疗护理水平如何影响就业需求以及雇主的认知。其他可能对评估重要的职业信息包括但不限于与职业和生活方式相关的复发诱因、治疗方案中职业资源的存在、短期就业目标和策略，以及使就业可行的必要资源，即来访者对当地就业和职业服务的了解。

精神信仰

相当多的研究认为精神信仰与身心健康和整体幸福感存在联系，因此值得将其纳入咨询中。数以百万计的人发现它对康复很重要。康纳（Conner）、安格林（Anglin）、阿农（Annon）和朗肖尔（Longshore）2009年发现，在寻求治疗的参与者中，精神信仰测量分数高或增加的人，比那些分数低或减少的人使用毒品的天数（如海洛因、快克可卡因）要少得多。虽然情况可能是这样，但精神性是一个常常难以定义、经常被误解的因素，心理健康专业人员并没有对其进行评估。成瘾治疗的精神信仰可能会立即让人想起匿名协会和12步康复之路。此外，许多来访者将他们的精神信仰与特定的宗教或传统信仰联系起来。当被问及精神信仰时，一些来访者可能会回答"我不去教堂"。精神性有许多表现形式，要解决这个问题，可能需要对精神信仰进行重新定义。

宗教和精神信仰之间有着巨大的差异，尽管这两个词经常被互换使用。这些差异值得注意，尤其是在戒除毒瘾的背景下。艾森认为，宗教和精神信仰在概念上是重叠的，但在本质上是不同的。教育来访者和家庭成员"宗教可能包括精神信仰，但精神信仰本身不包括宗教"，在为了成功地康复或实施 12 步康复计划而需要揭穿神话和错误要求时，可能会有巨大的帮助。与拒绝尝试 12 步会谈的来访者分享这一点尤其重要，因为他们认为这是一个宗教项目。此外，许多不可知论者、无神论者、基督徒、犹太人、穆斯林、佛教徒、摩门教徒和 / 或许多其他信仰的患者已经并将继续在 12 步康复模式下找到康复之路。通过联结的力量，精神疗愈开始并且可以保持，而不是通过更高权力实体的语义。匿名戒酒互助会的大厚书中，特别警告了"调查之前的蔑视"所存在的危险。为了缓解这种情况，咨询师应该鼓励来访者参加 6~8 次 12 步会谈，然后再决定是否适合自己。早期的戒酒会大厚书中的内容表明，酗酒者"不仅心理和身体患有疾病，精神上也不健康"。此外，最早的戒酒会会员认为那些酗酒的人患有一种"只有通过精神体验才能战胜的疾病"。因此，"如果解决方案本质上是精神上的，那么疾病也必须有精神上的成分"。关于对 12 步生活方式效用的最初信念或观点，强烈建议人们不要"在调查之前就蔑视"。作为咨询师，我会将这个框架推广到所有寻求咨询的来访者。我们工作的一部分将是帮助来访者变得更加开放，对未知的咨询和康复过程更加信任。与精神信仰有关的问题应该考虑到存在许多定义和途径。没有通往精神性的唯一正确道路。

在不讨论精神信仰的情况下，推荐来访者参加传统的戒酒会合适吗？想想一个不认同"更高权力"的无神论者。精神信仰可以是来访者恢复过程中的一个重要途径，并且可以在教育来访者及其家人关于宗教和精神信仰之间的差异方面提供额外的支持。可以深入评估一个人的宗教、精神信仰和实践，以及这些因素是如何帮助来访者的治疗的（即使来访者当时感到精神空虚或一直有这种感觉）。

FOUNDATIONS OF ADDICTIONS COUNSELING 　**总结**

多阶段评估是成瘾治疗和康复过程的重要组成部分。初步和持续的评估可以让咨询师建立融洽的关系，收集来访者的生活经历，以及与成瘾和药物使用障碍相关的重要信息。有许多因素有助于来访者做出积极的改变。由于环境的复杂性和每个人及其所在系统的独特差异，评估最好以有序和相关的方式进行，这种方式允许来访者与帮助者团队合作，以实现更好的生活质量和幸福感。

第6章
成瘾的评估和诊断

約翰·M. 雷克斯（John M. Laux）

托莱多大学（The University of Toledo）

迪兰尼·M. 佩雷拉 – 迪兹（Dilani M. Perera-Diltz）

拉马尔大学（Lamar University）

斯蒂芬妮·A. 卡尔梅斯（Stephanie A. Calmes）

指南针康复服务公司（COMPASS Corporation for Recovery Services）

马尔维卡·贝尔（Malvika Behl）

托莱多大学

詹妮弗·瓦斯奎兹（Jennifer Vasquez）

克利夫兰州立大学（Cleveland State University）

　　根据物质滥用和精神健康服务管理局的数据，大约 798 万美国成年人符合严重精神健康和物质滥用或依赖障碍的标准。由于药物使用障碍与其他严重的心理健康障碍之间存在高度的共病性，无论咨询师自己的专业领域是什么，都可以预期需要为有物质使用障碍的来访者提供服务。出于这个原因，咨询师应该知道药物使用障碍的症状和体征，以及检测和诊断的方法。缺乏这方面的信息，咨询师有可能会误诊来访者表现出的问题，从而导致对来访者的治疗计划考虑不周。

　　本章向读者介绍许多有价值的物质使用障碍筛查和评估方法，并提供每种评估工具所需的信息，以及《精神障碍诊断与统计手册（第 5 版）》中物质使用相关诊断的标准。

　　在本章中，我们结合了三个案例研究。第一个案例是关于佩德罗的，一个假想的人，他的生活环境很容易地把他带到咨询师的面前，而咨询师的任务是帮助他评估物质在他生活中的作用。第二个病例是萨拉，一名多次吸毒的成年女性。最后，在这一章的结尾，我们向你介绍奥利维娅，一个有酒精和其他药物使用史的青少年。我们首先回顾佩德罗的背景，最后讨论对佩德罗的评估。

佩德罗是一名 24 岁的墨西哥裔美国单身男性，他的父母是第一代美国农业移民，他是家里的长子。他有三个在他们成长过程中都很尊敬他的弟弟。佩德罗入伍的那一天，全家人都为他感到骄傲。在伊拉克期间，他参加了几次战斗，但都没有受伤，直到他乘坐的悍马车碾过路边的简易爆炸装置。这辆车额外的装甲层保护了佩德罗，使他免受飞溅的弹片的伤害。然而，爆炸的冲击波使他出现了与闭合性脑损伤（一种创伤性脑损伤）一致的症状。此外，爆炸的力量使他的耳鼓膜破裂，使他的听力受到了永久性的损害。佩德罗在体检后光荣退伍，回到美国俄亥俄州西北部。他觉得他和去服兵役前的那个人脱节了。他几乎每天晚上都很难入睡，并且经常想起在战斗中所看到和经历的事情。他感到孤独，与回得州过冬的家人隔绝起来。为了养活自己，他接受了一份在当地杂货店当经理的工作。他很快发现很难鼓励自己每天去上班。他的雇主是一名越战时期的老兵，出于对一名战友的强烈感情，他觉得有义务继续雇用佩德罗，但他并不想掩盖佩德罗工作不称职的事实。他喜欢向下属抱怨佩德罗盯着天空发呆，而且还经常迟到早退。

随着时间的推移，佩德罗发现自己在隔壁城镇的海外作战退伍军人港（Veterans of Foreign Wars，VFW）所花的时间越来越多。最初，他会在下班后开车去那里，因为他期待着与其他服过兵役的人员一起感受亲情般的亲密关系。过了一段时间以后，他注意到他的注意力更多地集中在他喝的啤酒上，而不是和他一起喝的那些人身上。不止一次，他发现自己喝酒一直喝到打烊。在上个月，佩德罗在下班前偷偷地在储藏室里放了几瓶啤酒。他为自己的这种行为找了个合理的解释，因为他觉得自己的服务报酬过低，而喝酒既帮他"缓解压力"，又让开车去海外作战退伍军人港的旅途变得更加容易忍受。上周，佩德罗在凌晨两点从海外作战退伍军人港开车回家的路上，撞上了一辆停着的汽车，掉落进一条沟里。他被警长的副手发现晕倒在方向盘上，被送往当地医院。尽管他的车完全毁坏，他还是安然无恙地躲过了事故。但他因酒后驾车和毁坏财物而被传讯。

佩德罗聘请了一名律师，律师建议他，如果他自愿去州首府的退伍军人事务医院接受药物和酒精评估，法官对他的评价可能会好些。佩德罗非常怀疑自己有酗酒问题，但按照律师的建议，他还是打电话给退伍军人事务医院，预约了一次评估。他按照预定的时间与一名化学品依赖咨询师会面。

我们的第二个例子中，萨拉是一名 36 岁的女性，有多次吸毒的历史。萨拉报告说，她第一次使用处方鸦片类制剂是在 14 岁时，当时她的锁骨骨折。她说她按处方服药。她在 19 岁时再次尝试鸦片制剂，当时她开始在大街上购买十多片扑热息痛，每天服用 2~3 片。萨拉报告说，这种模式一直断断续续地持续到 35 岁。她否认从 19 岁到 35 岁期间她的使用量在增加，"因为我负担不起。"萨拉表示，在 35 岁时她开始吸食海洛因，原因是"它就在身边"，并开始每天吸食"10 毫升"以达到她想要的效果。不到一个月的时间，这位患者每天就需要使用"40 毫升"来达到她想要的效果。大约一年前，萨拉开始注射这种药物，以更强烈 / 更快地达到"嗨"的感觉，她承认这占用了她大量的时间。这种日常使用模式一直持续到三个月前，萨拉在一家治疗中心服用纳洛酮接受治疗。来访者报告说，她有一个月的时间保持了清醒，但支付不起纳洛酮治疗的费用，最终复发。当萨拉试图停止使用阿片类药物时，她报告说自己出现了以下症状：肌肉疼痛、恶心、失眠。她最后一次使用海洛因是三天前，注射了"20毫升"。

萨拉联系了她所在地区的一个药物治疗中心，寻求评估，因为她说厌倦了"生病"，总是需要使用药物才能正常工作。去年，她还因私藏毒品被判有罪，估计如果不停止使用海洛因，她将因违反缓刑规定而被送进监狱。萨拉对于是否进入治疗程序感到矛盾，但是她保留了她预约的评估，并接受了咨询师进行的评估。

奥利维娅是一名17岁的门诺派白人女教徒，从16岁起就开始酗酒。她每天喝4~5瓶啤酒，外加她能弄到的任何东西。她最近开始尝试各种未知的药物。奥利维娅没有报告与酗酒或吸毒相关的后果。然而，当她醉了的时候，她会允许把自己不雅的照片发布在网络上。她说她的父母"小题大做"。奥利维娅的学校因为这些照片以及几起与酒精有关的不良行为而将她停课。除此之外，她还被禁止参加宗教活动。两个决定都让奥利维娅高兴。奥利维娅的父母为她深感羞耻，正在拼命寻求帮助，但她在言语和身体上虐待她的父母。当你通读本章时，想想什么样的工具可能适合奥利维娅的年龄和她所报告的行为。你选择的工具中有哪些心理测量可能会混淆结果？你的临床判断表明应该做出什么样的诊断？

为什么要使用标准化评估

不熟悉评估的咨询师可能认为，对一个人进行临床判断对于识别药物使用障碍就足够了。本章内容无意颠覆或取代临床判断。相反，本章将标准化评估的优点和局限性呈现出来，以便咨询师能够在临床决策过程中做出明智的决定。

标准化评估的第一个优点是，提供了与标准人群相关的来访者数据。也就是说，评估结果会向临床医生表明，来访者是否具有高于或者低于标准人群的平均特征，或者与其相同。这些信息在很多方面都非常有用。一些努力改变物质使用行为的来访者会将自己的物质使用行为与朋友或家人进行比较。因此，如果一位来访者认为，在他或他邻居的家里，每天喝12瓶啤酒是正常的，或者实际上，这比他在成长过程中看到的父亲喝酒的数量要少，那么他可能真的不明白自己的酒精消费不正常。其实在与他相似的人口统计学信息群体中，每天喝12瓶啤酒确实是不正常的酒精消费量。规范的数据可能有助于拓展来访者对饮酒模式的看法。

标准化评估的第二个优点是，规范的数据具有客观性。一个没有准备好或者不愿意改变的来访者可能会声称，咨询师的专业意见是带有偏见的，并且拒绝咨询师的诊断，认为咨询师带有偏见或不正当的动机，去建议人们接受治疗。一名咨询师对此做出解释，标准化评估使用来访者的数据，是以标准化和客观评价方法所得到的分数，并提供个人物质使用结果的国家层面的相关数据，这可能无法使客户相信诊断的准确性，但可以成功地证明有关咨询师存在偏见的论点是毫无意义的。

　　一个普遍的看法是，滥用物质的人会否认或尽量淡化他们的物质使用问题。为了应对患者的这种轻描淡写的态度，标准化评估的第三个优点就是采用了一些间接的筛查方法。间接筛查方法提出的问题与物质滥用没有明显关系，因此，在概念上，不能用否定或尽量淡化物质使用的方式来回答。本章后面将讨论具有公开和隐藏标准的筛查工具。

　　最后，标准化评估有助于咨询师制订治疗计划。想象一下这四个不同的来访者对同一种筛查工具的反应。来访者 A 的分数表明她有严重的物质使用障碍；来访者 B 的评分低于药物使用障碍的临界值；来访者 C 的得分高于咨询师评估的任何来访者；来访者 D 的回答虽然不能说明他有物质滥用障碍，但确实能表明他比一般人喝酒更多。这些数据提供了以下的治疗建议：来访者 A 的评分结果建议，治疗可能要包括转诊到日间治疗或强化门诊治疗；来访者 B 的评分未达到《精神障碍诊断与统计手册（第 5 版）》的物质使用障碍标准，因此，不建议对该客户进行治疗；来访者 C 的表现非常严重，对其合适的可能是进行脱毒治疗的医学评估；来访者 D 的数据表明，教育干预可能有助于来访者评价物质使用在其生活中所起的作用。表 6-1 对这些信息进行了总结。

表 6-1　　　　　　　　　　　　　　　来访者评估结果和建议

来访者	A	B	C	D
结果	达到或超过严重物质使用临界水平	低于物质使用障碍的临界水平	异常高的分数	低于物质使用障碍的临界值，但表明饮酒量超过平均水平
建议	转诊至日间治疗或强化门诊治疗	没有治疗建议	接受医疗脱毒进一步评估	转诊接受物质使用教育

建构评估工具的哲学基础

　　物质使用评估工具的建构方法有两种，可以使用其中的一种或两种方法的组合。这两种方法分别是逻辑关联和标准关联。逻辑关联的方法包含直接询问物质使用的数量、频率、持续时间和后果。没有试图隐藏或掩饰物质使用评估本身的意图。以逻辑关联方法建构的工具倾向于具有良好的内在一致性、跨时间稳定的建构效度和内容效度。然而，由于这些项目在本质上是透明的，因此可能会受到印象管理的影响。

　　标准关联的方法一般用于避开防御，是指在其他方面收集象征性信息，是对信息进行间接收集的方法。标准关联量表是通过选择一个具有关联特征的目标组，并将这个目标组与一组已知不具有目标特征的人进行统计比较来构建的。标准关联方法本身与物质使用没有直接关系，因为该方法可以是统计上具有区分意义的任何两组项目。也就是说，很难确定哪些因素是表明物质使用障碍的关键。虽然标准关联量表具有良好的标准相关效度，但其内部一致性较差，潜在的结构因素较多，内容效度也较差。

决定使用逻辑关联筛查或是标准关联筛查，又或者采用两种方法相结合，取决于筛查的目的和相关的人群。关注发现来访者隐瞒使用情况的咨询师可能更愿意使用标准关联筛查。与不太可能试图"装好"的来访者合作的咨询师可能会选择逻辑关联的方法。

筛查、评估和诊断

筛查的目的是确定是否需要额外的临床治疗。物质使用筛查为问题是否存在提供了指示器。筛查不能提供诊断，但可以为需要进行进一步的物质使用评估展示出必要的理由。评估往往比筛查更耗费人力。评估的目的是研究和找到能够证实或证伪临床假设的证据。评估是针对转诊问题而进行的。诊断是确定当前来访者出现的症状是否足以满足诊断标准和原则的过程。虽然进行诊断所需的培训和督导标准在不同的司法管辖区有所不同，但《精神障碍诊断与统计手册（第5版）》为精神和情绪障碍诊断提供了通用词汇。

物质滥用筛查和评估

皮亚萨（Piazza）在2002年概述了一个好的筛查工具应具有的五个特征——敏感性、特异性、信度、效度和成本 – 效益。接下来，我们将对这些概念做出解释，并在本章后面对每个筛查工具进行讨论时做出适当评价。

敏感性和特异性

敏感性是指被正确筛查为"阳性"的物质使用障碍患者与实际患有该障碍的人的比率。例如，假设一个100人的小组接受了假定的"精确酒精筛查 –A（Accurate Alcohol Screen-A，AASA）"，其中50人已知患有严重的物质滥用障碍，50人没有。如果已知的50名严重物质滥用障碍患者中有45人被检测为"阳性"，那么AASA的敏感度为0.90。相反，特异性指的是被筛查工具准确识别为没有物质使用障碍的人的比例。如果AASA的结果显示，在我们模拟样本中的50个非依赖者中，有25个是"阴性"，那么AASA的特异性为0.50。这两个概念通常是相反的。敏感性的筛查可能会导致咨询师错误地将非依赖者归类为"阳性"。筛查出现这种错误的概率被称为假阳性率。具有高特异性的筛查可能会将实际上有物质使用问题的人错误地归类为"阴性"，这种分类称为假阴性。图6–1显示了这种分类的四个类别。

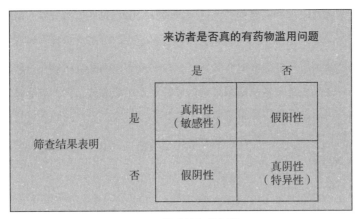

图 6-1　敏感性和特异性

理想情况下，一个筛查既能识别出有问题的人（真阳性高），也能排除那些没有问题的人（真阴性高）。筛查的目的决定了可以接受的敏感性和特异性的比例。为了增加样本量，研究者可以容忍高假阳性；资源有限的机构需要高特异性来减少由于假阴性导致的高转诊数量。

信度和效度

信度是指筛查结果的一致性。如果被测量的结构没有产生变化，则筛查的测量值不应产生变化。第二种类型的信度被称为内部一致性信度。内部一致性是筛查项目同时变化的程度。如果一个量表的项目是对同一结构的各个方面进行测量，那么它们所得到的回答应该是一致的。如果一个工具的全部测量值随着时间的推移，表现出稳定性，并且它的项目总是一起发生变化，那么这个工具就会被认为具有信度。格罗斯·马纳特（Groth-Marnat）在 2009 年指出，对状态（如物质滥用或依赖）的评估信度常常低于对特征（如智力）的评估。格罗斯·马纳特建议临床医生在其他筛查评估的背景下，来评估一份筛查的可靠性。根据他的说法，对于基于特征的筛查，评估信度高于或等于 0.70 是最佳的。

高信度是必要但不充分的。一个筛查工具可能在测量中得到了一致的结果，但不一定准确地测量了研究者关注的结构。效度是准确性的同义词。效度是指一个筛查工具的准确程度，这个工具能在多大程度上代表想要测量的结构或标准。如果一个筛查工具具有可以接受的敏感性和特异性程度，那么它就是有效的。皮亚萨 2002 年建议咨询师，评估值为 0.40 的效度是较低的，而评估值为 0.90 的效度则较高。

成本 - 效益

评估一种筛查工具的成本，一种方法是其直接购买的价格成本。筛查工具可能需要花费几百美元，当它作为一个更大的评估包中的一部分时，也有一些是免费的，价格不等。不太明显的是管理、评分和解释筛查结果所涉及的人力成本。另一个需要考虑的重要事项是筛查结果的含义。低成本或免费筛查中的高假阳性率可能会导致机构浪费宝贵资源，进行不必要的诊断评估面谈。相反，敏感性差的筛查可能会导致机构误诊那些真正需要物质滥用治疗服务的人。

诊断

《精神障碍诊断与统计手册（第5版）》提供了物质使用障碍诊断的一般标准和以下物质的具体标准：酒精、咖啡因、大麻、迷幻剂、吸入剂、阿片类药物、镇静剂/安眠药或抗焦虑药、兴奋剂、烟草和其他物质。除了咖啡因，物质使用障碍的分类适用于所有其他九个类别。标准中还提供了物质诱发的状态（中毒、戒断反应）和物质诱发的其他精神状态。

本章重点讨论物质使用障碍的标准。虽然这些物质都有相同的一般诊断标准，但它们的临床表现和相关行为却有很大的不同。建议读者积累有关文化、年龄、性别特征，以及与物质相关的使用率、过程、常见模式和鉴别诊断的特定知识。

不管是什么物质，《精神障碍诊断与统计手册（第5版）》界定物质使用障碍的特征是："一系列认知、行为和生理症状表明，尽管存在明显的物质相关问题，但个体仍在继续使用该物质。"其中包括：（1）超过规定期限使用某种物质；（2）表达了控制或减少使用的持续愿望，或试图这样做；（3）为获得、使用或从使用中恢复而花费大量的时间和精力；（4）有使用该物质的强烈愿望；（5）经常性使用可能会妨碍履行主要职责义务；（6）由于使用物质或受使用物质的影响，引起或加剧了持续或反复出现的社会问题或人际关系问题；（7）因使用物质而减少或取消社交、职业或娱乐活动；（8）在身体有危险的情况下使用物质；（9）明知会对身体或心理造成持续不断的负面影响，仍继续使用；（10）耐受性（定义为需要增加使用量来达到预期的效果，或在使用与先前相同用量的物质时感到影响减少）；（11）戒断反应（出现不适应行为，伴随着生理和认知表现，由于使用量减少，导致明显的痛苦，或持续使用某种物质以避免/减轻自身的痛苦）。这些症状分为病理（标准1-4）、社交障碍（标准5-7）、危险使用（标准8-9）和药理学（标准10-11）几种类型。物质使用障碍可以根据符合标准的数量，诊断为轻微到严重的不同级别。一般来说，表现出上述两到三项标准的患者很可能患有轻度物质使用障碍。符合四到五个标准的人有中度的物质使用障碍。若一个人符合六个或更多的标准，则具有严重的物质使用障碍。此外，临床医生必须确定患者是否符合耐受性或戒断反应标准。其他可用的说明词汇有"早期缓解期""持续缓解期""维持治疗期"和"控制环境期"。阅读本章时，请查看每个测试的副本！

物质使用障碍筛查

咨询师有各种各样的物质滥用筛查可供选择，以帮助评估和诊断物质使用障碍。密歇根酒精成瘾筛查量表（Michigan Alcoholism Screening Test，MAST）、CAGE 筛查 [1] 和《药物滥用精细筛查清单（第 3 版）》（Substance Abuse Subtle Screening Inventory-3，SASSI3）是最常选择的筛查工具。其他著名的、得到充分研究的筛查工具包括酒精使用障碍筛查量表（Alcohol Use Disorders Identification Test，AUDIT）、TWEAK 和 T-ACE。本章选定了一些物质滥用筛查和评估工具进行介绍和讨论。首先介绍自我管理的筛查，然后是人格评估大框架中所包含的量表。工具部分以咨询师发起的物质滥用综合评估和孕妇使用的筛查的讨论结果。我们想提醒读者，这些量表与《精神障碍诊断与统计手册（第 5 版）》中物质使用障碍诊断术语之间的关系还没有得到检验，在讨论这些工具的评估结果时，你将发现还是会使用以前的物质使用和依赖术语。

自我管理的独立筛查工具

《药物滥用精细筛查清单（第 3 版）》（SASSI-3）

1985 年由 G.A. 米勒（G.A.Miller）首次出版了《药物滥用精细筛查清单》（SASSI），使用了标准关联和理性开发的方法。当前的《药物滥用精细筛查清单（第 3 版）》大约需要 17 分钟来完成、评分和解释。这个工具有西班牙语版本。SASSI 的前半部分有 67 个与物质使用无关的问题，通过是 / 否进行回答。这些项目包括八个经实证验证的量表：症状（SYM）、明显特征（OAT）、细微特征（SAT）、防御（DEF）、成瘾附加测量（SAM）、家庭与对照组（FAM）和矫正量表（COR），以及一个测量效度的随机回答模式（RAP）量表。当 RAP 的原始分数为两分或两分以上时，就可以怀疑结果的有效性。测验的第二个部分由两个分量表构成，分别是 12 个项目的酒精表面效度量表（Face Valid Alcohol Scale，FVA）和 14 个项目的其他药物表面效度量表（Face Valid Other Drug Scale，FVOD），这部分是基于合理的逻辑所开发的。

在 SASSI 前半部分的八个量表中，症状量表测量物质滥用的原因、后果和相关因素；明显特征量表评估客户对滥用物质相关限制的接受程度；细微特征量表提供了物质滥用的间接指标；防御量表测量的是来访者的开放程度或防御程度，高防御分数能够代表来访者试图隐藏物质滥用、情境防御或普遍防御；成瘾附加测量量表有助于明确防御分数升高是由于一般的或情境的防御（低 SAM），还是由于特定物质使用的防御（高 SAM）。

---

① CAGE 是该筛查工具中四个问题（Cut down，Annoyed，Guilty，Eye opener）的首字母缩写。——译者注

《药物滥用精细筛查清单（第3版）》的解释需要通过使用九个决策规则来进行。其中四个规则是基于来访者对药物使用障碍的明显认知；两个是用来规避防御和/或否认的；剩下的三个结合了明显和细微尺度（明显特征量表和精细特征量表）的数据。如果没有规则被支持，那么"患物质依赖障碍的可能性很低"。如果一项或多项规则被支持，则表明"有高概率存在物质依赖障碍"。

药物滥用精细筛查清单中的家庭与对照组量表和矫正量表在本质上是实验性的，对评分系统没有贡献。家庭与对照组量表测量的是关注他人问题而非自身问题的个人特点，这些人可能缺乏自信。矫正量表包含有犯罪史的人经常会同意的项目。家庭与对照组量表和矫正量表的解释应该是高度实验性的。

最近的调查数据表明，成瘾咨询师认为《药物滥用精细筛查清单（第3版）》是最重要和最常用的筛查工具。格雷（Gray）2001年报告了酒精表面效度量表具有良好的内部一致性，但间接量表的结果较差。雷克斯、佩雷拉·迪尔兹、司木露（Smirnoff）和塞耶斯（Salyers）2005年报告说其他药物表面效度量表具有极好的内部一致性（α=0.95）、单维结构和可接受的项目–量表相关性指标。梅尔霍特斯（Myerholtz）和罗森伯格1998年发现《药物滥用精细筛查清单（第3版）》具有可接受的跨时间稳定性，并与其他设计用于评估类似结构的工具有适度的一致性。2005年，雷克斯、塞耶斯和科托夫（Kotova）从大学生样本中得出结论，《药物滥用精细筛查清单（第3版）》在一周的重测信度、内部一致性信度和因子结构方面均优于密歇根酒精成瘾筛查量表、麦克安德鲁–修订版（MacAndrew -Revised，Mac-R）和CAGE。拉佐夫斯基（Lazowski）等人1998年报告说，《药物滥用精细筛查清单（第3版）》与临床医生的诊断符合率为95%。布尔克（Burck）、雷克斯、哈珀（Harper）和里奇（Ritchie）2010年研究了作伪对《药物滥用精细筛查清单（第3版）》结果的影响。布尔克等人发现，装好的和装坏的可以影响酒精表面效度量表、其他药物表面效度量表、症状量表、明显特征量表，但细微特征量表不会受到装好倾向的影响，防御量表在装好的人群中得分会升高。尽管《药物滥用精细筛查清单（第3版）》在临床医生中很受欢迎，但对于细微特征量表是否能够在明显特征量表所提供的信息之外，提供独特的诊断信息方面还存在一些问题。雷克斯、皮亚萨、塞耶斯和罗斯曼（Roseman）2012年解决了一部分这类问题，他们证明了精细特征量表增加了《药物滥用精细筛查清单（第3版）》结果的有效性，而且超过了酒精表面效度量表所提供的有效性。无论受访者是否愿意改变他们的物质使用情况，这一发现都是一致的。

《药物滥用精细筛查清单–A2》及其更早版本《药物滥用精细筛查清单–A》，适用于12~18岁的人群，并需要具有4.4级的阅读水平。筛查中有72个需要回答"是/否"的问题，以及酒精和其他药品使用及后果的28个表面效度量表问题。《药物滥用精细筛查清单–A2》大约需要15分钟来完成和进行评分。针对18岁的高中生，咨询师应该使用《药物滥用精细筛查清单–A2》；针对18岁的高中毕业生，应该使用《药物滥用精细筛查清单（第3版）》。罗杰斯（Rogers）、卡舍尔（Cashel）、约翰森（Johansen）、苏厄尔（Sewell）和冈萨雷斯（Gonzalez）在 1997 年指出，《药物滥用精细筛查清单 –A》能够准确识别 75% 的药物使用者，但有约 66% 的非使用者被错误地归为使用者。罗杰斯等人还报告了可能存在的种族偏见，《药物滥用精细筛查清单 –A》在对西班牙裔被试进行分类时的效能低于白人被试。鲍曼（Bauman）、梅尔塔（Merta）和斯坦纳（Steiner）（1999）得出结论，《药物滥用精细筛查清单 –A》能够区分临床和非临床高危人群。不过，他们对其有效性有所质疑，因为它"比临床医生更明显地将更多的个体归类为化学依赖"。斯威特（Sweet）和绍列斯（Saules）2003 年对《药物滥用精细筛查清单 –A》的有效性进行了研究，他们调查了美国密歇根州青少年法庭的 490 名青少年罪犯，结果支持酒精表面效度量表和其他药物表面效度量表。这些研究人员的结论是，细微特征量表的结构效度较差，而且细微特征量表比物质滥用量表更能测量行为问题和情绪不稳定。斯坦（Stein）等人在 2005 年指出，《药物滥用精细筛查清单 –A》的结构效度在一定程度上支持用于酒精使用水平在三或三以上的惩教环境中的青少年，但对检测药物使用行为没有帮助。最近，佩雷拉·迪尔兹和佩里（Perry）在使用《药物滥用精细筛查清单 –A2》的报告中指出，虽然它在一所城市公立高中的非裔美国学生和欧裔美国学生之间的结果类似，但他们的数据所计算的内部一致性比《药物滥用精细筛查清单 –A2》手册中所报告的要低很多。

密歇根酒精成瘾筛查量表（MAST）

密歇根酒精成瘾筛查量表有 25 个关于酒精使用的要用"是 / 否"作答的问题，可以在 10~15 分钟内完成。塞尔泽（Selzer）根据自己将每一个项目作为酒精滥用指标的看法，设置了 0、1、2 或 5 的权重。将单项得分相加，并使用以下模式来解释结果：0~4 分，不依赖酒精；5~6 分，可能有酒精依赖；7 分或更高，酒精依赖。密歇根酒精成瘾筛查量表被该领域的许多临床医生认为是"酒精滥用筛查的黄金标准"。尽管有这样的声誉，但密歇根酒精成瘾筛查量表有时会因为其项目的透明度而受到批评。具体地说，有些人认为，密歇根酒精成瘾筛查量表的得分更多地反映了一个人是否愿意承认自己存在与酒精有关的问题，而不是单纯地测量酒精依赖程度。密歇根酒精成瘾筛查量表被批评的另一点是，容易受客户最小化问题的影响。此外，来访者否认酒精相关问题的范围和深度可能会限制密歇根酒精成瘾筛查量表的准确性。

密歇根酒精成瘾筛查量表的原始标准样本是由被判酒后驾驶的男性组成的。男性和女性有关酒精依赖的症状和后果有着不同的体验。基于男性酒精依赖的经验而构建的筛查可能不适用于女性。以总分为依据来解释密歇根酒精成瘾筛查量表得分的做法，需要假设工具的项目是同质的，代表一个单一的潜在变量。一些研究人员认为，密歇根酒精成瘾筛查量表包括酒精使用障碍的许多不同侧面。然而，其他人报告说，密歇根酒精成瘾筛查量表反映了酒精依赖的单一潜在变量。雷克斯等人2004 年发现密歇根酒精成瘾筛查量表的得分与来访者的性别、年龄、教育程度和收入无关。雷克斯等人还报告说，密歇根酒精成瘾筛查量表是一维的，某些项目的低认可度并不影响筛查的内部结构。不管怎样，雷克斯等人发现密歇根酒精成瘾筛查量表评分易受防御心理的影响。密歇根酒精成瘾筛查量表的假阳性率为 33%，准确率为 75%。

密歇根酒精成瘾筛查量表已经得到修订，可供特殊人群和其他语言的人们使用。1972 年出版了一个简版——《B– 密歇根酒精成瘾筛查量表》（B-MAST）。密歇根酒精成瘾筛查量表修订缩减版（Adapted Short Michigan Alcoholism Screening Test，ASMAST）针对的是父亲（F-SMAST）和母亲（M-SMAST）的测试，于 1992 年出版，各有 13 个项目。这些测试被用于酗酒者的孩子，以评估父亲和母亲的饮酒史。与老年人合作的咨询师可能有兴趣使用密歇根酒精成瘾筛查量表的老年版（MAST— Geriatric Version，MAST-G），或同样有效但更简短的简版（Short-MAST-G）或迷你版（Mini-MAST-G）。

CAGE

尤因（Ewing）在 1984 年为初级保健医师设计了 CAGE。它的简洁性使其易于记忆和管理。CAGE 的问题是，你有没有觉得有必要减少饮酒量？你有没有因喝酒被别人批评而恼怒？有没有因为喝酒而感到糟糕或内疚，或者曾经在早上喝了一杯（晨饮）？两个或两个以上的"肯定"的回答暗示有酒精使用障碍。CAGE 的诊断准确率在 40%~95% 之间。CAGE 的终生敏感率在 60%~95% 之间。CAGE 有一个法语版本，其最低分值为 3，还有一个挪威版本，它们都已经初步显示了可靠性和有效性。CAGE 只对酒精滥用进行筛查。然而，荷兰版本的 CAGE 被修改为药物使用筛查，即 CAGE- AID，在针对心理健康环境中的青少年群体的筛查中，其敏感性评分为 0.91，特异性评分为 0.98 。由于其明显的特性，CAGE 的结果很容易受到操纵。CAGE 也没有具体说明目前或过去的酒精使用情况。因此，CAGE 可能会将那些酒精依赖目前正在缓解的人进行错误的分类。弗莱明（Fleming）在 1993 年报告 CAGE 的假阳性率超过 50%。基钦（Kitchens）认为，对于酒精依赖的晚期阶段的筛查，CAGE 是有用的，但它对于酒精滥用早期阶段的检测缺乏敏感性。

酒精使用障碍筛查量表（AUDIT）

酒精使用障碍筛查量表是由世界卫生组织（WHO）制定的。它包括 10 个问题，分为 3 个分量表。其中，3 个问题评估酒精使用的数量和频率；3 个问题关注酒精依赖；4 个问题探究酒精使用的负面后果。实施和评分需要大约三分钟。而酒精使用障碍筛查量表手册则包含一个访谈版本和一个自我报告版本。费林（Fielling）、里德（Reid）和奥康纳（O'Connor）2000 年回顾了六项审查其敏感性和特异性的研究。使用所推荐的 8 分作为临界值，敏感性得分为 0.61，特异性得分为 0.90。当临界值提高到 11 分时，敏感性和特异性评分分别变化为 0.40 和 0.96。费林等人 2000 年还研究了危险饮酒者、有害饮酒者和高危饮酒者群体以 8 分为临界值时的敏感性和特异性。各组的敏感性和特异性数据分别为 0.97 和 0.78、0.95 和 0.85、0.51 和 0.96。德班（Durbeej）及其同事 2010 年在瑞典对有精神健康问题的犯罪嫌疑人的抽样调查中，以 13 分为临界值，得出了敏感度为 0.88 的结果，并且与酒精使用问题的严重程度呈正相关。哈利南（Hallinan）、麦基洛韦（McGilloway）、登普斯特（Dempster）和唐纳利（Donnelly）2011 年使用在爱尔兰收集的酒精使用障碍筛查量表的数据，并进行了因素分析，在该样本中发现了两个潜在变量：酒精消费和酒精相关的后果。费林等人 2000 年得出的结论是，与酗酒或依赖相比，酒精使用障碍筛查量表更有助于发现酒精消费不太严重的情况。这一发现与一项以酒吧外出现的大学生为对象的研究结果吻合，该研究发现，在对轻度至中度饮酒的人群的评估中，酒精使用障碍筛查量表可以产生良好的信度和效度。与这些发现相反，阿尔托（Aalto）、阿尔索（Alho）、哈尔默（Halme）和色帕（Seppa）2010 年报告说，在一组芬兰老年人中，酒精使用障碍筛查量表仅对发现酗酒有效。此外，酒精使用障碍筛查量表在检测有着焦虑和抑郁情绪的荷兰人关于严重饮酒方面有效，但在这一群体中没有人滥用酒精。酒精使用障碍筛查量表也已经有不同语言的翻译版本，包括土耳其语、希腊语、印地语、德语、荷兰语、波兰语、日语、法语、韩语、葡萄牙语、西班牙语、丹麦语、佛兰芒语、保加利亚语、中文、意大利语和尼日利亚方言版本，但对听力受损者无效。

　　酒精使用障碍筛查量表已经通过修订，完成了三个相关的药物滥用筛查工具。其中包括快速酒精筛查量表（Fast Alcohol Screening Test，Fast）、AUDIT–C 和 AUDIT–3。快速酒精筛查量表包括酒精使用障碍筛查量表里最初的四个问题（项目 3、5、8、10）。快速酒精筛查量表大约需要 12 秒就能完成，是为医疗机构使用而开发的。酒精使用障碍筛查量表和快速酒精筛查量表之间的斯皮尔曼等级相关性为 0.79。据报告，快速酒精筛查量表的敏感性和特异性分别为 0.89~ 0.95 之间和 0.84 ~ 0.90 之间。霍奇森（Hodgson）等人认为，与酒精使用障碍筛查量表相比，快速酒精筛查量表在年龄、性别和临床环境方面更具优势。AUDIT–C 是为初级和紧急护理人员提供快速酒精筛查而开发的工具。AUDIT–C 采用了酒精使用障碍筛查量表的前三个问题。在一个女性退伍军人样本评估中报告了较高的敏感性指标（0.81）和特异性指标（0.86）。布什（Bush）等人 1998 年报告的敏感性为 0.95，特异性为 0.60。据报告，与酒精使用或依赖性相比，AUDIT–C 对危险饮酒模式更有效。

酒精使用量表（AUI）

　　酒精使用量表（Alcohol Use Inventory，AUI）包含 228 个项目，用于评估来访者感知到的与酒精使用相关的益处、风格、后果以及担忧。酒精使用量表适用于 16 岁及以上年龄、已经接受酒精使用障碍治疗计划的患者。AUI 有 17 个基本量表、6 个二级量表和 1 个三级通用量表。可感知的酒精使用益处由社会性（为改善社交而饮酒）、心理（为改善心理功能而饮酒）、情绪管理（帮助管理情绪而饮酒）和婚姻应对（有婚姻问题后而饮酒）几个量表来测量。饮酒风格由群居性（社交型与独处型）、强迫性（强迫性饮酒）和持续性（持续性与周期性饮酒）量表评定。饮酒后果包括控制丧失（饮酒时行为失控）、角色不适应（社会角色适应不良）、谵妄（精神心理知觉退缩）、宿醉（心理生理退缩）、婚姻问题（饮酒导致婚姻问题）。对饮酒的担忧可通过数量（饮酒时的日常用量）、内疚担忧程度（与饮酒相关的罪恶感和担忧）、求助程度（之前尝试解决饮酒问题）、接受程度（随时准备接受帮助）和意识（对饮酒问题的认识）量表来报告。酒精使用量表需要大约 35~60 分钟完成，并且其量表建构需要六年级以上的阅读水平。

人格评估工具中的物质滥用量表

许多最著名的人格评估工具中都包含药物滥用量表。本节将回顾明尼苏达多相人格量表 – 第 2 版、人格评估量表和米隆临床多维量表 – 第 3 版中对物质滥用筛查的建构。请注意，与来访者自己实施的独立筛查所用的工具不同，以下部分介绍的只是综合人格评估工具的组成部分。这些量表的实施不能独立于整个系列。这些工具的管理、评分和解释需要进行通用的培训和认证。最后，人格评估的伦理管理通常需要临床面谈、客户需要 1~2 小时的时间完成测试、评分（时间根据使用的方法而有所不同）、一份全面的书面报告以及与患者的反馈面谈。不建议将下列人格评估仅用于药物使用筛查。

明尼苏达多相人格量表 – 第 2 版（MMPI-2）

明尼苏达多相人格量表是使用最广泛的人格评估工具。该量表包含 567 个以"是 / 否"作答的题目，使用标准关联的方式，提供了关于个人整体心理调试状态的广泛的数据。明尼苏达多相人格量表包含三个用于评估药物滥用的量表，分别是麦克·安德鲁酗酒量表—修订版（Mac-R）、潜在成瘾量表和成瘾认可量表（Addiction Acknowledgement Scale，AAS）。后面的章节对这些量表进行更详细的介绍。

明尼苏达多相人格量表 – 第 2 版：麦克·安德鲁酗酒量表 – 修订版（Mac-R）

该量表由麦克·安德鲁采用标准关联的方法进行建构。麦克·安德鲁将 20 名诊断为酒精依赖的男性与 200 名非酒精依赖的精神病患者在明尼苏达多相人格量表中的反应进行了对比。据他的分析表明，有 49 个非酒精相关的项目能够对这两组人进行统计学上的区分。1989 年修订明尼苏达多相人格量表时，麦克·安德鲁的原始题项中有四个条目被同等数量的用以区分"嗜酒男性和非嗜酒男性"的题项所取代，从而形成了麦克·安德鲁酗酒量表 – 修订版。格雷厄姆（Graham）2000 年指出，麦克·安德鲁酗酒量表 – 修订版得分高"表明存在酒精或其他物质滥用问题的可能性"。

通常使用以下规则解释麦克·安德鲁酗酒量表 – 修订版的原始分数：得分在 28 分或以上提示有药物滥用；24~27 的分数，也暗示着有药物滥用，会产生假阳性；药物滥用者的得分不太可能低于 24 分。

人们对麦克·安德鲁酗酒量表 – 修订版的内部一致性评估各不相同。巴契（Butcher）等人 1989 年报告在男性群体中的 α 值为 0.56，女性为 0.45；雷克斯等人 2004 年报告，在混合性别的门诊样本中，α 值为 0.88；雷克斯等人 2005 年报告大学生样本的 α 值为 0.82。对麦克·安德鲁酗

酒量表 – 修订版的时间稳定性的评估已经相当稳健。例如，雷克斯等人 2005 年报告的 2 周重测信度系数为 0.97。大量研究表明，麦克·安德鲁酗酒量表 – 修订版得分在长期治疗中是稳定的。对麦克·安德鲁酗酒量表 – 修订版因素结构的研究结果建议，可以采用麦克·安德鲁酗酒量表 – 修订版测量认知障碍、学校适应不良、人际交往能力、冒险精神、外向性和表现欲以及有害习惯。

格雷厄姆 2000 年警告说，具有反社会特征的人，有时麦克·安德鲁酗酒量表 – 修订版会出现假阳性得分。相反，精神分裂症或情绪障碍患者同时也是物质滥用者，有可能产生假阴性。此外，格雷厄姆报告说，有时非裔美国人在麦克·安德鲁酗酒量表 – 修订版中得分会偏高。和许多筛查一样，麦克·安德鲁酗酒量表 – 修订版对整个生命周期中滥用药物的行为非常敏感。因此，以前滥用药物但现在正在康复的人，在麦克·安德鲁酗酒量表 – 修订版中的得分也可能会出现假阳性。

最后，据报道，麦克·安德鲁酗酒量表 – 修订版也能对一般滥用物质的情况进行筛查。因此，临床医生需要对出现麦克·安德鲁酗酒量表 – 修订版评分较高的患者进行进一步的调查，以确定究竟是何种物质的使用导致了评分升高。想要更多地了解有关麦克·安德鲁酗酒量表 – 修订版的信息，请参阅克雷格（Craig）2005 年对相关文献的综述。

明尼苏达多相人格量表 – 第 2 版：潜在成瘾量表

潜在成瘾量表（Addiction Potential Scale，APS）也是基于标准关联建构的量表，旨在对成人的人格特征进行精细的评估，这些特征被认为是成瘾障碍发展的基础（例如，外向、寻求刺激、冒险、自我怀疑和自我疏离）。这个量表包含 39 个项目，根据这些项目是否能够有效区分不同人群、存在酒精或其他物质依赖的人、没有物质使用问题但有精神障碍的人和没有精神障碍的人。T 分在 60 分及以上表明需要进行额外的药物滥用评估。

韦德（Weed）等人 1992 年报告了明尼苏达多相人格量表得分在标准样本中一周的重测信度评估，男性为 0.69，女性为 0.77。内部一致性信度的评估结果有大学生样本和心理学导论课程班级中的样本。沙利尔（Sawrie）和同事（1996）调查了在物质依赖和精神病学住院患者样本中潜在成瘾量表的潜在因素结构，发现了五个因素：自我不满、无力 / 缺乏自我效能感、反社会行为、紧迫感和冒险 / 鲁莽。格林（Greene）、韦德、巴契、阿雷东多（Arredondo）和戴维斯（Davis）1992 年检验了潜在成瘾量表的区分度，结果表明该量表能够成功区分精神病学样本和物质滥用样本。

关于潜在成瘾量表效度的研究结果是不一致的。格林（Green）等人 1992 年得出结论，潜在成瘾量表评估物质滥用优于麦克·安德鲁酗酒量表 – 修订版，斯瓦努姆（Svanum）等人 1994 年发现潜在成瘾量表的结果与电脑版的诊断性访谈清单中有关物质滥用分类结果的相关性较弱。斯瓦努姆等人得出结论，潜在成瘾量表“识别物质依赖的能力如果不是很差，至少也是不均衡的”。克莱门茨（Clements）和海因茨（Heintz）2002 年报告说，使用潜在成瘾量表不如直接测量物质滥用有效。他们坦率地质疑了潜在成瘾量表对物质滥用筛查的有效性。劳斯（Rouse）、巴契和米勒 1999 年为这些发现提供了一个可能的解释，他们指出，潜在成瘾量表区分物质滥用者和非物质滥用者的能力在存在高情绪困扰比率的样本中被削弱。

明尼苏达多相人格量表 – 第 2 版：成瘾确认量表

成瘾确认量表（Addiction Acknowledgement Scale，AAS）使用 13 个项目直接测量物质滥用。按照韦德等人 1992 年的说法，成瘾确认量表的评分代表"对滥用问题的简单的否认或承认"。这些分数可以解释为来访者对其物质滥用状况的直接交流。高分（T 分数大于或等于 60）代表对物质滥用的公开承认。因为这些项目是透明的，低分数可能代表没有滥用物质；然而，低分数也可以反映人们对隐藏自己滥用物质情况的兴趣。解释成瘾确认量表的临床医生需要注意，评分反映了客户报告物质滥用的意愿，而不一定反映滥用的现状。

韦德等人所报告的 α 系数值为 0.74，而在为期一周的复测中，女性的稳定性系数为 0.84，男性为 0.89。韦德等人报告说，成瘾确认量表能够区分得分最高的药物滥用者、得分最低的非临床被试和得分介于这两组之间的精神病患者。格林等人 1992 年在交叉验证研究中重复了这些发现。斯瓦努姆等人 1994 年报告大学生样本的 α 值为 0.55，结论是成瘾确认量表提供了"适度检测物质依赖个体的能力"。斯瓦努姆等人建议使用 T 分 59 分作为临界值，达到敏感性最大化和假阳性率最小化。尽管斯瓦努姆等人的研究发现该量表内部的一致性较低，但他们认为成瘾确认量表是最有用的基于明尼苏达多相人格量表 – 第 2 版的物质滥用筛查工具。2002 年，克莱门茨和海因茨在一个大学水平的心理学导论课程学生样本中计算得出克龙巴赫 α 系数为 0.68。他们还将成瘾确认量表与潜在成瘾量表和麦克·安德鲁酗酒量表 – 修订版进行了比较，得出的结论为成瘾确认量表的表现优于其他两者。

斯坦、格雷厄姆、本·波拉斯（Ben-Porath）和麦克纳尔蒂（McNulty）1990 年使用访谈员评分作为效标变量，分别计算了成瘾确认量表在男性群体和女性群体中的总体命中率、敏感性、特异性以及阳性和阴性预测能力，并将其与麦克·安德鲁酗酒量表 – 修订版和潜在成瘾量表进行了比较。他们得出结论，成瘾确认量表是明尼苏达多相人格量表 – 第 2 版物质滥用筛查量表中最好的。劳斯等人也认同并宣称成瘾确认量表是明尼苏达多相人格量表 – 第 2 版中最有效的物质滥用量表。

人格评估量表（PAI）

人格评估量表是一种用于成人人格和精神病理学评估的测量工具，包括 344 个项目，量表为 4 点作答，共有 25 个量表（11 个临床量表、4 个效度量表、5 个治疗量表和 5 个人际风格量表）。这项评估可以应用于至少具有四到六年级阅读水平的成年人。莫雷（Morey）在 1991 年用理性和实证的方法对精神病理学、治疗相关变量和人际关系类型进行了广泛的评估。人格评估量表包含：一个酒精使用评估量表——酒精问题量表（Alcohol Problems Scale，ALC）和一个药物使用评估量表——药物问题量表（Drug Problems Scale，DRG）。2009 年，西费特（Siefert）、辛克莱（Sinclair）、凯尔费（Kehl-Fie）和布莱斯（Blais）得出结论，在人格评估量表的原始研究中，从较轻症状的样本中获得的理论上的项目 – 量表关系，对于有严重症状的住院精神病学样本来说，也是成立的。西费特等人所报告的酒精问题量表和药物问题量表的内部一致性、项目区分度和量表层面的统计数据令人印象深刻。人格评估量表有一个包括酒精问题量表和药物问题量表的简短形式，人格评估量表 – 简版（PAI—Short Form）是由人格评估量表的前 160 个题项组成的，包括每个临床量表中项目 – 量表相关性最高的项目。因此，据报告它具有可接受的内部一致性信度。以下各节将提供关于这两个人格评估量表更详细的信息。辛克莱等人 2010 年从他们对因民事和法医住院患者为样本的研究中得出结论，人格评估量表和人格评估量表 – 简版之间有很强的一致性。

人格评估量表：酒精问题量表

酒精问题量表是由 12 个项目组成的具有表面效度的量表，它测量与酒精障碍相关的行为和经历。人格评估量表手册报告酒精问题量表的内部一致性信度系数为 0.93，重测信度系数为 0.94。辛卡（Schinka）1995 年在酒精依赖的住院患者样本中检验了酒精问题量表的可靠性。辛卡的数据表明内部一致性 α 值为 0.75，平均项目间相关系数为 0.21。人格评估量表手册报告了酒精问题量表与密歇根酒精成瘾筛查量表的相关性（r = 0.89）。莫雷还报告说，酒精问题量表的分数通常与酒精依赖相关的个性特征（例如，冲动性、精神病理学、寻求刺激和敌意）相关。布恩（Boone）1998 年报告了一个精神病患者和标准样本的 α 相关系数分别为 0.92 和 0.93。帕克（Parker）、达莱登（Daleiden）和辛普森（Simpson）1999 年报告说，酒精问题量表得分与成瘾严重程度指数（Addiction Severity Index，ASI）显著相关，与酒精综合评分（Alcohol Composite Score）（r =0.49）、成瘾严重程度指数访谈者严重程度评分（r =0.44）也显著相关。塞弗特（Seifert）等人（2009）报告的 α 系数值为 0.9，项目 – 量表的平均相关系数为 0.60，项目间的平均相关系数为 0.42，结论是该量表具有令人印象深刻的可靠性。辛克莱等人 2010 年使用人格评估量表 – 简版对因民事和法医住院患者组进行了研究，发现系数 0.84~0.89。在这两组中，项目 – 量表的平均相关性系数分别为 0.77 和 0.68，并且两组的项目 – 量表均能 100% 收敛。

人格评估量表：药物问题量表

药物问题量表的所有项目的本质都是透明的。辛卡在酒精依赖的住院患者样本中检验了药物问题量表的信度。据药物问题量表使用手册中所报告的数据，其内部一致性系数为 0.89，重测信度为 0.88。辛卡所报告的内部一致性 α 值为 0.92，项目间的平均相关系数为 0.49。福尔·斯特瓦特（Fals-Stewart）1996 年调查了非临床、法医和寻求药物治疗人群中药物问题量表和酒精问题量表的特征。福尔·斯特瓦特的研究结果表明，酒精问题量表和药物问题量表都受到反应管理的影响。此外，他的结果表明，31% 的非临床样本，尽管不符合当前《精神障碍诊断与统计手册》中物质滥用或依赖的诊断标准，但在这些量表上得分升高。这些发现表明，人们可以在药物问题量表和酒精问题量表上"装好"。辛卡、柯蒂斯（Curtiss）和穆洛伊（Mulloy）1994 年报告说，只依赖酒精的一组人只在酒精问题量表上得分较高，而在药物问题量表上得分则不是这样的，这支持了两个量表的辨别能力。可卡因依赖组仅在药物问题量表上得分升高，而在酒精问题量表上则不会变高。第三组包括酒精和可卡因依赖亚组和多物质依赖亚组，他们的药物问题量表得分与酒精问题量表得分均高。布恩 1998 年报告了该量表在精神病学样本和标准样本中的 α 系数，均为 0.89。塞弗特等人 2009 年报告称，人格评估量表中的药物问题量表是一个令人印象深刻的量表，其 α 系数为 0.88，项目 - 量表相关系数平均为 0.6，项目间相关系数平均为 0.37。辛克莱等人 2010 年报告了人格评估量表 - 简版中的药物问题量表，在因民事和法医住院组样本中的 α 系数为 0.84~0.89。在这两组中，项目 - 量表相关系数的平均值分别为 0.62 和 0.61，并且两组的项目 - 量表均能 100% 收敛。

米隆临床多维量表 - 第 3 版（MCMI- Ⅲ）

米隆临床多维量表 - 第 3 版包含 175 个条目，提供了与《精神障碍诊断与统计手册（第 5 版）》相关的人格障碍和临床综合征的广泛信息。米隆临床多维量表 - 第 3 版适用于 18 岁及以上的成年人，需要大约 25 分钟来完成，并提供 24 个分量表的信息。米隆临床多维量表 - 第 3 版使用一个量表测量药物依赖（T），一个量表测量酒精依赖（B）。黑森（Hesse）、高尔达格（Guldager）和霍尔姆·林内伯格（Holm Linneberg）2012 年报告了药物和酒精量表的良好区分效度。尽管有一个荷兰版本的米隆临床多维量表 - 第 3 版，但是罗西（Rossi）、范·德亚克（van der Ark）和斯洛尔（Sloore）得出结论认为，这两个版本的因子结构是不同的，这引起了人们对量表在跨文化使用时有关结构有效性的关注。

米隆临床多维量表 - 第 3 版：药物依赖量表（T）

根据米隆临床多维量表 - 第 3 版的手册，T 量表高分表明患者现在或过去可能有药物滥用问题，包括在冲动管理、传统社会范围内的行为以及管理自己行为的后果方面存在困难。T 量表得分高的人可能难以组织日常生活活动，可能在社交、家庭、法律和 / 或职业生活方面存在困难。T 量表的 14 个项目中有许多是间接的。米隆临床多维量表 - 第 3 版手册所报告的 T 量表的内部一致性信度和重测信度的估计值分别为 0.83 和 0.91，与密歇根酒精成瘾筛查量表在统计上显著相关，相关系数值为 0.33。

卡尔森（Calsyn）、萨克森（Saxon）和黛西（Daisy）1990 年研究了该量表在寻求药物治疗的人群和无物质滥用史的精神病患者之间的区分能力。使用所推荐的 85 或更高的临界值，T 量表确定了 19.7% 的物质滥用者。如果 T 量表得分在 75~84 分之间，还能确定另外 19.7% 的药物滥用者。60% 的药物滥用者在该 T 量表上的得分不够高，米隆临床多维量表也无法将其归为吸毒问题。相反，12% 的未使用物质的精神病学样本在 T 量表上的得分高到足以被归类为有药物使用问题。卡尔森等认为 T 量表的真阳性率为 39.4%，而假阴性率为 60.6%，应该使得咨询师在解释 T 量表时保持谨慎。这与马什（Marsh）、斯泰尔（Stile）、斯托顿（Stoughton）和特劳特·兰登（Trout-Landen）1988 年的研究结果一致，即只有 49% 的阿片类依赖者在 T 量表上的得分高于 74 分。

米隆临床多维量表 – 第 3 版：酒精依赖量表（B）

米隆临床多维量表 – 第 3 版中 B 量表高分可能表明，有酒精依赖史、曾试图克服这一问题但收效甚微，和 / 或有酒精相关的家庭和工作并发问题。B 量表包含 15 个项目，其中许多是间接性的。米隆临床多维量表 – 第 3 版的手册报告了 B 量表的内部一致性和稳定性的估计值分别为 0.82 和 0.92，与密歇根酒精成瘾筛查量表在统计上显著相关，相关系数值为 0.67。

咨询师启动的物质滥用综合评估

对评估来访者使用酒精或其他药物有兴趣的咨询师并非要局限于选择标准化的人格评估和问卷。诊断性访谈可以提供丰富的数据来源，帮助确定或澄清来访者报告的问题。虽然有些人可能会根据每个来访者的具体情况来选择合适的访谈方式，但其他人则更倾向于采用一种更标准化的方式，以确保每个来访者都能得到同等程度的询问。为此所采用的一种标准化访谈形式就是成瘾严重程度指数，在下面一节中我们将对此讨论。

成瘾严重程度指数（ASI）

成瘾严重程度指数现在已经是第 6 版，这是在 20 世纪 80 年代引入的一种公开的免费评估。1992 年所修订后的版本（即成瘾严重程度指数 – 第 5 版）与原版本基本保持一致。莱昂哈德（Leonhard）、马尔维（Mulvey）、加斯特弗兰德（Gastfriend）和施瓦茨（Shwartz）认为成瘾严重程度指数是酒精和其他成瘾的标准评估工具。成瘾严重程度指数通常在 60 分钟时间内通过面谈的方式来实施。

成瘾严重程度指数被设计成一个多维工具，可以在多种环境下应用，至少有 17 种语言的版本。为了减少实施成瘾严重程度指数 – 第 5 版的时间和成本，可以采用多种版本，有来访者实施版、计算机实施版、互联网和自动电话自我报告版、临床医生使用的成瘾严重程度指数 – 第 5 版的精简版（ASI-5 "Lite"）和五年级阅读水平的青少年版本。潘科夫（Pankow）、辛普森、乔（Joe）、罗文·斯扎尔（Rowan-Szal）、奈特（Knight）和密森（Meason）在 2012 年检验了成瘾严重程度指数自我实施版的同时效度和预测效度，并得出结论认为，成瘾严重程度指数是一种可靠的测量方法。

除了询问人口统计数据外，成瘾严重程度指数 – 第 6 版还调查与第 5 版相同的七个领域（即医疗、就业、酒精、药物、家庭 / 社会、法律和精神状况）。尽管关键项目增加了六个月的时间框架，成瘾严重程度指数 – 第 6 版还保留了全生命周期和过去 30 天的时间框架。成瘾严重程度指数 – 第 5 版的综合得分（composite scores, CS）在第 6 版中被近期状态得分（recent status scores, RSS）所取代。

尽管对成瘾严重程度指数信度和效度的调查结果总体是支持性的，但马克拉（Makela）在 2004 年对与其有关的共计 37 项实证研究进行综述，得出结论表明，在成瘾严重程度指数的七个综合评分中，只有三个显示出可接受的内部一致性和可靠性。尽管麦克莱伦（McLellan）等人同意马克拉等人的部分观点，但也反驳说，马克拉的综述中漏掉了重要的文章。通过对成瘾严重程度指数 – 第 6 版的近期状态得分和与其对应的第 5 版中的综合得分进行对比，丹尼斯（Denis）等人报告称，近期状态得分比综合得分更能反映其有效性。卡乔拉（Cacciola）、奥特曼（Alterman）、哈宾（Habing）和麦克莱伦 2011 年得出结论，通过将成瘾严重程度指数 – 第 6 版与其他一系列工具进行比较，证明了该工具的可测量性、信度和会聚效度是可以接受的，这些工具至少有一项得分与成瘾严重程度指数 – 第 6 版的七个领域相对应。同样，凯斯勒（Kessler）及其同事得出结论，认为成瘾严重程度指数 – 第 6 版显示了良好的可靠性（即成瘾严重程度指数 – 第 6 版得分和访谈者评分之间存在相关性；和 ASSIST 之间存在相关性；克龙巴赫 α 系数值在 0.64~0.95 之间）和同时效度，结论是该工具很适合用于巴西文化。

对于成瘾严重程度指数 – 第 6 版的西班牙语版本，卡萨雷斯·洛佩兹（Casares Lopez）等人在 2011 年报告说，由于成瘾严重程度指数 – 第 6 版的一级维度和二级维度与临床总体印象（clinic global impression）评分之间的相关性较低，所以判别效度也较低。然而，他们也报告说，患者在治疗六个月后，在酒精、药物、精神健康和家庭 / 社会伴侣问题的严重程度方面，显示出统计意义上的显著降低。在另一项研究中，卡萨雷斯·洛佩兹等人得出结论，认为成瘾严重程度指数 – 第 6 版的西班牙语版具有良好的效度，因为它对治疗变化敏感。这与魏（Wei）、尊友（Zunyou）和肖立（Xiaoli）2010 年得出的结论相似，孙（Sun）等人在 2012 年得出的结论是，成瘾严重程度指数 – 第 5 版 – 中文版（ASI-C-5）具有良好的内部一致性（总体 α =0.79）、可接受的七天重测信度和良好的效标效度。克伦茨（Krenz）及其同事认为，成瘾严重程度指数 – 第 5 版的法语版本具有可接受的效度和信度（即 0.42~0.76）以及重测相关信度系数（即 0.48~0.98）。

成瘾严重程度指数已经被翻译成西班牙语、荷兰语、葡萄牙语、阿拉伯语、芬兰语、希伯来语、意大利语和土耳其语。萨特（Sartes）、德米其利（De Micheli）和苏扎·福尔米科尼（Souza Formigoni）2009 年报告了物质滥用量表具有良好的内部一致性（α =0.89），并与综合国际诊断访谈（Composite International Diagnostic Interview，CIDI）的巴西葡萄牙语版本具有良好的同时效度。迪亚兹（Diaz）等人 2008 年报道了成瘾严重程度指数的西班牙语版本也具有充分的心理测量学特性。布罗迪（Brodey）等人则报告说，除了风险行为外，其余部分均具有足够或良好的内部一致性信度（α > 0.70），以及良好的会聚效度（即所有评估领域都与黄金标准存在显著相关性），因而得出结论，认为成瘾严重程度指数是一个可靠和有效的物质使用和相关行为的评估工具。

用于评估怀孕期间酒精滥用的工具

根据布拉德利（Bradley）等人 1998 年的研究，初级保健医生发现女性一生中酒精滥用和依赖的比率在 23%~25% 之间。尽管女性更容易因饮酒而产生并发症，尤其是在怀孕期间，但她们被医疗服务提供者认定为有酒精相关问题的可能性更小。对怀孕期间滥用酒精的妇女进行筛查是很重要的，因为酒精会对其所生的孩子产生长期的影响。

现有的大多数酒精筛查都是基于男性饮酒模式建构的。生物学上的性别差异导致饮酒的影响不同，而关于酒精对胎儿产生何种影响的认识，也使得怀孕期间女性的饮酒方式有所不同。因此，目前可供孕妇使用的筛查工具是否足够有效值得怀疑。适应这些差异的一个解决方案是在使用现有筛查工具时为孕妇建立特定的临界分数。

由于许多妇女在怀孕期间会改变饮酒习惯，否认或尽量减少饮酒，因此对怀孕前饮酒情况的询问可能会得到更准确的信息。这一假设得到了美国妇产科医师学会（American College of Obstetricians and Gynecologists，ACOG）的支持，美国妇产科医师学会的产前记录表明，孕妇需要不同的筛查方法。由于现有筛查工具的不足，针对孕妇危险饮酒开发酒精筛查工具的运动已经得到发展。到目前为止，文献中有两个这样的筛查：T-ACE 和 TWEAK。下面将对这两个工具进行简要介绍。

T-ACE

T-ACE 是第一个专门为孕妇开发的并且得到验证的酒精风险筛查工具。根据张（Chang）2001 年的研究，T-ACE 包含四个问题，并基于这样的前提：当被问及对酒精的耐受性，而不是酒精消耗量时，女性的防御性较弱。

ACE 可以由自己完成，也可以由咨询师实施。T-ACE 询问包括容忍度（T）、烦恼度（A）、减少努力度（C）和晨饮（睁眼酒）（E）。T-ACE 可以在一分钟内完成，总分为 5 分，评分标准为：若 T 为阳性，为 2 分，也就是当女性自我报告需要超过 2 杯酒才能感到"兴奋"时，得 2 分；A、C 和 E 三个问题的肯定回答各得 1 分。2 分或者以上表明怀孕期间可能存在饮酒风险。葡萄牙语版本的内部一致性评级为 0.3~0.56。

1994 年，罗素（Russell）等人根据一个非裔美国妇女样本，报告使用 1 分、2 分和 3 分作为临界分值时，T-ACE 的敏感度分别为 0.83、0.70 和 0.45，特异性估计值分别为 0.75、0.85 和 0.97。在另一个不同种族人群中，该工具的敏感性和特异性值分别为 0.92 和 0.38。当危险饮酒被确定为小于 2 分时，T-ACE 的敏感性降低到 0.74，特异性增加到 0.71。

TWEAK

TWEAK 是从密歇根酒精成瘾筛查量表、CAGE 和 T–ACE 量表中发展出来的，包含五个项目的评估工具。虽然这项工具并不是专门为筛查孕妇饮酒风险而开发的，但它几乎可以专门用于这一目的。TWEAK 包括关于耐受性的问题（来自 T–ACE）、朋友和家人的担心（来自密歇根酒精成瘾筛查量表）、晨饮（来自 CAGE）、健忘症（来自密歇根酒精成瘾筛查量表），以及努力减少（来自 CAGE）。TWEAK 的评分标准是 7 分。如果一名女性报告自己喝了五杯以上的酒却没有睡着或昏倒，那么她在容忍度问题上会得到 2 分。对担心问题的积极回应也会得到 2 分。对最后三个问题（E、A 和 K）的肯定作答各得 1 分。TWEAK 的葡萄牙语版本也可以使用，据报告其内部一致性为 0.51~0.7。TWEAK 可以由自己完成或由咨询师实施。

罗素等人分别使用 1 分、2 分和 3 分作为临界值，报告说在一个非裔美国妇女样本中，评估的敏感性为 0.87、0.79 和 0.59，特异性评估值为 0.72、0.83 和 0.94。罗素等人还报告说，TWEAK 在女性怀孕 15 周前筛查饮酒风险最为敏感，在整个怀孕期间报告的敏感性和特异性分别为 0.78 和 0.84。谢皮泰尔报告说，在临界值为 3 时，TWEAK 显示出对男性具有更高的敏感性，而对女性具有更高的特异性。TWEAK 的特异性和敏感性对非裔美国人来说是最好的，其次是欧洲裔美国人，然后是西班牙裔美国人。谢皮泰尔进一步总结说，TWEAK 最适合用于紧急和初级保健服务设置当中。布什等人 1998 年的报告表明该工具敏感性低，但对筛查滥用或依赖和危险饮酒具有极好的特异性。布拉德利等人回顾了关于女性酒精筛查工具的文献，得出结论认为，TWEAK 是确定妇女酒精依赖性的最佳工具。布什等人 2003 年进行了一项研究，结果发现，在一个 393 名妇女的样本中，敏感性相对较低（0.62 和 0.44），但有足够的特异性（0.86 和 0.89）。这支持了布什等人的发现。同样，克里斯汀（Kristen）等人报告在临界值大于 1 时，敏感性较低（0.62 和 0.44），但也有足够的特异性（0.86 和 0.89）。

下一段将继续本章开头的案例。佩德罗和咨询师会谈了大约两个小时，在此期间，他完成了密歇根酒精成瘾筛查量表、《药物滥用精细筛查清单（第 3 版）》和咨询师实施的成瘾严重程度指数评估。佩德罗在密歇根酒精成瘾筛查量表上的得分为 12 分。根据佩德罗在《药物滥用精细筛查清单（第 3 版）》上的反应，他的酒精表面效度量表得分升高，将其归类为可能存在物质依赖。成瘾严重程度指数评估的结果与密歇根酒精成瘾筛查量表和《药物滥用精细筛查清单（第 3 版）》相一致，但进一步的信息表明，佩德罗需要接受双重诊断评估，以评估其他的心理后遗症——创伤后应激障碍（post-traumatic stress disorder，PTSD）。佩德罗的咨询师得出结论，他的表现特征支持以下基于《精神障碍诊断与统计手册（第 4 版 – 修订版）》的诊断：303.90（F10.20）酒精使用障碍，严重。

咨询师告知佩德罗诊断和治疗建议。佩德罗决定接受这一建议，安排与创伤后应激障碍部门进行会谈，并将自己列入因酒精使用障碍而住院治疗的候诊患者名单。然而，他觉得在社区里参加匿名戒酒互助会对他来说太尴尬了。

　　现在你已经阅读了本章并了解了佩德罗和萨拉的案例，想想奥利维娅的案例，这个青少年已经开始酗酒、吸毒并表现出不适当的行为。你会使用什么评估工具来支持你的临床判断？这些工具将如何帮助你与奥利维娅和她的父母分享你的发现？以下是我们的想法供你考虑。萨拉会见了她的评估咨询师，用大约两小时的时间完成了全面的诊断评估。评估结束时，咨询师诊断萨拉患有阿片类药物使用障碍，程度为严重。由于萨拉使用药物的频率和强度，以及她多次戒断症状的经历，咨询师建议她立即开始医疗脱毒计划，随后进行住院治疗。咨询师把这些建议告诉了萨拉，她一开始对接受住院治疗感到矛盾。然而，在与家人探讨了治疗建议后，她同意了评估咨询师的意见，并向治疗中心报告，开始她的脱毒和治疗计划。

FOUNDATIONS OF ADDICTIONS COUNSELING　总结

　　许多标准化工具可用于帮助诊断物质使用障碍。使用标准化评估工具的好处包括：允许临床医生将患者与标准人群进行比较，确保客观性，有机会抵消思维定式的偏差以及在临床治疗计划和具体治疗干预的实施中使用客观数据。为清楚起见，表6-2列出了本章讨论的工具的优点和局限性。

　　标准化评估工具是使用逻辑关联方法、标准关联方法或两者的组合来构建的。在选择工具时，重要的是检查皮亚萨所界定的良好筛查工具的五个特征（即敏感性、特异性、信度、效度和成本-效益）。

　　本章讨论的筛查评估工具大致可分为两部分：独立的药物滥用筛查工具（如ASI、AUI、AUDIT、CAGE、MAST、SASSI-A2、SASSI-3、T-ACE、TWEAK）和人格评估工具（如MMPI-2、MCMI和PAI）中的物质滥用量表。对于特殊人群来说，一些独立的筛查有不同的版本。例如，MAST有老年人版本，SASSI有青少年版本。AUDIT和MAST有更简短的版本（例如AUDIT-C、FAST和B-MAST），可以在来访者时间有限时，实施筛查。TWEAK和T-ACE可以专门用于筛查孕妇物质滥用障碍。

　　除人格评估工具外，大多数筛查工具可由临床医生来实施和评分，无须对该工具进行广泛培训。作者建议，在物质滥用障碍的筛查和评估过程中，将其中一些工具与临床诊断一起纳入，以便为来访者提供客观、准确的诊断。

表 6-2	作者对物质滥用筛查和评估工具的评价	
工具	优势	局限性
成瘾严重程度指数（ASI）		需要训练，费时
酒精使用障碍筛查量表（AUDIT）	足够的敏感性和特异性，有可用于快速筛查的简版	
酒精使用量表（AUI）		费时
CAGE	具有表面效度，节约成本和时间，足够的敏感性和特异性 敏感性和特异性敏感性和特异性	不适合那些对自己的使用持防御态度的客户
密歇根酒精成瘾筛查量表（MAST）	具有表面效度，节省成本和时间	不适合那些对自己的使用持防御态度的客户
米隆临床多维量表（MCMI）	足够的可靠性	需要训练，不适合仅用于药物滥用筛查，花钱，耗时
明尼苏达多相人格量表（MMPI）	充分的信度和效度	需要训练，不适合仅用于药物滥用筛查，花钱，耗时
人格评估量表（PAI）	充分的信度和效度	需要训练，不适合仅用于药物滥用筛查，花钱，耗时
《药物滥用精细筛查清单（第3版）》（SASSI-3）	足够的信度和效度，筛查的是成年人，包括具有表面效度的部分和防御的精细筛查	需要训练，花钱
药物滥用精细筛查清单-2A（SASSI-2A）	用于青少年的筛查	需要训练，花钱
T-ACE	适用于孕妇，有足够的敏感性和特异性	
TWEAK	适用于孕妇，有足够的敏感性和特异性	

第7章
性别、性和成瘾

辛西娅·A. 布里格斯（Cynthia A. Briggs）
瓦尔登大学

概述

理解成瘾并非易事。成瘾让最具技巧的咨询师感到困惑、沮丧和挑战，部分原因是它在不同人口统计群体中的破坏性影响，也因为没有一种治疗方法被证明对所有的来访者都有效。咨询专业人士和咨询教育工作者努力更好地理解成瘾的来访者，并通过研究和实践引入新的疗法和想法。在本章中，作者就性别和性对成瘾的影响，以及成瘾的发展和治疗结果进行了研究。首先，对性别、性和成瘾之间的复杂关系的历史进行了回顾。其次，通过因性别而异的视角来观察酒精和药物依赖的生物学、心理学和社会影响。最后，将讨论治疗模式和咨询建议。

在开始讨论性别和性对人类成瘾发展的影响之前，区分这两个术语是很重要的。性别和性是相关的概念，但又不完全相同。

性别是指一个人在女性到男性范围内的身份认同，由一个人的生理性别、社会化、个人身份认同和偏好所决定。性别是以特定文化中的期望、规范和刻板印象为基础，由女性或男性的表现从外部定义的，在全世界范围内差异很大。例如，在一些西非国家，极端肥胖被视为女性之美和女性化，这是丈夫财富和养家糊口能力的标志。以肥胖为美，与美国人将纤瘦视为女性终极目标的观点形成强烈对比。此外，在美国，漂亮、苗条、谦逊等特质也是文化特征或女性特质。相比之下，美国男性气质的社会特征是"好胜、情绪控制、冒险、暴力、支配地位、花花公子、自力更生、工作至上、对女性的权力、对同性恋的蔑视和对地位的追求"。性别作为一种社会结构，因文化而异，但会产生普遍的人际需求，这可能导致内心的不和谐和冲突。这些社会结构既可以把我们限制在人为要求我们服从或被支配的角色中，也可以在我们的个人性别意识与主流规范发生冲突的情况下，在我们自己内部制造冲突。无论如何，严苛的性别刻板印象在整个生命周期中成为心理健康和成瘾问题发生的沃土。

性指的是一个人的生理结构，从生物学角度来看，它可以确定一个人是男性还是女性。在人类中，我们最常通过生殖器官来确定雌性和雄性，但在其他物种（例如无脊椎动物，如蚯蚓和牡蛎）中，并不总是存在两种不同的性别，因为这些生物有两种类型的性器官。因此，即使在动物王国里，性也不总是一个简单明了的定义。

性别和性之间的相互作用因人而异。个人的性别认同范围从女性到男性，这是由他们所生活的文化中的社会结构所定义的。

直到 20 世纪 70 年代初，成瘾研究主要集中在男性来访者身上，此后，研究范围扩大到女性，但很少有研究涉及双性人（跨性别者）、变性人和中性人群（雌雄间体）的成瘾发展。本章反映了出版时可用的研究成果，作者力求在当代研究文献允许的范围内做到兼容并包。

美国酒精和药物使用与滥用和性别

纵观历史，因性别不同的有关酒精和药物使用的社会规范和刻板印象，对整个性别范围内成瘾的发展产生了影响。由于历史研究文献选择了一种二元性别的研究方法（男性和女性），所以很少有关于在这种二元性别之外的认同的人的经验信息。因此，在这一历史分析中，男性和女性这两个术语将被用来从历史的视角描述性别差异。

在殖民时期，酒精的使用是"普遍的"，几乎涉及日常生活的每一个方面，男性、女性和儿童都会饮酒。在美国，酒精长期以来被用作宗教仪式的一部分，作为一种社会仪式，作为药物，作为一种应对机制。然而，尽管男性饮酒在社会上是可以接受的，但女性饮酒在 19 世纪 30 年代就开始招致批评。当时，作家哈丽特·马蒂诺（Harriet Martineau）仅仅确定了女性饮酒的四个原因：文化压迫、空虚、自我治疗和处方药。因此，在文化上不鼓励女性作为社交饮酒者的观念。酒精被认为是男人沉浸的手段，女性饮酒则被认为无淑女风度。酒精成瘾的女性会受到社会的鄙视、监禁，在极端情况下，会将绝育作为一种"治疗"手段。

道德和宗教对政府影响的增加导致了 19 世纪末和 20 世纪初的禁酒运动。一种无处不在的文化观念——无助的妇女被愤怒、醉酒的丈夫虐待而身陷困境加速了禁酒令的颁布。虽然这种社会关注确实有一定的真实性，但如果她们的配偶饮酒，妇女就被描绘成酒精的受害者；如果她们自己饮酒，妇女就被描绘成妓女。酒精使用的道德化在社会思想中根深蒂固：女性是被描绘成妓女还是圣徒或无助的受害者，这取决于酒精在她们生活中扮演的明显角色，而酗酒的男性则被定型为酒精的滥用者。性别和酒精之间的关系变得越来越复杂和难以驾驭。

要了解社会性别规范的普遍性，不妨尝试一下这个实验：闭上眼睛，想象一个典型的酒吧场景，人们聚集在酒吧周围，与酒吧招待聊天，打台球，在拥挤的吧台边有说有笑。现在，想象一下这个场景中的一个典型的男人：他拿着一个棕色的啤酒瓶，大口地喝着。他为自己和他的男性朋友们点了几杯威士忌，数到三，他们一起喝了几杯，大声笑着，接下来又接着喝啤酒。这个人又为他的朋友们点了一轮酒，他们大声地敬酒，然后又喝了几杯威士忌，接着又喝了几杯啤酒。

想象一下，你会有什么感觉？你对这群男人有什么看法？你会用什么词来形容他们？

现在想象一下完全相同的场景，只不过是一群女人大口喝着酒瓶里的啤酒。什么改变了你的看法？你（或其他人）会用什么词来定义这种情况？你有评判吗？是什么？

性别和饮酒行为之间的复杂关系持续到今天。关于女人的美德或男人的阳刚仍有微妙的信息是基于饮酒行为的。然而，在第二次世界大战后出生的人群中，统计数据显示，男性和女性饮酒行为的人口统计学差异正在缩小。在现代，一个令人不安的趋势是年轻人开始把酗酒作为一种消遣方式，尤其是在大学期间。连续、快速喝五到六杯酒变成了一种竞争行为，因为女性试图通过和她们的男性同伴一样大量、快速地喝酒来"跟上男孩"。这是一种危险的做法，因为女性比男性更容易遭受过度饮酒的负面影响。

咨询研究文献一直认为问题饮酒值得研究。然而，在 1929—1970 年间，英语语言研究文献中只出现了 29 篇关于女性酗酒者的研究。这是由于酗酒被认为是"男人的问题"，所以只使用男性人群样本。这种情况在 20 世纪七八十年代发生了变化，当时政府和社会对女性酗酒问题的关注达到了顶峰，相关研究的数量迅速增加。近年来，对这一主题的兴趣已经减弱，取而代之的是对非法药物使用的关注，这反映了政府的资助偏好。

性别与药物使用之间的关系同样复杂，它受到文化印象和道德思维的驱动。在 19 世纪，处方药通常含有鸦片、可卡因或大麻等成瘾物质。鸦片酊是一种溶解于酒精的液体鸦片，经常被作为处方药而被开出来，特别是开给妇女，用于治疗各种模糊的症状。最终，在 19 世纪，妇女成为鸦片和可卡因的主要消费者，因为这些药物被添加到止痛药和专门针对她们的药物中。当时，立法者和预言家们认为，美国"无数的瘾君子"都是男性，他们因为药物使用而堕落。然而，典型的鸦片成瘾者是正在服用由医生开出的药物的中年南方白人女性。当服用处方药的女性开始表现出成瘾的迹象时，她们通常会得到新的药物来帮助缓解症状。因此，她们的成瘾问题被最小化或忽视，男性被认为才是非法药物的主要消费者和滥用者。

进入现代，男人和女人继续使用药物，但通常会以非常不同的方式。对女性来说，滥用和依赖的药物更多的是处方药。在 20 世纪 50 年代，巴比妥类药物被用于睡眠，而安非他明被用于减肥，滥用这些药物变得很普遍。给女性开出镇定剂和镇静剂（如安定等），以减少焦虑。可卡因的使用在 20 世纪 80 年代有所增加，因为女性希望它能起到抑制食欲的作用。廉价的可卡因衍生物——快克可卡因，在贫穷的非裔美国人和西班牙牙人社区流行起来。社会强烈反对母亲，特别是在怀孕期间的母亲使用快克可卡因，这导致了对许多妇女的法律行动，而不是治疗。

进行另一项认知检查的时间到了。想象一下：你是一名药物成瘾咨询师，一名新的女性来访者来到你的办公室。她叙述了经常使用可卡因、酗酒和滥用处方药，偶尔也抽大麻的情况。你对这个女人有什么看法？你会做出什么假设？现在想象一下，她是一位母亲，当她使用的时候，家里有小孩。你对她的看法有何改变？你对她有什么不同的或新的假设吗？

最后，如果这个来访者是一个男人，一个父亲，你对他的看法是一样的还是会有所不同？

今天，女性使用药物和酒精的现象仍然十分普遍。据估计，在美国全国范围内，6.5% 的 12 岁及 12 岁以上的女性滥用非法药物，47.1% 的 12 岁及 12 岁以上的女性被认定为"当前饮酒者"。对于大多数类型的药品和酒精，男性比女性更容易使用和滥用。但是，对于处方药（包括止痛药、镇定剂和兴奋剂）的滥用，女性往往与男性持平或超过男性。

在过去的 30 年中，女性的酒精使用障碍有所上升：在 20 世纪 80 年代早期，调查显示，一生中每当有一名女性患有酒精使用障碍，与之对应就会有 5.17 名男性患者。到 20 世纪 90 年代初，这一差距缩小到男女比例为 2.45∶1。同样，在 20 世纪 50 年代，10~14 岁的青春期男女开始喝酒的比例为 4∶1。换句话说，在 10 岁到 14 岁之间，每有一个女孩第一次喝酒，就有四个男孩第一次喝酒。到 20 世纪 90 年代初，这一比例为 1∶1。现在，女孩和男孩在早期饮酒行为上是相当的（对于 12 岁以下的女孩和男孩，两种性别的饮酒率都为 13.3%）。成年人饮酒行为的性别差异也在缩小。

然而，在美国，男性仍然是酒精和其他药物的主要消费者和滥用者。2011 年美国全国药物使用和健康调查（National Survey on Drug Use and Health）显示，12 岁及 12 岁以上的男性中有 11.1% 使用非法药物，12~17 岁的男孩比同龄女孩更可能使用非法药物（分别为 10.8% 和 9.3%）。在酒精使用方面，56.8% 的 12 岁及 12 岁以上的男孩和男子被确定为当前使用者。男性对药物成瘾的比例也比女性高，大约是女性的两倍（分别为 10.4% 和 5.7%）。在 12~17 岁的青少年中，物质成瘾的比例相同（6.9%）。

在烟草使用方面，仍有 32% 的男性和 21% 的女性（12 岁及以上）报告存在烟草使用情况（通常是香烟），尽管在过去 10 年中这些数字一直在下降。例如，2002 年 12~17 岁的男孩中有 12.3% 是当前烟草使用者。在药物滥用和成瘾的治疗方面，接受治疗方案的男性人数往往超过女性，比例通常为 3∶1 或 4∶1。

很显然，性别、酒精和药物成瘾之间的关系是复杂的，受道德氛围、法律优先权和性别角色的影响。为了更全面地了解成瘾的经历，有必要从生物学、心理学和社会学等多个角度探讨成瘾。在下面的章节中，我们将从性别的角度来讨论每一个问题。

女性与成瘾

直到最近，基本上还没有从科学和文化的角度来研究成瘾女性的复杂经历。尽管女性长期以来都在与药物和酒精成瘾做斗争，但咨询界在很大程度上忽视了她们独特的需求和经历。科学地说，大多数关于成瘾的研究都是以男性样本为特征的。之后，大多数治疗策略和治疗环境也是以男性需求为目标的。以下章节将探讨女性成瘾者的特殊生物学、心理学和社会学需求。

生物因素

女性对酒精和药物的代谢与男性不同。例如，在酒精方面，女性在饮用量仅为男性的一半后就会醉酒，酒精代谢方式也有所不同，肝硬化的发展速度更快，并且由于与酒精有关的暴力或事故而面临更大的死亡风险。此外，女性出现问题饮酒的时间比男性晚，饮酒量更少，饮酒频率也更低。然而，问题饮酒和出现身体问题之间的时间要比男性短。这种现象通常被称为套叠现象。发生套叠现象的部分原因是女性身体中脂肪与水的比例高于男性。因此，酒精在女性身体系统中的浓度更高，酒精在包括肝脏和大脑在内的所有身体部位中的浓度也更高。此外，有酒精依赖的女性的死亡风险增加五倍（与非酒精依赖的女性相比），而有酒精依赖的男性的死亡风险增加三倍。有酒精依赖的女性比男性更容易受到肝损伤、心脏问题、骨质疏松症、心血管疾病和乳腺癌的影响。

在药物使用方面，女性比男性更倾向于大量使用药物，更容易成瘾。虽然药物使用对所有滥用者的健康都有损害的风险，但仍有一些女性特有的问题值得考虑。这些问题包括营养不良、高血压和性传播疾病，女性尤其容易受到这些问题的影响。女性药物滥用者也存在与年龄相关的健康风险。例如：较年轻的女性最容易因药物使用而意外死亡或受伤、自杀和使用过量；中年女性更容易患乳腺癌或骨质疏松症；而滥用药物的老年妇女容易因事故或跌倒而骨折，比如髋骨骨折。此外，女性成瘾者的死亡率高于男性成瘾者。

激素似乎在女性成瘾的发展中起着重要的作用，尤其是在月经周期方面。例如，在排卵期，当雌激素水平很高时，成瘾的女性会受到可卡因或安非他命（苯丙胺）等兴奋剂的强烈影响。然而，在排卵后，当雌激素较低而孕酮较高时，对酒精或尼古丁成瘾的女性会感受到这些药物的增强效果。帮助妇女了解月经周期相关的复发风险是成瘾咨询的一个重要的心理教育元素。

不幸的是，成瘾的女性比男性更容易感染性传播疾病，尤其是艾滋病毒。成瘾的女性在性生活中不太可能使用避孕套，从而增加了她们感染性传播疾病的可能性。对被监禁的成瘾女性的研究结果也表明，她们高风险性行为和艾滋病毒感染的可能性更大。使用静脉注射药物的女性也更容易感染艾滋病毒，因为她们比男性更有可能与伴侣共用针头。

想一想，你会怎么做

本章的案例研究是基于作者作为成瘾咨询师的经历。为了保护来访者的隐私，更改了她的身份信息和姓名。

桑德拉是一个 33 岁的女性，她认为自己是白人和女同性恋。在她因持有强效可卡因被捕后，法院命令她接受治疗。桑德拉大约在三年前开始使用可卡因，当时她正和一个同样使用可卡因的女人约会。桑德拉说，在短短几周内，她的服药从随意变成了强迫，现在她感觉毒品"占有"了她，使她做了可怕的事情。她对自己的行为深感羞愧，并表示："我的父母和上帝对我太失望了。"

如果你是桑德拉的咨询师，你会如何将本节中提出的生物学概念应用到她的案例中？你会如何利用这些信息来教育她有关药物使用的病因和风险？

心理因素

心理问题与成瘾密切相关。事实上，在《精神障碍诊断与统计手册（第 4 版 – 修订版）》（DSM-4-TR）中发现的每一项诊断都更可能出现在成瘾女性的身上，而不是非成瘾女性身上。例如，78% 的男性和 86% 的女性酒精依赖者也符合至少一项其他精神病诊断标准。尤其是成瘾的女性更有可能患上情感障碍，如抑郁和焦虑。在这方面，女性与男性不同，具体来说，他们似乎更容易在成瘾之前患上情感障碍，而男性则可能首先经历依赖。一般而言，那些难以"表达、容忍或调节"强烈情绪的个体更容易发展为成瘾障碍。通常，女性在经历创伤性事件后开始使用酒精或药物，其中包括童年的性虐待。因此，单靠酒精治疗就足以缓解男性的酒精依赖型情感障碍，而女性可能需要持续的治疗来缓解她们共同出现的精神疾病。

酒精依赖引起的抑郁会导致自杀的想法。例如，酗酒女性企图自杀的可能性是不酗酒女性的五倍。事实上，酗酒女性自杀的死亡率与酗酒男性自杀的死亡率相等。为了了解这有多么重要，将其与非酗酒者相比，非酗酒男性自杀率是非酗酒女性的四倍。对快克可卡因成瘾的女性也有较高比例的自杀意念。"自杀想法、自杀企图和自杀完成与物质滥用密切相关，特别是与共病性抑郁症有关。药物滥用与更高频率的自杀企图、重复自杀企图和更严重的构想倾向有关"。

除了像焦虑和自杀倾向的情感障碍以外，女性经历与物质滥用有关的其他针对性别所特有的心理现象。具体来说，她们比男性更可能使用药物来应对负面情绪，将童年问题内化，并使用药物或酒精来自我治疗，作为应对机制。成瘾女性比男性还更有可能经历性功能障碍、暴食症和低自尊。

想一想，你会怎么做

桑德拉对自己的行为感到非常羞愧和内疚。结果，她避开了被她形容为"充满爱和支持"的父母。

有些日子，她的抑郁症使她变得衰弱，她需要挣扎着起床。不过，到了周末，她对快克可卡因的渴望压倒了她，她又处于和朋友以及女朋友放纵的状态。

她还跟你说，她 20 岁出头正在上大学的时候，在一次聚会上被强奸。"我喝醉了，不知道发生了什么事。我本该知道得更清楚的。"强奸事件发生后，她从大学退学，搬回家住，陷入了长期的抑郁状态。她承认自己有过自杀的念头，几乎看不到有什么方法能够"摆脱"这种情况。

你如何将本节中提出的心理学概念应用到桑德拉的案例中？你会如何利用这些信息来教育她有关药物使用的病因和风险？

社会因素

正如本章开头的历史概述所描述的那样，女性的酒精和药物使用会受到相关社会规范的影响。社会因素可能会影响女性寻求成瘾治疗的方式，并首先影响她们成瘾的可能性。根据安哥拉（Angove）和福塞吉尔（Fothergill）的说法，"社会应该为一些女性使用化学品解决问题而负责"。例如，女性问题饮酒的发展似乎与人际关系密不可分。有家族酗酒史或药物依赖史的女性自身成为依赖者的风险更大。此外，成瘾女性在其原生家庭中经历了过度的责任，高度的家庭冲突，并且经常被其家庭成员阻止去寻求治疗。女性似乎比男性更容易受到喝酒或使用药物的社会压力，而且更有可能有一个物质滥用的伴侣。例如，女性海洛因成瘾者更可能由男性朋友介绍使用，而男性更可能由其他男性介绍使用。而且，与男性相比，这些女性更有可能从男性伴侣那里购买海洛因，与伴侣一起维持他们的吸毒习惯，并与伴侣共用针头。

在更广泛的文化层面上，与对待男性相比，社会倾向于更加严厉批评女性的饮酒和药物使用问题。因此，女性常常出于内疚和羞愧的感觉，被迫向家庭和社会支持隐瞒自己的饮酒行为，并可能在寻求治疗时犹豫不决。与男性相比，接受成瘾治疗的女性获得家庭支持的可能性较小，社会经济地位较低，受教育程度较低，而且更容易失业。

成瘾女性的独特因素

身为母亲的女性

女性在怀孕期间和妊娠后都特别关心自己的孩子。滥用酒精的孕妇会使她们的婴儿有患上胎儿酒精综合征的风险，这是最可预防的智力发育迟滞。事实上，在一天喝六杯或更多酒的女性中，有三分之一的人生下的孩子可能患有胎儿酒精综合征。患有这种综合征的儿童会出现发育迟缓、行为问题以及面部和神经系统异常。成瘾的孕妇也可能发生早产、阴道感染或流产的情况。

有孩子的女性也可能察觉到成瘾治疗的障碍。她们可能会因为害怕惩罚或社会服务机构的调查而犹豫是否接受治疗。已经进入刑事司法系统的成瘾女性往往将羞耻感内化，认为自己是"坏母亲"。例如，作为单亲母亲的女性，需要抚养年幼的孩子，如果她们通过法院系统接受治疗，就会内化为一种复杂的不适应的感觉。此外，如果她们寻求依赖治疗，那么她们可能会担心失去自己的孩子。换句话说，成瘾的女性可能会把法院系统和治疗社区视为惩罚性的，而不是恢复性的。

最后，对于作为唯一或主要家长的女性来说，缺乏儿童护理支持可能成为治疗的障碍。研究表明，如果能够提供辅助服务，特别是满足女性的社会和性别相关的需求（如儿童保育），女性就更有可能在成瘾治疗方面取得成功。不幸的是，大多数服务提供者似乎缺乏必要的意识或资源来提供针对性别的护理，包括为有婴儿和幼儿的女性提供的服务。事实上，在接受女性来访者的美国治疗机构中，只有41%的机构为女性提供特殊的项目或团体；只有18%的机构提供儿童看护服务。因此，成瘾女性认为治疗对她们的需求是不利的或不支持的，并且无法得到康复所需要的护理。

女性、成瘾和暴力

女性因饮酒和使用药物的行为遭受独特的社会后果。例如，他们可能认为饮酒可以提高性能力。事实上，恰恰相反——性欲通常会因饮酒而降低。之所以会形成喝酒的女性更容易发生性行为的文化刻板印象，部分原因可能是女性在受酒精影响的情况下经常成为性侵犯的受害者。受到物质的影响，具有强烈性侵犯倾向的男人往往会暗示受害者"想"发生性行为，从而为他们的攻击辩护。就身体暴力而言，过度饮酒似乎也使得女性更容易受到攻击，因为醉酒的女性可能对攻击者而言显得脆弱，或者她自己可能表现得很有攻击性，从而引发暴力冲突。

从业者和研究人员都越来越多地意识到成瘾和对女性施暴的危险交叉关系。这种关系似乎是双向的——经历暴力的女性更容易成瘾，而成瘾的女性更容易经历暴力。对酒精或药物成瘾，同时也是暴力受害者的女性人数令人震惊：多达90%的有药物滥用和依赖问题的女性一生中至少遭受过一次性虐待；40%~74%的酗酒女性遭受过性侵犯、乱伦或强奸；儿童时期被侵犯的女性特别容易出现心理健康问题、人格障碍、自杀和成瘾。这些数字远远高于普通人口，据估计，在普通人口中，五分之一的女性曾是强奸或强奸未遂的受害者。

经历过反复暴力性侵犯的女性滥用药品和/或酒精的风险似乎比她们的同龄人更高。此外，她们比没有经历过长期暴力的女性更容易出现心理健康问题，更容易感染艾滋病毒/艾滋病。关于儿童期虐待，大约23%的女性酗酒者报告有儿童期性虐待史，而在普通人口中这一比例为11%。同样，有酒精或药物依赖的女性也更有可能成为其伴侣的受害者。

女性与烟草使用

尼古丁对美国人生活的负面影响常常被我们对其他药物和酒精依赖的关注所掩盖。然而，疾病控制中心（Centers for Disease Control，CDC）报告称，每年有48万人死于与烟草有关的疾病，与之相比，有8万人死于与酒精有关的疾病和3.8万人死于与药物有关的疾病。尽管在第二次世界大战之前，男性吸烟的人数占大多数，但自20世纪50年代以来，使用尼古丁的女性数量增加到高于男性的比例。而且，女性停止吸烟的困难似乎比男性更大，因为烟瘾与女性的月经周期有关，而且她们在放弃吸烟方面得到的伴侣支持比男性少。

对所有人来说，吸烟都增加了肺癌、心脏病、喉癌、口腔癌和食道癌的发病率。尤其对女性来说，吸烟会增加患宫颈癌和心脏病的可能性，尤其是在与口服避孕药同时使用时。关于怀孕，尼古丁与自然流产率增加、围产期死亡率、早产、低出生体重和婴儿行为问题有关。

⚡ Foundations————
of Addictions Counseling　**想一想，你会怎么做**

桑德拉把她和她吸食可卡因的女朋友的关系描述为"时断时续"。她描述了频繁的、口头上的争吵，偶尔会变成身体上的冲突，随后是含泪道歉和和解。桑德拉说，她知道这种模式是破坏性的，这种关系阻碍了她的恢复，但似乎无法摆脱她的女朋友。"她非常爱我。我担心如果我不和她一起用药，她会永远离开我。"桑德拉说。

如果你是桑德拉的咨询师，你会如何将本节中提出的社会概念应用到她的案例中？你会如何利用这些信息来教育她有关药物使用的病因和风险？

男性与成瘾

女性并不是唯一因药物或酒精成瘾而遭受痛苦的人。男性也会因药物滥用和依赖而遭受性别特有的后果。在下一节中，我们将研究成瘾对男性生理、心理和社会的影响。

生物因素

男性仍然是酒精和药物的主要消费者。考虑到这一点，了解酒精和药物滥用对男性的身体影响就变得特别重要了。就酒精而言，虽然最近的研究表明，少量或适度饮酒对心脏健康有益，但对于男性来说，大量或长期饮酒会增加心脏问题，以及中风和高血压问题。有酗酒家族史的男性可能特别容易患上这种疾病，因为一些研究表明酗酒与遗传有关，特别是酗酒父亲的儿子。18~29 岁的年轻男性最有可能患上酒精依赖症，与不喝酒的男性相比，大量饮酒或发展成酗酒的中青年男性的死亡率更高。然而，与年轻男性相比，老年男性因酗酒而死亡的风险有所降低，但与不喝酒的同龄人相比，这一风险仍然很高。

虽然许多研究探讨了酒精滥用模式的性别差异，但很少有研究深入分析性别因素所导致的药物滥用和依赖。虽然实证研究数据有限，但研究中出现了一些有趣的统计数据。例如，男性每周滥用大麻的可能性是女性的三倍。与女性相比，男性吸烟、使用非处方鸦片制剂（特别是海洛因）、滥用吸入剂的可能性更大，可卡因使用引发的并发症也更严重。从生物学上讲，一些研究表明，攻击性强的男孩可能有睾丸激素失衡问题，比攻击性弱的同龄人更容易滥用药物。此外，滥用可卡因的男性更有可能被诊断为注意力缺陷多动障碍。

Foundations
of Addictions Counseling **想一想，你会怎么做**

汤姆是一位 53 岁的非裔美国异性恋男性。他因第二次酒驾而被法庭责令接受治疗。因此，他的驾照被吊销了一年，目前的交通方式是城市公共汽车和轻便摩托车。他目前与第二任妻子分居。汤姆被诊断出患有高血压，医生建议他，如果他想避免将来出现心脏病和过早死亡的话，就减少饮酒。"我从 15 岁开始每天都喝啤酒。我该怎么办呢？而且我的朋友们都告诉我喝酒对心脏有好处。"汤姆说。

如果你是汤姆的咨询师，你会如何将本节中提出的生物学概念应用到他的案例中？你会如何利用这些信息教育他有关药物使用的病因和风险？

心理因素

心理的需求和强化对男女成瘾行为都会产生影响。然而，也有显著的性别差异值得探讨。虽然女性经常出于关系的原因或由于负面情绪而滥用药物和酒精，但男子往往滥用药物和酒精以刺激或抑制情绪。例如，男人可能会借此变得兴奋，在社交场合感到更放松，刺激情绪，或者体验冒险的感觉。矛盾的是，男性也可能通过滥用药物来抑制情绪，比如使用大麻或海洛因来控制愤怒或激烈的情绪。最后，他们可能滥用物质，如酒精或可卡因，以增加他们在生活中的个人权力的感知。因此，当女性因对情绪（如抑郁或焦虑）做出反应而使用时，男性的使用则是为了操纵情绪——无论是提高积极情绪还是抑制消极情绪。

成瘾的女性倾向于表现出情感障碍（如抑郁症），男性更容易表现出社会病理问题，与他们清醒的同龄人相比，更频繁地参与犯罪行为，以及参与暴力行为。他们也更可能在成瘾治疗方面表现出过度自信和做出合理化的解释，并否认其药物滥用问题的严重程度。此外，女性倾向于将其酒精和药物使用问题内化或自责，而男性则倾向于外化或责备他人。所有这些因素在为成瘾男性咨询时都需要加以考虑。更轻松的一点是，成瘾的男性往往比成瘾的女性对他们的生活和未来的潜力有更积极的看法。

Foundations
of Addictions Counseling **想一想，你会怎么做**

汤姆承认他喝酒是为了感觉良好。"我就是喜欢。我和我的朋友们，我们坐在车库里，或者地下室里，看足球，喝几箱啤酒。如果我戒酒该怎么办？"他欣然承认，酒精能提升他的情绪，让他感觉到生活在他的掌控之中。"我想是因为看了我爸爸，你知道吗？他是个大块头，一个强壮的人，我一直想和他一样。他总是手里拿着啤酒，一辈子都是这样……他在我这个年纪时死于心脏病发作。"

你会如何将本节中提出的心理学概念应用到汤姆的案例中？你将如何利用这些信息对汤姆进行药物使用的病因和风险教育？

社会因素

从社会角度来说，男性和女性滥用和成瘾的原因是不同的。例如，依赖药物的男性更有可能利用酒精或药物进行社交活动，通常是在酒吧或其他社交场所，并与积极的情感体验结合在一起。因此，男性使用药物似乎是为了努力创建社区并感觉相互联结。喝大酒可能被认为是男人间建立友谊的一种方式。从发育的角度来说，通过尝试行为，青春期的女孩和男孩滥用药物的比例往往相似，但是年轻的男性往往会比年轻的女性更早地表现出问题饮酒和药物使用行为。因此，对于男孩来说，"典型的"青春期尝试（"男孩就是男孩"）实际上可能是 20 岁出头危险的并且危及健康的成瘾的前兆。

与女性不同，男性一旦决定寻求药物滥用问题的治疗，往往会得到家庭成员的社会支持。男性还能从法院系统获得更多的社会支持来接受治疗，因为他们更有可能被强制接受治疗。随后，男性因饮酒而报告的法律问题往往多于女性。

和女性一样，男性在酒精的影响下也更有可能成为暴力袭击的受害者。大量饮酒的男性可能会成为攻击者的攻击对象，也可能通过自己的暴力行为引起攻击行为。男性遭受身体攻击（非性侵犯）的可能性比女性更大，这可以从急诊室的受伤报告数据中得到证明。不过，研究的结果是混杂的。

最后，正如前一节所述，遭受失业的男性所经历的羞耻感与成瘾的母亲相似。传统的社会角色认为男人是家庭结构中的主要经济支柱。因此，那些发现自己失业的人可能会有一种根深蒂固的负罪感和自我厌恶感，因为他们无法在经济上支持他们所爱的人。这些人可能会求助于毒品和酒精来抑制他们的羞耻感。

Foundations
of Addictions Counseling　　**想一想，你会怎么做**

汤姆寻求心理咨询治疗的动机，既在于他想重获执照，清除自己的法律记录，也在于他希望挽救自己的婚姻。"在第一次酒驾后，她和我站在一起，"汤姆报告说，"她是个好女人。她说，如果我戒酒，她会让我回去的。"汤姆还说他失去了送货司机的工作，因为他丢了驾照。没有工作对他来说很艰难，他几乎没有教育资源或职业资源可供利用。"我该怎么办？我没有钱，没有工作，没有妻子，也没有驾照。那算什么样的男人？"

如果你是汤姆的咨询师，你会如何将本节中提出的社会概念应用到他的案例中？你会如何利用这些信息，教育他有关药物使用的病因和风险？

需要考虑的治疗因素

本节的目的是从性别角度评估治疗策略。对常用的治疗模式进行了简要的回顾。此外,一般治疗方式被确定为男性和女性治疗的有效组成部分。对女性和男性的具体治疗的关注点、治疗结果和复发预防进行了综述。最后,介绍了案例研究和样本的治疗干预。

治疗概述和历史

自 20 世纪 40 年代以来,美国明尼苏达州的治疗模式就成为成瘾咨询的基础。目前,美国大约 95% 的治疗项目都是基于这种模式,这种模式将住院治疗与成瘾疾病模式的教育以及参加 12 步会谈相结合。在这个管理式护理的时代,住院治疗缺乏成本效益,因此门诊治疗已成为治疗的首选。然而,大多数治疗中心继续使用明尼苏达州的门诊治疗改进模式,特别关注患者的性格特征和精神因素。

尽管成瘾咨询师使用这种模式已有很长的历史,但它并不一定是适用于所有来访者,尤其是女性来访者的最佳治疗方案。重要的是要记住,是白种人发展了明尼苏达模型和匿名戒酒者互助会。因此这些模型反映了中产阶级、男性和白人的价值观,他们可能没有考虑到女性的独特需求。

在本节中,将描述解决性别差异的治疗特征。咨询师 / 来访者关系就是这样一种特质。不管理论取向如何,咨询师和来访者之间的关系是治疗成功的最大预测因素。如果来访者不能从他们的咨询师那里感受到同理心和与他们的联结,那么他们在完成治疗前就放弃治疗的可能性很高。同样的道理也适用于寻求成瘾咨询的来访者。提高咨询关系成功概率的一种方法是,在性别等文化特征方面,将来访者和咨询师进行匹配。还有,不管来访者的性别如何,成瘾咨询师可以通过以下方式增加来访者成功的概率:

- 将性别问题作为咨询过程的组成部分加以处理;
- 在社会背景下审视来访者问题;
- 为遭受性别压迫的来访者充当支持者;
- 进行协作咨询;
- 推动来访者自由地选择成功。

以下各节介绍了针对女性和男性的其他治疗需求。

性别特异性治疗需求:女性

虽然美国明尼苏达州的模式是目前成瘾治疗的基准,但它并不一定能满足所有来访者的需求,特别是女性的需求。例如,面质这种治疗理念的一个特征,已经被证明对女性来访者不那么有效,她们更喜欢合作的治疗模式。此外,明尼苏达模式将临床重点放在个体病理学上。因此,诸如歧视、压迫、虐待和性别歧视等社会状况并没有被作为女性来访者与成瘾斗争的因素来考虑。最后，明尼苏达模型的结构是分层级的和非互动性的。女性可能会发现，这个时代的体制让人疏远，而倾向于集体治疗模式。

通常，治疗中心将明尼苏达模式与 12 步实践相结合。在 12 步团体治疗的进展过程中，鼓励来访者承认他们个人的无能为力。回想一下，有两个人——鲍勃博士（Dr. Bob）和比尔 W.（Bill W.）开始了 12 步治疗的活动。他们享受着优越的生活方式，结果发现他们的个人权力和个人的自我价值感无法使他们保持清醒。对这两个人来说，放弃特权有助于他们康复。然而，对女性来说，个人权力往往是缺乏的。因此，12 步实际上可能会进一步降低女性在接受治疗之前就已经处于的无能为力的状态。换句话说，妇女可能会把这种治疗制度看作一种已经具有压迫性的文化的延续。

看来，目前使用的最普遍的治疗方式对女性并不像对男性那样有效。然而，由于研究文献几乎只关注在男性身上，因此很难找到更有效的治疗方法。例如，自 1984 年以来，只发表了一项随机研究，其中比较了混合性别组和单一性别组（女性）的治疗结果和成功率。此外，由于大多数成瘾研究都是在所有男性参与者的参与下进行的，因此对女性滥用药物的误解盛行。例如：女性不太可能受到酒精和药物问题的影响；研究女性比研究男性要复杂得多；在患有酒精紊乱疾病的人群中不存在性别差异。

事实上，之所以与男性相比，针对女性的研究更少，是因为她们不愿意寻求针对成瘾的治疗。对于药物滥用问题，女性更可能寻求医生、咨询师或妇产科医生的建议，这也许是出于羞愧。在这种情况下，她们更有可能被误诊，更不可能被转介到咨询治疗中。在一项引人注目的定性研究中，肖尼（Shaughney）描述了一个"催促"的过程，或者来自其他相关的人的反复催促，这最终促使一个成瘾的女性去接受治疗。催促可能来自权威人物、朋友、家庭成员、同事、医疗专业人员、咨询师或其他相关人员，反复的催促可能有助于女性做好接受治疗的准备。肖尼断言，对成瘾这个术语的认识并不是一次性的，而是随着时间的推移而形成的，因为成瘾的女性逐渐将成瘾内化，成为她们身份的一部分。

一旦她们被转介给咨询师进行成瘾治疗，她们可能会遇到额外的障碍——缺乏儿童看护、对社会服务的不信任、性别歧视、经济限制，以及围绕女性成瘾的文化污名——这些都造成了女性在成瘾治疗中的流失率。此外，女性成瘾咨询师数量很少，这意味着女性来访者在治疗过程中缺乏榜样。最后，女性比男性更容易出现精神症状，这使得咨询治疗的过程更加复杂。

为了吸引和留住成瘾的女性患者，一些人建议提供传统治疗模式的替代品，其中通常包括混合性别的团体治疗。混合性别团体为女性带来了以下潜在障碍：第一，男性团体成员往往主导着团体讨论；第二，女性更不愿意在一个男女混合的团体中讨论深层次的个人问题；第三，女性更有可能默认男性团体成员对时事话题的偏好。此外，她们不太可能与男性讨论个人生活的方方面面，包括性。在一个混合性别团体中，女性似乎可能会遵从社会性别角色，而不是感到有权力维护她们对团体的愿望和需求。然而，混合性别团体也可能产生积极的结果。例如，对许多女性来说，这可能是她们第一次有机会在一个健康、安全的环境中与男性接触。此外，女性在离开该团体后将面临社会化，在这一问题上加入混合性别群体则更为现实。

然而，女性的专属团体提供的福利也是如此。特别是在与遭受性侵犯或与饮食障碍做斗争的女性合作时，女性专属团体为试图康复的女性提供了一个安全的场所。此外，遭受过性侵犯或暴力侵犯的女性可能不愿在混合性别的医疗设置中寻求帮助，并且可能在复发和完成治疗方面遇到更大的困难。选择仅限女性的治疗方案的女性更有可能有需要抚养的孩子，更有可能被认定为女同性恋，更有可能有药物滥用问题的家族史，并且更有可能遭受过性虐待。妇女更可能去女性专用治疗机构或项目的原因之一是，这些项目似乎更有可能为她们提供专门的辅助服务，包括病例管理、儿童护理和其他卫生服务。

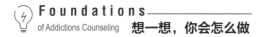

Foundations of Addictions Counseling **想一想，你会怎么做**

回顾桑德拉和汤姆的案例研究细节。根据你在本节所学到的关于混合性别与单一性别治疗的知识，你认为哪种治疗对桑德拉最有利？为什么？哪个对汤姆最好？为什么？想象他们参加同一个成瘾治疗团体，他们会怎么样？他们会给彼此带来什么障碍或提供什么支持？

与同性别心理咨询师的合作似乎也很重要，因为女性表示更喜欢女性心理咨询师。虽然关于针对女性成瘾治疗效果的信息有限，但似乎那些尽可能避免治疗的女性可能会被一个专门为女性设计的项目所吸引。一些研究表明，目前的治疗方式（包括混合性别团体）对女性的效果都比较差。无论治疗模式或治疗团体的性别构成如何，咨询师都应提高对女性特定因素的认识和敏感性。例如，专注于克服个人劣势、理解压迫和力量培养对女性来说比对男性更重要。对女性治疗的其他要素应包括：

- 解决乱伦、性侵犯或性虐待的并发症；
- 协作咨询而不是等级制度；
- 注意一般健康和生殖健康；
- 治疗期间提供的儿童护理；
- 育儿课；
- 获得个人咨询；
- 接触女性咨询师。

最后，咨询师应该对探索替代的前沿疗法持开放态度，包括：整体治疗方法，如瑜伽、冥想和正念训练；表现艺术，包括音乐或艺术治疗；针灸也是一种辅助治疗。尽管迄今为止关于这些疗法的有效性的实证研究很少，但当它们被纳入一个综合性的咨询方案时，却表现出有希望的前景。

性别特异性治疗需求：男性

在成瘾治疗中，男性的人数往往超过女性，比例为 4∶1，男性比女性更早认识到酒精使用的问题，并且比女性来访者从成瘾咨询中获益更多。因此，进入成瘾领域的咨询师必须准备好满足男性来访者的需求。正如明尼苏达和 12 步模型可能不能满足女性的复杂需求，在设计咨询干预措施时，男性需求也需要被特别考虑。例如，传统的咨询往往侧重于情感的表达，对男性来说，这可能不是一种完全合适的干预措施，特别是在治疗的早期阶段。由于男性经常使用药物和酒精来抑制他们的情绪，他们可能发现从治疗一开始就很难、有威胁或不可能暴露情绪。事实上，如果处于成瘾咨询早期阶段的男性在准备好分享情绪之前就感到有压力，咨询师可能会发现来访者对治疗的阻抗增加，难以取得进展。相反，制定目标、创建清单和合同、布置家庭作业等干预措施可能更有利于吸引男性进入咨询进程。这些技巧帮助男性在咨询过程中划定界限，让他们在最终深入情感问题时更有安全感。同样，在男性来访者看来，公开地谈论心理咨询是如何显得"没有男子气概的"也是很重要的。男人在寻求帮助时可能会感觉到失去了男子气概，谈论这个问题有助于他们克服恐惧。成瘾咨询的目标之一是帮助男性建立有效的应对和沟通技巧。

对于男性和女性，成瘾咨询必须针对整个来访者，而不仅仅是成瘾行为。特别是对男性来说，尽早关注就业、健康和家庭问题等具体问题，就承认了他们在成瘾之外的需求。通过早期解决这些问题，咨询师证明了对来访者需求的了解，并且提供了证据表明咨询对来访者是长期有效的。其他针对男性特有的，可能有助于积极治疗结果的因素包括：

- 健康教育；
- 愤怒管理技能培训；
- 社会技能训练；
- 娱乐和休闲机会发展。

最后，成瘾咨询师必须意识到，男性比女性更有可能被法律系统强制治疗。随着药品法的日益严格，咨询师将越来越多地从这一来源接收来访者。法院命令的来访者对咨询专业人员提出了特殊的挑战。事实证明，社会经济地位低下、有前科以及海洛因使用史的来访者，被法院命令在强制的治疗环境中不太可能成功。此外，被强制治疗的患者，与那些自愿接受治疗的患者相比，并没有相同程度的自我激励来完成治疗。因此，咨询师有责任评估来访者的优势和障碍，并确定他们做出改变的动机水平。

因法院命令而来的来访者的治疗也值得研究。大多数法院命令的治疗发生在大的、异质的群体中。所有年龄、性别、种族和成瘾的来访者都是结合在一起的，一般来说，都是以心理教育的团体会谈的形式进行的。在这种情况下，个人咨询很容易被忽视，来访者也很容易在系统中感到迷失。

贝克尔曼（Beckerman）和丰塔纳（Fontana）在 2001 年讨论了一种特定于性别的模式，在这种模式中，来访者被分成全男性或全女性的群体，其中承认个体成员的需求（如上所述）。为团体成员提供病例管理服务、治疗期间的免费儿童护理、与咨询师的个人接触以及支持服务需求评估。总的来说，尿检结果证明，两组在戒酒和戒毒方面都取得了更大的成功。因此，关注特定性别来访者需求的单一性别群体可能对男性和女性来访者都有利。

值得注意的是，男性和女性都深受美国文化价值观中普遍存在的性别角色刻板观念的影响。关于身份认同的发展，长期以来一直都是认为男性和女性以类似的方式发展性别身份。女权主义研究已经确定，当男性在诸如自主和独立等文化规范的基础上发展男性的身份特征时，女性则倾向于通过社区与他人建立联系来确立自己的身份。因此，团体咨询对女性来说就像是"回家"，因为它允许她们以有意义的方式与他人联系。对于男性来说，团体咨询可能会让他们感到威胁或陌生，因为他们不太适应与他人分享情感。咨询师必须对两性都敏感，了解可能促进或阻碍治疗进展的文化支持和障碍。

治疗结果和复发预防

治疗结果方面也存在性别差异。在一项研究中，完成了 30 天治疗计划的患者中，女性比男性更容易复发。与男性相比，她们在第一次治疗后也更有可能退出门诊治疗。治疗中女性的流失可能的预测因素是性虐待或身体被攻击的历史，共病性的情感障碍（如抑郁或焦虑），以及自我转诊治疗，因为她们更可能进行自我参照治疗。另一方面，由于家庭反对使用或法院命令，男性更有可能接受治疗。关于流失或复发后重新接受治疗的问题，男性更有可能在就业地点、刑事司法系统或家庭等社会机构的压力下重新接受治疗，而女性更有可能在社会工作者或咨询师的鼓励下重新接受治疗。

FOUNDATIONS OF ADDICTIONS COUNSELING 总结

成瘾对男性和女性的影响截然不同。为了做到真正有效，咨询师必须了解成瘾对包括男性和女性的所有来访者的生理、心理和社会影响。对性别问题敏感的治疗对来访者的成功是至关重要的。

第 8 章
残疾人与物质相关和成瘾障碍

■■■ 黛布拉·A. 哈雷（Debra A. Harley）

■■■ 马拉奇·毕晓普（Malachy Bishop）

■■■ 勒博冈·提罗（Lebogang Tiro）
肯塔基大学（University of Kentucky）

概述

　　物质相关及成瘾障碍是重大的公共健康问题，会对诸多方面产生不利影响，包括个人身体的、社会的和心理健康的状况，职业前景和就业情况，以及家庭成员、重要他人和同事的幸福。虽然很难确定物质滥用者的确切人数，但基于《精神障碍诊断与统计手册（第 5 版）》的诊断标准，据估计，2012 年有 2220 万人被诊断为酒精滥用或成瘾，而在 2011 年，这一数据为 2060 万。这其中有许多人同时存在残疾并存的问题。在美国，大约有 5800 万残疾人。其中，280 万人被归为酒精和非法药物的依赖或滥用者，450 万人有酒精以外的非法药物的依赖或滥用问题，1490 万人有酒精依赖或滥用但没有依赖或滥用非法药物。酒精是最常用的物质，大麻是最常用的非法药物。美国人的药物使用情况见表 8–1。在对成瘾者的评估中，有一种物质经常被忽略，那就是咖啡因，在所有第一世界国家，咖啡因被认为是一个个人及公共健康问题。在美国，约 7% 的人口可能会出现五种或五种以上的症状，以及符合 DSM-5 诊断标准中与咖啡因中毒相一致的功能性障碍。物质使用会影响大脑的多个回路，包括那些涉及奖励和动机、学习和记忆，以及对行为进行抑制性控制的回路。随着时间的推移，长时间接触物质对大脑功能的影响在于会损害决策和运动控制的能力。有些人比其他人更容易上瘾，这取决于基因构成、健康状况和其他环境影响之间的相互作用。

　　物质相关和成瘾障碍的存在和 / 或病史被认为存在物质滥用和慢性复发性的缺陷。据估计，成年残疾人中药物滥用障碍的患病率至少是普通人群的两倍。参与公共职业康复计划的残疾人中，约 25% 的人也有药物滥用的严重继发问题。由于存在多种风险因素，如健康问题、药物、社会支持、对潜在问题缺乏识别，以及缺乏适当和可获得的预防和治疗服务等，残疾人滥用药物的风险更大。那些患有创伤性脑损伤、脊髓损伤、精神疾病、耳聋、关节炎、多发性硬化症、骨科残疾、视力障碍和截肢的患者尤其危险，其比例为 40%~50%，而普通人群的比例为 10%，发育性障碍（例如，智力迟钝、自闭症）人群中的比例约为 14%。对于残疾人和／或参加职业康复服务的人，其患病率高于普通人群。

表 8-1 美国人物质滥用情况

物质	数字	当前的百分比（%）
酒精	1490 万	6.8
烟草制品	6950 万	26.7
大麻	430 万	1.7
镇痛剂	210 万	0.8
可卡因	110 万	0.4
海洛因	46 万	0.2
致幻剂（安眠药）	33.1 万	—

注：该数据是以年龄在 12 岁或 12 岁以上的美国人为基础。

物质滥用覆盖了不同年龄范围的残疾人，据报道，年轻人更多地使用非法药物，老年人更有可能滥用处方药。此外，物质滥用障碍是精神健康诊断患者中最常见的共病性缺陷，在 890 万人中，25%（280 万）患有严重精神疾病的人同时患有药物使用障碍。研究已经证明，在有精神健康障碍的补充性保障收入覆盖人群中，同时发生物质滥用障碍的比例很高。对于患有精神障碍的个人来说，精神障碍和药物滥用之间的关系是复杂的，而且可能是相互作用的，因为依赖性可以被精神障碍的症状例如抑郁、焦虑、创伤后应激障碍或双相情感障碍所掩盖。不同种族和民族划分的物质相关性疾病有不同的危险因素。少数族裔人口滥用药物的风险因素与社会经济地位／贫困、社区犯罪历史和犯罪活动以及社区混乱有关。法雷尔（Farrell）和布罗曼（Broman）在 2009 年发现，年龄越小，受教育程度越低，以及饮酒、吸食大麻、使用吸入剂和青少年时期的违法行为，都与滥用处方药有关，这个年龄段的药物使用风险行为有独特的种族／民族特征。

目前大量寻求物质滥用障碍治疗的人也有身体、认知、感觉、精神或情感缺陷。许多残疾人士因为有药物滥用障碍和同时存在的残疾状况，因而无法获得他们迫切需要的治疗。残疾人士的治疗障碍主要有以下几种：

- 对智障人士而言，健康促进材料所需的阅读水平可能过高；
- 材料的格式可能不适合有视力障碍的人使用；
- 教育和预防方面的文献和资料主要展示了非残疾人的形象，传递了残疾人士没有风险的不准确

　　信息；

- 有身体残疾的人通常无法进入治疗中心；

- 对于失聪或听力障碍的人，由于辅助支持或翻译人员有限，有效的沟通可能会受到干扰；

- 服务提供者对文化的不敏感可能阻止残疾人寻求教育、风险管理和药物滥用治疗；

- 交通问题和遥远的距离使进入残疾人士专用治疗中心变得复杂；

- 缺乏了解残疾人的工作人员；

- 对双重诊断患者的精神问题管理不足；

- 有限的家庭支持或对家庭的时间和资源有竞争性需求；

- 成本高昂，因为残疾人士没有资格申请公共资助服务；

- 认为残疾是一种耻辱，阻碍了治疗的成功；

- 感知到的污名化，受到药物滥用治疗系统的伤害；

- 对治疗系统不信任。

　　此外，因为身体、态度或沟通障碍限制了有药物滥用问题的残疾人士的治疗选择，或使他们对自己的治疗体验感到不满，他们不太可能参与或完成治疗。对于同时存在智力缺陷、物质滥用和严重精神疾病的人，在获得物质滥用治疗方面的差异最大。斯莱特（Slayter）发现，影响智力缺陷、物质滥用和严重精神疾病患者开始治疗的相关因素包括：非白人、生活在农村地区、不符合医疗保险的条件；与参与治疗相关的因素包括所有上面提到的因素；有收费服务计划、慢性物质滥用相关疾病或两者兼而有之。另一个因素是残疾人士的治疗参与率也低，这可能是由于医生未能识别并转介这些个体接受治疗。

　　作为美国最大和最多元化的少数群体之一，残疾人士在药物滥用障碍患者中所占比例过高。正如 DSM-5 所说明的，药物滥用是一种缺陷，而不是另一种缺陷的症状。虽然物质滥用和残疾之间可能存在互为因果关系，但最近的研究支持这样的假设，即残疾的存在显著增加了酒精和非法药物使用和处方药滥用的风险。参与治疗的精神疾病患者明显更可能滥用处方药和阿片类药物，有发育障碍的患者这样做的可能性要小得多，而那些有酒精、可卡因和大麻使用的原发性问题的残疾和无残疾人士，有滥用阿片类药物的继发性问题的风险都明显降低。在对残疾人士进行药物滥用和成瘾诊断时，一个主要的问题是，滥用和成瘾常常被视为另一种障碍的继发性问题，因而受到的临床关注有限，或者根本没有得到承认。

　　本章的目的是讨论在物质相关和成瘾障碍方面影响残疾人的问题。本章介绍了在康复咨询机构中解决药物滥用和成瘾问题的具体资料。此外，还概述了残疾人和药物成瘾的特点和状况，包括药物滥用和残疾方面的种族差异、残疾人的危险因素、治疗的使用和结果以及康复环境中的干预策略。案例研究贯穿了整个章节。

　　大多数住院患者康复训练项目（Inpatient Rehabilitation Training Programs）的工作人员都表达了

他们对患者的酒精和毒品问题的关注。康复咨询师倾向于采取积极的态度与有药物使用障碍的个体一起合作。康复咨询师、其他咨询师以及人类和社会服务提供者需要了解成瘾与残疾人的关系。鉴于服务提供和立法授权方面的最新发展，康复咨询师与其他人类和社会服务提供者还必须了解在残疾人以及药物相关和成瘾性疾病患者中文化多样性人群、移民、退伍军人、犯罪人口和艾滋病患者的最新趋势。

本章提出了几个问题作为一个框架，以便读者更加清楚明白。

第一，应该注意的是，任何类型的物质相关或成瘾障碍，其特征都是一种持续病态地使用一种物质的模式或者参与了一种行为模式，这导致与使用或行为相关的、反复的不良个人后果和社会后果。根据克罗泽（Crozier）和斯莱加（Sligar）2010 年的研究，行为成瘾包括许多征状，在这些征状中，个体在某些行为中会有强迫性或不可控制性。"药物使用障碍的严重程度从轻微到严重不等，严重程度取决于被认可的标准症状数量"。

第二，尽管本章讨论的是物质相关和成瘾障碍，但其他成瘾——如饮食障碍、赌博强迫症、网络和技术成瘾、工作狂和性成瘾——在社会中越来越普遍，它们具有共同的行为核心。克罗泽和斯莱加同意皮勒（Peele）在 1985 发表的观点，即当前的成瘾概念已经超越了对药物使用的关注，进入了一个更广泛、更全面的概念构建。

第三，越来越多的人使用多种药物，或有多重成瘾或交叉成瘾。这可以增强药物的效果，并有助于管理减少或停止使用药物带来的副作用。

第四，提出几个案例研究，并在整个章节中重新审视和讨论，以突出一些应考虑的重要因素。我们邀请你作为咨询师，回顾这些案例研究中的信息，并根据潜在的危险因素、干预策略和治疗建议来考虑成瘾的概念，这些建议将增强来访者获得和保持清醒的能力。应特别注意社会文化问题、年龄、性别、性行为、娱乐习惯、就业状况和多重成瘾的存在。

最后，在本章中我们交替使用了药物滥用、药物使用障碍、酒精依赖和成瘾等术语。然而，我们承认《精神障碍诊断与统计手册（第 5 版）》为酒精和／或物质使用障碍所提供的具体诊断标准。读者可以参阅 DMS-5 以获得更多信息。

残疾人和成瘾者的特征和状况

美国的残疾人通常根据类别（例如，认知、心理、身体、感官等残疾类型）和功能限制（例如：日常生活活动；执行与工作有关的任务的能力）需要的帮助进行区分。此外，个体可根据其残疾程度进行分类。在这些分类中，残疾人士的就业率会受到影响，而且不同性别和民族／种族的就业率趋势存在差异。根据布罗（Brault）2012 年的数据，在 3.039 亿正常居住人口（civilian noninstitutionalized population）^① 中，2010 年有 5670 万人（18.70%）有残疾，其中 3830 万人（12.6%）有严重残疾。在 21~64 岁的残疾人中，41.1% 的人就业；在重度残疾人士中，27.5% 的人就业，而非重度残疾人士和非残疾人士的就业率分别为 71.2% 和 79.1%。进一步按性别和种族 / 民族对数据进行研究，会发现严重残疾人士的统计数字更令人吃惊。也就是说，在所有种族和性别中，14.8% 的残疾人有严重残疾，非西班牙裔白人占 17.4%，非裔美国人（包括黑人）占 22.3%，亚裔占 14.4%，西班牙裔占 17.8%。截至 2010 年，残疾人的就业率显示，严重残疾者和少数民族群体的就业率一直较低。有关残疾人就业和收入的更多信息可以从美国人口普查局（U.S. Census Bureau）的《美国残疾人：2010 年家庭经济研究报告》（*Americans with Disabilities：2010 Household Economic Studies*）中获得。

　　就业率和收入只是描述残疾人士状况的两个指标。另一个显著的因素是这一人群中药物滥用和成瘾的发生情况。在职业康复机构中，有物质相关和成瘾障碍的残疾人患者成功完成治疗的比率最低。美国残疾问题办公室（Office on Disability）在 2013 年报告称，在职业康复项目中，约有 25% 的残疾人士存在严重的药物滥用继发性问题（次级问题）。有趣的是，1996 年美国颁布了《与美国的合同推进法》（*Contract with America Advancement Act*），该法案规定个人如果仅仅因为滥用药物导致存在障碍，将不再有资格享受补充性保障收入，但随着该法案的实施，在接受所有主要滥用药物康复服务的人群中发现了更高的药物使用率。此外，根据《美国残疾人法案》（*Americans with Disabilities Act，ADA*），"当前"药物使用者并不属于"合格的残疾人"。

　　其他研究表明，物质滥用障碍对残疾人士的影响大于其他精神障碍。例如，庞巴迪（Bombardier）等人在 2004 年发现，被试样本中 14% 的多发性硬化症患者的酒精滥用或依赖的筛查结果呈阳性，7.4% 的人报告滥用非法药物或处方药。这项研究的作者报告说，药物滥用的出现可能高达 19%，并导致较高的抑郁症的发病率。此外，由于可能存在的对个体运动能力和认知能力方面损害的潜在扩大，多发性硬化症患者滥用药物可能会有受到更大的伤害的风险。

《美国残疾人法案》（ADA）

　　当前正在滥用药物的人并不具备《美国残疾人法案》定义的有残疾资格。《美国残疾人法案》所指的"合格个体"包括：

- 已经成功康复，不再有非法药物使用情况；
- 目前正在参加一项康复计划，不再有非法药物使用情况；
- 被错误地认为在非法使用药物。

　　根据《美国残疾人法案》，曾经的吸毒者可以受到保护，因为他们的毒瘾可能被认为是一

---

① 正常居住人口指除了生活在收容机构或社会福利机构的人口。——译者注

种受到实质性限制的障碍。然而，根据平等就业机会委员会（Equal Employment Opportunity Commission，EEOC）1994 年关于《美国残疾人法案》就业条款的技术指导手册，曾经偶尔吸毒的人不在受保护范围内：

> 曾经偶尔使用非法药物，但没有药物成瘾的人，并没有因为过去的药物使用而有缺陷。为了使一个人因药物使用而受到'实质性的限制'，他就必须药物使用成瘾。

2002 年，科拉科夫斯基·海纳（Kolakowsky-Hayner）等人在对脑损伤和脊髓损伤患者的研究中发现，脊髓损伤患者在损伤后更有可能每天饮酒，而创伤性脑损伤患者在损伤后更倾向于使用非法药物。脊髓损伤和创伤性脑损伤均表现出损伤后药物使用率高于损伤前药物使用率。然而，其他研究已经确定了创伤性脑损伤被试组和脊髓损伤被试组的损伤前后的药物滥用率，同需要治疗个体物质滥用的数量相当。巴斯福德（Basford）等人在 2002 年发现，神经系统受伤的人更有可能报告滥用药物。布鲁克（Brucker）在 2008 年报告说，发育障碍患者在治疗中使用处方药和阿片类药物的可能性明显低于其他人。其他研究表明，根据估计，在发育障碍患者如智力缺陷和自闭症患者中，滥用的比例高达 14%。总的来说，患有物质相关和成瘾性障碍的残疾人滥用物质的比率往往高于非残疾人，被隔离率较高，社会化程度较低，滥用酒精和其他药物的风险增加。此外，有特定残疾类型的残疾人滥用物质的比率较高；与没有残疾的女性类似，有关滥用物质的残疾女性使用酒精和物质同样存在性别偏见；人们对残疾人物质滥用的态度比非残疾人更加消极。

有关不同种族/民族滥用物质的残疾人士的研究结果显示，西班牙裔的多种药物使用障碍发生率最低，而白人一生中酗酒和焦虑症的发生率最高。佩伦（Perron）等人还发现，在那些一生中至少有过一次药物使用障碍的人群中，白人滥用药物的比例最高，其次是非裔美国人/黑人和拉丁裔/西班牙裔。在 1999 年《卫生部长关于心理健康的报告》（Surgeon General's Report on Mental Health）的后续报告中，谢勒（Sherer）于 2002 年指出，亚裔美国人和太平洋岛国居民的心理健康问题的总体流行率与其他美国人没有显著差异，但他们的心理健康服务的利用率在各民族中是最低的。在美国以外出生的墨西哥裔美国人的终生疾病患病率低于在美国出生的墨西哥裔美国人，25% 的墨西哥裔移民有精神疾病或物质滥用的迹象，而在美国出生的墨西哥裔的这一比例为 48%。非裔美国人比美国白人更容易出现躯体症状。美国印第安人死于酒精相关原因的可能性是美国白人的五倍。

综上所述，证据表明，少数民族在美国弱势群体中占多数，与白人相比，由于心理健康需求未得到满足而导致的障碍的比例更高。然而，人们必须意识到，在少数民族群体内部存在着巨大的差异，将他们放在一起进行统计分析并不能进行区分：561 个部落和大约 200 种英国爱尔兰人的语言；拉美裔群体的多元文化；从印度到印度尼西亚的 43 个独立的亚裔美国人和太平洋岛国居民群体；以及非裔美国人的地理多样性。哈雷在 2005 年报告说，虽然非裔美国人的酒精使用量低于白人，但他们倾向于在应对压力时更多地使用，他们的使用取决于历史模式和影响，而酒精和其他药物的使用在他们的生活、家庭和社区往往导致更严重的后果和破坏。尽管物质相关和成瘾性疾病对少数民族人口的影响不成比例，但必须指出的是，非裔美国人、美洲印第安人和拉丁美洲人口中也存在着较高的戒断率。这一点常常被忽视，因为对饮酒流行率的总体检查似乎支持这样一种观点，即这些人群的酒精消费率高于美国其他族裔群体或亚群体。

Foundations
of Addictions Counseling　**想一想，你会怎么做**

丽塔是一位 33 岁的拉丁美洲女性。她在一次车祸中受伤，导致截瘫、部分听力丧失和一只眼睛失明。随后，她被诊断患有创伤后应激障碍、物质滥用、慢性疼痛和癫痫症。经过三个月的治疗，她出院了。她是一个单身母亲，有两个儿子，一个十岁，一个七岁。丽塔在护理专业技术学院就读了九个月。大学辍学后，她做过几份初级工作，如厨师、收银员和电话销售员。在她受伤之前，她认为自己是一个社交性饮酒者，喜欢和朋友聚会（例如，喝酒、赌博和一起闲逛）。自从受伤以后，丽塔大部分时间都是一个人待在家里。她表示，现在她很少花时间与朋友和家人在一起，因为他们认为她"有毛病"，不愿意待在她身边。她的孩子们已经搬去和她的母亲住在一起，但还没有确立合法的监护权。

丽塔得到了社会残疾保障保险、食品券和住房补贴。有一个护理人员来照顾她，帮她准备饭菜。大约两个月前，在丽塔的要求下，护理员搬进来了。六个月后，丽塔因拖欠房租面临被驱赶。丽塔告诉她的母亲，她拖欠房租的原因是她的药物太贵了，她不得不开始使用替代药物来治疗她的疼痛。为了帮助丽塔，她的母亲主动提出帮她付房租，但要求照顾者（已经成为她的男朋友）搬出去。她的母亲告诉她，在经历了这次事故给她带来的伤害之后，她应该尽一切努力来减轻她的痛苦。

一位社会工作者被要求进行家访，以调查和确定丽塔需要什么样的帮助。在家访时，该社会工作者发现丽塔一直在使用由护理人员提供的海洛因。丽塔辩解说，使用药物有助于减轻她的痛苦，使她觉得更有信心处理她的问题。

残疾人的风险因素

风险因素是那些导致人们与酒精和其他药物使用问题产生密切关系的因素。尽管残疾人滥用物质的原因与非残疾人相同（例如，减轻压力、实验、补偿内疚、害羞或自卑的感觉），但他们的使用也有特定的原因。这些原因包括但不限于孤立、抑郁、就业和经济问题，作为适应残疾的一种应对机制，以及作为自我治疗的一种手段。残疾人可能很脆弱，往往成为其他人在经济、性和情感上利用的目标。更复杂的是，许多家庭成员认为，由于他们的残疾，残疾人士有权使用娱乐化学品。此外，酒精和物质滥用障碍与精神障碍高比例的同时发生使危险因素更加复杂。进一步的研究证实，与非残疾人相比，残疾人士与医学界的互动更频繁，可能会得到更多的处方，尤其是阿片类药物、兴奋剂和镇静剂，从而增加了滥用的机会。

残疾人的另一个风险因素是有关社会层面的和态度层面的。对残疾的态度，影响了非残疾人士对残疾人士的反应方式，从而影响残疾人的治疗结果。此外，对他人的刻板印象和期望也会影响人们对自身残疾的看法。关于态度和社会层面风险 / 障碍的一些例子包括：（1）残疾人士不滥用药物；（2）残疾人士应接受与其他人完全相同的治疗方案，以免被挑出来作为不同的人——假定进入社会主流意味着你应做与其他人完全相同的事；（3）为残疾人服务需要走向极致；（4）有认知障碍的人无法学习如何保持清醒；（5）残疾人士值得同情，因此他们应该被允许有更多沉溺于药物使用的自由。这些态度中有很多都认为残疾人士是不正常的，或者是无助的、脆弱和病态的。其中有许多观点在咨询师和其他专业人士中也很常见。持有这些信念的咨询师（和其他帮助性专业人士）可能会筛选出那些将从他们的项目中受益的人，拒绝为他们的残疾客户提供适当的便利，或者不知不觉中使来访者利用他们的残疾来逃避治疗。残疾人往往会被贴上社会异常的标签，一旦被认定患有酒精和其他物质滥用，他们就会经受双重排斥。显然，咨询师的认知可能是残疾人获得成瘾治疗的一个重要障碍。

有一些与残疾直接相关的原因可能会增加残疾人士滥用酒精和其他物质的风险。这些风险因素可以分为五类：健康和医疗、心理、社会、经济和就业以及可得性。下面几节将分别对它们进行讨论。

健康和医疗风险因素

残疾人经常长时间使用药物。一些与残疾有关的疾病需要同时服用多种处方药。服用处方药的人需要获得有关这些药物如何影响行为或与其他药物（如酒精和非处方药物）相互作用的具体信息。关节炎、双相情感障碍、糖尿病、癫痫和囊性纤维化等残疾可能会使患者面临与药物使用相关的问题。例如，如果一个人存在多重创伤，并被诊断为创伤后应激障碍和双相情感障碍，他为此服用药物，并且还饮酒，酒精的使用就可能会与药物产生危险的相互作用。当一个人意识到在服用药物的过程中使用酒精的潜在危险时，他可能就会有意识地停止使用药物，以便继续使用酒精。由于停药，可能导致此人精神疾病发作。因此，这种风险可能是由于饮酒和为了饮酒而停止服药的结果。在这两种情况下，个人健康和并发症的风险都在增加。

其他疾病（如低血糖、艾滋病毒携带者 / 艾滋病、溃疡、血液病、心血管疾病等）与某些残疾相关，会降低一个人对酒精和其他药物的耐受性。这种耐受性的下降会导致中毒的危险，尤其是混合使用药物与酒精时。此外，经历慢性疼痛或不适的个体可能会依赖处方药或使用其他物质（如酒精），以试图达到暂时缓解的目的。对于咨询师来说，意识到这些事项是至关重要的。同样重要的是，咨询师要帮助他们的客户意识到，由于协调和平衡问题，残疾或慢性疾病的存在可能会增加因酒精或其他物质滥用而导致反应时间慢、决策能力差、行动不便或视力受损而发生意外事故的风险。

心理风险因素

心理风险因素包括诱导行为、家庭生活压力的增加以及与适应残疾相关的压力。通常，家人、朋友和专业人士可能会无意中鼓励残疾人士不适当地使用酒精或其他物质。诱导行为（使某人更容易从事一种行为）可能是由错位的同情、内疚、沮丧或友情所激发的。显然，在丽塔的例子中，她的母亲鼓励她使用药物就是一种应对疼痛和表达感情的方式。

随着残疾的出现，一个家庭可能会经历额外的开支，难以适应日常生活，以及由于失业而减少收入。这些因素会显著增加压力，从而导致不健康的药物使用相关行为。对残疾或疾病的最初反应可能包括震惊、否认、愤怒、焦虑、抑郁、退缩、怨恨、内疚和尴尬。詹森（Jensen）、摩尔（Moore）、博科夫（Bockow）、埃德（Ehde）和恩格尔（Engel）在 2011 年对脊髓损伤、获得性截肢、脑瘫、多发性硬化症和肌肉萎缩症患者的心理社会因素和对慢性疼痛的适应的研究发现，心理社会因素与所有残疾人群的疼痛和功能障碍显著相关。与疼痛和功能障碍最密切相关的心理社会因素包括：将境况灾难化；任务坚持性、保护性和抵制性的应对反应；感知的社会支持和社会关怀性反应。对这些反应的一种不健康的应对策略可能就是使用和 / 或滥用酒精和其他药物。

人际和社会风险因素

社会因素包括同龄人群体差异、社会支持水平降低和孤立。残疾人，特别是那些在成年前就已经残疾的人，与同龄人群体交往的机会可能更少。这些社会局限性可能会导致对残疾人士来说，那些容忍酒精、其他药物滥用以及其他异常行为的同龄人具有吸引力。此外，这可能意味着，由于缺乏社会经验或需要被接受，残疾人可能容易因同龄人的压力而滥用酒精或其他物质。丽塔所求助的照顾者 / 男朋友，为她提供了使用药物的社交机会。此外，她的照顾者 / 男朋友可能没有有效的应对技巧，因此可能会加强她的药物使用。

残疾人的社交渠道往往较少，空闲时间过多，这也会带来相关问题。这两种情况都会增加酒精或其他物质滥用的风险。一个社交选择较少的人很难找到新朋友来避免负面影响。孤独进一步加剧了这个问题。残疾人经常因为缺乏交通、娱乐或社交机会而被孤立。这会导致抑郁和自卑，两者都会导致药物滥用和成瘾。此外，残疾人可能会经历负面后果，包括成为犯罪受害者的可能性更大。2011 年，12 岁或 12 岁以上的残疾人平均经历了 92.3 万起非致命性暴力犯罪。2011 年，残疾男性的暴力发生率为 42‰，而非残疾男性为 22‰；残疾女性的暴力发生率为 53‰，而非残疾女性的暴力发生率为 17‰。

经济和就业风险因素

残疾人在医疗、辅助技术、交通和相关费用方面占比过高，这造成了他们财务上的焦虑和压力。同样，作为一个群体，他们的就业不足或失业率较高。失业是残疾人群体面临的最深刻的问题之一。在 21~64 岁的美国残疾人中，只有 41.1% 的人在工作，而在这个年龄段的无残疾人士中，这一比例为 79.1%。2010 年，只有 27.5% 的严重残疾人士就业，相比之下，非严重残疾的成年人就业比例为 71.2%。2012 年，估计有 16.9% 的失业成年人被归为依赖或滥用，而 9.1% 的全职成年人和 10.3% 的兼职成年人被归为依赖或滥用。在 2070 万被归为依赖或滥用的成年人中，有 1070 万

（51.9%）是全职工作者。大约 9.0% 接受医疗保险、社会保险或补充性保障收入的严重残疾人报告了在就业状态。

残疾类型与各种就业状况和工作限制具有相关性。例如，只有沟通残疾的人比其他任何类型或者其组合的残疾人更有可能就业（73.4%）。只有身体残疾的人的就业率为 40.8%，而只有精神残疾的人的就业率为 51.9%，身体和精神双重残疾的人的就业率较低。在回顾 1990 年至 2010 年关于失业和药物使用的文献时，汉高（Henkel）发现了以下主要结果：（1）风险饮酒（如危险饮酒、暴饮、大量饮酒）在失业群体中更为普遍；（2）有问题的物质使用增加了失业的可能性，减少了找到和保住工作的机会；（3）失业是物质使用和随后的物质使用障碍发展的一个重要的风险因素；（4）失业率增加了酒精和药物成瘾治疗后复发的风险。此外，失业者更可能吸烟、使用违禁药物和处方药物、患有酒精和药物失调症（例如，滥用和依赖）。虽然失业和药物滥用之间没有直接的因果关系，但可以看出，残疾人的高失业率也可能使他们面临物质相关和成瘾性障碍的风险。

接近风险因素

残疾人经常在获得满足其需求的滥用物质的材料和方案方面受到限制。这一点在那些经历过创伤、脊髓损伤和活动受限的患者中尤为明显。如前所述，治疗方案获得方面的许多问题是由于设施的物理可及性造成的。对于主要语言不是英语的残疾人来说，沟通障碍也可能是一个因素。因此，出于许多原因，残疾人应尽可能地被转介给其社区的酒精或其他物质机构或项目中。还必须考虑到不同的学习风格和认知或感官限制。如果无法在社区获得本地待遇，则应采取措施确保获得适当和公平的方案。

对某些类型的残疾人来说，通常需要特殊治疗。例如，聋人社区的许多成员受益于专业服务，这些服务能更好地处理可能出现的特定文化、语言和社区问题。许多聋人更愿意接受专门针对他们需求的项目，而且这些项目的工作人员精通手语。与许多其他残疾人不同，聋人通常不认同残疾的医学模式，而是信奉一种文化模式，强调他们在聋人社区中的能力以及他们自己的语言和价值观。（读者应该注意到，使用 D 来指代那些耳聋[①]并认同聋人文化的人，使用 d 用来指代那些耳聋或听力不好但不认同聋人文化的人。）由于 D/ 聋人被认为"发病率低"（不到总人口的 1%），而且接受过物质相关和成瘾性障碍个体评估培训的专业人员太少，基于社区的成功治疗可能是不现实的。此外，由于大量的治疗发生在正式的团体和个体咨询设置之外，D/ 聋人患者在治疗过程中与同伴交谈的机会更少。实际上，大多数项目都无法为 D/ 聋人来访者提供这种专门的和 / 或独立的服务。因此，合理的替代方案可以是安排便利设施，例如，手语翻译，使用铅笔和纸或技术 / 辅助设备 [例如计算机辅助实时转录（Computer Assisted Realtime Transcription，CART）服务] 进行通信。其他便利设施可包括带签名或字幕的视频、延长完成任务的时间，以及通过书写英语以外的语言完成活

---

① 耳聋的英文为 deaf，首字母为 D。——译者注

动的机会。

美国手语（American Sign Language，ASL）是聋人群体中最主要的交流语言之一。美国手语是一种视觉语言，包括手势、身体动作、面部表情和手指拼写。它有自己的语法、句法和词汇，是由聋人群体的文化塑造的。加上缺乏受过美国手语培训的合格专业人员，这是有关物质相关和成瘾障碍的信息在聋人群体中没有得到很好传播的两个主要原因。

D/ 聋人与物质滥用

- D/ 聋人受药物滥用的影响不成比例；
- 并不是所有的聋人都使用相同的交流方式；
- 在访谈中使用第三方 / 翻译人员将会改变访谈的动态，并可能影响评估的有效性；
- D/ 聋人比其他有残疾的群体经历更大程度的孤立。药物使用是聋人的主要应对策略之一；
- 聋人很难获得治疗方案；
- 在治疗方案中使用手语是聋人的首选。美国手语是聋人的第一语言，英语的学习是第二位的；
- 聋人团体（deaf community）是一个紧密联系的小团体，有一个在全国范围内共享信息的交流网络；
- 聋人更有可能遇到其他的来访者或工作人员，因为他们对聋人团体熟悉。这会限制聋人的治疗选择；
- 聋人被称为有隐性残疾，因为这种残疾在人们开始交流之前是不明显的。

便利设施并不意味着给予特殊优惠，而是意味着减少平等参与该计划的障碍。有时，一个项目中可能只有一个聋哑客户。克瓦姆（Kvam）等人在 2007 年强调有必要对聋人的心理健康给予更多关注，社会必须意识到他们在心理健康方面所面临的特殊风险。以亚伯兰（Abram）为例，他的精神健康状况会因酗酒和文化孤立而恶化。作为一个治疗项目的参与者，他的英语语言能力有限，对美国手语的使用也不熟练，从而进一步妨碍了他进行有针对性的交流。很明显，亚伯兰可以亲身参与治疗项目，然而，他从服务中获益的机会受到限制，因为完全融入的可能性较小。

 Foundations of Addictions Counseling **想一想，你会怎么做**

亚伯兰的案例

亚伯兰是一名 30 岁的从俄罗斯到美国的移民。他在美国生活了 18 个月，英语理解能力有限。亚伯兰是个聋人，被诊断患有双向情感障碍和酒精依赖症。在俄罗斯生活期间，他曾在精神病院住过一段时间。他曾在美国有过一次这样的住院治疗，随后被转介接受物质滥用治疗。亚伯兰在美国没有家庭，由当地一家教会资助。由于耳聋，英语理解能力有限，美国手语使用不熟练，亚伯兰发现被孤立于自己的文化之外，与听力正常的人和聋人都无法有效沟通，他感到非常无聊。他在俄罗斯的工作经历很有限，只在电影院当过售票员，在美国也没有工作经历。亚伯兰被转到职业康复服务中心。

社会文化风险因素

虽然物质相关和成瘾性障碍是所有种族和民族群体的重大公共卫生问题，但从社会文化、生理、心理和发展四个方面了解它们对少数民族群体的影响正变得越来越重要。

- 社会文化风险因素。社会文化风险因素是指一个人在更大的社会和文化背景下如何看待自己。例如，美国印第安人和阿拉斯加原住民使用物质来应对哀悼，这既是他们的历史所造成的，也是文化建构的结果。美国印第安人/阿拉斯加原住民的文化背景、身份、适应能力和毅力所固有的概念包括对生活的整体态度、促进集体福祉的愿望、持久的精神以及对所有治疗方法的尊重，这些都会影响自我认知，也是在与这些人合作时应该考虑到的。

- 生理风险因素。生理风险因素使一组人由于医疗或健康状况（如代谢紊乱），易患某种特殊疾病或障碍。对物质依赖和成瘾的生理学理论的研究还没有定论。

- 心理风险因素。心理风险因素是指一个人的控制源（内在与外在）。例如，许多拉丁美洲人具有与健康障碍认知相关的外部控制源信念。根据费舍尔和哈里森 2013 年的研究，语言缺陷会严重限制一个人的自主感以及感知控制力，强化一个人如何看待经济、社会或教育改善的机会。这种剥夺所带来的羞耻感会加剧自我价值感的降低，使拉丁美洲人面临滥用物质和成瘾的心理风险。

- 风险因素的发展。风险因素的发展与获得满意的生活和工作愿望有关。达不到目标常常表现为抑郁和依赖。例如，非裔美国男性的高失业率对饮酒行为产生有害影响，并与酒精问题风险的增加相关。

少数民族的物质相关和成瘾障碍也是文化适应和同化程度以及自我控制特征的函数。因此，在与不同种族以及少数民族来访者合作时，了解他们的文化取向，熟悉他们的价值观、做法和世界观是很重要的。这些文化因素和风险因素对治疗过程都存在影响。

文化变量在决定一个人的身份、个性、信仰和行为，以及定义一个群体的文化独特性方面扮演着重要的角色。此外，文化变量影响对物质滥用和成瘾的理解，并对治疗参与和治疗方法可能的选择提供一些见解。因此，服务计划应该关注社会环境问题以及文化背景下的物质滥用问题。同样，穆伊德（Muid）在 2008 年将历史创伤定义为"由种族灭绝的灾难性历史造成的整个生命周期和几代人的集体情感和心理伤害"，这是了解与物质相关和成瘾性障碍患者的另一种文化途径。历史创伤往往会导致负面后果，这些后果会在后代人身上显现出来，常常会导致一种无力感，并可能创造出一种亚文化，与支持和培育的真实文化形成鲜明的对比。

治疗利用和结果

鉴于物质滥用和成瘾有许多维度，并在许多方面扰乱个人的生活，治疗是复杂的，对残疾人来说更为复杂。根据治疗方案的不同，治疗过程也不相同。通常情况下，咨询师通过戒毒、康复和愈后护理三个阶段的护理来帮助有物质滥用问题或成瘾的人。有时，根据个人的总体健康状况，可能需要在治疗之前或同时进行医疗干预。例如，由于营养不良和卫生条件差，有些人可能需要维生素治疗、牙科保健和其他基本保健。物质滥用和成瘾治疗是可以在许多场所进行的，如住院、门诊或部分住院（即日托），并通过一系列技术和形式，如医疗干预（如抗滥用、化疗）、个体咨询、团体工作、与家庭合作、自助、药物治疗、精神咨询、冥想、活动治疗、自助计划或行为方法。治疗方案应该是全面而包容的。大多数残疾人不希望或不需要单独的项目，这往往会限制一些机会，并使隔离和人们对其与众不同的含义的误解长期存在。然而，服务的组成部分可以而且应该是个性化的。自 20 世纪 70 年代以来，科学研究表明，治疗可以帮助人们停止使用酒精或其他物质，避免复发，并成功地恢复他们的生活。在这项研究的基础上，出现了一些关键的原则，这些原则应该成为任何有效治疗方案的基础。尽管有许多原则（例如，在适当的时间内保持治疗，治疗不需要自愿需要有效，治疗应满足不同文化、心理社会和个性的个体的多种需求）在不同人群中是有效的，但仍需要额外的元素来解决患有物质相关和成瘾性疾病的残疾人群体的特殊情况。

对残疾人士进行有效治疗的主要原则如下：

- 无障碍设施；
- 适当的便利设施；
- 统一 / 综合服务；
- 采用与（当地）文化相适应的方法；
- 管理反移情作用；
- 增加组织和支持；
- 咨询师以一种培养和非评判的方式始终如一地做出回应；
- 区分药物副作用和药物引起的变化；
- 咨询师 / 工作人员了解该人员的特殊敏感性和特殊适应能力；
- 区分心境障碍和焦虑障碍、焦虑和抑郁的常见表现，以及与焦虑和抑郁相关的更严重的精神疾病或医疗状况。

物质相关和成瘾障碍的治疗可以是住院 / 居家（至少四周至六个月）、门诊（未指定时间段）或部分住院（通常每天五小时或更长时间，每周五天，持续四到六周）。在门诊治疗物质滥用和成瘾障碍最常见。精神和物质滥用问题不太严重和更稳定的客户，大部分接受门诊治疗。寄宿式治疗方案是非常有效的，特别是对那些有更严重问题的人。治疗设置的类型取决于来访者的需要。例如，有医疗并发症的来访者可能会从住院或部分住院中受益，而有工作并需要继续工作的来访者可能会发现门诊护理更为可行。虽然标准治疗模式已经得到调整，以满足残疾人士的需要，但还需要做更多的工作。然而，对于确定个体可能需要的治疗类型，应有具体的指导方针。美国成瘾医学学会制定了患者安置标准，以指导有关适当治疗设置的决定。与确定所需治疗类型密切相关的因素包括以下六个维度：

- 维度 1：急性中毒和 / 或戒断可能性；
- 维度 2：生物医学条件和并发症；
- 维度 3：情绪、行为或认知状况和并发症；
- 维度 4：准备好改变；
- 维度 5：复发、持续使用或发生持续问题的可能性；
- 维度 6：恢复 / 生活环境。

考虑到这些领域的评估结果，依据综合水平从 0.5 到 4.0 五个连续的级别中确定一个护理水平。根据来访者的状况，这些级别规定了来访者所需要的护理类型，包括以下内容：

- 0.5 级：早期干预；
- 1 级：门诊服务；
- 2 级：强化门诊（2.1）和部分住院（2.5）服务；
- 3 级：住院（居家）/ 住院服务，包括临床管理的低强度住院服务（3.1）、临床管理的特定人群高强度住院服务（3.3~3.5）和医疗监控的强化住院服务（3.7）；
- 4 级：医疗管理的重症住院患者服务。

对于有身体和精神疾病的残疾人来说，这些治疗服务标准是至关重要的，因为这些人可能有多种疾病和慢性病，这使治疗变得更加复杂。为了更好地提高治疗取得积极结果的比例，必须以一种更具有文化特异性、更灵活和更全面的方式评估残疾患者。然而，配对研究表明，配对结果几乎没有改善。事实上，"除非药物使用障碍以及相关的医疗、精神和社会问题的严重性需要结构化或医学监测的治疗，否则应使用限制性最小的治疗设置"。各治疗方案的优缺点见表 8-2。接下来，我们将讨论康复环境中的具体干预策略。

表 8-2	治疗方案的优缺点		
	住院方案	门诊方案	自助方案
优势	强化教育	成本	免费的
	强化咨询	继续工作	方便的
	新朋友	有支持的生活	对每个人都开放
	保护设置		成功的历史
缺点	成本	缺乏保险	偏见
	远离现实生活	有限的可用空间	可能不适合所有人
		缺少结构化	
		复发增加	

康复环境中的干预策略

物质相关和成瘾障碍治疗和康复的环境设置包括中途或过渡房屋、退伍军人医院、综合医院和临床设施、无家可归者方案、监狱和拘留所，以及物质滥用项目。这些设置可能提供也可能不提供包括为女同性恋、男同性恋、双性恋和跨性别人群所设计的性别特异性治疗，或强调文化因素。在刑事司法系统（criminal justice system）中，残疾人和成瘾性精神障碍患者正在增加（本章稍后将详细讨论）。在物质滥用或康复环境中工作的咨询师在确定服务的适当性时可能面临复杂的临床决定，例如，决定是否在继续使用药物的情况下开始治疗，或服务是否需要戒除所有药物。心理咨询师可以通过传统的（例如，医学/疾病）模式、当代临床导向（即以来访者为中心的方法），或在连续过程的某个阶段进行干预。

在康复环境中对残疾人的治疗和干预必须包括连续的护理，从评估开始，转向个性化干预，并以愈后护理（或继续护理）服务结束。鉴于成瘾治疗的长期性，在进行进一步治疗之前，需要对康复预期做一些说明。首先，康复需要时间，因为成瘾会侵蚀生活的方方面面，因此必须有系统地推进。其次，康复过程的进展不是一成不变的，偶尔会出现倒退，而且停滞不前是很常见的。再次，和任何慢性疾病一样，复发也是康复的一部分。最后，成瘾是行为的、神经生物学的和遗传的。维特基维茨（Witkiewitz）和马辛（Masyn）在 2008 年发现物质障碍的复发率和不依从率与其他慢性病相似。无论选择的物质和人群如何，研究始终发现，接受酒精或其他物质问题治疗的人中有相当一部分在治疗结束后再次使用，通常是在最初三年内。

对于患有共病性残疾的人来说，他们在治疗后的环境中有效发挥功能的能力可能会受到几个因素的影响，包括：残疾的严重程度、持续时间或具体的功能限制；社会对这个个体的反应和期望；开始残疾时的发育阶段。其中一些人知道他们的残疾需要什么样的干预，而其他人则不知道。通常情况下，同时患有药物相关疾病和共病性残疾的人存在生活问题（本章前面已经讨论过），这些问题使治疗更加复杂，并增加了复发的可能性。这些人可能需要帮助和个性化的便利设施，以便：

- 学习日常生活活动，如基本梳洗、适当着装、使用公共交通工具和烹饪；
- 发展职业预备技能；
- 学习由于药物使用障碍和残疾相关问题而缺乏的社交技能；
- 学会从事健康的娱乐活动；
- 获得他们有资格获得的经济利益；
- 养育和照顾孩子的技巧；
- 为有发育障碍的人简化语言或将 12 个步骤翻译成聋人手语；
- 建立新的同伴网络。

此外，研究表明，有酒精或其他物质问题和残疾人士在试图纠正这些问题时会遇到程序和其他类型上的障碍。例如，如果一个来访者已经戒酒六个月或更长时间（即使这样的要求适得其反，并可能导致在缺乏职业技能和物质使用障碍之间的恶性循环），他可能被评定不符合某些职业康复计划的资格。

有一类值得讨论的残疾人群体的数量在增加，那就是罪犯群体。那些被监禁的人，在转诊治疗项目或审判前的项目中，给康复专业人员在提供服务方面带来了一系列挑战。物质滥用和精神健康服务管理局在 2013 年确定了刑事司法环境中提供物质滥用治疗的几个障碍。一些障碍与特定的设置和治疗的可获得性有关，另一些则是关于犯罪者态度和行为的，以及犯罪性人格特征是否会妨碍参与治疗的。其他障碍包括：可能不向有需要的人提供治疗，因为筛查参与者的方法可能不全面，而且服务并不总是针对罪犯的心理、社会、医疗和心理健康需求做出反应。监狱环境还有一些额外的挑战，包括由于监狱监禁时间通常很短而造成的时间限制，一些罪犯的特殊需要过于复杂，无法在短期治疗中得到充分解决，以及确保保密的能力。在监狱里，特别是在弹丸之地的农村地区，有药物滥用障碍的罪犯是众所周知的，罪犯和官员通常互相认识。在刑事司法环境中与物质相关障碍和残疾罪犯合作的咨询师应该认识到，由于个人的残疾类型和严重程度以及影响参与治疗动机的因素，所需的治疗强度水平（例如制裁、奖励）以及在重返社会以后，都需要社区监督和监测。

无论在何种情况下，咨询师都必须对患者的心理社会历史和目前存在的问题有清晰的了解。这应该包括：个人的工作经历；教育背景；家庭；婚姻史；就业状况；从军史；心理健康史；功能限制；犯罪历史；物质使用和治疗史；曾参与的职业、身体或社会康复；过去的虐待史（因为许多残疾人都是身体、情感和／或性虐待的受害者）。为了说明问题，让我们以丽塔为例。咨询师应该问她一些基本的问题，如：

- 你觉得自己有残疾吗？或者有人告诉过你你有残疾吗？

- 你有没有因为任何原因不得不在医院过夜，或者去急诊室？
- 你是否曾长时间去就诊，而不是只去看一次或做常规检查？
- 你吃什么药（处方药和非处方药）吗（扩展关于药物依从性的问题）？
- 你曾经被诊断为残疾吗（考虑针对特定类型的残疾提出这个问题）？
- 你受过伤吗？如果受过伤，是什么类型？结果是什么？
- 在过去的三年里你做过多少份工作？你做过时间最长的工作是什么？
- 你有什么爱好？
- 你的家庭生活怎么样（问一系列关于家庭生活和人际关系的问题）？

其他问题应集中在文化需求、交叉成瘾和医疗需求上。这些问题和访谈的结果有助于确定丽塔可能有残疾、缺陷和功能受限。评估她的反应将有助于咨询师确定这些限制将如何影响她参与该项目，并确定所需的额外信息，以确保她能从治疗中获得最大利益。鉴于残疾妇女经常受到家庭成员和照顾者的伤害，她们是犯罪的受害者，还应提出一些针对性别的问题。在肯定答复的基础上，应对与创伤、精神卫生和药物滥用有关的问题实施广泛的相互关联的服务。

为了治疗的成功，咨询师应该考虑环境如何影响患者的优势和局限。一般来说，人们有很多技能可以增强他们应对一生中所承受的压力和转变的能力，学习这些技能是人类发展的关键部分。对残疾人来说，以优势为基础的治疗方法尤其重要，因为他们经常被视为不能或不应该尝试什么。因此，残疾人可能已经学会了用自己的局限性和不可能性来定义自己。根据科佩尔曼（Koppelman）和古德哈特（Goodhart）在2008年的研究，残疾人通常被认为没有能力掌握某些自我决定的技能。然而，这并不是说残疾人不应该低估他们的功能局限性，尤其是与复发风险相关的局限性。为继续照顾残疾人，以下是在康复环境下的建议。

- 将加强复原力的机会作为康复计划的一部分。解决那些使人面临物质滥用和成瘾相关问题风险的因素；从心理、情绪、精神和身体各方面为客户发展提供帮助。
- 确定或建立同伴支持预防性咨询计划（peer-support prevention counseling programs）。积极的榜样对面临生活挑战的残疾人很重要。为残疾人士建立有效的同伴支持项目常常是一项挑战，尤其是对那些隐性残疾人士和少数民族。
- 通过多学科和跨学科支持团体促进健康生活方式的改变和技能培训。
- 建立关于应对、自信训练、压力管理、健康生活、改造技能和药物滥用的教育和决策会谈单元。
- 在独立生活中心（Independent Living Centers，ILCs）和其他残疾人服务机构组织使残疾人能够接触和使用的12步会谈，并鼓励在其他12步计划中为个人和家庭成员建立无障碍恢复支持团体。

此外，加兰特（Galanter）和克莱贝尔（Kleber）在2008年建议，在物质滥用治疗和康复项目中不擅长处理与残疾相关问题的咨询师应将来访者推荐给独立生活中心。在残疾人无法获得或所获得专门的药物滥用和成瘾问题解决方案有限的情况下，可能需要机构和项目之间进行合作和协调，或创造替代方案。由于精神卫生和药物滥用治疗系统都不能为治疗同时发生的成瘾和残疾提供足够的资源，因此通常需要交替治疗（即，来访者在一个机构中接受残疾治疗，在另一个机构中接受成瘾治疗）。其他的治疗项目提倡顺序治疗，即在成瘾之前先治疗一种疾病（通常是精神疾病）。人们相信，来访者必须精神稳定才能从物质滥用治疗中获益。然而，一些项目提供并行治疗，其中来访者同时参与成瘾和精神健康治疗。对于残疾人来说，一种综合治疗方法是最好的，这种方法将心理健康和成瘾治疗结合成统一的综合方案，这个治疗方案由对这两种方法进行过交叉培训的咨询师和临床医生来参与。

残疾人士应接受物质滥用及有关精神健康问题的筛查，以增加他们获得治疗的机会。康复治疗项目应包含一定的指导方针，具体的治疗指导方针如下：

- 评估：包括体检、用药史、社会心理评估，必要时包括精神病学评估和社会经济因素评估以及获得公共卫生、公共援助、就业、教育和职业援助项目的资格；
- 同一天摄入量：保持患者对治疗的参与和兴趣；
- 发现和治疗记录：加强临床病例督导；
- 预防和初级医疗护理：如可能，现场提供；
- 传染病检测：在整个治疗过程中，对肝炎、逆转录酶病毒、结核病和艾滋病、梅毒、淋病和其他性传播疾病等感染性疾病的治疗应在一定的摄入量和间隔时间内进行；
- 每周随机药物测试：确保戒断和治疗依从性；
- 药物疗法干预：由合格的医生进行干预，适用于那些患有精神健康障碍、阿片类药物成瘾的患者，以及艾滋病病毒阳性个体和艾滋病患者；
- 团体咨询干预措施：解决独特的情感、身体和社会问题；
- 基本的物质滥用咨询：包括个人、家庭或辅助咨询，在可能的情况下接受培训和认证。工作人员的培训和教育是成功治疗的必要条件；
- 实用生活技能咨询：包括职业和教育的咨询和培训，这些可以通过与社区项目的联系来提供；
- 一般健康教育：包括营养、性和计划生育，重点为青少年和妇女提供避孕咨询；
- 同伴的支持团体：对为残疾人提供榜样特别有用；
- 联络服务：与移民、法律援助和刑事司法系统当局有关；
- 社会活动：建立或恢复来访者对社会互动的认知；
- 替代性住房：为无家可归的来访者或那些生活环境有利于保持吸毒者的生活方式；
- 预防复发：它结合了后期护理和支持项目，如个性化计划中的12步计划，以识别、稳定和控制引发和促进物质滥用复发的压力源；

- 结果评估：使服务提供更加细化和完善。

　　咨询师需要从各种模式中选择适合残疾人的有效策略。最重要的是，干预必须与患者的临床严重程度、生物 – 精神 – 社会、文化和社会需求相匹配。确定适当护理水平的来访者统一安置标准可能不适用于残疾人和成瘾者。然而，咨询师将需要依靠多种项目资源、多维度及综合的方案规划和服务提供，以满足残疾人和成瘾者的需要。咨询师应该与来访者一起制定逐步提高的目标，而不是期望一次完成重大的改变。

FOUNDATIONS OF ADDICTIONS COUNSELING　总结

　　与那些没有残疾的人相比，残疾人更容易患上与物质有关的成瘾性疾病，也可能更不容易得到有效的治疗。由于误解和刻板印象，家庭成员和专业人士通常允许残疾人使用物质。除了与非残疾人有相同的风险因素外，残疾人由于社会态度、社会和经济原因、更严重的抑郁或焦虑、健康和医疗问题以及更大程度的孤立，面临的风险也更大。

　　残疾人来到康复中心时，会遇到一些问题，需要咨询师和其他服务提供者进行大量的了解。这些患者需要一个彻底的社会心理和文化评估，以及个性化的治疗方案，来满足他们的需求。治疗计划不仅要解决药物滥用问题，还要解决残疾和任何医疗状况。在不解决残疾问题的情况下解决成瘾问题的任何努力通常会给来访者带来有限的结果。此外，必须注意具体设置的要求，设置范围正在扩大，包括监狱和拘留所等非典型环境。

　　来访者将有价值的东西带入治疗过程，必须将其纳入治疗过程当中。成瘾和残疾患者可能受益于综合的、多学科的治疗方法。咨询师应选择一种满足来访者个性化需求的干预方式。

残疾人要点总结：

- 受药物滥用的影响尤为严重；
- 孤独和失业率更高；
- 通常有多种相互关联的问题导致物质滥用；
- 除了物质滥用，治疗项目还必须解决残疾和医疗问题；
- 来访者将有价值的东西带到他们的治疗中。

第二部分

成瘾的治疗

FOUNDATIONS
OF
ADDICTIONS
COUNSELING

第 9 章
动机式访谈

丽莎·朗福斯·阿希姆（Lisa Langfuss Aasheim）
波特兰州立大学（Portland State University）

概述：动机式访谈

改变是任何治疗性互动的核心特征。咨询师与来访者一起合作，改变他们的感受、态度、行为、观念、知识、技能和行为。几十年来，研究人员一直在研究这一改变的过程，并试图找到改变得以发生的机制。在 20 世纪 80 年代，威廉·米勒（William Miller）将关于改变过程的知识以及咨询师如何更好地推动来访者这一过程的想法结合起来。这些最初的想法为动机式访谈的出现铺平了道路。

动机式访谈是一种以关系为中心、以来访者为中心的改变系统，通过这个系统，咨询师可以运用各种技术和人际交往技巧，这是改变的有效的原动力。动机式访谈并不是一种咨询理论。相反，它是一种跨理论的改变过程的方法，包括旨在激发和加强来访者内部改变过程的态度和技术。这种方法需要以合作交流的精神，通过访谈的形式进行，咨询师通过慎重思考与来访者进行问答，以鼓励和增强来访者改变的动力。不管来访者处于改变过程中的哪个阶段，采用动机式访谈的咨询师都尊重来访者的自主性，并向来访者提供支持和同理心。这个系统基于灵活多变的改变阶段模型。其核心思想是，咨询师让来访者参与探索之旅，在此期间，来访者发现他们自己对改变过程的矛盾心理，然后通过旨在帮助他们确定自己的价值观和改变目标的活动来解决这种矛盾心理（在这种情况下，是否继续使用物质或其他成瘾行为）。然后，咨询师与来访者合作，激发来访者的动机，提高其自我效能感，使来访者更愿意致力于改变的过程。一旦来访者的承诺相当安全可靠，咨询师就会使用各种技术来帮助他们加强对改变的承诺，并支持来访者继续沿着改变的轨迹前进。

在本章中，首先，咨询师将学习改变模式的各个阶段；其次，探讨改变的过程和内在阻力；再次，读者将学习动机式访谈的基本原则；最后，学习进行动机式访谈时使用的特定工具和技术。另外，咨询师还将了解到来访者各种形式的阻抗，以及如何管理在治疗关系中出现的阻抗行为。本章将重点介绍咨询师可以使用哪些技巧来加强来访者对改变的承诺，并最终维持改变的意愿。在本章的最后部分将对动机式访谈的优缺点进行简要讨论。

重要的是，读者要注意动机式访谈包含了一种态度（来访者是专家，动机来自内部），以及一套促进改变的技术和工具。咨询师必须真正理解动机式访谈真正有效的基本原则和改变的技巧。为了更好地理解动机式访谈，读者必须仔细考虑改变过程的性质和阶段。

改变模型的阶段

做出一个永久的行为改变通常不是一瞬间的行为。相反，改变是一个包含多个阶段的过程，这些阶段引导并跟随改变的本身。改变的阶段模型为咨询师提供了一个框架，以便更好地概念化和理解来访者在这个过程中的位置。这个模型是跨理论的，这意味着它可以被用来补充咨询师的理论或取向，也不受咨询师所选择的理论或方法的影响。这些阶段是非线性的，可以沿着一个圆或转盘来进行概念化。每一个阶段都代表转盘的一部分，来访者通常会在转盘内循环往复，然后才能实现持久的改变。也就是说，来访者可以在改变周期的任何阶段开始改变的过程，并且既可以前进到下一阶段，也可以返回到前一个阶段。这个过程十分流畅。通常，行为水平、动机或外部环境的变化可能导致个体从一个阶段到另一个阶段的转变。这个转盘所代表的变化阶段是意向前期、沉思期、准备期、行动期、维持期和复发期。值得注意的是，动机式访谈并不是改变的阶段模型的延伸。相反，改变的跨理论阶段模型解释了改变是如何发生和为什么发生的，而动机式访谈则侧重于提高改变的动机。

意向前期是改变过程的最初阶段。在这个阶段，来访者还没有考虑要去改变他们的行为，或者他们不明白为什么改变是必要的。在这段时间里，个体可能会否认有问题的行为，即使其他人（如家人、朋友、医生、雇主）告诉他们，他们存在问题行为。处于意向前期的人甚至可能意识到自己有问题，但他们可能不相信自己有改变或战胜这种行为的毅力或意志。此外，处于意向前期的人通常看不到，或者无法接受他们的行为对自己和／或他人产生的负面影响这一状况。

Foundations
of Addictions Counseling **想一想，你会怎么做**

在过去的 12 年里，简妮每天晚上都要喝一杯。近年来，她的饮酒量增加了，她不知道自己喝了多少酒，但她保证，每周只喝五到七瓶。她能够保持全职工作，抚养两个孩子，并管理她的日常活动。上周，她去看了医生，医生告诉她，她的肝脏出现了损伤的迹象，处于早期肝硬化的阶段。简妮被告知需要立即戒酒。简妮的第一反应是："我不是酒鬼。酒鬼不能保住工作，照顾家庭！"而且，她的家族中也有肝脏的问题，所以她认为这是遗传问题，不顾医生的建议，继续每天晚上喝几杯。简妮处在改变的意向前期阶段。

在不被简妮疏远或失去她信任的情况下，咨询师能够使用什么技巧或问题来帮助简妮提高减少饮酒的动机？

沉思期是改变的下一个阶段。在这个阶段，来访者可能会认为他们的行为有问题。他们正在考虑并在心理上权衡改变的利弊，但还没有准备好进行实际的改变。沉思期通常是在思考改变，但不会按照这些想法去采取行动。这一阶段的特点是对改变有明显的矛盾心理。

Foundations of Addictions Counseling 想一想，你会怎么做

简妮的孩子们开始议论她喝酒的事。她无意中听到她的儿子告诉他的朋友，妈妈是一个"愚蠢的酒鬼"，因为她连自己的车钥匙都找不到，而她的丈夫也要求她每晚少喝一杯。简妮仔细考虑了这些，但她害怕自己会像上次尝试减少饮酒时那样，感觉到易怒、头晕和颤抖。另外，她怎么才能放松到能够睡着呢？她奔放的思绪和快速的心率导致她晚上难以入睡，而饮酒则帮助她充分放松，能够睡着。她继续每天晚上喝和平时一样量的酒，但开始想办法减少摄入量，并考虑其他放松的方式，而不是喝酒。她并不打算完全戒酒，但为了安抚家人，她最终可能会尝试每晚少喝一点。为了尊重简妮最初关于改变的想法，同时解决她在采取行动时的犹豫问题（不强迫或试图"说服"简妮做出改变），咨询师应该说些什么或做些什么呢？

简妮开始意识到，她的酗酒问题可能比她以前认为的更严重。她意识到，当她减少酒精消耗时，会经历一些令人担忧和不安的戒断症状。她正在考虑减少酒精摄入量，但没有考虑戒酒。她正在思考如何改变自己的目标行为，并考虑减少每晚的饮酒量；然而，她还没有准备好。她正在考虑其他的替代方案，而不是改变自己的行为。简妮即将进入准备期。

准备期（以前称为决定期）是来访者意识到该行为有足够的负面影响，至少需要进行轻微改变的阶段。来访者现在已经准备好开始采取措施来主动改变目标行为了。在这个阶段，来访者需要制订出一个具体的计划。通常情况下，来访者只有在仔细检查他们的优势、资源和行为，以确定什么将有助于、什么可能阻碍改变的过程之后，才会制订改变的计划。在这个改变阶段，咨询师在支持改变的谈话中起到至关重要的作用——也就是说，帮助来访者澄清并继续阐明潜在的改变目标行为的价值。

Foundations of Addictions Counseling 想一想，你会怎么做

简妮和她的医生谈了谈，医生向她推荐了一家专门治疗问题饮酒的治疗中心。她在发现她的保险包括治疗费用后，预约了咨询师。她了解了一些关于酒精依赖的资料，并向一些家人和朋友寻求帮助和情

感支持。她小心翼翼地选择支持她的小组，因为她不想从那些嘲笑她或让她感觉无能的人那里得到"支持"。为了帮助简妮在这个改变的关键阶段，能够感受到她正在寻求的非评判性的支持，简妮的咨询师应该说什么或做什么？

简妮制订了一个改变计划，并且已经开始执行。她现在正进入行动期。

行动期是实施改变计划的阶段。咨询师在这个阶段的作用是帮助来访者记住改变为什么是必要的。来访者的责任是继续实施改变计划，并根据需要向其支持系统寻求帮助。对于希望看到来访者行为改变的来访者本人、咨询师和支持系统成员来说，这个阶段是令人兴奋的。然而，它也会变得令人难以忍受，因为改变会影响来访者生活的多个方面。为了帮助防止来访者变得不知所措或灰心丧气，咨询师要专注于提高来访者的自我效能感。

自我效能感是一个人对自己具有完成任务的能力的信心。根据自我效能感理论，自我效能感是绩效的一个关键预测因素。在这种情况下，成瘾者的信心是关于他是否能够减少或消除成瘾物质的使用，以及与成瘾相关的思想和行为。实施动机式访谈的咨询师将关注于在整个治疗关系中提高自我效能感，但在采取行动阶段则要更具体地关注来访者的效能感。

此外，在改变的这一阶段，咨询师需要更仔细地关注治疗关系的质量、咨访同盟的力量。处于改变阶段后期的来访者通常报告比早期阶段有更强的治疗联盟，这一因素在帮助来访者保持改变的动机方面似乎是非常关键的。

⚡ Foundations
of Addictions Counseling　**想一想，你会怎么做**

在参加第一次咨询之前，简妮决定想要减少到每天半杯酒。她能够把饮酒量减少到一杯（有时两杯），并为自己的成就感到骄傲。当简妮第一次参加咨询时，她和她的咨询师讨论了把饮酒量减少到半杯的计划。简妮的咨询师建议她向自己的医生寻求帮助，在这样的医疗管理之下，帮助治疗戒断的症状。简妮的咨询师请她谈谈，目前为止为减少饮酒所使用的支持和力量。咨询师帮助简妮专注于迄今为止她的成就，而不是她可能要经历的任何挫折或难以忍受的感觉。此外，他们还将讨论继续每天喝半杯酒的潜在影响。简妮认为完全戒酒可能会更好。在这个阶段，为了帮助简妮实现她的目标，咨询师的主要职责是什么？

一旦目标行为发生了改变，并且完成了行动计划，来访者就进入了改变的维持期。这个阶段的名字很贴切，因为它的唯一重点是保持新的、积极的行为。在这个阶段，心理咨询师将不断地与来访者合作，在面对渴望和复发的情况下保持新的行为。对自己的渴望是强迫性的，或有灾难性想法的来访者更有可能很快复发，因此，咨询师要认真关注来访者的渴望和复发的线索。

人类倾向于回归到改变的早期阶段，目标行为可能会在压力或沮丧的时候回归，特别是要考虑到成瘾在意识之下有很深的根源。咨询师会把这种逆转视为阻力，并将继续与来访者进行动机式访谈。回归到以前的行为被视为改变过程中一个正常的部分，它们的重要性应该被最小化看待。也就是说，来访者可以将复发视为改变过程中的一个信息丰富且典型的事件，而不是将其视为"挫折"。复发被视为一个可能需要考虑一些额外的行动的信号，来访者和咨询师可以做出相应的反应。

Foundations
of Addictions Counseling　**想一想，你会怎么做**

简妮已决定完全戒酒，并且戒酒已将近六个月。她正在积极地使用她在治疗中所学到的许多技术，并充分利用她的支持者和支持小组所提供的帮助。简妮有一个强有力的清醒支持系统和一个详细阐明保持清醒步骤的恢复计划。此外，她还有一个预防复发的计划，并列出了她积极预防复发的日常任务。她知道自己可能会复发，但也有一个预防计划。她把这些计划告诉了家人和亲密的朋友，以便在需要的时候得到额外的支持。

重要的是要认识到改变的阶段是没有时间限制的。也就是说，一些阶段可能只持续几个小时，而另一些阶段可能持续数年。有时一个阶段可能被完全跳过。仔细思考下面的例子：

> 约翰因吸毒驾驶而被捕。后来他失业了，女朋友也和他分手了，他的家人感到耻辱。约翰希望自己从未吸食过可卡因，并想要摆脱它。出狱后，他决定立即接受治疗，以戒除可卡因成瘾。在这种情况下，约翰直接进入准备期，而没有在沉思期花费时间。准备期也相当短暂，他会尽快采取行动。

改变的阶段在动机式访谈中很重要，因为它们可以帮助咨询师确定最适合使用的技巧。然而，咨询师在使用任何动机式访谈技巧之前，重要的是要充分了解改变的动力、人际关系中的阻力以及动机式访谈对改变过程的影响。

改变与阻抗

改变

改变是"修改或调整的行为、过程或结果"。在咨询过程中，改变需要来访者下定决心做一些不同的事情，参与不同的思想和行为，然后保持新的、转化的状态。由于受到有毒和成瘾物质对心理和生理的影响，进行成瘾咨询的来访者将进入一个相当复杂的改变过程。因此，一个成瘾者的精神和身体通常会产生一种生理、心理和神经上的抗拒，来抵制去除这种令人垂涎的物质。这使得成瘾者的改变过程相当困难，因为即使成瘾者决定改变，他的身体也可能继续渴望选择这种物质。

虽然对于咨询师来说，一项重要的工作是帮助和引导来访者进行改变，但有必要记住，通常，改变过程属于来访者。来访者决定他想要改变什么行为，什么时候发生改变，以及改变发生的速度。在成瘾的情况下，改变的过程会受到来访者动机的影响，也会受到来访者身体恢复过程的影响，因为这肯定会受到所选择药物的影响。咨询师需要承认并接受成瘾对身体系统所产生的短期和长期影响，同时非常小心不要把这些影响作为自满情绪的借口。

阻抗

在不同的时间，处在改变转盘的各个阶段的来访者都可能阻抗改变。米勒和罗尔尼克将阻抗描述为一种人际交流的方式，在这种交流中，来访者似乎在反对改变，而咨询师也似乎在为改变而争论。阻抗通常被认为是来访者希望通过反对改变过程来维持现状。然而，动机式访谈鼓励咨询师用欢迎的臂膀来面对阻抗。咨询师被鼓励将阻抗视为一个受欢迎的信号，表明治疗关系正处于一个转折点。换言之，来访者是在向咨询师发出信号，是时候做些不同的事情了。一旦捕捉到这个信号，然后咨询师就将转换方向，利用另一种技术，而不是继续使用目前的方法。与其把阻抗看作来访者动机的问题，不如把它看作咨询师和来访者之间人际关系的压力。咨询师对阻抗信号的反应通常决定了咨询过程中接下来会发生什么。如果咨询师继续使用导致阻抗的方法，来访者的阻抗可能就会增加。如果咨询师转换技巧并使用几种"阻抗转化"策略中的一种（本章后面讨论），阻抗可能就会减少，来访者的改变过程将会继续。

在整个改变过程中，阻抗可能以各种方式出现。来访者可能表现出阻抗改变过程的开始，或者表现出想要停止治疗前的行为。动机式访谈的技巧和原则为咨询师提供了必要的工具，使他们能够在改变过程的任何阶段接受、配合处理和解决阻抗。

动机式访谈：帮助来访者实现改变

米勒和罗尔尼克将动机式访谈描述为"一种以目标为中心的指导性方法，通过探索和解决矛盾心理来增强内在的改变动机"。当来访者对改变他们的行为感到矛盾时，动机式访谈作为一种主要的沟通方式，有助于促进改变。它被用作来访者和咨询师之间的一种协作工具，以促进自我效能感，并将阻抗视为改变周期的一部分，而不是一种人格缺陷或病理症状。与其将来访者的物质使用视为有病或有缺陷，不如将其概念化为来访者的改变阶段，由咨询师来负责帮助来访者。咨询师负责使用动机式访谈工具，这种工具在改变的每个阶段都是有效的。改变过程被视为动态的和流动的，所以咨询师在工作中要具有灵活性和适应性。

改变的过程是流动的，动机在任何时候都可以增加或减少。对于咨询师来说，重要的是要记住，他们必须在每次会谈开始时评估来访者改变的动机。此外，咨询师要持续评估动机，并随时调整他们的方法，使之与来访者的动机水平保持一致。有时来访者看起来很有动机，但当恐惧或焦虑出现时，动机可能就会降低。咨询师有必要持续监控来访者的体验，并在出现这些典型波动时与其进行讨论。

在与心理学学生一起工作时，威廉·米勒发现学生们会提一些他们认为对改变有帮助的激进的问题，这些问题并不符合传统的心理治疗方法，他因而创建了动机式访谈。米勒就他的观点写了一篇文章，叫作"问题饮酒者的动机式访谈"。在这篇文章中，他研究了咨询师通过使用以来访者为中心的动机增强的方法，来更好地促进改变。随着时间的推移，他发现这些想法对临床医生是有用的，于是决定研究这种方法的过程和结果。随着研究结果开始表明对使用物质的来访者实施动机式访谈的有效性，动机式访谈越来越受欢迎。

虽然动机式访谈最初是一种处理成瘾问题所使用的方法，但现在，咨询师、医学专业人员、社会工作者和其他专业帮助人员在处理各种问题时都会使用这种方法，比如处理饮食失调、社区健康问题、夫妻咨询、刑事司法情况、艾滋病毒预防、用药依从性、性行为健康和大学生酗酒问题。

动机式访谈可以与许多不同的咨询方法结合使用，但它本身并不是一种可以单独使用的方法。它不是一种咨询的理论，而是一种让人们参与咨询和改变过程的技能。此外，动机式访谈技术适用于整个改变过程。最重要的是要认识到动机式访谈不仅仅是一套技术，相反，它应该被概念化为一种使用协作、唤醒和自主来与来访者建立人际关系的方式。

许多变量会对动机式访谈使用的有效性产生重要影响。咨询师的个人风格和技巧对使用很重要，同样重要的还有来访者的参与度、阻抗程度、意图以及不一致和差异性的体验。在整个治疗过程中，在咨询师使用动机式访谈的情况下，来访者更有可能参与改变谈话和承诺谈话，这能预测更好的治疗结果。

> 改变谈话指的是来自来访者的陈述或情感交流，表明他们希望做出改变。咨询师的工作就是在改变谈话发生时发现它，并以一种积极的、不断强化的方式坚持下去。在动机式访谈中，咨询师使用开放式问题、确认、反映式倾听和总结（Open-Ended Questions, Affirmations, Reflective Listening, and Summaries, OARS）来引出来访者的改变谈话。咨询师有意识地对他们选择的内容进行总结和反思，并谨慎地确保改变谈话源于来访者。任何时候都应该避免来自咨询师的强迫和压力。

动机式访谈的主要原则

动机式访谈的理念和后续的咨询行为受到四大支柱的指引。这些支柱告诉咨询师如何与来访者建立联系并采取行动，无论他们想在哪个方面发生改变。

第一个支柱是表达同理心。同理心是向来访者传达你对他的观点的理解，包括来访者的感受、牛活经历和行为。根据动机式访谈原则，表达同理心能使矛盾心理正常化，并表明咨询师无条件地接受来访者。

第二个支柱是发展不一致。这个行为本质上是指导性的，需要咨询师积极的倾听和反思。当来访者能够体验到他当前的行为与他的价值观、信仰和目标之间所存在的内在差异时，改变过程就可以开始了。这在很大程度上是源于认知失调的基本原理。简单地说，当一个人的信念和行为之间存在差异时，这个人会试图减少这种不一致。当来访者表现出信念（或态度）和行为之间的不一致时，咨询师可以帮助其放大这种不一致，从而突出矛盾心理。矛盾心理被认为是改变的催化剂，因为它假定来访者将寻求减少由认知失调引起的压力。动机式访谈者希望帮助来访者找到一致性，让他们的行为符合他们对生活的认知信念。

第三个支柱是转化阻抗。这意味着咨询师不能为改变而争辩。相反，咨询师会把阻抗看作一个信号，表明治疗应该朝着不同的方向进行。咨询师将允许阻抗存在，并采用最好的方法来解决阻抗（将在本章后面讨论）。

动机式访谈的第四个也是最后一个支柱原则是支持自我效能感。对来访者来说，相信他们在改变自己的行为方面拥有个人选择权和控制权是至关重要的。来访者认为改变是可能的，而咨询师相信他的改变能力将提高他的自我效能感。

这四个支柱突出了帮助过程的协作性，在这个过程中，来访者可以在不受外部因素强迫的情况下改变自己的生活。相反，来访者是存在内在动机的，这就创造了个人选择的感觉，更有可能导致改变。

在使用动机式访谈时，咨询师应牢记以下临床指导原则：（1）与采用对抗性或指示性方法的咨询师相比，使用动机式访谈的咨询师有效地增加了改变谈话，降低了来访者的阻抗程度；（2）抗拒谈话（当来访者争论以反对改变时）与随后的行为改变程度成反比；（3）来访者在整个过程中，通过改变谈话表达改变承诺的程度与随后行为改变的程度相关。

动机式访谈技术：改变的早期阶段

早期使用和经常使用的五种技巧

有关动机式访谈的重要书籍中对五种可以在早期使用的、增强动机的方法进行了描述，咨询师可以从最初接触来访者时开始使用，并贯穿所有后续会谈。这五种方法为治疗工作的基调奠定了基础，可以直接提高来访者对治疗过程重要性的认识以及他的责任感和归属感。这些技术中的一些部分是咨询师在发展最初的咨询技能时学到的：提出开放性问题；反映式倾听；直接肯定来访者的个性和努力；总结来访者的言语表达和探索。最后一种方法——诱发改变谈话，在咨询师使用动机式访谈的情况下可以得到特别的加强。

提出开放式问题

使用动机式访谈的咨询师会提出开放式问题，并尽量避免封闭式问题。开放式问题是不能用一个词来回答的问题，比如"是"和"不是"，而是要求来访者提供更长的、更深思熟虑的回答。咨询师可能会向来访者提问"告诉我你酒精放松的时间"，而不是问"你曾经用酒精放松过吗"。开放式问题允许来访者进行出声的探索，同时咨询师提供鼓励和支持。

在动机式访谈的早期阶段，咨询师的任务是收集信息和倾听来访者的目标。旨在获取这些信息的问题将有助于建立信任，发展融洽关系，并增进治疗关系中的协作与和谐。理想情况下，咨询师会问一个开放式的问题，让来访者畅所欲言，而咨询师则以肯定和鼓励来回应，这样来访者就可以继续进行语言探索。咨询师被告诫不要进行反复的问答环节，这可能会抑制来访者对矛盾心理和意图的探索。咨询师还应避免使用只需要通过简短的单词或短语来回答的封闭式问题，因为它们为来访者提供的选择有限，从而抑制了探索和分享。

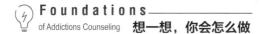

Foundations
of Addictions Counseling　**想一想，你会怎么做**

简妮和一个叫玛莎的咨询师一起合作。玛莎打算从简妮那里收集更多的信息，同时传达一种开放和接受的态度。玛莎对简妮说："简妮，告诉我酒精在你日常生活中的作用。"简妮描述了在她一天辛苦的工作之后，喝酒如何帮助她减压和放松，并详细描述了打开酒瓶、倒入杯子、坐下来喝第一口酒的仪式如何让她有这种感觉。简妮说："我知道，不管发生什么，我工作一天后都会以回家、坐下来喝杯好酒来结束。在喝第一口之前我会做个深呼吸。这就是让我渡过难关的东西！"玛莎点了点头，然后说："告诉我，在喝完第一口之后接下来会发生什么。"

反映式倾听

使用动机式访谈的咨询师了解反映式倾听的重要性，因为真正的反映式倾听将帮助他们提供答案，从而有助于推动来访者的改变过程。反映式倾听就是以一种不带偏见、不加评判的方式向来访者重复他的话的内容。例如，一个来访者说："我认为使用大麻是可以的。我不知道我为什么会因此被捕！"咨询师可能会这样回答："当你觉得自己没有做错任何事时，你会对自己为什么被逮捕而感到困惑。"

米勒和罗尔尼克强调咨询师的反应对于来访者治疗工作的进展至关重要。不使用反映式倾听的咨询师可能会以阻碍来访者治疗工作进展的方式做出回应，而不是表现出真正的倾听和支持。想象一下，如果在前面的例子中，咨询师回答："你怎么可能不知道自己为什么被捕呢？大麻是违法的！"那么来访者的探索过程可能会被扼杀，治疗关系也会变得紧张。这是改变过程中的一个阻碍的例子。

咨询师被警告不要参与任何阻碍行为。这些阻碍包括羞辱、贴标签、命令、指挥、威胁、警告、用逻辑说服、训诫、不同意、判断、批评、分析、安慰、同情、质疑（刨根问底）、退缩或改变主题。这些反应可能会遇到阻力或挫折，因为来访者可能认为，这些是为了试图改变或重塑他们的想法和感受。咨询师可以使用选择性的注意来决定哪些话题需要反映，哪些话题需要传递，但必须让来访者感到自己被倾听和理解，以便让来访者知道，他的感受和目标将会在整个改变过程中得到尊重。

Foundations
of Addictions Counseling　　**想一想，你会怎么做**

简妮的咨询师玛莎让她谈谈她是否认为葡萄酒给她的生活带来了问题。简妮说："嗯，最大的问题是我的家人无休止地骚扰我。他们不知道这对我有多大的帮助，他们越是让我烦恼，我就越紧张，越需要酒精的帮助来获得放松。"玛莎向简妮反映道："你的家人对喝酒的评论让你感到比喝酒本身更紧张。他们的评论让你感到紧张和焦虑，然后你觉得自己更需要酒。"

肯定

当发生探索和分享时，咨询师的支持和肯定是很重要的。这可以用一种直接的方式来完成——例如，咨询师可能会说"看起来一旦你做出了改变某件事的决定，你就会尽最大的努力"或者"这听起来是个好主意"。咨询师是真诚的，并努力把来访者的优点发挥出来。肯定能够有效地放大来访者的特点和优势，这将大大有助于来访者的改变过程。

Foundations
of Addictions Counseling　　**想一想，你会怎么做**

简妮继续讨论别人评论她饮酒时她所感到的压力。她说："我不想被视为一个离不开酒的人。我在生活中活得很好，我不需要酒来帮忙度日。"她的咨询师玛莎说："所以，你有一些能让你挺过艰难时期的韧性因素。你能在艰难中坚持下来，你可以自己克服困难。"

总结

使用动机式访谈的咨询师会经常使用总结性陈述。总结性陈述概括了来访者所说的内容，并强调了来访者迄今为止所分享的内容。总结有助于确保咨询师了解来访者探索的意义，并让来访者知道咨询师一直在密切关注。此外，总结给来访者一个听到他自己的话被反映回来的机会，从而激发出其带来进一步探索的反应。

米勒和罗尔尼克讨论了三种类型的总结性陈述，它们对动机式访谈特别有帮助。

- **汇集式总结**。汇集式总结是旨在帮助来访者保持动力的简短概括。例如，咨询师在听到来访者抱怨香烟的花费时，可能会这样回答："除了吸烟的花费之外，还有什么其他的原因使你想成为不吸烟的人呢？"
- **联结式总结**。联结式总结使用来访者过去提出的陈述或想法（如以前的治疗经验），并将这些想法与当前的信息联系起来。这些陈述特别针对在一系列访谈中提出的反复出现的主题，旨在突出矛盾心理。例如，一个咨询师可能会说："你在我们的第一次治疗中提到你讨厌被认为是一个瘾君子，但现在你宁愿停止关心别人对你的看法，也不愿意改变成瘾。你不想成为一个瘾君子，但你还想保持这种成瘾的状态。"
- **转换式总结**。转换式总结是用来从治疗过程的一个方面转移到另一个方面的陈述。咨询师可以使用一个转换式总结作为会谈的总结，或者在从一个焦点话题转移到另一个焦点话题时，在继续之前确保充分讨论了先前的话题。转换式总结强调治疗联盟，并确保反映了对来访者的探索和愿望的理解。总结不是讲座，也不是片面的。相反，应该鼓励来访者修正或添加他们认为重要的信息。

Foundations of Addictions Counseling　**想一想，你会怎么做**

简妮花了大部分时间来讨论关于她的饮酒问题，她的家人是如何纠缠她的，以及她是如何不相信自己真的需要酒来维持生活。此外，她还表示，她不认为有理由完全停止，但为了保持健康，和让家人离远一点不再纠缠，她愿意稍微少喝一点。她的咨询师玛莎在会谈快结束时总结道："简妮，你已经讨论过减少酒的消费，这样你就可以减轻家人的担忧给你带来的压力，这样你就不必太担心酒精对你健康的影响了。同时，你清楚地知道，不用酒精也能渡过难关，你希望别人会记住这一点。接下来，你要开始考虑少喝多少以及如何实现。今天的访谈还应该包括哪些内容？"

诱发改变谈话

动机式访谈是一个帮助来访者发现和检查他们自己改变或不改变的原因的过程。动机式访谈者通过改变式谈话来帮助来访者——也就是说，谈话的目的是促进改变，而不是强化维持现状的好处。诱发改变谈话涉及与来访者的合作，而不是抗拒。咨询师的职责是为来访者创造一个安全的环境，使来访者能够审视自己的矛盾心理。一旦这种矛盾心理变得足够不舒服，就会促使个体改变行动，来访者就会决定改变的方向。

有几种工具可用于与来访者协作并让他们要求改变。一种方法是提出开放式问题。另一种是使用重要性标尺，来访者根据这个标尺对他们改变行为的能力从 1 到 10 进行评分。然后咨询师会问来访者为什么选择这个数字而不是另一个。来访者的反应有助于强化迈向改变的理由。平衡决策可以用来帮助来访者描述他们行为的积极和消极的方面。在一个平衡决策过程中，咨询师协助来访者充分探索改变的利弊。通常是绘制一个 2×2 的表格，由四个部分组成：（1）维持现状的好处；（2）维持现状的成本；（3）改变的潜在好处；（4）改变的潜在成本。咨询师应该帮助来访者充分探索所有的组成部分，并详细阐述他们的答案。这可以通过简单地让来访者"多告诉我一些"或"请更详细地描述一下"来实现。

询问极端情况包括提出问题，让来访者看到不改变的后果，或者想象如果他们决定改变，生活会是什么样子。当咨询师试图帮助促进"改变谈话"时，让来访者回顾在问题行为开始之前的生活或者展望他们想要的生活是什么样子，这可能是很有用的。

回顾或展望也是一种技术，它可以使来访者自己发现他们的过去、现在和未来之间产生的差异。例如，想象一下，如果简妮的咨询师让她回忆一下，一天中没有酒的话，她是如何度过的。咨询师也可以让她考虑一下，如果她有信心度过一天不喝酒的日子，生活会是什么样的。咨询师可能会说："简妮，如果你以无酒精的方式来放松和应对生活，你会怎么想，又会怎么看待自己？"或者"你能想象在你戒酒 10 年后你女儿对你的感觉吗？"任何这些想法都可以帮助来访者进行改变谈话，特别是当来访者对改变有预先思考或深思熟虑的时候。

阻抗在改变过程中的作用

改变过程不可避免地会遇到一些来访者的阻抗。阻抗对治疗关系的影响可以是正面的，也可以是负面的，这取决于阻抗发生时咨询师的态度和行为。如果咨询师和来访者之间相互较劲，而不是为了实现相似的目标而真正共同努力，就会出现失调的情况。反之，咨询师和来访者可能是一致的，这意味着咨询师和来访者是朝着共同的目标和理想联合起来的。为了建立一种最佳的工作关系，动机式访谈者努力追求的关系状态应是协调的，这种状态如果被中断（以阻抗的形式），就必须巧妙地恢复。当来访者表现出明显的阻抗时，重要的是咨询师将其解释为关系紧张的信号（失调），而不是来访者内部的病理或态度问题。

阻抗的多种形式

阻抗行为可以分为四个过程类别。

第一类是争论，指的是来访者可能表现出敌意和好争辩的样子，质疑帮助者陈述的准确性，不相信咨询师的权威或资质。

第二类是打断，指的是来访者采取一种防御的态度，可能会和咨询师交谈或打断咨询师。这是一种故意的行为，与来访者典型的谈话风格不同。

第三类是否定，指的是来访者似乎不愿意承认存在问题，或者不愿承担责任。来访者通常会使用借口或指责作为辩护，或可能经常不同意潜在的解决方案或建议。来访者可能认为行为不会使他面临任何潜在负面后果的风险，或者可能不认为自己是问题使用者，因此会拒绝这样的建议。来访者可能会表现出不合作或强烈的消极情绪，咨询师可能会发现自己正经历着消极、无助或对这些来访者的愤怒等形式的反移情。

第四类阻抗行为是忽视。当来访者不积极参与帮助性谈话时，他可能会使用这种形式的阻抗。来访者可能没有投入注意或参与到对话中，或者没有响应来自帮助者的提示。来访者也可能正在积极地尝试改变治疗性谈话的方向，使之成为一个"更安全"的话题，也就是对来访者来说更容易接受但却离题且似乎与正在进行的谈话无关的话题。

咨询师应特别小心那些试图避免（忽视）对目标行为的讨论并将谈话主题转移到"更安全"的主题上的来访者。有时话题的改变是显而易见的，而且似乎是其有意为之的。其他时候，这种变化是很微妙的，咨询师可能意识不到它的发生。例如，一个拒绝进一步讨论减少海洛因使用的来访者可能会开始详细地、带着极大的情绪讨论一个痛苦的童年和严重的虐待。毫无疑问，咨询师会感觉到改变咨询过程、解决儿童期问题的诱惑，可能会很快忽略最初的谈话和最初的治疗重点。

减少阻抗

实施动机式访谈的咨询师通过最大化改变式谈话和减少阻抗式谈话来减少来访者对改变过程的阻抗。这可以以利弊列表的形式来完成，这是一种平衡决策的形式，在一栏中列出改变的优点，在另一栏中列出改变的缺点，或者口头交流，深入地检查这些因素。

为了充分利用改变式谈话，咨询师和来访者将一起检查当前行为和模式的缺点，同时检查改变目标行为的优点。通常，讨论来访者想要改变的意图和他对改变的感受是有帮助的（例如，积极的方面、乐观的想法，以及对改变积极方面的信念）。

与此同时，咨询师将通过减少来访者对现状的满意程度，对"现状是有利的"信念进行挑战，并最大限度地减少对改变过程的整体消极情绪，从而减少阻抗式谈话。为了达到这一目的，咨询师将使用在动机式访谈实践中推荐的方法，同时避免一些潜在的危险，如游说式谈话。

当咨询师强化或巩固阻抗式谈话时，就会出现游说式谈话。应该减少游说式谈话，因为它会阻碍改变的进程。游说式谈话的例子包括咨询师主张来访者做出改变、扮演专家（回想一下，动机式访谈假设来访者是专家）、责怪或批评来访者，或者在治疗互动过程中不耐烦或急于求成。当咨询师把他自己的目标和想法放在前面，凌驾于来访者的目标和意图之上，这尤其令人担忧。假设我们的来访者简妮决定将她每天的饮酒量减少到半杯，而不是喝两杯或三杯。简妮还没有准备好完全戒酒。当简妮把这个计划告诉她的咨询师时，咨询师回应道："你真的应该完全戒酒，而不是一天只喝半杯。我已经见过很多来访者了，我知道这样你可能会继续酗酒。"简妮积极改变的计划就会由于咨询师使用了游说式谈话而被阻碍和削弱。更具体地说，咨询师在采取专家立场的同时，使用了批评和争论的方法要求来访者改变。

为了保持动机式访谈的核心协作精神，咨询师在决定将他们的来访者与其他来访者，或他们所了解的情况进行比较时应该谨慎。虽然咨询师建议其他人尝试的处理方法是适当的（一旦来访者处于寻求解决方案的阶段），但对于咨询师来说下面的建议是不合适的，即建议某个来访者，如果他选择使用相同的药物，或和其他有相似情况的人一样，会有同样的结果。相反，咨询师应当关注来访者独特的情况，并从来访者那里引出改变式谈话，谈论一旦目标行为得到调整，他自己的情况可能会发生怎样的改变。

阻抗通常在改变的意向前期和沉思期最为明显。尽管与来访者对质或争论可能很有诱惑力，但这通常会导致阻抗和防御的增加。相反，使用动机式访谈的咨询师会使用各种各样的反应，这些反应对克服阻抗很有用。

当咨询师使用反映式反应时，来访者就没有必要变得防御和爱争论了。米勒和罗尔尼克描述了三种类型的反映式反应：简单反映、放大反映和双面反映。请考虑以下对阻抗陈述的反映式反应示例。

简单反映：

> 来访者：我不知道为什么我的父母要我来这里。我所有的朋友都使用大麻。
> 咨询师：很难理解为什么你的父母带你来这里，而你所有的朋友都使用大麻。

放大反映：

> 来访者：我的老板让我来这里治疗，这是干涉我的生活。我没有关于酒精的问题。
> 咨询师：你老板干涉你的私生活，这对你来说是不能容忍的。

双面反映：

> 来访者：我真不敢相信，因为我酗酒，我的妻子就离我而去。我不知道她的问题是什么——她应该在这个房间里唠叨，因为她才是问题所在，喝酒并不是问题。

咨询师：我听到你说你喝酒没问题，但也许你的关系才是问题所在。听起来你仍然关心你的妻子，因为你对她来参加会谈持开放的态度，可能会更多地谈论你们的关系和你喝酒产生的影响。

当遇到阻抗时，动机式访谈者会使用前面的反应。另外的一些工具也很有用，包括焦点转移、重新构建和转折共识。

- **焦点转移**。焦点转移是用来围绕着阻抗的特征进行讨论的，而不是直接处理它。这并不是要避免阻抗，而是要远离问题，重新关注一些障碍更少的事情。通往改变的道路不需要跨越一个巨大的障碍，而是要通过跨越更小的障碍进行实践。例如，一位咨询师发现，当他建议来访者减少冰毒的使用时，他就会变得好争论。咨询师可以决定让来访者参与一场关于他长期未充分就业的对话。来访者可能会觉得这是一个"更安全"的话题，但讨论来访者因吸毒后的副作用而反复被解雇，可能是一种有效的方法，能够增加他有关使用甲基苯丙胺带来负面影响所感到的不安。

- **重新构建**。重新构建需要重申来访者所说的内容，并为其增加一个新的维度。这可以通过添加教育信息、创建或添加陈述的另一层含义，或添加不同的观点来实现。例如，一个来访者说："我已经有过一百次戒烟的尝试了，但每次我都惨败。"咨询师可以这样回答："是的，你有明确的决心，愿意开始这个改变的过程。以前的每一次尝试都帮助你走到今天，走到这一刻，你的改变过程会走得更远。"

- **转折共识**。转折共识是将反映与重构相结合所产生的另一种类型的反应。这指的是咨询师同意来访者的陈述，然后重构出一个全新的观点。例如，一位咨询师可能会说："是的，吸烟似乎比你以前的可卡因成瘾要安全得多。鉴于你对吸烟的危害的了解，你认为吸烟可能比什么物质都不吸更危险吗？"

咨询师需要意识到，在遇到来访者的阻抗时，要避开许多"陷阱"。提问／回答陷阱会出现在咨询师提出问题、来访者提供答案、访谈变成了询问或反复讲同样的话的形式的时候，而不是深思熟虑地询问和探索时。

当咨询师提出改变的理由或建议，而来访者以维持现状的理由做出回应时，就会出现对抗／拒绝陷阱。咨询师必须记住，动机式访谈不要有强迫或说服来访者改变的企图。相反，它的目的是增强动机，同时让来访者自己决定改变。

当咨询师试图向来访者提供指导或指引而没有首先为此类指导奠定基础时，就会出现专家陷阱。咨询师必须与来访者彻底探讨他的目标和意图。咨询师应该抵制住提供指导的冲动，直到来访者产生强烈的改变动机。

贴标签陷阱表示咨询师将来访者标记为"成瘾者"或"酗酒者"，可能是为了在改变过程中敦促他们。然而，这并不符合动机式访谈的精神，应该予以淡化。

当来访者将自己的问题归咎于他人时，就会出现责备陷阱。米勒和罗尔尼克支持"无过错"原则，这表明没有必要寻找错误或责备。探究这种情况是如何发生的并不重要，重要的是确定当前的问题对来访者造成多大的困扰，以及如何进行改变。

过早聚焦陷阱是指咨询师在没有仔细研究之前，太容易将注意力集中在一个特定的问题或问题的组成部分上。虽然动机式访谈不是以来访者为中心的治疗，但在确定可能需要改变的目标行为之前，咨询师有必要跟随来访者的引导，充分探索问题。

指导改变的过程：更多的动机式访谈技巧

增强信心

来访者通常抗拒改变，因为他们要么没有意识到存在问题（拒绝），要么没有信心在生活中做出改变。对于咨询师来说，重要的是要记住，增强信心是建立自我效能感或相信自己有能力完成既定任务的重要一步。虽然自我效能感不一定与实际能力相关，但更高的自我效能感确实有助于提高完成任务的动机。

> 自我效能感在帮助建立改变的动机方面起着至关重要的作用。咨询师可以帮助来访者建立自我效能感，在短时间内找到可以实现的小的、可管理的目标。这些小目标可以帮助来访者建立自我效能感，也为未来的改变工作打下基础。例如，来访者可能决定在将来的某个时候，希望定期参加支持小组和自助会谈。然而，来访者还没有准备好参加他的第一次会谈。咨询师可以和来访者一起制定一个小目标，朝着大目标的方向努力，比如让来访者查阅会谈时间表，考虑各种会谈的时间和地点。

建立信心是来访者的一个内部过程，而不是咨询师可以从外部为他们创造的东西。然而，咨询师可以使用一些策略来增强来访者的信心和自我效能感。如前所述，可以首先使用标尺的方法评估来访者当前的信心水平。咨询师可能会问："从 1 到 10，10 代表最自信，你改变自己行为的自信心程度是多少？"一旦来访者对他的信心进行了评估，咨询师可以结合其他策略来解决自信心的问题。

其他一些增强信心的策略可能包括回顾过去的成功经验，考察个人优势和支持，和 / 或创建假设的改变。回顾过去的成功包括咨询师要求来访者讨论过去的成功（由来访者决定）。然后，来访者分享成功的经验，以及他为达到目标所做的努力；考察个人优势和支持包括咨询师和来访者一起考虑所有支持的特征和来访者可以接触的人，无论是内部（如幽默感、决心）还是外部（如热心的兄弟、支持小组）；创建假设的改变是鼓励来访者想象如果他的障碍不是问题的话会是什么样子，或者让来访者展望未来，想象如果他成功地改变会是什么样子。例如，咨询师可能会问："当你戒了毒瘾，有了工作，住在自己家里的时候，你的日常生活是怎样的？从头到尾描述那一天。你会有怎样的感受和行动？"

强化承诺

一旦来访者有信心改变，下一步就是承诺改变。动机式访谈者在这个过程中使用强化承诺的工具。强化承诺包括咨询师积极地重申和强调来访者自开始改变过程以来所取得的成就。这是一个咨询师可以与来访者分享建议的时间。正如动机式访谈的一个关键的基本理念所描述的，来访者是他自己生活的专家，所以给出不必要的建议会适得其反。然而，当来访者已经做出了改变的承诺，并就过程本身征求建议或信息时，咨询师可以在来访者允许的情况下给出建议。例如，来访者可能会问，一旦他决定停止使用药物，下一步该做什么。咨询师可能会回答："嗯，你有很多选择。你可以进入住院治疗，进入门诊治疗，继续每周一次的咨询，或参加支持小组。我认为门诊强化治疗是一个很好的开始。"

另一种加强来访者承诺的方法是使用改变计划。当来访者处于改变的准备或行动阶段时，改变计划是最有用的。它是一个协作项目，在该项目中，来访者和咨询师制订书面的改变计划。米勒和罗尔尼克在创建改变计划时提出了以下四个方面的建议：（1）设定目标；（2）考虑改变的选择；（3）达成或协商一个计划；（4）引发出一个承诺。咨询师应该确保来访者的目标是可以实现的，而不是失败的设置。具体说明如何实现这些目标同样重要。咨询师和来访者应该考虑谁参与改变过程，改变的行动是什么，以及何时完成。改变可能会遇到障碍，因此有必要对这些障碍进行积极的规划。一旦计划被执行和完成，了解来访者想要什么样的结果也很重要。

动机式访谈的利弊

动机式访谈的优点很多。它允许来访者发现自己做出改变的原因，无论是强制的还是自愿的。动机式访谈允许改变的动力从来访者内部产生，因而要尊重他的独特环境和世界观。

动机式访谈在物质滥用和依赖，以及其他各种心理健康和医疗问题中发挥作用已经被大量的研究所验证。

一项利用动机式访谈对 72 个临床试验进行的元分析，对动机式访谈对广泛的问题领域中的某些人群的短期影响进行了描述。另一项对 119 项研究的元分析显示，动机式访谈有助于咨询工作，并且传达风格和个体差异因素会产生影响。

然而，由于疾病严重程度的固有屏障，动机式访谈对严重精神病患者的疗效可能不如对其他患者的疗效。巴拉克（Ballack）和迪克莱门特在 1999 年指出，严重精神疾病的患者可能不会像大多数患者一样被相同的强化因素所激励，从而导致一些动机式访谈技术（如肯定）无效。此外，许多严重精神疾病所固有的缺陷可能使探索过程和成本－效益分析变得极为困难。想象一下，一个来访者在谈话中很难被跟随，而且情感平淡，很少与他人建立联系，对自己选择或不选择各种行为的能力缺乏洞察力。与这个来访者一起合作的咨询师可能很难实施早期的改变技巧，甚至可能无法发现需要适当改变的目标行为。

此外，需要注意的是，动机式访谈可能不足以实现来访者的所有目标。来访者可能有一些围绕着行为或认知的改变目标，但他们也更愿意做那些仅仅涉及获得支持和额外信息的工作，而不是改变。例如，一个来访者来治疗是为了学习更多关于与他的伴侣健康交流的知识，与一个涉及动机式访谈或其他改变技术的个性化改变过程相比，心理教育小组的服务可能会更好。

FOUNDATIONS OF ADDICTIONS COUNSELING　总结

本章以动机式访谈为基础，讨论了改变的过程和阶段。动机式访谈不是一种咨询理论，而是一种针对改变过程的跨理论方法，包括一种态度和一套技术，旨在激发和加强来访者内部改变的过程。为咨询师提供了动机式访谈的基本支柱：表达同理心；发展不一致；转化阻抗；支持自我效能感。这四个支柱是变化过程的基本前提。

接下来，咨询师学习了在参与和留存的早期阶段最有效的动机式访谈技巧。这些技巧包括问开放式的问题、反映式倾听、肯定来访者的努力、总结来访者的陈述和引出改变式谈话。

咨询师了解到了来访者的阻抗，以及阻抗可以采取的多种形式，包括争论、打断、否定和忽视。咨询师也认识到，阻抗不是一个来访者的问题。相反，这对咨询师来说是一个受欢迎的信号——是尝试一种新方法的时机，而不是在失败的事情上更加努力。在这一章中，咨询师也会发现一些有效应对来访者阻抗的技巧，包括使用反映、转移焦点和转折共识。咨询师还了解到他们在使用动机式访谈方法工作时可能会陷入的"陷阱"，并被警告不要进行反治疗性工作。

最后，为读者提供了额外的技术来增强动机和增加变化过程中的动力。咨询师可以学会如何加强和更新来访者对改变的承诺，以及在哪些情况下动机式访谈可能是不利和无效的。

第 10 章
心理治疗方法

辛西娅·J. 奥斯本 (Cynthia J. Osborn)

肯特州立大学 (Kent State University)

医疗技术的进步为人类遗传学、神经生物学和行为学领域更为复杂的研究计划铺平了道路。从这些正在进行的科学研究当中的发现已经对成瘾领域产生了深远的影响。专业人士和普通公众都可以获得有关这些发现的清晰而连贯的要点。持续的科学研究正在塑造人们关于应当如何看待和治疗有问题的物质使用和成瘾的观点。在专业人士中,这代表着对长期存在且根深蒂固的成瘾观念的挑战。

咨询师的信念和行为

众所周知,对于全新或创新的治疗方法的接受和实施来说,临床医生的态度会产生重大影响。在成瘾治疗中,这通常受到临床医生对成瘾特别是酒精成瘾的理解的影响,临床医生的治疗目的和预期结果(例如,脱瘾)也会产生影响。研究表明,成瘾意识形态(如医学、人道主义或移情、道德)影响特定治疗策略的选择,以及对循证实践的接受程度。例如,杜沙姆(Ducharme)、努森(Knudsen)、亚伯拉罕(Abraham)和罗曼(Roman)2010 年发现,物质滥用咨询师坚持 12 步治疗理念与他们不赞同提供切实激励的脱瘾措施有关,而脱瘾是应急管理循证实践中使用的关键策略。

尽管 W.R. 米勒(W.R.Miller)、索伦森(Sorensen)、塞尔泽和布里格姆(Brigham)在 2006 年注意到当今美国社会对成瘾的理解发生了变化,从"广泛"认可物质依赖是一种疾病转变为将成瘾理解为一种多方面的、复杂的现象,但这种转变仍然是缓慢的。鉴于疾病模型是美国成瘾的"主导"模型的历史,这一点是正确的。成瘾作为一种疾病的定义确实各不相同,但常见的因素包括接受成瘾(也就是酗酒)是一种慢性、进行性、非自愿、不可逆和潜在的致命性疾病,其核心标准是对酒精摄入的失控和生理依赖。通常使用单一的、标准的、预先确定的治疗形式,而不考虑患者之间的个体差异。终生脱瘾是毋庸置疑的目标,这一措施得到了匿名戒酒互助会的强烈支持。

因此，许多化学品依赖咨询师可能在一个成瘾模型的范围内进行实践——很可能是（定义不清的）成瘾的疾病模型。这种短视的观点可能会导致错过、忽略甚至摒弃其他对患者成瘾可能同样有效的解释，使得患者无法意识到或应用其他治疗方法。事实上，特蕾西（Tracy）用下面的话作为结语，结束了她对美国疾病概念所进行的简短历史回顾："也许是时候接受对疾病和障碍更全面的看法了，了解因素的多样性……这会影响我们如何去思考'健康'和'患病'。"

本章的目的是为从业人员提供一系列的治疗方法，以帮助各种各样与物质使用问题做斗争的来访者。正如没有一样的"酗酒者"或"瘾君子"，也没有唯一的"经得起考验的"治疗方法。W.R. 米勒和海丝特（Hester）2003 年提出的"知情折中"模型对本章的内容起到了指导作用，这是因为：（1）没有一种对所有人来说都更优的治疗方法；（2）治疗方案和系统应采用各种已证明有效的方法来构建；（3）对于不同类型的个体，运用不同的治疗方法才能获得最好的反应。此外，W.R. 米勒和海丝特着重强调了根据每个来访者的独特需求和优势定制治疗方案，从而提高治疗效果和效率。这一模式隐含的要求是：所有成瘾帮助领域的专业人员要熟悉多种干预措施，并从中选择最适当的类型（或类型组合）和护理水平，以便提供给有需求和值得获得优质服务的来访者。本章着重提供基于研究支持的咨询方法的实践。

经验支持的治疗方法

由于心理健康领域面临循证实践的挑战，药物滥用 / 化学依赖咨询治疗领域也是如此。最近，物质滥用和精神健康服务管理局的国家循证项目和实践登记处（National Registry of Evidence-based Programs and Practices,NREPP）中列出的预防和治疗物质滥用的干预措施的数量急剧增加。2010 年初，这个数字是 96。截至 2014 年 4 月，国家循证项目和实践登记处列出了 171 项预防和治疗药物滥用的干预措施，在不到五年的时间里增加了 44%。其中包括针对可卡因的应对技能培训、复发预防治疗、动机式访谈、动机提升疗法（改编自动机式访谈）、多系统治疗、应急管理、安全寻求（用于治疗药物滥用和创伤同时发生的情况）、以解决方案为中心的团体治疗、12 步促进疗法和一些简短的干预措施，例如大学生简短酒精筛查和干预（Brief Alcohol Screening and Intervention for College Students，BASICS）。其中一些干预措施是基于网络的应用程序，如"饮酒者筛查"和"饮酒大学生筛查"，这两个应用程序都旨在帮助成年人减少饮酒。

尽管在过去的 25 年里，许多成瘾治疗都已有取得成功的记录，但在提供直接服务的机构和从业人员中，采用和日常实施这些疗法的进程仍然很缓慢。麦戈文（McGovern）、桑德斯（Saunders）和金姆（Kim）2013 年估计，在成瘾治疗中，只有 25% 的患者获得了循证治疗。如前所述，其中一部分原因在于关于成瘾的陈旧意识（例如，认为它是一种疾病）持续存在。尽管有证据表明某些干预措施是无效的（例如，对抗性咨询、群体心理教育），但仍继续被使用。还有一些缺少可靠性的证据，或有记录表明效果不佳，甚至可能存在潜在的危害的干预措施，例如，药物意识和耐药性教育预防计划（the Drug Awareness and Resistance Education Prevention Program，DARE）在成瘾领域中被认为是不可信的治疗方法。

其他不采用循证治疗或后来只是常规性实施循证治疗的原因包括：某些机构在行政上的"自上而下"的管理，并不考虑前沿的视角和推荐，以及实施过程中人们所感知的和实际的高成本，包括持续的和高质量的循证治疗实践培训。事实上，尽管345名物质滥用治疗项目的临床主管中的绝大多数人说，他们在自己的机构中至少使用了四种循证治疗中的一种（例如，90%的人报告使用了认知行为疗法），但很少有人（3%~35%）在循证治疗中提供高质量的培训和督导。这在一定程度上与另一项研究的结果相一致，该研究发现，在美国一个州的物质滥用治疗机构中，41%的主管和管理人员认为，员工无需培训就可以实施循证治疗。这是非常不幸和令人担忧的。为了让更多的成瘾治疗专业人员使用循证治疗，对咨询师进行培训和督导是关键。

从试穿到日常衣柜

想想你最近被推荐接触到的新事物——一款新衣服或时尚配饰、食物、音乐类型、智能手机应用程序或休闲活动。你对这件物品、经历或行为的第一印象是什么？或许你可能已经在对它进行了体验或"尝试"过后，将兴趣转移到别的事情上。或许你可能会在试过后想要更多，从而订阅它，甚至把它纳入你的日常生活。是什么造成了这种差异？如果你忠于这个新项目或活动，怎样解释你的采用或坚持呢？对你来说，是什么让一件事物不仅仅风靡一时，而且成为值得认同和经常使用的东西呢？你的回答可能有助于解释成瘾领域的创新做法，例如某些循证治疗的做法，是如何被物质滥用咨询师采纳和实施的。

截至2000年，W.R.米勒、威尔伯恩（Wilbourne）和赫特玛（Hettema）对包括363项对照试验的99种不同的酗酒治疗模式（涉及75 000名来访者）进行广泛和详尽的评估后认为，那些具有强有力的研究支持的治疗模式和今天"美国酗酒治疗项目中经常使用的组成部分"之间几乎没有重叠。根据方法的严谨性和治疗效果的强度，有18种治疗模式被确定有效。这些治疗模式包括短期干预、动机提升、社区强化、自我改变指南、行为的自我控制培训、社交技巧培训、行为主义的婚姻家庭治疗、各种药理学干预（如阿卡普罗酯、纳曲酮）和认知治疗。

与1996年和1998年所进行的有关治疗酒精问题的包含302项临床对照研究和包含361项对照研究的综述性研究结果类似，W.R.米勒等人的综述结果表明，在早期的综述中显示出积极结果的所有治疗模式在他们的评估中保持了治疗效果。这表明在过去15年左右所确定的治疗酒精问题的有效方法不是异常或"侥幸"的，而是可靠并且值得信赖的方法。

这种效果的持续性也在三种不同的酒精依赖治疗条件（单独治疗和联合治疗）的多点临床试验中得到了证明。与其他两种情况（药物治疗和行为医学管理计划）相比，联合行为主义干预

（combined behavioral intervention，CBI）条件在至少两种酗酒的一年随访中具有 20% 的优势。联合行为主义干预将某些认知行为干预（如应对技能培训）与其他干预（如动机式访谈）相结合，鼓励人们效仿并参与 12 步疗法和其他支持小组，并探索来访者的优势和资源。多年来，在不同的研究调查中，由于这些干预措施一直以一致的方式取得有益的成果，因此构成联合行为主义干预的措施应被纳入常规物质滥用治疗中。

行为主义和认知行为：假设和实践

行为主义和认知行为的干预在有效治疗问题性饮酒中表现良好，包括行为自我控制训练、社区强化、应急管理和行为契约以及社交技巧培训和行为主义夫妻 / 家庭咨询。其他研究表明，这些以及其他行为和认知行为干预方法（如预防复发）在治疗药物依赖（如可卡因和阿片类）方面是有效的。迈克休（McHugh）、赫龙（Hearon）和奥托（Otto）2010 年对 34 个随机临床 / 对照试验进行的元分析发现，认知行为干预总体治疗效应值为 0.45，被认为处于中等范围。治疗大麻的效应值较大，其次是可卡因和阿片类药物，治疗多物质依赖的效应值最小。

显然，行为主义的假设和认知行为的假设之间存在重叠。两者都受到基本学习原则的启发，如经典条件作用以及操作性或工具性条件作用，并且都认为物质使用行为是由这些学习过程形成的。这些原则同样适用于人类和动物（如老鼠）。行为理论和认知行为理论关于成瘾所共有的一个核心原则是，物质是行为的有力强化物 。然而，与行为理论不同，认知行为理论包含了学习的认知原则，其中最主要的是阿尔伯特·班杜拉（Albert Bandura）的社会学习理论。这意味着认知行为方法考虑了认知过程的作用，如自我效能感、期望和价值观在开始、维持有问题的物质使用以及恢复中的作用。因此，认知行为理论假设只适用于人类，侧重于影响行为的内部的、自我评价和其他认知功能的因素。另一方面，行为假设只考虑可观察到的行为，包括自主活动和其他形式的生理活动（如渴望），而不需要考虑认知活动的影响。这类方法包括厌恶疗法和线索暴露疗法，其中通过引入厌恶性刺激（例如产生负面副作用的药物）或呈现一系列与药物有关的线索（例如与药物使用有关的图像或气味），并防止条件反应（即吸毒）发生，将条件行为（例如阿片类药物成瘾）作为消除的目标。

最有效的物质使用问题的治疗方法结合了行为和认知的原则，因此优先考虑认知行为方法。这些方法根据六个假设进行操作：（1）物质滥用涉及复杂的认知和行为过程；（2）物质滥用和有关的认知行为过程在很大程度上是习得的；（3）物质滥用和相关的认知行为过程可以改变，特别是通过认知行为咨询的方法来改变；（4）认知行为中对物质滥用问题进行咨询的一个主要目标是，传授抵制物质使用的应对技能，减少与物质滥用和依赖有关的问题；（5）认知行为咨询需要全面的案例概念化，作为选择特定认知行为技术的基础；（6）为了有效，认知行为咨询必须在温暖、支持、协作的咨询关系中提供。

认知行为方法的最后一个假设规定了认知行为咨询的实践基础：在护理开始的时候就进行功能分析。本节将对此进行说明，并介绍认知行为方法常见的其他干预措施。本节最后描述了三种认知行为的方法：应急管理和行为契约、社区强化以及基于正念的复发预防。

功能分析

功能分析是指了解特定个体物质使用行为的功能或目的。它由对物质使用的前因（或触发因素）和后果（或影响）的评估所构成。这是在咨询开始时就进行的，遵循互动和结构化的格式，最好使用一张纸来记录来访者的回答（一列是触发因素，另一列是后果）。首先询问来访者，他们最可能使用物质的情景，包括地点、人、一天中的时间和感觉状态。询问的问题包括："你什么时候最有可能想喝酒或喝醉？"以及"描述那些对你来说是高风险的情况，很可能会让你吸烟的一个地方，或者很可能一起吸烟的人。"将来访者的回答记录在左侧的"触发因素"列中。接下来，询问来访者他们喜欢使用什么物质，以及对他们来说物质使用的预期结果是什么。询问的问题包括："酒精对你来说有什么是你真正喜欢的好处？""吸烟的吸引力对你来说是什么，它给你带来了什么回报？"将来访者的回答记录在右侧的"后果"列中。

一旦每一栏中记录的项目数量足够多（建议咨询师在每个来访者回答之后要求其进行详细的说明），然后要求来访者在触发因素栏中的每个条目与后果栏中的每个条目之间建立联系。咨询师通过连接两个条目进行演示，例如说："当人们感到压力很大时（在触发因素栏中指向此条目），想喝酒是很常见的，这样他们就可以体验到解脱或平静下来的感觉（在后果栏中指向来访者的此条目）。对你来说这两者可以联系在一起吗？"如果来访者承认这两者之间有联系，那么咨询师会在它们之间画一条线。然后鼓励来访者在触发因素列中的其余各项与后果列中的各项之间建立尽可能多的连接，并在它们之间画线，以便连接所有条目。

功能分析的过程遵循 W. R. 米勒和皮查西科（Pechacek）1987 年开发的"新路径"练习，并在联合项目（Project COMBINE）中使用。预期的结果是提高咨询师和来访者对酒精和其他物质在来访者生活中的作用的理解。对于咨询师来说，这是案例概念化的一部分重要任务。只有在触发因素和后果之间建立起联系，才能在不使用物质的情况下构建"替代路径"或"新路径"，以实现理想的结果（例如，放松）。这可以通过创建一个名为"替代品"的第三列来完成，并让来访者确认可能的无物质行为，可以把这些行为连接到"后果"列中的每个条目。这样做是治疗计划的开始，这让咨询师可以制定可能的干预措施，因此构建第三栏可能是保留到咨询过程后期的一项活动。

完成自我检查清单

确定你希望改变的行为。在一张纸上创建两个列表：左边的一列标题为"触发因素"，右边的一列标题为"后果"。在"触发因素"的标题下，写下三到四件导致这种行为发生的事情，这些事情会让你有可能做出这种行为。在右侧的"后果"列下，记下此行为的三到四种效果或后果。换句话说，你的这种行为会导致什么后果？检查你写下的两个列表，把左边的条目和右边的条目连接起来。当你这样做的时候，这种特定行为的目的或功能对你来说有什么特别之处？在参加了这个活动之后，你在下个月改变这种行为的可能性有多大？

触发因素的认知行为干预

加维茨（Najavits）等人2005年就应对技能描述了具体的认知行为干预措施，并根据成瘾行为的五个因素或前兆类型（或触发因素）进行分组。由于导致有问题的物质使用的因素多种多样，干预措施可以而且经常被用于处理一种以上类型的触发因素。联合项目的联合行为干预计划中所使用的九种干预措施中，有一部分包括在这些类别中，如情绪管理培训。

- **社会干预**。包括某些生活方式的改变（例如，训练、冥想）、增强清醒的社会支持（例如，参加匿名戒酒互助会/匿名戒毒互助会）、学习和练习有效的人际沟通技巧（例如，区分攻击性沟通和自信的沟通），以及拒绝的技巧（比如，通过练习言语沟通和非言语沟通来避免或拒绝对方的邀约）。这些技能可以在个人和团体咨询课程中进行教授和练习，也可以邀请相关的重要他人（如来访者的伴侣/配偶）参加一两次会谈（在来访者允许的情况下），一起练习沟通技巧。

- **环境干预**。包括前面提到的线索暴露治疗。来访者也可以被建议彻底清洁他们的生活空间，一次一个区域或一个房间，以加强他们对个人或当地环境的控制感。这种做法也可能象征着对"有毒自我"的清洁或净化。也可以建议通过经常去其他非高风险的地方（如社区中心、当地博物馆和匿名戒酒互助会/匿名戒毒互助会的会谈）来避开某些地方（例如，附近有可卡因或冰毒的房子，某些公共汽车站）。

- **情绪干预**。情绪干预的目的是调节积极和消极的情绪，这样两者都不会导致复发。通过认知策略，可能可以教会来访者在回顾（最好大声说出来）他们已经完成的保持清醒的事情的同时停留在情绪中（例如，"马克，你说'让我们在五分钟内冷静下来，然后再谈这个'，你太棒了！"）。这种做法类似于辩证行为疗法中传授的容忍技能（如自我安慰）。在自我安慰中，来访者被教导一次专注于五种感官中的一种，停下来充分关注、体验或沉浸在自然或非物质诱发的感觉中（例如，对比观察绿色的树叶与明亮的蓝天），以抵御物质使用的冲动或渴望。此外，如果不采取破坏性的行动，某些感觉可以被重新定义为积极的保护装置。例如，恐惧和焦虑可以被理解为对一种全新的现实或生活方式的正常反应，而这两种感觉都可以被视为来访者试图保护现在有价值的东西（即清醒）。我经常对来访者使用的一个重新定义是："成瘾的强迫性也是复原的坚持性。"这句话的意思是，当有药物使用问题的人开始并保持康复，他们不需要放弃所有与他们的成瘾有关的行为。相反，他们可以（或许需要）"被疏导"或将他们的狂热能量转向一种"无障碍"或"全力以赴"的康复方法（例如，继续参加戒酒会会议，直到找到他们自己"家一般的"的团体）。

- **认知干预**。认知干预的具体目的是修改自动思维和与药物相关的信念，以及修改条件假设和核心信念。与其让来访者自动认为只有大麻才能帮助他们入睡，还不如教会来访者不让自己被点燃（或许可以大声告诉自己："等一下！"或者"等等！"），并回顾与他们的咨询师一起制定的、关于说明睡眠的其他准备工作的详细计划（例如，一边听轻松的音乐，一边捏压力球）。我们可以设计出一份针对冲动或渴望的认知回归列表，这样来访者就有了预防复发策略的扩展工具箱。这种回归可能类似于以解决方案为中心的咨询中使用的外部化训练，在该训练中，来访者将指出问题所在（例如，一个海洛因成瘾者用"不安的流浪者"来形容自己在生活中寻找"和平"的理由和斗争），能够将问题视为一个外部实体（即"我不是问题所在……，'不安的流浪者'才是问题所在"），并且通过对话能够与问题保持一定的距离，从而分散问题对自己的影响。可以通过让来访者反复说出诸如"你把我引入歧途了"和"我不再跟着你扭曲的地图走了"之类的话，放大声音，大声地说出来，同时站立起来，教会来访者直面问题。通过认知干预，还可以教导来访者质疑关于物质使用看似无限益处的证据，以及关于清醒的看似无限危害的或消极的假设。咨询师可以通过感叹"好吧，有什么证据能证明这是真的""你怎么能确定"来帮助阻止任何循环论证。诸如此类的问题应该以一种不带讽刺、不带批判的态度提出来。

- **物理干预**。包括旨在分散人们注意力的活动，使其远离触发因素以及随之而来的渴望和使用欲望。它们还可以包括药物干预，如使用处方药品美沙酮或纳曲酮来抑制药物渴求。涉及体育活动和表达的干预措施包括进行体育锻炼（例如，做家务，出去散步），与某人（例如，称某人为支持者）交谈，突然唱一首歌，或扯断戴在手腕上的橡皮筋。此外，还可以提醒来访者，他们积极使用药物的日子是"疯狂的"，会让他回想起做出的"看似无关的决定"，以及药物使用的负面生理后果。我的一个来访者是一位蓝领机械师，他觉得自己的工作很有成就感，因为"我有能力做持久的事情"，有一天早上，他决定不再喝酒。他说他能够做出这个决定是因为："我已经厌倦了生病和疲倦。我不想失去这份工作。"我记得我曾赞扬过这位来访者的决定，以及我所听到的他不仅希望在大型卡车引擎上持续工作，而且希望在对他自己身体的工作方面同样出色，这样他就能坚持下去。

应急管理与行为契约

应急管理和行为契约是特定的认知行为方法，已证明对成年人和青少年在治疗酒精和其他药物依赖，即可卡因和阿片类药物依赖方面有效。这两种方法在一定程度上基于行为经济学的理论，该理论认为，选择行为是因为它所提供的即时和有形的回报，包括货币回报。应急管理利用外部激励或有形强化物（即可用于商品和服务的代金券，如日用品、公共交通、电影院门票），这些因素取决于来访者是否达到预定的治疗目标（或目标行为），如提交无药尿液样本、按时到院咨询等。加强积极的、非物质的行为在治疗和康复的早期尤为重要。随着时间的推移，来访者可能会获得越来越多的代金券或赢得奖品的机会（例如，抽奖或抽彩）。这种特殊的应急管理做法被称为药物滥用奖励机制。

尽管在试验研究中产生了有益的效果，但应急管理似乎尚未被从业者广泛采用，部分原因在于，人们认为物质滥用来访者不应获得禁欲奖励或优惠券，以及实施该计划的感知成本和实际成本。在奥姆斯特德（Olmstead）等人 2012 年的研究中，只有 30% 的物质滥用治疗项目负责人报告在他们的设置中使用了应急管理（相比之下，90% 的人使用认知行为疗法，55% 的人使用动机式访谈）。我们鼓励自愿提供有益服务的咨询师和服务机构与当地商业代表建立创造性的伙伴关系。这些措施可能包括在当地公共汽车上为来访者提供限时免费服务，以换取在服务机构出版物上免费发布公共汽车服务的广告。此外，还可以联系当地企业捐赠物品（如百货公司礼券），然后将这些物品抽奖给履行约定的患者。在一项针对低收入青少年的早期干预药物滥用项目中，发现实施应急管理具有成本效益（每个参与者总计九次，花费 29.40 美元），并显著提高了出勤率。彼得里（Petry）在 2012 年描述了资助应急管理项目的其他方法。

咨询师或服务机构可以以最小或无成本来实施行为契约本身（除了使用奖金奖励或代金券）。这种做法可能类似于治疗计划，但通常不是全面的或广泛的（即契约可以集中于下周要完成的具体任务），也可以定期完成。建议将契约写下来（甚至有时可以写在一张小纸片上），明确描述预期的行为，明确规定任务完成的目标日期，明确不遵守合同的动机和后果。此外，契约应由咨询师和来访者双方签字，注明日期，并向委托人提供契约副本。维护契约的激励措施可能包括：在外面与咨询师会面，如到机构的操场上；在咨询会谈结束后进入机构的篮球场；在团体咨询期间延长（五分钟）的休息时间；从咨询师那里获得一份工作申请的推荐信。特别是在住院治疗环境中，行为契约通常被用来鼓励患者之间进行更多的参与和合作。履行合同的"特权"可能包括与家人通电话、在"家庭日"接待来访者，以及一整天不做饭、不做大扫除或其他家务活。

社区强化方法

社区强化方法（community reinforcement approach，CRA）是一种综合性的生物－精神－社会治疗方法，用于治疗物质使用障碍，其前提是一个人的环境或社区在加强其康复努力方面发挥着关键作用。社区强化方法列出了社区强化因素（例如，家庭、娱乐、就业）来支持个体物质使用的改变。关于社区强化方法治疗问题酒精和其他药物使用方面的两项研究证明了该方法的有效性，特别是与应急管理相结合时的有效性（例如，使用代金券作为奖励）。在后续的研究中，包括对青少年社区强化方法的研究，都有积极的发现。

迈耶斯（Meyers）等人在 2005 年确定了社区强化方法的八个组成部分，尽管他们承认每个组成部分不一定在每个来访者身上同时使用，但其中有两个是标准应用：功能分析和治疗计划。在完成功能分析或彻底的物质使用评估后，包括清点来访者（外部和内部）的物质使用动机及其治疗因素，社区强化方法的重点是确定如何重新安排环境刺激，从而支持清醒，不再容忍或奖赏物质使用。目标通常反映的是积极因素的存在（例如，维持就业、高中毕业），而不是消极因素的缺失（例如，不喝酒或吸毒）。评估和治疗要考虑来访者生活中的特定领域，包括社交和娱乐活动、就业和家庭动态。只要可能，重要的另一方（如生活伴侣或配偶、女友／男友）都应参与治疗，并被视为构建和维持不使用毒品和保持健康生活方式的重要盟友。

社区强化方法可以被理解为一个"包裹"，也就是说，"它包含许多可能被使用或不被使用的规程，取决于这个来访者的特定需求"。实际上，咨询师可以筛选本章中已经描述过的许多认知行为干预措施，然后选择与来访者当前情况最相关的策略。这些可能包括工作技能培训、社交技巧培训和为解决沟通中的压力而进行的夫妻咨询。要认真关注物质使用的外部和内部触发因素的持续评估。咨询师不仅要尝试调节环境刺激，还应经常询问来访者的内在诱因（如情绪、信仰、身体状况）。作为一种以认知行为为导向的方法，社区强化方法旨在为患者提供各种技能，这些技能不仅需要有效地管理负面刺激或触发因素，还需要建立和维持一种支持和给予患者康复的生活方式和环境。

社区强化方法的一个改编和扩展版是社区强化和家庭培训（community reinforcement and family training，CRAFT）。尽管社区强化和家庭培训是基于社区强化方法的原则，但它是为有物质使用问题的人，特别是拒绝接受治疗的人的朋友和家人设计的。社区强化和家庭培训不是直接与有药物使用问题的人一起工作，而是通过培训（相关重要的其他人）以新的、更有建设性的方式与他所爱的人互动，从而获得相关重要他人（如父母或配偶）的帮助。这包括在家人喝醉时不与他说话（例如，用平静而有分寸的声音说"等你清醒后，我明天早上再和你谈这个问题"）和允许家庭成员意识到他的物质使用的自然后果（例如，不保释家庭成员出狱）。虽然社区强化和家庭培训的目标是让有物质使用问题的人进入治疗，但它的设计也是为了帮助那些相关的重要他人更好地照顾自己，实现自我满足。

社区强化和家庭培训被描述为"一个严格的治疗包"，其结果令人印象深刻。一项对社区强化和家庭培训25年来的研究所进行的综述表明，拒绝治疗的家庭成员中有55%~86%是因为参与社区强化和家庭培训而进入治疗。

基于正念的复发预防

近几年来，正念练习在心理保健和成瘾领域越来越受欢迎。正念被理解为一个向心的纠偏过程，一种在当下增强意识的方法。它是一种有意识的实践，即注意、接受、描述以及不评判一个人的即时知觉体验。本质上，它是一种对当下正在发生的事情的开放态度和注意力的集中，使用尽可能多的感官（例如，视觉、声音、嗅觉），包括关注内脏功能（例如，呼吸）。这种类型的纠偏可以作为冲动行为的矫正方法，包括物质使用行为。对当前时刻（外部和内部）的有意觉察而没有对观察到的事物做出反应或采取行动的行为本身，可以延迟或中止、减弱或消除行动的冲动（例如，使用某种物质）。

一些基于证据的方法认为正念是一种核心技能和实践。其中包括辩证行为疗法和接受与承诺疗法。虽然辩证行为疗法和接受与承诺疗法可以用于有物质使用问题（以及同时出现的有精神健康问题）的人，但是有一种新的正念方法是专门针对成瘾的：基于正念的复发预防（mindfulness-based relapse prevention，MBRP）。在参与一个为期八周的基于正念的复发预防项目后，最多四个月内减少物质使用和渴望具有可行性并获得初步效果，这已经得到研究结果的证明。

基于正念的复发预防的目的是提高对物质使用的触发因素、习惯性使用模式和似乎控制一个人日常生活的"自动"反应的认识。这是一个为那些已经完成了物质使用障碍门诊或住院治疗的患者提供的后期护理项目。在为期八周的时间里，每周进行两小时的小组讨论。每节课都提供了正念技能的指导，当冲动、渴望和其他触发因素出现时，就会为来访者分配时间让他们练习这些技能。参与基于正念的复发预防项目的来访者也被鼓励采用正念作为康复的生活方式。除了呼吸练习和身体扫描冥想，在基于正念的复发预防中教授和练习的技能还包括：专注的运动姿势（即特定的拉伸练习）；冲动冲浪（即通过剧烈的波动来保持和"驾驭"使用冲动的波浪）；锻炼清醒的呼吸空间。清醒是指在经历使用的触发因素时所涉及的五个连续任务，即停止或放慢速度；观察当下发生的事情；专注于你的呼吸；扩大你对其他感觉的意识（例如，湿手、出汗）；以健康、自我同情的方式有意识地做出反应（相对于反作用）。

任何一种正念技能都可以被纳入物质滥用治疗中，并根据人群和环境进行调整。对于那些想要改变吸烟习惯的大学生，鲍恩（Bowen）和马拉特（Marlatt）指导他们注意自己的思想、感觉或吸烟的冲动，而不是在看到香烟提示时尝试改变或避开它们。冲动冲浪可以被描述为，鼓励学生们将自己的冲动想象成波浪，想象自己乘着波浪自然地到达顶峰，然后平静下来，而不是与这种冲动做斗争或向它屈服（因为这种冲动就像海浪一样，会随着时间的流逝而逐渐减弱）。与对照组相比，在这项研究中完成了正念练习的学生在七天后报告如下：他们每天吸烟的次数明显减少，并且在经历负面影响（如焦虑）和吸烟冲动之间的联系明显减弱（即更少的反应性）。

简短干预措施

针对有问题的酒精使用而采取的简短干预措施的研究和实践已经有 50 多年历史。现在作为公共卫生新方案的一部分被人们所知晓，也被称为筛查、简短干预和转诊治疗（screening, brief intervention, and referral for treatment，SBIRT），其部分目的是在初级保健中整合物质使用相关的服务。简短干预措施被认为是"一系列的干预措施，其长度、结构、干预目标和负责实施的人员各不相同"。其共同部分是便于记忆的缩写——FRAMES[①]：（1）以实事求是和不加评判的方式提供关于个人风险或损害的反馈；（2）强调个人对改变的责任，目的在于使来访者拥有自主权；（3）明确的改变建议，作为建议被提供的方式与动机式访谈相一致，仅在来访者允许的情况下提供；（4）可供选择的改变方法；（5）治疗师的同理心；（6）促进来访者的自我效能感或乐观精神和能力。这些共同要素旨在实现简短干预的主要目的——通过激活一个人的自我调节过程来增强他自己改变的勇气。因此，它们通常也被称为"简短的动机干预"。

根据定义，简短干预突出的特点是简短。然而，将它们视为遇到并且利用合适的机会或"可教时刻"是有帮助的，这些时刻发生在一系列设置中，由专业人员（如医生）和非专业人员实施。例如，在急诊科发起一场关于如何预防高风险饮酒的对话，这是一位医生助理与一位酒后驾车事故患者在其出院之前所进行的。又比如，当地的针具交换计划志愿者，为一位老顾客提供当地的医疗和咨询服务信息。再比如，被训练成"同辈咨询师"的大学生，为那些因为最近一次酒精违规而被转到这个项目的学生提供关于"更安全饮酒"（包括防止酗酒）的教育。最后一种干预是大学生简短酒精筛查和干预的一部分，这是一个分为两个阶段的项目，旨在提高对饮酒行为的认识，并通过以非评判性的方式提供反馈来鼓励人们考虑行为的改变。在一所大规模的大学中，大学生简短酒精筛查和干预的有效性已经得到证明，可以减少酒精使用，并且在其后六个月的随访中效果得到持续，尤其是对男性学生。此外，阿马罗（Amaro）等人2010年发现，对简短酒精筛查和干预项目进行一定改编的项目（包括对饮酒和其他药物使用的筛查和干预），减少了去这所大学健康中心寻求医疗和心理健康服务的大学生的药物使用数量和频率。

根据 W.R. 米勒等人的建议，简短干预措施可以独立使用（例如，在社区环境中发生的单一事件），也可以在最初的咨询会谈期间提供（例如，希望留住来访者进行持续的服务），或者嵌入专注于其他问题的治疗当中（例如，为接受心理健康咨询的来访者提供的一次或两次专门针对酒精使用的会谈）。这些措施还可能包括计算机化的互动干预措施，例如在私人医院的病房中，使用平板电脑，对那些刚生完孩子并且在分娩前一个月内报告使用过违禁药物的妇女进行干预。无论环境或机会如何，简短干预措施都应该从评估来访者是否准备好改变开始，并针对那些对持续进行改变准备不足的人。因此，无论问题的严重程度如何，对有问题的物质使用采取简短的干预措施都必须始终是一种选择，并可用于帮助或培养一个人对更密集或更广泛的服务进行准备，即作为治疗的前序。

焦点解决方案的咨询

焦点解决方案的咨询（solution-focused counseling，SFC）是大约在45年前由德沙泽尔（de

---

① FRAMES 是该方案每个条目（Feedback，Responsibility，Advice，Menu，Empathy，Self-efficacy）的首字母缩写。——译者注

Shazer）及其同事在美国威斯康星州密尔沃基市的简短家庭治疗中心（Brief Family Therapy Center, BFTC）构思和开发的。它以简单或短时间的心理治疗形式出现，因此可以理解为一种简短的干预措施。这就解释了人们经常提到的焦点解决方案的简短治疗（solution-focused brief therapy, SFBT）。焦点解决方案的咨询的重点是实用主义（即什么有效）和心理健康（而不是心理疾病），这使得它成为一种非常简单的方法，并且成为精神卫生保健和药物滥用治疗中继续盛行的以问题为中心的做法的替代做法。焦点解决方案的咨询根植于催眠治疗师弥尔顿·埃里克森（Milton Erickson）和家庭系统理论，在其发展的后期，也在后结构／后现代、建构主义或社会建构主义意识形态当中。

焦点解决方案的咨询的宗旨是关注来访者的成就、优势、资源和能力。专注于解决方案的执业医师并不是优先考虑通常伴随转诊而来的问题和缺陷，而是关注那些在来访者生活中已经顺利并将持续顺利的事情（来自来访者、家庭成员、转诊来源、其他治疗人员）。的确，专注于解决方案的咨询师假定来访者想要改变，而解决方案，或至少部分解决方案，可能已经在实施中了。这并不是说所提出的担忧被忽视了。相反，问题发生的"例外情况"被置于突出地位，以便与来访者制定一个解决方案或一系列解决方案，使正式的处理不再是必要的。这样的关注体现了临床从业者对来访者有信心，相信他们有能力通过获取并利用优势和资源，在自己的生活中做出积极的改变。积极的改变不仅被认为是可能的，而且是不可避免的，焦点解决方案的咨询被描述为"希望的咨询"。

伯格（Berg）和米勒被认为首先将焦点解决方案的咨询应用于物质滥用治疗，特别是与酒精相关问题的治疗。从那时起，许多人参与了将焦点解决方案的咨询纳入物质滥用治疗的讨论。为了进一步支持 S.D. 米勒、哈勃（Hubble）和邓肯（Duncan）所描述的焦点解决方案的咨询在各种治疗环境中对一系列来访者问题的适用性，需要对文献做出更多的补充。尽管焦点解决方案的咨询领域在努力提高科学研究的质量和数量，但它仍然缺乏坚实的实证研究基础。它在精神健康和药物滥用治疗提供者中仍然是一种流行的方法。事实上，除了有令人信服的研究结果，赫贝克（Herbeck）、汇赛（Hser）和辉弥（Teruya）2008 年对美国加利福尼亚州项目管理人员和工作人员的调查显示，焦点解决方案的咨询被认为是更有效的治疗方法之一，并在一半以上的参与站点中得到使用。赫贝克等人推测，除了令人信服的研究证据，专注于解决方案的咨询可能会直觉地吸引治疗提供者，因为它的"技术和工具……特别适合滥用药物人群的复杂需求"。林顿（Linton）2005 年还指出，焦点解决方案的咨询可以与其他干预措施很好地结合起来。

来自研究的鼓舞

虽然并没有明确地使用专注于解决方案的方法，但关于伊瓜奇（Iguchi）、贝尔丁（Belding）、莫拉尔（Morral）、兰姆（Lamb）和哈斯本德（Husband）1997 年与 103 名阿片类药物依赖来访者（63% 为男性，85% 为白人）的"塑造策略"的研究与焦点解决方案的咨询的几个基本方面有相似之处，并为后者在药物滥用治疗中的应用提供了令人鼓舞的结果。患者被随机分为三个治疗组，即标准治疗组（standard treatment，ST，适合有将药物带回家资格的个体咨询）、基于尿液分析的强化组（urinalysis-based reinforcement，UBR，标准治疗加上每个不含违禁物质尿液检测样本可以获代金券的机会）和基于治疗计划的强化组。对来访者来说，代金券是"协助治疗代金券"，仅可用于与特定治疗目标计划相关的费用，如工作面试的服装和前往咨询会谈的交通费，代金券可以用于兑换（有符合要求的收据）。

在上述研究中的基于治疗计划的强化组中，咨询师每周与来访者会面，确定下一周的行为任务，"通常可以自由地制定任务，以满足个体参与者的需求"。因此，也被称为基于治疗计划的强化"塑造策略"。与基于尿液分析的强化组不同，基于治疗计划的强化组的成员获得了凭证，以证明他们参与了新的、积极的行为（例如，联系当地的计算机培训项目），而不是证明他们不积极或不使用某些物质（即提供"干净"的尿液样本）。也就是说，令人满意的行为得到了强化。此外，如果来访者没有完成获得这些凭证的任务（例如，没有出现在预定的咨询会谈中），咨询师将被敦促建立一个更简单的任务（例如，与咨询师进行简短的电话交谈）。当来访者成功获得代金券时，咨询师逐步增加后续任务的难度，以达到长期治疗计划的目标。

伊瓜奇等人研究的主要结果是，在四个为期六周的评估期间，只有接受基于治疗计划的强化治疗的患者在节制率方面有显著改善，而且参加咨询的次数明显多于其他两组的患者。作者将这些结果解释为"（强化）明确定义了行为任务以实现长期目标，这增加了使用美沙酮维持治疗的患者采用与药物使用不一致的行为"。总而言之，基于治疗计划的强化项目令人鼓舞的结果表明，一种基于优势的、非统一的、协作性的治疗形式——一种与专注于解决方案的咨询相一致的方法——在药物滥用治疗中是合适的，并且可能比要求所有来访者都接受相同类型的护理方法更可取，这是实现脱瘾所必需的，只因他们不做一件事（即使用药物）而得到奖励。这些结果预示着在物质滥用治疗中持续整合焦点解决方案的咨询的好兆头。事实上，基于治疗计划的强化项目的设计和实施似乎满足了伯格和米勒 1992 年关于治疗目标的"良好形式"的所有七项标准：（1）对来访者的显著性；（2）小；（3）具体的、明确的和行为的；（4）某种东西存在而不是缺失；（5）开始而不是结束；（6）在来访者的生活范围内切实可行；（7）被认为涉及"努力工作"。

与个性化目标制定相关，德·沙泽尔和伊塞贝尔特（Isebaert）2003 年研究了在比利时参加化学依赖治疗项目的看护治疗师和他们的患者，这些患者接受了焦点解决方案的方法。治疗的重点是识别出现问题的例外情况，并尊重来访者对治疗的偏好，即患者希望从治疗中得到什么。允许患者选择以个人、夫妇或家庭形式提供的控制饮酒或节制的治疗目标。大约 10% 的最初选择控制饮酒的来访者将他们的目标改变为戒酒。

在四年的随访（通过电话联系以前的患者）中，50%（n=36）的先前患者报告正在戒酒，并且32% 的先前患者报告控制饮酒成功，德·沙泽尔和伊塞贝尔特报告称在 36 名声称戒酒的先前患者中，只有 19 名最初选择了戒酒作为他们的目标；在这些随访时声称现在戒酒的人中只有 12.5%（n

= 9）的人选择了控制饮酒。作者指出，这　结果"有力地表明，目标的选择和改变目标的能力对患者治疗的成功有很大的影响"。这支持了李、赛博尔德（Sebold）和乌肯（Uken）在焦点解决方案的咨询的第一次家庭暴力罪犯小组会谈上使用的目标设定任务。聚焦于解决方案的咨询师从来访者那里引出来访者首选的结果，并尽可能尊重这个选择，而不是咨询师提出一个目标（例如，"患者应当戒除所有改变情绪和精神的物质"）。

德·沙泽尔和伊塞贝尔特的研究表明，从长远来看，来访者实际上可能受益于积极参与咨询，因为他们的选择得到了倾听和尊重，这使其获得力量。作者总结道：

> 至少我们有理由保持乐观。一旦提出了酒精问题的第二种可能的补救措施，情况就会完全改变。有两种方法可以达到目标，其中一种是，失败只意味着患者应该尝试另一种方法……选择喝酒和相信自己除了喝酒别无选择之间有很大的区别。

正是这种促进选择和鼓励来访者积极参与咨询的做法，可能解释了斯莫克（Smock）等人对酒精使用问题人群的两种不同形式的团体治疗的六个疗程的比较结果。对焦点解决方案的短期治疗组的成员，询问他们自己确定的目标（使用"奇迹问题"和缩放问题），然后鼓励他们评估进展情况（突出例外情况），而非聚焦于解决方案的短期治疗的对照组成员，接受了关于物质使用对情绪、态度和悲伤等方面影响的教育。从治疗前到治疗后，与对照组相比，聚焦于解决方案的短期治疗组参与者在抑郁症状和其他问题（如人际关系）方面均有显著的改善。斯莫克等人认为，专注于解决方案的短期治疗鼓励来访者"掌控"他们自己治疗的"独特方法"，因而带来了"更多的合作和最终更成功的结果"。

焦点解决方案汇总

焦点解决方案的咨询可以与其他咨询方法结合使用，包括动机式访谈、以人为中心疗法、存在主义疗法、认知行为和动机式访谈疗法和创造性艺术疗法。本书的另一章专门讨论了动机式访谈。焦点解决方案的咨询和创造性艺术治疗综合方法的具体实践似乎特别有利于药物滥用咨询。因此，下面简单强调一下这种组合。

泰森（Tyson）和巴富尔（Baffour）2004 年研究了 108 名青少年（年龄从 11 岁到 18 岁，平均年龄为 15.29 岁；92.6% 为白种人，67.5% 为女性），他们在一家急性护理性精神科医院的儿童和青少年病房参加了基于焦点解决方案和基于力量的团体治疗计划（典型的住院时间为四到七天）。超过 10% 的被试有物质滥用的初级诊断（在指定的九个初级诊断中排名第四），24.1% 有物质滥用的二级诊断（指定的最常见的二级诊断，几乎是其他二级诊断的两倍）。这项研究的重点是向年轻患者征得对于他们来说管理压力的积极力量，并假设这些内部资源有助于凸显问题情况的例外。也就是说，要求患者识别未来可能发生的危机情况，这些情况不需要住院治疗，因为他们实施了积极的力量（即他们自己确定的某种表达艺术）。

在那些被初步诊断为物质滥用的青少年中，有一半的人认为"演奏乐器"是他们基于艺术的力量（与那些被初步诊断为物质滥用而没有确定"演奏乐器"的青少年相比，这在统计学上有显著的差异），可以用来阻止"问题把我推来推去"。那些最初把"写诗、写日记、写故事"作为解决问题手段的青少年，没有一个被诊断为物质滥用。泰森和巴富尔 2004 年得出结论，初级诊断为物质滥用的青少年更有可能演奏乐器或唱歌，以应对即将到来的危机。在治疗方面，他们指出，"对这些青少年来说，在治疗的范围内使用某种形式的音乐（例如演奏乐器）可能是适当的，这也是与他们个人相关的"。

无论是青少年还是成年人，与物质使用问题做斗争，将焦点解决方案的咨询与特定的艺术治疗结合起来，都可能是会有帮助的。马托（Matto）等人描述了让来访者将他们的主要问题作为一种外化或与问题分离的形式的过程。他们指出，这样的活动"给问题带来了流动性……（因此）解除了问题的压迫性……"。此外，根据咨询师的技能，也可以在来访者绘画的过程中构建解决方案。也就是说，可以鼓励来访者修改他们艺术作品的某些方面（例如，使用另一种颜色，勾勒出绘画的某些方面，从艺术作品中擦掉或删除某些内容），而这本身就传达了这样一种信息：解决方案是随着时间的推移、分阶段或渐进地构建起来的（即这并不一定是一个巨大的飞跃），并且这一过程在来访者自己的掌控之下。在这一过程中，可以对来访者所做的改变给予称赞，然后要求他们发挥自己的优势，这样做的效果可以使优势"更具体和有形，（因为）创作过程中进行了身体和情感上的投入"。

物质滥用咨询中有用的焦点解决方案的假设和实践

几个专注于解决方案的假设指导了焦点解决方案的咨询实践。尽管显然不是详尽无遗的，但本节中提出的专注于解决方案的假设和实践是根据其在物质滥用咨询方面的可行性而选择的。

实用主义与简约原则

与其源于一种简短或短期的疗法一样，焦点解决方案的咨询以其实用主义而闻名，正如伯格和米勒 1992 年所强调的它的简约原则。这就是麦克高（McKergow）和卡玛（Korma）2009 年所描述的焦点解决方案的短期治疗的一个非常简单的特性，它使得焦点解决方案的短期治疗与众不同。在进行有目的的咨询时，也许直接针对来访者提出的问题和偏好，保持工作的简单或简约是一种默认的做法。相反，简单可能产生实用主义。不管顺序如何，焦点解决方案的咨询的例子表明，其在帮助来访者摆脱困境方面采取了简短的干预措施，而不是纠缠于问题的复杂之处（例如，来访者滥用药物的"原因"）。在许多方面，这是一种尊重他人的做法，因为来访者的时间不会浪费在收集大量历史数据上。此外，努力缓解紧张的症状和担忧是优先事项。

合作是关键

焦点解决方案的咨询被认为是进一步个性化护理和改善与来访者的治疗合作关系的一种手段。焦点解决方案的咨询提出了三种类型的治疗关系而不是三种类型的来访者，表明了对来访者 – 咨询师合作的重视或承诺。

- **访客型关系**。访客型关系描述了这样一种咨询关系，即来访者认为没有问题，咨询师同意、确认或"赞同"这种看法，同时以来访者能够确定的方式提供帮助时，可能会发生的互动。
- **抱怨型治疗关系**。抱怨型治疗关系代表了对问题的承认和对问题性质的共同理解（例如，因受酒后驾车指控而在市政法院获缓刑），重点是来访者如何过渡到将他自己视为解决方案的一部分（而不是寻求别人的解决方案，例如"让我的缓刑官离我远点"）。
- **顾客型关系**。顾客型关系联合构建一个解决方案的计划或路径，来访者能够并且愿意参与其中，甚至起带头作用。

希望性语言

在咨询实践中，仔细注意来访者使用的语言和词汇的类型是至关重要的，咨询师与来访者在一起时选择使用词汇的意图同样如此。这尤其适用于焦点解决方案的咨询方法，其中文字和语言被认为创造了现实和意义。鉴于接受物质滥用治疗的大多数来访者并不是自己主动要求提供服务（即由法院系统或社会服务机构强制执行，因此被认为是"非自愿的"），而且更有可能对被送去咨询感到愤怒、沮丧和恐惧，对治疗的需要及其结果持怀疑态度，因此咨询师使用的特定词语可能会对来访者接受和参与咨询产生重大影响。例如，咨询师用"酗酒者"或"成瘾者"这样的词汇来描述对来访者的评估，可能在一开始就不会产生合作，反而会进一步加剧来访者的挫败感，使其不愿接受咨询。金格里奇（Gingerich）和瓦别克（Wabeke）2001 年阐述了对焦点解决方案的咨询的诊断标签的观点：

> 专注于解决方案短期治疗的治疗师不谈论诊断、障碍和病理学。这样的谈话，尽管有着良好的意图，但往往证实了来访者认为自己是有障碍的人的看法。因此，除非有理由相信诊断会带来必要的医疗干预，否则治疗师会把谈话引向来访者期望的情景，以及他能做些什么来实现它。

在传达包括初步诊断的评估结果时，建议焦点解决方案的咨询师将物质使用障碍作为一种状况，指的是患者所患的某种疾病，而不是患者本人。关注情况而不是影射某人的价值（即"你是问题所在"），这可以被视为将问题外化的努力，是来访者对问题施加控制（即来访者授权）的一种手段，而不是让来访者继续在问题中消耗。然而，这种外化可能不符合成瘾的疾病概念。

焦点解决方案的咨询中语言的使用，可能被来访者解释为充满希望，而不是丧失权力或判断，例如"是挫折而不是复发"，以及多次的清醒而不是唯一或主要考虑多次复发，或者将来访者称为"慢性复发者"。此外，伯格和罗伊斯（Reuss）还使用了一个"恢复检查表"（而不是诊断或问题检查表），其中包含了一些有针对性的积极行为，作为患者恢复的一部分。被认为是对抗性的咨询方式可以被重新定义为"请求澄清"，咨询师可以以"帮助我理解"开始（即要求澄清两个不一致的报告或故事，例如"我没有酗酒问题"和三个酒后驾车的历史记录）。总体而言，李等人建议采用焦点解决方案的咨询师使用语言暗示：（1）来访者希望改变；（2）来访者有能力；（3）已经发生或正在发生改变；（4）改变是有意义的。

例外促进改变

焦点解决方案的咨询采取的一个快捷做法是，关注问题的例外情况，而不是问题本身。例外情况指的是当问题不是问题时的情况，或者问题可能发生但没有发生的时间（例如，复发）。S. D. 米勒将例外情况描述为问题"是不符合常规的"，进一步说明了例外情况是对来访者可能已经放弃他自己、对"还是老样子，老样子"问题模式的改变或调整。为了帮助来访者从"问题重重的传说"中摆脱出来，咨询师可以询问以下四个方面中的一个或多个例外情况：（1）往事；（2）最近发生的没有出现问题的事例；（3）反复发生的例外情况（即周期性发生的事例，通常没有警告）；（4）来访者认为问题不再存在或不再具有影响力的情况。

可以通过询问一个人物质使用前的生活或场合，或者物质使用的负面后果不显著甚至不存在的情况，来检查过去的例外情况。"告诉我在可卡因出现之前的一段时间，你对自己所做的事情感到满意，甚至为自己感到骄傲的情况"是一种将来访者的视角转移到过去一段没有问题的时间上的方式，也是来访者体验到没有药物诱导的积极情绪的一段时间。如果来访者的回答是"我不知道"，咨询师不应该马上宣布失败，而应该继续跟进："哦，花点时间回想一下，也许是你在学校的时候，也许是别人指出你做得很好的时候。试一试吧！"如果来访者仍然无法讲述过去的成功故事，咨询师可以鼓励来访者考虑一个假想的场景，比如"如果有一段时间你对自己所做的事情感觉良好，甚至感到自豪，那会是什么时候？那时候你希望自己能完成什么？"

最近和反复出现的例外

最近和反复出现的例外与过去的例外情况一样，可能不在来访者的意识当中，因此需要咨询师具备对最近的事件或经历保持好奇的技能，这些可以作为可能解决方案的一线曙光。重构也可能是必要的。这在下面的案例研究中得到了证明。

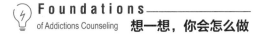
Foundations of Addictions Counseling **想一想，你会怎么做**

重塑杰出的安东

"安东"是一个年轻而安静的非裔美国男性，他始终如一地参加了他的咨询会谈，但他说他是因为"不得不来"才来的。"好吧，你必须这么做，"他的咨询师承认，"但你每周都准时到这里来，与许多来这里的来访者相比，这本身也是一个奇迹。告诉找一件你从我们前几次会谈中得到的东西，它让你想要更多。"在长时间的停顿和短暂的叹息之后，安东低垂着眼睛，柔和地说道："我不知道，我想我在这里感觉很好，你知道，好像我没有被打扰。你静静地聆听。"（他的咨询师）不想完全相信安东在咨询方面的积极体验，继续跟进："那么，是什么让你相信这个地方，相信我这个白种女人，坐在这里聊天呢？"提这个问题的目的是找出安东的问题故事中可能出现的一个新的或反复出现的例外（如思维的改变），一个他可以声称自己承担责任并且获得荣誉的例外。比如："我想我需要戒掉香烟，这样我今年才能完成学业。我的阿姨缠了我好几个月了，现在我得做点什么了。"

在焦点解决方案的咨询中构建有关未来的例外情况时，最著名的例子或许是"奇迹问题"的使用。德·沙泽尔在 1985 年设计了这个创造性的问题，鼓励来访者将未来没有问题的时期形象化，并有可能使之成为现实。通过想象并把自己投射到一个问题不再存在的未来情境（即明天）中，来访者可以认为自己各项功能良好。奇迹问题的"剧本"可以用以下文字表述：

> 假设今晚你睡着了，奇迹出现了，让你去咨询的问题解决了。然而，因为你睡着了，你不知道奇迹已经发生了。那么，当你明天早上醒来的时候，有什么不同之处会告诉你这个奇迹真的发生了呢？

作为"好奇的哥伦布"和熟练的咨询师，焦点解决方案的咨询师会向来访者询问他们奇迹般的早晨的细节，比如他们将要从事的具体行为、其他人会注意到的事情、他们会思考的事情，以及对他们来说最突出的感觉。

"苏珊"是一位 30 多岁的离过婚的美国原住民，她努力想象自己没有问题的一天。她不仅在过去的 10~15 年中酗酒，而且还出现社交恐惧症的症状，并受到了前夫的身体和性方面的虐待。她目前与直系亲属关系疏远，其中包括她十几岁的儿子，苏珊的儿子决定与苏珊的父亲一起住在几个小时车程以外的地方。在苏珊的允许下，我没有继续让苏珊描述她奇迹般的早晨，而是通过邮件联系了苏珊的父亲和儿子，要求他们填写一份我设计的问卷，问卷包含一些具体的问题，这些问题可能包含一些从他们身上引出的能够帮助苏珊想象的"要素"，并最终实现至少有一天减少甚至消除她的问题。

在咨询过程中，我和苏珊分享了收回的已完成的家庭问卷，这次会谈仍然是很生动的。苏珊的父亲写道，他为女儿终于有勇气离开虐待她的丈夫而感到骄傲；苏珊的儿子写道，他很感激母亲从小对他的爱和保护。她的儿子说他在学校表现很好，这样她就会为他感到骄傲。苏珊在整个咨询过程中都泪流满面，因为她听到了她所爱的家庭成员的"证词"，对苏珊个人优点和品质的证明（例外！），而这在很长一段时间连她自己都没有意识到。在那次交谈之后，苏珊能够利用她从父亲和儿子那里听到的东西，开始构思她的"神奇的清晨"，其中之一是她醒来时鼓起勇气不喝她平时喝的"睁眼酒"，而是去和邻居聊天，并没有出现恐慌的症状。她说，这将是她继续爱儿子的方式，让儿子和父亲都为她感到骄傲。在接下来的几次会谈中，我们都在排练这个奇迹般的早晨，我们知道奇迹的构建不会在一天内完成，而是随着时间的推移，以片段或涟漪的形式，在实践、反馈、支持和鼓励下完成。

注意差别

焦点解决方案的咨询师不仅要注意来访者行为的积极差别或例外，他们还必须帮助来访者（以及来访者的家庭成员）注意到什么时候出现了这些问题，这一点至关重要。我有幸与一位阿巴拉契亚来访者合作了几个月，他证明了这一点的重要性。瑞奇30多岁，已婚，是两个上小学的女儿的父亲。他承认自己目不识丁，婚姻不和，每天喝酒，三年前失去父亲（他的"饮酒伙伴"），至今仍沉浸在悲痛之中。由于身体的缺陷，瑞奇失业了，他把时间花在车库里的汽车和摩托车上，把自己关在一个他为自己设计的电视室里。

在一次会谈中，瑞奇报告说，在过去的一周里，他连续四天保持戒酒状态，鉴于他长期酗酒的历史，这是一项巨大的努力。在尝试与瑞奇探讨他如何能够连续四天保持清醒（使用专注于解决方案的应对问题）之后，我问了他四天后恢复饮酒的情况："发生了什么事？"他的回答仍然萦绕在我的心头："没人注意到。"如果他的真正努力没有得到那些对他来说最重要的人的认可，瑞奇基本上就放弃了，也许他会问自己："这有什么用？"虽然他可能已经能够确定自己四天戒酒的一些好处，但在他康复的早期阶段，瑞奇需要其他人的积极强化（即外部激励因素），特别是与抑郁症状的同时发生。

如果我再次处理这个与来访者合作的案例，我会更有意识地定期让瑞奇的妻子参加心理咨询（与表明行为婚姻治疗有效性的结果研究相一致），或者至少在电话里问她："在过去的一周里，你在瑞奇身上注意到了什么更好的不同？"（以积极改变为前提的问题）。我可能还会挑战瑞奇，让他采取新的、更积极的行为，让他的妻子和女儿们看到，他说的话或采取的行动会让她们相信，他在实现和保持节制方面取得了进步。目标行为可以在咨询中进行评估甚至练习（例如，"当女儿们放学回家后，你会做什么而不是在车库里工作？"以及"当你的妻子抱怨你们看太多电视时，你会怎么说？让我们练习把这些大声说出来。"）。此外，还应布置类似这样的任务："下周当你和女儿们在一起时，当你和妻子说些不同的话时，注意她们的反应。留意你在她们身上看到和听到的变化。我们下个星期再谈。"

称赞

在咨询的整个过程中，专注于解决方案的咨询师都在寻找并注意他们的来访者身上的积极差异——例外。当来访者真诚的努力或成就非常明显时（例如，第一次参加匿名戒酒互助会会谈），咨询师会以称赞的形式或在动机式访谈中称之为"肯定"的方式来引起来访者的注意。称赞或肯定不应与善意的"喝彩"相混淆，后者虽然没有实质意义，但是可能被来访者视为虚伪。此外，那些没有明确指出来访者最近实现的积极行为的称赞（例如："你做得很好！"）可能无法强化作为来访者目标的特定的积极行为。与为焦点解决方案的咨询形成良好的治疗目标而努力工作的标准相一致，称赞应突出来访者的努力工作。例如，"瑞奇"会因为连续四天的清醒而受到称赞（"尽管你真的很想去车库喝酒，但你没有，你待在家里和女儿们一起看电视。这需要你付出很大的努力。"），以及"苏珊"应该受到称赞，因为她早上在和邻居说话之前没有喝酒（"你做到了！你是怎么做到的？你是如何鼓起勇气走到外面，敲邻居家的门，并开始和她交谈的？告诉我你是怎么做到这一切的！"）。

减少伤害

马拉特是最著名的关于减少成瘾伤害的发声者，他基于五个持久的原则、假设和价值观，描述了这一特定的思想体系及其实践。第一个原则是，减少伤害首先可以被理解为一种公共健康的替代方案，以替代道德／犯罪和吸毒成瘾的疾病模型，其次承认脱瘾是一种理想的结果，但接受可以减少伤害的替代方案；第二个原则意味着"预防"是一种旨在阻止或至少减少使用所带来的有害影响的方法，而不是使用本身；第三个原则或假设是，它主要是在地方一级出现的，代表着一种基于吸毒者宣传的"基层"方法，而不是作为联邦"自上而下"的命令而产生的；第四个原则是，减少伤害促进获得低门槛的服务（即满足个人的需要，尊重个人的初始目标，将其作为参与服务的一种手段），并以此作为传统的"高门槛"方法的替代品（例如，要求将摆脱成瘾作为初始治疗目标）；第五个原则是，减少伤害是建立在富有同情心的实用主义（即专注于管理自己的日常功能）和道德理想主义基础之上的原则，它将减少伤害与临终关怀联系起来。其中一个例子是"住所优先"方案，该方案为有严重酒精问题的无家可归者提供避难所（和其他服务），其中许多人还同时存在精神健康问题。对于继续饮酒并可能死于酒精相关疾病的居民，麦克尼尔（McNeil）等人将"住所优先"描述为"临终关怀"，允许他们"在家"，在自己的床上，在医护人员的陪伴下，而不是独自在街上死去。

从这一初步描述可以明显看出，减少伤害反映了行为和认知行为的原则，包含简短干预的框架视角，与焦点解决方案的咨询有相似之处。事实上，作为一种"低门槛"的成瘾服务，减少伤害"（接受）将来访者对问题的定义作为干预的合理起点……（以便）加入激励来访者寻求帮助、满足来访者需求的活动中去，并围绕这一动机促进积极治疗联盟"。此外，"减少伤害的方法是将参与者作为他们自己故事的专家，尊重他们的解决方案和速度"，这与沃尔特（Walter）和皮勒的告诫相呼应，即临床医生应该倾听并尊重患者的偏好。因此，减少伤害尊重人们选择如何生活的权利，将他们自己和他人的健康风险降到最低。根据布卢姆（Blume）和洛瓦托（Lovato）的观点，正是这种赋权的哲学使得减少伤害的做法自然而然地适合于许多不同种族和少数民族社区。

与焦点解决方案的咨询的假设相一致，减少危害是处理酒精和药物使用及相关问题的一种务实的方法，凯洛格将其描述为三个目的：活下去，保持健康，和/或变得更好。马拉特和维特基维茨（Witkiewitz）在减少危害的三个核心目标清单中进一步阐述了这些目标：（1）减少与酒精/药物使用相关的（对使用者、社会）有害后果；（2）通过使用与个人需求相适应的目标（禁欲或脱瘾），提供零容忍方法的替代方案；（3）通过提供传统物质使用预防和治疗的低门槛替代方案，促进获得服务。因此，减少伤害咨询并不要求将脱瘾作为初始治疗目标，因为，正如 W.R. 米勒和佩奇（Page）所指出的，"突然达到并保持完全禁欲是例外，而不是常规的情况"。此外，焦点解决方案的实践者德·沙泽尔和伊莎贝尔（Isabaert）指出：

> 当一个问题被认为只有一种补救办法时，如果试图补救的尝试失败，会被视为个人的过错。随后的每一次失败都要求个人更加努力地应用补救措施，也就是做更多不起作用的事情。

因此，其他的摆脱成瘾的方法通常被认为是减少伤害的方法，包括米勒和佩奇的"温暖火鸡"法。这种选择包括清醒取样，即来访者尝试在一段时间内禁酒（例如，在周末），在实验（试验）的基础上，有意识地对体验进行心理或甚至书面记录（例如，填写一张欲望/冲动的自我监控卡，记录"亲密电话"、情绪状态和任何复发情况），然后在下一阶段向咨询师汇报试验期间的情况。另一种替代脱瘾的方法是逐渐减少（也被称为"渐进主义"和"最终脱瘾"）。消费的数量和频率逐渐减少，可以通过周日历或月日历进行记录。这种方法曾被用于一个年轻的成年男性来访者身上，据报告，该来访者吸食大麻后，他的触觉幻觉（即有虫子爬到他身上的感觉）减少并平静了下来。这是迄今为止唯一一种帮助他应对同时出现的精神病性症状的"土疗法"，治疗者没有要求这位来访者突然放弃，而是同意他在接下来的一个月里逐渐减少每周吸食大麻的次数。他们制作了一个日历，来访者将在日历上标记每天吸食的数量，并在每次咨询会谈时将其带上。这个计划和实践在等待他与精神病医生的初次评估会面前，就已经使用了。脱瘾的第三种选择是试验性节制，这在某些方面类似于渐进主义，就是经过一段协商的时间，在这段时间里来访者可以尝试限制自己的摄入量。在咨询师或相关的重要他人的支持下，为来访者带来一段时间的清醒，通常只适用于酒精使用。

尽管有减少伤害的实用主义和人本主义哲学做法，但美国的许多成瘾咨询师可能并不急于接受这种做法，因为它们似乎与长期以来关于成瘾及其治疗的信念（例如，戒除应该作为成瘾疾病治疗的唯一目标）相矛盾。这种态度在过去 10 年里可能没有太大改变。

罗森伯格和菲利普斯（Phillips）2003 年发现，美国药物和酒精治疗机构的大多数代表（主要是临床主任和项目管理人员）都愿意实施某些减少伤害的策略。在所列出的 13 项干预措施中，有 10 项被大多数通过邮件调查的受访者（51% 的回复率）评定为在某种程度上可以接受或完全可以接受，其中包括：教育（63%）；针头交换（61%）；替代疗法，如针灸（81%）；药物干预，如用于阿片类药物解毒的药物（80%）；解毒后的药物［如纳曲酮（74%）］；药物替代［即短期使用美沙酮（67%）］。尽管这些策略的可接受率相当高，但大多数答卷人表示，所列出的 13 项减少伤害的干预措施在其机构不可用，主要原因是与机构的理念不符，其次是缺乏执行这些策略的资金和人力资源。大约三分之一的受访者报告说，他们的机构可以使用不完全脱瘾，将其作为中间治疗目标，而将其作为最终治疗目标的情况则较少。

在最近的一项研究中，戴维斯和罗森伯格发现，在他们的被试样本（15% 的回收率）中，在接受来访者选择不完全脱瘾作为治疗目标方面，成瘾咨询师之间存在一定的差异，这取决于所涉及的物质、其问题的严重性以及将不完全脱瘾作为一个中间目标还是最终治疗目标。例如，尽管大多数受访者表示，他们会接受不完全脱瘾作为被诊断为酗酒者的中间或最终治疗目标（分别为 51% 和 58%），但当被诊断为吸毒时，接受这些目标的人较少（分别为 47% 和 32%）。而对于那些被诊断为酒精依赖（16%）或药物依赖（15%）的患者，很少有受访者可以接受将不完全脱瘾作为最终治疗目标。尽管这些关于将不完全脱瘾作为治疗目标的观点与早期的研究并无太大不同，戴维斯和罗森伯格还是对那些因为对脱瘾有矛盾心理而没有接受治疗的、有药物使用问题的人使用了一种鼓励的言语基调：根据你选择的物质、问题的严重程度和治疗目标的程度（中间或最终），许多成瘾咨询师会接受你的意愿，以减少你的消耗。但由于研究的回收率很低，需要基于此考虑对这种鼓励的基调和整个研究结果的接受。然而，我们有充分的理由相信，需要对工作人员进行进一步教育，使其了解减少伤害策略的恰当的好处（即推动态度或理念的转变），以帮助进一步实施减少伤害的做法，并同时改变资助来源（如"联邦政府"）的态度。

与在酒精和药物治疗中实施简短干预可能引起的担忧类似，一些从业人员可能认为减少伤害的策略是不适当的，因为它可能被认为具有"被允许"的特性（即被认为鼓励继续使用）。然而，鉴于当今美国绝大多数有药物使用问题的人得不到治疗服务，简短的干预措施和减少伤害的方法似乎非常适合接触那些可能永远得不到此类服务的人。事实上，在关于上述状况所给出的八个最常见的原因中，在不准备停止使用（25.5%）、社区 / 邻居的负面意见和对工作的负面影响（合计 17.3%）以及没有交通工具或不方便（9.5%）三个原因的影响下，即使确认了需求并做出初步尝试，也会导致患者无法获得服务，但是，通过简短的干预措施和减少伤害的策略，就可以很好地解决这三个原因所导致的无法获得服务的问题。其余的原因还包括费用或保险障碍（47.4%）、不知道去哪里治疗（7.3%）和没有时间治疗（7.1%）等。

尊重来访者最初的治疗目标的注重实效和人本主义的心理咨询实践，强调来访者–咨询师合作，解决减少伤害的问题而不仅仅是消除物质使用的问题，很可能会使物质滥用和精神健康服务管理局（2012）在 2011 年度所报告的 1930 万人受益，这些人需要但没有接受药物使用问题的治疗。至少，这些做法可以温和地说服"并使人们参与到所需的服务中来，这样做可以成为更密集服务的垫脚石"。正如塔塔斯基（Tatarsky）所指出的：

> 减少伤害的做法是开始雄心勃勃的变革进程的一种方式，而变革的终点在一开始并无法预见。我们的目标是支持来访者尽可能地去实现最佳健康、自给自足、自我实现以及在人际关系中获得满足等减少伤害的理想。

FOUNDATIONS OF ADDICTIONS COUNSELING 总结

　　本章所述的咨询方法有几个共同的假设和实践，当有意识地整合使用其中每一种方法进行咨询时（例如，遵循 W.R. 米勒和海丝特的"知情折中"模型），很有可能形成一幅由理论和实证研究所提供的基于优势和益处的咨询画卷。事实上，减少伤害"表明需要一个整合治疗系统，将各种治疗方式联系起来"，并进一步指明如何形成一种有益健康的复杂关联，以及更有用的行为和认知行为的方法、简短的干预方法、焦点解决方案的咨询方案和减少伤害的方法。

第 11 章
共病的治疗

斯科特·E. 吉利格（Scott E. Gillig）

圣 – 托马斯大学（St. Thomas University）

帕梅拉辛格尔（Pamela A. Cingel）

圣 – 托马斯大学

物质使用障碍和其他心理健康障碍的共病似乎是广泛存在的，且二者高度相关。本章介绍了心理健康系统如何不断调整以适应多种障碍患者需求的历史发展。

本章将探讨共病的患病率。随着《精神障碍诊断与统计手册（第 5 版）》（DSM-5）的出版，在描述涉及物质使用障碍和其他心理健康障碍的临床情况时，先前的术语"同时发生"（co-occurring）[取代了早期的术语"双重诊断"（dual diagnosis）] 本身已被替换为"共病"（comorbid）这个术语。因此，本章将使用"共病"这一术语，而不是已经过时的"双重诊断"或"同时发生"。此外，DSM-5 已经不再使用"滥用"和"依赖"这两个术语，取而代之的是"物质使用障碍"。因此，这里将使用"药物使用障碍"一词来表示物质"滥用"和物质"依赖"。在 DSM-5 中，根据符合症状条目的数量，会进一步将其界定为轻度、中度或重度物质使用障碍。

本章将讨论与评估、诊断、治疗和护理需求相关的问题。涵盖多学科小组治疗方法的建议。也将对咨询过程的组成部分进行回顾，并提供一个用以说明共病障碍评估、诊断和治疗计划的案例。

心理健康系统适应多种障碍患者需求的历史

格雷拉（Grella）2003 年报告称，与只有一种心理障碍的患者相比，共病患者通常治疗时间较短，治疗结果较差，治疗费用较高。由于双重诊断的患者有不同的需求，对他们进行护理，需要灵活和综合的治疗方法和服务。然而在历史上，进行综合处理一直是例外的情况，而不是常规做法。传统上，大多数双重诊断的患者要么接受心理健康治疗，要么接受物质使用障碍治疗，而不是同时接受这两种治疗。研究人员发现，那些在物质使用障碍和精神健康环境中工作的人员对哪种治疗方法最适合双重诊断患者持有不同的观点。虽然物质使用障碍和心理健康专业人员都将物质使用者的心理症状归因于潜在原因，但似乎物质使用障碍专业人员比心理健康专业人员更强烈地支持关于脱瘾的必要性、出院标准、对抗性和自助方法的严格原则。

根据夏卡（Sciacca）1997 年的说法，传统做法会使用对质的方法打破来访者的防御系统和对滥用物质的否认。而另一方面，寻求解决心理健康问题的来访者被以一种支持性的、不具威胁性的方式对待，以帮助他们维持已经不稳定的防御。1984 年以前，为那些进入心理健康系统的来访者提供的治疗即使有的话也很少，这些患者也否认物质使用障碍的问题，因此他们对物质使用障碍的治疗没有积极性。夏卡报告说，双重诊断治疗方案从 1984 年开始在美国纽约州的一家精神科门诊机构实施，在随后的一年里，这种联合治疗方案在纽约和美国的多个项目执行地点得到应用。

在 1984 年，夏卡发展出一种非对抗性的方法，目的是对来访者与精神疾病和物质障碍相关的症状和经验提供非评判性的接受。她的方法是让患者参与到一个又一个阶段的治疗中，实现从拒绝到脱瘾。她的方法的组成部分包括建立信任、探索症状、探索物质使用障碍和心理健康症状引起的互动效应、研究来访者动机、与来访者合作改善症状、达到部分或完全缓解和参与个体化的预防复发的日常维持。

在 20 世纪 70 年代末和 80 年代初，提供专业帮助的人员逐渐意识到物质使用障碍和精神障碍之间的联系。在 20 世纪八九十年代，研究发现 50%~75% 的物质使用障碍患者也存在某种类型的精神障碍的共病状况，而 20%~50% 的精神健康患者则存在物质使用障碍的共病。除了与精神疾病的关系外，物质使用障碍还会使精神疾病患者的治疗大大复杂化。那些患有精神疾病和物质使用障碍的患者的住院天数是精神疾病患者的两倍，艾滋病毒感染率更高，复发率更高，自杀率也更高。布雷姆斯（Brems）和纳米纽克（Namyniuk）强调了与共病相关的高经济成本和社会成本。这些成本包括失去生产能力、难以保住工作、医疗和住院费用增加、家庭关系满意度下降、治疗结果较差、犯罪和自杀行为增加、药物依从性差以及病情复发加快。虽然物质使用障碍似乎使心理健康治疗复杂化，但对精神疾病和物质使用障碍共病患者的治疗也被认为是有效的。

共病患病率

在物质使用障碍治疗领域工作的新手咨询师可能会错误地认为，治疗物质使用障碍患者是一个简单的过程，治疗的唯一重点是已被确定的障碍。然而在实践中，对于来访者来说，出现单一物质使用障碍，没有同时存在的其他物质使用障碍或精神障碍，只是例外，而不是常规情况。在约翰逊（Johnson）等人和施耐德（Schneider）的研究中，共病指的是物质使用障碍与精神和情感障碍同时发生。

根据冯·斯汀（Von Steen）、外克（Vacc）和斯特里克兰（Strickland）2002 年的研究，物质使用治疗通常在专门的物质使用治疗机构或社区精神健康中心进行。他们报告说，大约 25%~30% 的酗酒者分别经历了抑郁和焦虑，而大约 25% 的自杀者患有慢性酒精使用障碍。他们还报告说，咨询师培训项目需要提供更多的课程，为咨询师在共病治疗环境下工作做好准备。根据他们的研究结果，他们建议社区和心理健康咨询项目的咨询师接受物质使用障碍评估、12 步工作法、物质滥用来访者的家庭咨询、复发预防和为物质使用障碍来访者制订治疗计划方面的具体培训。

> 对于过去一年患有严重抑郁症（9%）或特定恐惧症（8.3%）的受访者来说，经常大量饮酒（过去一年中，男性在一天内喝五杯或更多，女性在一天内喝四杯或更多）的比例也很高。生命全程中有反社会、强迫症和偏执型人格障碍的受访者也表现出规律的酗酒模式（分别为 8.7%、8.9% 和 7%）。总的来说，在美国全国范围内，物质使用障碍和精神障碍共病的成年人估计在 520 万 ~660 万之间。

同样重要的是，咨询师要记住，患有共病障碍的患者通常有认知上的局限性。其中一些局限性，包括难以集中注意力，可能在最初几周的治疗中有所改善，但有些作为特定障碍（如精神分裂症、注意力缺陷障碍）的一部分可能会变得更加明显。解决这些局限性的策略包括更具体地交流、使用更简单的概念、重复概念以及使用多种格式。角色扮演可能是一种有用的技术，可以用于任何事情，从练习给支持者打电话到在团体场合适当地分享。

由于需要开发和利用一套新的康复技能达到脱瘾的目的，患有精神障碍和认知障碍的患者通常更难学习这些新技能。这也是重复和练习对这些来访者特别重要的原因所在。

以下案例研究提供了一个与共病患者一起使用重复和技能培养的例子：

> 在与患有躁郁症（双向情感障碍）和酒精使用障碍的 34 岁白人女性苏珊单独进行咨询的过程中，咨询师发现，她经常会忘记自己最近的一些细节，包括在治疗中说过什么、同意了什么。咨询师认为的在一个阶段达成的清晰的结论，但在下一个阶段就变得模糊了。咨询师开始对上一阶段进行简要回顾（作为会谈的开始）。他还在每次会谈结束前留出时间回顾刚刚发生的事情。由于苏珊很难记住预约时间和自己的其他责任，咨询师帮她在冰箱上设计了一个用大字体写的提醒系统。

苏珊的案例说明了一个有共病诊断的来访者的情况，而一个患者有多种诊断并不少见，比如下面马特·G（Matt G）的案例。本案例涉及一个复杂的治疗问题网络：婚姻问题、家庭问题、性偏好问题、宗教取向问题、早期儿童虐待问题、神职人员虐待问题、多种身体疾病、多种药物使用障碍以及多种精神和人格障碍问题（例如，那些常见的共病患者所出现的诸如严重抑郁症、边缘型人格障碍和强迫行为等疾病）。根据美国精神病协会的说明，与精神分裂症和其他精神疾病共病的主要精神障碍类型包括焦虑症、情绪障碍、躯体障碍、分离性障碍、饮食障碍、睡眠障碍、冲动控制障碍、性和性别认同障碍以及人格障碍。物质滥用和精神健康服务管理局有一些与共病性疾病相关的有价值的资料。

Foundations
of Addictions Counseling 想一想，你会怎么做

30 岁的马特联系了里德医生，请他进行个体咨询。在接受治疗期间，他报告说来自他的家庭的问题影响了他的婚姻。马特还抱怨自己感到愤怒、焦虑、无聊、困惑、沮丧、恐惧和紧张。他认为其他问题也很重要：家庭、性取向、婚姻、宗教、拖延、缺乏动力和身体健康问题。马特有吸毒 / 酗酒史、性冲动、关系模式不稳定、情感不稳定、感觉无聊和对被抛弃的强烈恐惧。他抱怨说他的姻亲（岳父岳母）反对他和他们的女儿结婚，他们尤其介意他有同性恋取向。他还表示，他的兄弟目前因强奸罪入狱。马特说，他小时候在精神上和身体上都受到过这个哥哥的虐待。重要的是，马特最初经历了他成长过程中所信仰的宗教（路德教）和他为了取悦妻子而皈依的宗教（见证耶和华）之间的冲突。他妻子的宗教支持系统强烈反对他的同性恋经历。

马特 18 岁开始约会。他表示他很难相信女人。他目前与 32 岁的南希结婚两年，分居约一年。他报告说他在结婚前告诉了她自己的同性恋取向。马特最初表达了想要与配偶分开的矛盾心理，直到他解决了自己的家庭问题。马特说，他和妻子之前曾在一家私人诊所断断续续地接受过布福德医生的治疗，但投入显然有限。

马特最初报告说，他吸食（使用）大麻有 14 年了，吸食可卡因 3 年，饮酒 15 年。他最初还报告说，他很少饮酒，除了家庭医生埃斯皮诺开的雷尼替丁之外，他没有使用任何其他改变头脑的化学药品。与里德医生进行了几次谈话，很明显马特在许多场合出现过饮酒失控的情况。经过进一步了解还发现，当他处于恋爱关系中时，他的体重会增加，他会停止与他在酒吧里遇到的伙伴进行匿名性行为，并限制自己的饮酒和吸毒（可卡因和大麻）。当他没有处于一段稳定的关系时，他就会减肥，并继续酗酒、吸毒和性行为。

里德医生与马特和他的妻子进行了几次伴侣咨询。虽然在咨询开始时，马特与妻子和她的两个孩子住在一起，但随着咨询的进行，马特对自己的同性恋身份，以及与妻子分居和 / 或离婚的愿望都开始表现得非常确定。离婚后，他的前妻和孩子们搬到了该州的另一个地方，并在那里单独居住。

作为他与里德医生的咨询治疗的一部分，马特被转到一个童年期受猥亵的成人项目，以帮助他解决儿童期受虐待的问题。除了第一次到访外，他没有坚持到底。然后马特尝试了几次建立一个自己的同性恋支持系统。不幸的是，他寻求支持的两个人企图勾引马特。其中一个人是准专业人员，他的行为已被上报给州咨询委员会（State Counseling Board）。可以假设，马特作为受害者，在重新遭遇童年时的情景——当时他的哥哥对他进行性侵犯，他的父亲却未能保护他。马特似乎把里德医生当成他父亲的角色。他同意里德医生给出的这种解释，并似乎因为这一见解，他的咨询工作取得了进展。马特拒绝参加匿名戒酒互助会的会谈，但他与里德医生的咨询会涉及帮助他戒酒和戒毒。值得肯定的是，在里德医生的治

疗过程中，马特定期参加治疗并坚持完成了疗程。他当时报告说，在与里德医生进行咨询之后，他觉得与男性交流更放松愉快了。他说自己目前没有自杀倾向。里德医生打算继续对这位患者进行长期的咨询，他似乎有能力改善自己。不幸的是，马特在没有通知里德医生的情况下，冲动地结束了自己的咨询，搬离了这个州。

搬到外地后，马特通过电话联系了里德医生，请他帮忙推荐转诊。从他的报告来看，马特已经进入了一个化学品依赖患者的住院治疗项目，该项目没有为他提供事后护理或转诊计划。在接受化学依赖治疗前，他曾两次吸毒过量。他报告说，在这次化学品依赖的住院治疗中，被发现感染了乙肝病毒。

里德医生给了马特几个新住所附近的转诊选择。根据他的新咨询师布朗博士的报告，马特患上了严重的抑郁症，他在贝克抑郁量表（Beck depression Inventory）的得分为 36 分，他在那里接受咨询时曾试图自杀。他被转介给精神科医生杰曼，进入一家共病精神障碍治疗中心，并服用了百忧解。马特起初反应很好，但后来表现出轻度的躁狂行为，失去了治疗动机。他开始酗酒，更频繁地光顾同性恋酒吧。

后来，马特通过电话联系了里德医生，他表示自己将搬到另一个地方和妹妹一起生活。马特表示，他已经预约了那里的治疗师和精神科医生。

来访者的 DSM-5 诊断如下：

- 309.81- 创伤后应激障碍，表现为延迟表达；
- 305.00- 酒精使用障碍，轻度；
- 305.60- 可卡因使用障碍，轻度；
- 305.20- 大麻使用障碍，轻度；
- 307.79- 其他特定性功能障碍；
- 301.83- 边缘型人格障碍；
- V61.03 因分居或离婚而造成的家庭破裂。

治疗建议包括：让患者每周接受单独的咨询、参加匿名戒酒协会、匿名戒毒协会、匿名暴食协会和匿名性成瘾协会（尽可能每周参加）；参与同性恋支持系统；继续进行常规精神病治疗；就业；继续探讨原生家庭问题（即性虐待、身体虐待）；持续监控自杀意念。

在治疗共病性疾病方面的一些创新包括：开发新的模式，在与来访者合作时，强调心理健康和物质使用障碍治疗知识的重要性；提供治疗环境的分类，以协助系统规划、咨询、合作和整合；通过增加对物质使用障碍和精神健康问题的接受度，将其作为健康保健评估的标准部分，减少与这两种疾病相关的双重病耻感。

评估

根据美国精神病协会 2013 年的研究，所有物质使用障碍和行为障碍都有以下共同的行为：（1）不受控制的强迫使用；（2）不顾负面后果的持续使用；（3）对使用或获得药物或行为的痴迷；（4）对某种物质的渴望或强烈欲望或冲动。药物和酒精使用障碍，与精神健康问题相结合，会造成非常复杂的临床情况。使用标准化的测试工具有助于获得有关共病问题的清晰的临床评估。

朱恩克（Juhnke）、外克、柯蒂斯（Curtis）、科尔（Coll）和帕雷德斯（Paredes）在 2003 年调查了拥有国家注册咨询师资格并专门治疗物质使用障碍的硕士水平的成瘾咨询师。他们发现，有五种评估工具被认为是最重要的工具，也是物质使用障碍咨询师最经常使用的工具。这些工具包括物质滥用精细筛查量表（SASSI、SASSI-3 和 SASSI 青少年版）、贝克抑郁量表（BDI）、明尼苏达多相人格量表 –2（MMPI-2）、成瘾严重程度指数（ASI）和密歇根酒精中毒筛查测试（MAST）。有趣的是，在这五种工具中，贝克抑郁量表和明尼苏达多相人格量表 –2 主要用于检测精神和情感障碍，而不是物质使用障碍本身。

朱恩克等人也发现，虽然硕士水平的成瘾咨询师大多认可使用这些评估工具的重要性和相对频率，但专门从事物质使用障碍治疗的咨询师很少使用这些工具。原因可能包括：心理咨询师认为他们可以在不使用标准化评估工具的情况下做出准确的诊断，或者使用这种工具会提高对病理学的关注而不是将健康作为重点；有的心理咨询师认为他们在使用评估工具方面缺乏针对物质使用障碍的培训。朱恩克等人提出，使用此类评估工具可以大大增强咨询师评估有药物使用障碍问题的患者的能力。

约翰逊等人 2003 年对使用简短症状量表（brief symptom inventory，BSI）作为筛查工具的情况进行研究，发现 700 名被试中有 64% 符合物质使用障碍和其他精神症状共病的标准。共病患者更容易无家可归、失业，更可能是白种人；有较高的既往被逮捕率，较严重的药物使用障碍，较低的首次药物使用年龄；与无共病的患者相比，他们更有可能更频繁地使用各种药物。

在评估过程中，咨询师可能会问："物质使用障碍和精神问题哪一个先出现？"似乎两者都有可能。根据施耐德的研究，使用成瘾物质可能引发、加剧、掩盖或模拟精神问题。同样，精神问题会使一个人更容易滥用物质。考虑到酒精的抑制和去抑制作用，许多酗酒者都会抑郁，许多人被诊断为反社会人格障碍。另一方面，抑郁的人可能会自我治疗，并通过饮酒得到暂时的缓解。抑郁的人也可能用可卡因或安非他明来提神，因为这些都是兴奋剂。然而，戒除这些物质会导致抑郁和精力缺乏。患有注意力缺陷多动障碍（attention deficit hyperactivity disorder，ADHD）的儿童日后出现药物使用障碍的风险更高，但使用利他林等兴奋剂治疗可以降低这种可能性。其原因可能是这些儿童受到了家庭医生更密切的监控，这可能有助于预防后来的药物使用障碍。因此，早期干预和兴奋剂治疗对多动症的作用可能是导致后来物质使用障碍减少的原因。

如果一个来访者同时患有药物使用障碍和精神障碍，除了"哪一个先出现"的问题之外，还有几个问题是咨询师应该考虑的。例如，"哪一个是主要的？"以及"应该先治疗哪一个？"通常情况下，一旦人们停止使用成瘾物质，由物质使用障碍引起的攻击性和抑郁症状就会减少。如果这种情况并没有发生，那么很可能精神问题是首要问题。这种假设可以通过全面了解来访者的历史来加强。当评估一个既有精神健康问题又有物质使用障碍的患者时，最先出现的通常是最主要的，这对预防复发很重要。然而，在这两种情况下，物质使用障碍通常首先通过脱毒和 / 或其他医疗干预来处理。

为了说明确定首要地位和治疗的重要性，请参考对药物依赖性帮派成员的评估。如果确定该团体成员也符合品行障碍或反社会人格障碍的诊断标准，则要确定药物使用障碍和 / 或犯罪活动哪个首先开始，以及是否在加入该团伙之前或之后开始，或两者都已经开始，这将是很重要的。根据达菲（Duffy）和吉利格（Gillig）的说法，帮派成员比非帮派成员使用毒品的频率和程度更高。看来，参与帮派会鼓励人们参与吸毒、毒品交易、携带枪支、暴力和毒品销售。物质滥用似乎也为犯罪和暴力的增加打开了大门。滥用物质需要源源不断的毒品，许多药物使用成瘾的年轻帮派成员为了获得支持他们习惯所需的毒品，而增加犯罪活动。这是药物使用的恶性循环——它导致了更多的犯罪和药物使用的增加。如果加入帮派为药物的使用打开了大门，那么探索帮派成员的问题对于预防复发是非常重要的。

与评估相关的文化问题

对来访者进行评估时，很重要的一个问题是要考虑相关的文化背景。在美国，少数民族、种族和民族群体的数量正在上升。每个地理区域都有自己的文化融合，建议咨询师尽可能多地了解他们所治疗人群中的文化。特别是在评估过程中，除了沟通、治疗和理解精神障碍和物质使用障碍的方法外，咨询师还必须了解来访者的背景。在文化上有效的咨询师研究人际交往和家庭期望。例如，在一些群体中，人们可能倾向于将精神障碍的症状躯体化，来自这种文化的来访者可能会认为临床医生会努力减轻他们身体的不适。在治疗早期的评估过程中，同一个患者可能会被过多的试探性的个人问题所侮辱，并且会过早地自行终止治疗。同样，理解来访者在家庭中的角色及其文化影响也很重要（例如，女儿对父母的责任的期望、家庭对最小孩子的保护以及祖父作为一家之长的角色）。

虽然咨询师需要了解文化对来访者的影响，但是根据文化而过度概括他们对来访者的看法是没有帮助的。文化适应的程度和个人的特殊经历可能会导致这个人认同主流文化，甚至其他文化。例如，一个从小被美国父母收养的中国人可能对他的原籍国的文化规范知之甚少。但对于此类来访者，了解出生国并承认这种联系对来访者意味着什么仍然很重要。

梅里克尔（Mericle）、塔伊·帕克（Ta Park）、霍克（Hoick）和阿里亚（Arria）研究了共病疾病中的种族和民族差异。他们发现，在不同的种族和民族群体中，共病发生率有显著差异。白人

（8.2%）被诊断为共病的比例高于少数民族。例如，只有 5.4% 的黑人、5.8% 的拉丁裔和 2.1% 的亚洲人被诊断为共病。这些发现同时也提醒人们注意，在获得准确的诊断和护理方面，少数民族和种族往往面临更多障碍。

心理健康问题可能会在来访者内部造成可感知的文化约束。布雷姆斯（Brems）和纳米纽克（Namyniuk）指出，治疗被诊断为共病的患者往往更困难，因为这些患者可能比非共病患者更容易察觉到治疗障碍。作者指出了在治疗过程中注意共病问题以增加患者保留率的重要性。他们引用了罗斯（Ross）、格拉泽（Glaser）和杰曼森（Germanson）对 500 名滥用药物或依赖药物的患者进行的研究，该研究发现 68% 的患者曾经患有或正在患有精神疾病。结果发现 73% 的患者当前存在人格障碍，其中 53% 的患者有 B 型人格障碍，28% 有 A 型人格障碍，24% 有 C 型人格障碍。

根据物质滥用和精神健康服务管理局的说法，咨询师在诊断时必须注意到文化和种族偏见。例如，人们倾向于过度诊断非裔美国人有偏执型人格障碍，而女性则倾向于被诊断为表演型人格障碍。有精神幻觉的美洲原住民容易被误诊为妄想症。对文化敏感的心理咨询师不会对患有强迫症的德国人或患有表演型人格障碍的拉丁美洲人 / 西班牙人进行过度诊断。此外，据报道，非裔美国人、拉丁裔 / 西班牙裔和亚裔美国人客户更倾向于在自我报告时报告较低水平的功能，并被临床工作人员视为经历更严重和持久的症状，显示较差的社会心理发展。

研究人员还发现，与白人来访者相比，非白人来访者可获得的社区资源往往更少，临床医生更难以将他们与所需的服务联系起来。应该对诊断标准进行调整，使得其对行为和情绪表达的文化差异具有敏感性，并能帮助临床医生意识到自身偏见和刻板印象。

布雷姆斯和纳米纽克 1999 年研究了 192 名不同种族的使用物质的孕妇，发现超过 70% 的受试者除了物质使用障碍外，至少还有一个符合《精神障碍诊断与统计手册（第 4 版）》的诊断。许多患者有不止一个这样的诊断。精神障碍方面，24% 有情感性障碍，15% 有焦虑障碍，4% 有适应障碍，3% 有精神障碍，2% 有冲动控制障碍，2% 有饮食障碍，2% 有发育障碍，2% 有其他障碍。24% 的患者有人格障碍的记录。布雷姆斯和纳米纽克发现，共病患者比非共病患者有更多的病理性问题、更高的自杀风险和更多的药物使用。他们强调了在所有化学治疗中心定期评估患者共病问题的重要性。

强烈建议将对文化敏感的方法用于共病诊断的患者。具有文化敏感性的咨询师在对来自不同文化背景的人进行评估、诊断和治疗规划时，会关注来访者生活中的文化方面。他们尊重文化和语言，以此作为来访者的优势来帮助他们。这些咨询师让他们的帮助模式适应来访者的文化，而不是期望来访者改变文化价值观来适应他们的模式。具有文化责任感的咨询师在努力减少自身偏见的同时，也致力于对了解来访者的文化方面进行自我教育。

治疗和护理需求

根据设计此类治疗的专家的说法，某些共病治疗方案的要素似乎是必不可少的。为了能够满足治疗共病的条件，在住院和门诊项目中都应该存在下面这些最佳实践：筛查；评估；转诊；身心健康咨询；现场有开具处方的精神科医生；可用性的药物和药物监督；专注于精神健康和物质使用障碍的心理教育课程。其中，专注于精神健康和物质使用障碍的心理教育课程包括：复发预防；现场精神健康和物质使用障碍小组；针对各种共病患者的特殊需要，而为其量身定制的非现场双康复互助小组；家庭教育和治疗。

约翰逊等人认为，那些为共病患者提供咨询服务的机构必须应用专门的技术来处理高风险行为（如共用针头、无保护的性行为、卖淫）增加的可能性。共病患者往往没有足够的社会支持和康复支持系统，关系不稳定，住房不足，性传播疾病的风险较高，并可能失业。患有共病的患者需要精心制订治疗计划，同时解决物质使用障碍和心理健康问题。这种治疗包括心理教育干预和复发预防，以解决他们在维持其物质使用障碍中的高危行为的问题。

双重困难康复（Double Trouble in Recovery）是一个 12 步治疗法联谊会，成员包括男性和女性，他们互相分享经验、力量和希望，以便解决共同的问题，帮助他人从他们的特殊成瘾中恢复过来，并管理他们的精神障碍。双重困难康复的设计是为了满足双重诊断的需要，显然是为那些有成瘾物质问题以及被诊断患有精神疾病的人设计的。

沙塔斯（Chartas）和卡尔布里斯（Culbreth）指出，虽然物质使用障碍与家庭暴力之间存在正相关，但没有显示出因果关系。他们进一步指出，那些主要参与药物使用障碍治疗的咨询师在案例概念化上与那些专门从事家庭暴力治疗的咨询师不同。家庭暴力咨询师倾向于认为，醉酒可能会导致敌对冲动的失控，或可能成为攻击的借口，而不是提供攻击的理由。另一方面，药物使用障碍咨询师通常将攻击视为药物使用障碍的症状。

当这两个问题同时发生时，物质使用障碍咨询师和家庭暴力咨询师之间的这种哲学分歧可能会对他们为来访者提供帮助产生阻碍。例如，沙塔斯和卡尔布里斯指出，家庭暴力咨询师在处理家庭暴力施暴者时倾向于采用父母式的方法，并假设施暴者正在使用他们的物质使用障碍来为自己的施暴行为辩护。因此，这些咨询师倾向于利用强化和惩罚作为治疗手段。另一方面，物质使用咨询师更有可能将物质使用障碍视为一种疾病，将家庭暴力视为该疾病的后果或症状，并据此对施暴者进行治疗。同样，物质使用障碍家庭暴力的受害者往往会被家庭暴力咨询师和物质使用障碍专业人士区别对待。这种范例的不一致性，特别是当它们在多学科治疗团队中间或在与同一来访者一起合作的专业人员之间出现时，可能使信息混乱，导致来访者的困惑和治疗效果的降低。

为了消除来访者对共病治疗的困惑，最近制定了一项叫作"无错门方针"（no wrong door

policy）的政策。这项政策的目标是，无论个人最初是寻求治疗心理健康问题还是物质使用障碍，他们的所有问题都可以同时得到治疗。如果没有这样的政策，一个人在专门治疗物质使用障碍的治疗中心开始治疗他的物质使用障碍，那么他的心理健康问题就可能得不到解决。这项政策强调了多个机构协调服务（心理健康和物质使用障碍）的必要性，并通过由一个机构监督的一次性进入程序为来访者提供服务。这样的政策还有助于消除服务的重复，并确保来访者得到他们需要的支持。

最近，在使用对照和治疗组的研究中发现，对质作为一种治疗技术在与被诊断为物质使用障碍的患者合作时无效。几项研究发现了对质的破坏性影响，如较高的复发率和退出率。

同时存在的精神疾病，如重度抑郁症，会干扰患者的专注力或集中注意力的能力，从而使患者在物质使用障碍治疗中获益。这是目前共同作者的经验之一，有必要经常指导药物使用障碍患者如何有效地使用匿名互助组织。

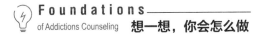

Foundations
of Addictions Counseling　**想一想，你会怎么做**

下面的案例研究展示了咨询师如何指导和准备一个共病患者参加匿名互助会的会谈。

胡安是一名 35 岁的精神分裂症患者，他在治疗中谈论自己幻想中的东西，也常常对家人和朋友谈论这些。但是，他的咨询师预计，在匿名互助会的会谈室里，胡安可能会被其他成员嘲笑并被当成替罪羊，从而无法从群体治疗效果中受益。从本质上讲，患有精神分裂症的胡安是一种独特文化的一部分，而这种文化在一般的匿名互助会群体中并不常见。胡安的治疗师建议他在个体治疗中谈论自己的幻觉，但在匿名互助会的会谈中保持沉默。胡安在精神健康和物质使用障碍方面的治疗继续取得进展，但每种疾病的治疗方式都不同。

像胡安这样的人，如果没有事先得到他的治疗师关于在匿名互助会的会谈中避免讨论自己的幻觉的指导，就会有被团体排斥的风险。这类事件是不幸的，但只要为参与匿名互助会小组做好适当的准备，就可以避免。帮助一个正在康复的患有精神分裂症的酗酒者留在匿名戒酒互助会小组，将能帮助其解决酗酒问题，并从亚洛姆（Yalom）所说的普遍的治疗因素中获益，即使这个小组本身并不是用来解决精神分裂症问题的。精神分裂症的问题可以用另一种形式来处理，比如个体治疗或者专门针对这些问题的另一个小组。

共病的治疗模型

在讲授药物使用障碍和咨询治疗课程时，吉利格（合著作者）花了大量时间与学生讨论这样一个问题："物质滥用障碍是一种疾病吗？"虽然这样的讨论超出了本章的范围，但它确实对新手咨询师将利用的模型类型和咨询师将选择什么样的方法来帮助共病来访者有相当大的影响。如果咨询师坚持"疾病概念模型"（disease concept model），那么与将物质使用障碍视为一种疾病的 12 步团体合作是更自然的选择。这样的咨询师可能更愿意将脱瘾设定为来访者的目标。另一方面，如果疾病的概念不符合特定咨询师的世界观，那么一些替代模型可能更适合。在我们看来，在共病患者的治疗中，疾病概念和替代模型都有很大的发展空间，并且其中之一或两者都适合于特定的患者。对于那些有更多和更严重症状的来访者，也许疾病概念模型是最有意义的。对这些患者来说，最好的服务目标是完全戒除药物使用。症状较轻或不太严重的患者可能更适合采用其他治疗方式，例如，他们可能更适合学习负责任地饮酒。无论是上述哪种情况，都没有确定性的答案，而且这样的讨论也超出了本章的内容范围。

疾病概念模型

对于那些在疾病概念模型下与共病患者一起合作的咨询师来说，使用 12 步团体作为辅助治疗是有意义的。根据我们的经验，将这些来访者与适当的社区资源相匹配（包括附近的 12 步会谈的地点）对于共病来访者来说是必不可少的。熟悉会谈的文化是很重要的，因为有些会谈可能更关注宗教，更适合某些来访者。此外，一些会谈可能比其他会谈更具支持性，为共病患者提供了一个更具治愈性的环境。

这有助于心理健康咨询师在门诊的基础上与共病患者一起合作，了解他们的患者可能参加的 12 步康复计划的文化和语言。其中一些项目是匿名戒酒互助会、匿名可卡因互助会、匿名嗜酒家庭互助会和匿名暴饮暴食互助会。在一些社区，除了 12 步团体之外，还有其他的选择，比如世俗的戒酒组织。对于咨询师来说，特别重要的是要知道哪些 12 步团体是已知的、可以接受的，或者是专门为患有共病的患者设计的。

例如，咨询师了解匿名互助会的一种方法是阅读有关文献，如《大厚书》（*Big Books*）或《12 步法与 12 传统》（*Twelve Steps and Twelve Traditions*），拜访小组成员，或与小组同事讨论。咨询师还可以通过看一部影片《我是比尔》（*My Name Is Bill W.*）的方式来了解该互助会。这部电影改编自比尔 W. 的真实故事，比尔 W. 曾是一位蒸蒸日上的股票经纪人，他的生活在 20 世纪 20 年代股市崩盘后崩溃，电影描述了他是如何应对酗酒问题的，他和一个酗酒的同伴一起成立了一个互助小组，最终变成了"匿名戒酒互助会"。

在咨询师和共病患者最终选择一个小组后，咨询师应确保患者采取自我强化的小步骤。这可能包括尝试参加几次会谈后，再决定哪一个是最好的团队，从会谈中获得某人的电话号码，给他打电话来获得一个临时支持者，或获得一个永久支持者。最理想的情况是帮助来访者找到一个了解共病的支持者，但这可能有些困难。知道他有一个了解两种疾病本质的支持者，可能会给来访者带来某种解脱感。

当与参与 12 步康复计划的共病来访者一起合作时，为来访者做好如何参与小组活动的准备是很重要的。对于患有高度焦虑或严重精神疾病的来访者来说，参与小组活动可能会特别有压力。咨询师应该意识到来访者在参加团体活动时可能会遇到的困难。例如，咨询师可能需要帮助来访者排练某些团体活动，如牵手或背诵祈祷文。在某些情况下，来访者可能需要额外的帮助来确定他如何真正地参加会议。咨询师可能需要写下非常详细的指导，比如如何通过注意公交车时刻表和步行到大楼的路线来实际到达会议地点。

物质滥用和精神健康服务管理局认为，第一次 12 步会议后的汇报可能是康复的转折点。在参加第一次小组活动之后，咨询师必须帮助来访者克服所碰到的任何障碍。这可能包括讨论来访者对团队的反应，以及他如何为未来参加活动做准备，也可能包括找到适当的支持者这样重要的事情。

⚡ F o u n d a t i o n s
of Addictions Counseling　**想一想，你会怎么做**

下面的案例研究描述了咨询师是如何帮助来访者找到支持者的。

琳达参加她的 12 步团体大约三个月了，虽然她知道她应该请人做她的支持者，但她很害羞，害怕被拒绝。她找到了几个可能是很好的女性支持者人选，但在每周的治疗中，她都说自己不敢主动联系，也没有人主动接近她，尽管小组成员似乎"足够友好"。治疗师建议琳达在一次会谈中"分享"这一情况，只是说她想要一个支持者但是感到害羞，不想被拒绝。治疗师和琳达在一次治疗中一起进行角色扮演，治疗师提醒琳达，感到害怕是可以的。如果她不能在下次会谈中分享，他们就会讨论是什么阻止了她。下一次见面后，琳达说她几乎就要"分享"了，但在最后一分钟却害怕了，她为自己错过了一个机会而感到很难过。他们讨论了这件事，琳达决定伸出手来，她的分享声明是这样开始的："在公共场合讲话对我来说很难，但我想参与这个项目，所以我要告诉大家，我知道是时候找个支持者了。"这项治疗工作帮助琳达向小组提出她的需求，小组成员的反应对琳达来说很有帮助，有几位女士主动提出与她见面讨论做支持者的事情。这段经历也帮助琳达更加依赖团队，并学习了寻求帮助的新技能。虽然琳达仅仅通过咨询就得到了帮助，但其他患有"社交恐惧症"的患者除了咨询外，还可能需要使用抗抑郁药物。

一种新的治疗方案是联合使用抗抑郁剂和阿片类拮抗剂来治疗物质使用和双相及重度抑郁症的共病状态。共有 170 名抑郁症和酒精使用障碍患者参加了为期 14 周的双盲安慰剂对照实验。研究发现，联合使用舍曲林和纳曲酮的患者比单独使用舍曲林或纳曲酮的患者表现更好。联合治疗的患者在治疗结束时抑郁的可能性更低，对酒精使用障碍的戒断程度更高。

韦斯（Weiss）、格里芬（Griffin）和科洛齐耶伊（Kolodziej）提出，双相情感障碍和物质使用障碍患者被认为是一种多侧面的障碍或双相物质使用障碍，而不是两个不同的障碍。他们的研究包括两个接受团体药物咨询的患者小组。然而，一个小组被鼓励承担治疗和康复的责任，而另一个小组作为对照组，只接受团体药物咨询。研究结果表明，与只接受药物咨询的治疗组相比，联合方法减少了酒精和其他药物的使用。

替代模型

奥斯本（Osborn）反对疾病概念模型，他指出，酒精使用障碍患者可以通过与个别患者的需求相匹配的治疗来获得最佳服务，针对特定症状的简短干预措施与更深入、更长期的治疗同样有效。奥斯本还指出，也许应该区别对待那些有酒精使用障碍的人和那些有饮酒问题但不依赖酒精的人。

惠廷希尔（Whittinghill）和勒施（Loesch）等人提出了疾病概念模型的替代模型，他们认为物质使用障碍的严重程度并不像某些物质使用障碍咨询师所认为的那样处于同一水平，而是其严重程度是连续的，一端是偶尔的有害使用，另一端是强烈的成瘾。他们认为，不幸的是，即使大多数来访者的问题的严重程度是最低的，也被迫采取一种适用于所有人的方法，包括脱瘾和 12 步工作法。他们指出，对于那些滥用但不上瘾的人来说，这种方法注定是失败的。

马拉特、贝尔（Baer）和奎格利（Quigley）提出了一种自我效能模型，该模型将治疗重点与物质使用障碍的严重程度从使用前到严重成瘾匹配起来。作者描述了五种有助于物质使用障碍治疗的自我效能感。包括：（1）预防性的拒绝，帮助个人学会拒绝他人要求自己开始使用物质的压力；（2）减少伤害自我效能，是通过减少物质使用的频率和数量来帮助药物使用者减少有问题的使用；（3）行动自我效能，用来帮助成瘾者摆脱使用，帮助他们认识到自己有能力摆脱；（4）应对自我效能，通过学习和练习拒绝某种物质，用来帮助那些刚刚清醒的人防止复发；（5）康复自我效能，帮助成瘾者将复发解释为学习经验，而不是失败，这样他们就可以重新节制。

金伯格（Kim-Berg）和米勒对疾病概念的主导地位以及治疗酗酒的 12 个步骤的组成部分提出了挑战。作者直面他们所认为的传统酗酒模型支持者所提出的模型是一个循环论证，这种论证否定了替代疗法的积极效果。金伯格和米勒指出，对简短和替代疗法反应良好的来访者一开始就被认为不是真正的酗酒者。在利用焦点解决方案的方法时，金伯格和米勒强调了来访者的成功、优势和资源，而不是他们的疾病或失败。他们还强调了"在来访者参考的框架内……假设一个非理论的、非规范的、由来访者决定的对酒精问题的态度"的接受和工作的重要性。这意味着保持解决方案的简单而不是复杂，并关注自然发生的变化，利用这些变化来寻找解决方案，关注现在和未来，并与来访者合作寻找和实现解决方案。

"没有一个单一的理论能够满足那些被准确地描述为依赖化学物质的人的多样化需求。没有任何一种理论被证明在有效性方面比其他任何理论方法都有明显的优势，包括匿名互助协会的思想体系……"。卢斯（Loos）的化学品依赖来访者援助模型是基于人本－存在主义理论模型，并基于来访者的需求包含其他方法。在对来访者完成一个包括完整的生物、心理、社会历史的评估之后，来访者被导向治疗过程，并学习了解咨询师的理论方向。来访者还需要接受关于悲伤、快乐、害怕、受伤、愤怒和尴尬六种基本感觉状态的教育。此外，他们还接受了以下几个方面的教育：拥有自己的思想和情感；选择行为；通过行为表达情感；通过信仰和价值观创造意义；将情感与信仰和价值观联系起来；依据道德和伦理行动。在咨询过程中，使用认知－行为、认知－情感和情感－行为干预。该模型借鉴了艾利斯（Ellis）、班杜拉和梅钦鲍姆（Meichenbaum）的技术，例如，通过引导意象对抗来访者的思维，改变不合理的思维、信念和行为；角色扮演；自信心训练；脱敏；家庭作业和解决问题。来访者还被教导如何在 1~10 的量表上识别和评定他们的情绪，其中 1 表示没有情绪，10 表示情绪的最高表达。

其他治疗问题

当药物使用障碍或共病患者询问特定的咨询师或工作人员，他是否正在从药物使用障碍中恢复，尤其是在其他来访者面前，如果处理不当，很有可能造成一种"我们－他们"的情况。无论咨询师说他是否正在康复，这两种回答都会为来访者打开分裂成不同派别的大门。如果咨询师的回答是肯定的，他正在康复中，这样的陈述可以让人产生这样一种感觉，即既然他在康复中，是一个成瘾者，那么咨询师就更能同情同样是成瘾者的来访者。这使得这个咨询师成了"好人"，而那些没有康复的工作人员成了"坏人"，因为他们不可能拥有同样程度的同情心，因为他们没有与药物使用障碍做斗争的经历。

目前，在作者看来，最好通过问"知道我是否在康复对你的康复有什么帮助呢"，或者"你对我的问题的关注是如何让你把注意力从自己的恢复上转移开的"，其他的回答也有可能是有效的，比如"我们员工有一项政策，不披露此类信息，因为我们发现这样的讨论对帮助来访者关注自己的问题几乎没有帮助"，或者"医生必须患有糖尿病才能治疗糖尿病患者吗？重要的是我们有能力共同完成你的目标"。

多学科治疗团队

多学科治疗团队通常有利于患者的康复，因为每个团队成员都提供了独特的诊断和治疗视角。典型的多学科团队通常包括心理健康咨询师和物质使用障碍治疗咨询师、个案管理人员、护理人员和精神科顾问。虽然团队成员可能承担不同的角色，但是他们都熟悉案例中的每个来访者，而且都应该接受了其他学科的交叉培训。该团队通常还包括个案管理人员，他们能够在生活管理（如住房、收入和交通）和一些直接咨询或其他形式的治疗方面提供有用的帮助。建议为共病患者服务的治疗项目配备心理健康专家——如了解药物使用障碍和精神障碍的心理健康顾问——以协助工作人员进行评估和诊断。除了提供直接的来访者服务外，这些专业人员还可以作为咨询小组其他成员提供有关精神障碍问题的咨询。

拥有一名能够在现场开处方的精神科医生对维持共病患者的康复和稳定功能至关重要，这已被证明可以提高治疗保留率，减少物质使用。现场精神科医生为来访者大部分的治疗提供诊断、药物治疗和精神科治疗服务。现场精神科医生的存在可以有效地克服非现场转诊带来的障碍，例如距离和旅行限制，以及在独立于初级治疗单位之外的另一个机构开始服务的不便和不适。精神科医生应具有药物使用障碍方面的专业知识，包括美国成瘾精神病学学会（American Academy of Addiction Psychiatry）、美国成瘾医学学会（American Society of Addiction Medicine）或美国整骨疗法协会（American Osteopathic Association）的认证。

建议每个共病治疗小组的成员在物质使用障碍和精神卫生领域都具有广泛的能力，这包括以下10 个领域的培训：

1. 识别和理解各种精神障碍的症状；
2. 了解不同精神症状、药物选择和治疗史之间的关系；
3. 明确和改变方法，以满足特定来访者的需求并实现治疗目标；
4. 从多个系统获取服务，并在综合的治疗计划上进行协作；
5. 了解关于共病患者特征的不同观点；
6. 了解物质使用障碍的本质；
7. 意识到精神障碍的本质；
8. 了解治疗行为的影响和工作人员在治疗过程中的角色；
9. 理解这两种情况对个人及其结果的相互影响；
10. 应对工作人员职业倦怠。

对形成治疗计划的咨询过程的简述

诊断和治疗共病来访者需要专业帮助人员有能力诊断、治疗精神和情绪障碍，包括物质使用障碍。虽然心理咨询师的培训是基于健康的角度，但是心理健康咨询师还需要接受评估、诊断和精神病理学治疗方面的培训。这种培训为心理健康咨询师提供了一种独特而理想的能力组合。心理健康咨询师可以通过一个健康的视角来看待来访者，这个视角包含了他们的优势和能力，并且能够检查来访者的精神和情感障碍，包括物质障碍。因此，心理健康咨询师可以同时从健康和精神病理学两方面进行检查。

非病理性的评估方法将帮助来访者确定他们的治疗问题作为诊断过程的一部分。通过健康的视角，咨询师可以根据所发现的问题进行评估和诊断，包括询问来访者的优势和资源，他们生活中一直在做什么，以及他们过去曾用什么方法来解决类似的问题。与此同时，关注健康并不会妨碍做出诊断，心理健康咨询师可以根据有关来访者的诊断证据，经慎重考虑后，基于《精神障碍诊断与统计手册（第 5 版）》进行诊断。基于问题的诊断和基于《精神障碍诊断与统计手册（第 5 版）》的诊断对开发有关共病来访者的协作治疗计划是有帮助的。

然而，在开始治疗计划之前，咨询师必须帮助来访者确定他们的治疗问题是关于行为的和可测量的。通过具体的、关于行为的和可测量的，确定的问题可以作为基线或前测，这将有助于评估治疗进展。例如，与其说来访者有强迫检查问题，不如说来访者报告说他每周五天，平均每天会花费10分钟停下车，检查一下是否撞到别人，这发生在上班路上，而不是回家的路上，对来访者更有帮助。当然，我们还希望了解来访者进行强迫检查的其他情况。

设定可测量的和有意义的目标是治疗计划过程中最困难的，但可能也是最重要的部分。一旦我们确定了一个具体的、关于行为的、可测量的问题，我们就可以设定具体的、关于行为的、可测量的治疗目标。在处理来访者的问题时，我们可以设定远大的目标（例如，消除检查行为）或适度的目标（例如，减少停车检查以查看是否撞人的行为，平均每周三天，每次两分钟），这取决于来访者被允许见咨询师两次还是十次。换句话说，考虑到环境和来访者的资源，目标也需要是相关的和可实现的。

治疗计划也是治疗过程的一部分，我们帮助来访者选择特定的咨询策略和技术，并设定时间表。家庭作业可作为实现治疗目标的步骤。一旦我们与来访者合作创建了这样一个治疗计划，我们就可以很容易地对治疗"产品"进行形式上的（在每个疗程期间和之后）和总结性的评价（在治疗结束和随访时）。

除了理性地使用非指导性的咨询技巧（即注意、澄清、支持和沉默）之外，在每次会谈期间和会谈后，特别是在咨询关系的早期，使用形成性评价，有可能促进治疗联盟。形成性评价既可以是过程（即评估辅导过程），也可以是结果（即评估问题解决和获得治疗目标的进展）。在一次咨询之后，咨询师可以询问来访者认为咨询师理解来访者关注的问题的程度。这样做的时候，咨询师就是在使用形成性过程评价。咨询师也可以通过问自己同样的问题，并将自己的答案与来访者的答案进行比较来进行自我评估。在一个疗程结束后，咨询师可以询问来访者在确定治疗目标方面取得了多大进展。通过这样做，来访者正在使用形成性结果评价。咨询师可以再一次将他的自我评价与来访者进行比较。

正如形成性评价可以是过程也可以是结果那样，在治疗结束和随访时进行的总结性评价既可以是过程（即通过总结咨询师在整个治疗过程中对来访者的同理和关怀程度），也可以是结果（即让来访者自己评定在治疗结束及以后的时间，在多大程度上同意更好地洞察和理解自己的担忧）。

咨询师应该知道他们的角色和治疗过程在不同文化背景的人看来，存在什么样的不同。在适当的情况下，对这些患者有意义的治疗方法应该被纳入治疗当中。例如，在医疗监督下，某些美国原住民部落使用传统草药烟草来建立融洽关系，促进情绪平衡，或使用草药茶来帮助安抚中国来访者，或帮助他们控制欲望。

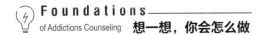

想一想，你会怎么做

德韦恩的案例研究

为了便于说明，呈现一个有共病诊断来访者的情况进行说明。这个案例将展示对一名共病患者的评估、诊断和治疗计划。首先，我们会对来访者进行评估。接下来，我们将介绍基于精神病理学和基于问题的诊断总结。综合起来，这些诊断总结将成为制订治疗计划的基础。

情况介绍

德韦恩是一名 16 岁的非裔美国中学生，由于打架和饮酒被学校停课，目前德韦恩已经被学校开除，由家庭医生转介，接受评估和门诊治疗。在最后一次事件中，当事人上课前在教室里用刀指着一名女生，后来被抓。当质问来访者时，他否认了这一点。根据来访者自己的报告，在这起事件中，他似乎经历了一次短暂晕厥，有学生和一名老师目睹了这一情况。在与高中校长交谈时，评估者被告知，完成三次咨询后，来访者将被允许返回学校。几周后，德韦恩完成了咨询，被允许返回学校，却因给同学提供酒精饮料而再次被开除。

评估方法的使用

对德韦恩进行评估的方法包括临床访谈和观察，在此期间收集生物 – 精神 – 社会的历史和精神状态信息（母亲有时在场；其他家庭成员及大家庭成员不能和 / 或不愿出席）；密歇根酒精滥用筛查测试；药物滥用筛查测试（Drug Abuse Screening Test，DAST）；明尼苏达多相人格调查表 –2；学校行为检查表；学校记录查阅，包括韦氏儿童智力量表 –III（Wechsler Intelligence Scale for Children，WISC-III）的智商分数；法庭记录查阅；医疗记录查阅；与学校校长和家庭医生进行电话交谈。

记录查阅

根据学校记录，到目前为止，德韦恩已经通过了所有的科目，但是他的平均成绩绩点（GPA）已经从初中的 3.1 下降到现在的 1.8。他最好的科目是数学和科学，在这两门课上他通常得 B。他在英语和拼写方面表现很差，通常在这些科目上得 D 和 F。韦氏儿童智力量表（WISC-III）的语言测验、成就测验和总分分别为 120 分、115 分和 118 分，均"高于平均水平"，但他的绩点仅为 1.8 分，低于平均水平。根据学校的其他报告和观察，这个来访者的智商似乎高于平均水平。

从法庭、医院和学校的记录来看，五年前，这名来访者在学校的一场斗殴中严重殴打了另一名男孩，随后被控殴打他人。学校提起诉讼，后来撤销了指控。他在五年前也曾被指控偷窃和抢夺钱包，但后来这些指控也被撤销。三年前，这名来访者被控持械伤人，罪名成立，被判缓刑。由于事件发生时，他每周喝两三杯啤酒，抽两支大麻烟，他的缓刑官和他的母亲把他送进了萨凡纳医院（Savanna Hospital）接受化学品依赖的住院治疗。他目前正在缓刑期。学校正在考虑对这起最新的持刀事件提起诉讼。此外，在咨询过程中，当事人被指控强奸了一名 17 岁的女孩，但他予以否认。指控仍在审理当中。

从访谈和会谈中获得生物－精神－社会的历史信息

这位来访者是一名非裔美国男性，目前被一所以白人为主的中产阶级农村高中学校开除。他觉得自己不合群，与同学的价值观也不一样。他就读于市中心的一所小学，但他的母亲决定把家搬到一个来访者可能不会被贴上标签的地方，避免步哥哥的后尘。

在最初的治疗中，来访者承认自己过去曾同时使用过酒精和大麻，并且目前只使用过酒精。根据他的自我报告，他每周只喝两杯啤酒，而且已经一年多没有吸食大麻了。他的母亲布莱克夫人也在场，她说儿子"偶尔喝点酒"。她认为他目前每周有可能喝六瓶啤酒，并认同他已经一年多没有吸食大麻了。德韦恩否认使用其他药物。校长说，学生和老师报告说有几次在德韦恩的呼吸中闻到酒精味。

几次治疗后，德韦恩承认自己大多数晚上都要喝四到六瓶啤酒。有时，如果他事先知道自己的饮酒情况会受到怀疑，他会一两个晚上不喝酒。此外，如果有伏特加的话，他会喝上一品脱 ① 的伏特加，这种情况大约每周发生一次。德韦恩也承认自己每周抽四到五支大麻烟。德韦恩报告说，他 11 岁时开始喝酒，13 岁时开始吸食大麻，但一开始，他只是偶尔这么做，只是为了"取乐"。他承认第一次喝酒（他喝了大约一品脱威士忌）后他就变得很暴力，并开始在朋友家乱扔家具。

根据母亲和校长的报告，德韦恩喝醉后会变得充满敌意、满口粗话、暴力和打架（使用武器）。德韦恩报告说，在开始酗酒之前，他已经打了 100 多场架。甚至在他开始酗酒之前，学校和法庭的记录就显示他有偷窃的历史，至少五次离家出走，经常旷课，开始打架，偷钱包。在咨询过程中，德韦恩被指控强奸了一名 17 岁的女孩，但他否认了这一指控。

据报告，德韦恩目前单身，没有工作。一年半以前，他在当地一家餐馆当过三个月的洗碗工。然而，德韦恩却因为在工作时间和一位年长的员工私自喝酒而被解雇。德韦恩初中时是一位优秀的田径和足球运动员。作为高一新生，他还参加了校橄榄球队的比赛，但由于在学校饮酒，他在高中二年级时就被开除了。

德韦恩还没有正式约会过，但他吹嘘自己从 10 岁开始就和多达 10 个女孩发生过性关系。他目前没有女朋友。他说会在派对上结识情人，然后带她们出去。根据他的报告，他强烈认同他的父亲，认为"女人被放在这里是为了让我感觉好"。

在治疗过程中，当他母亲的男朋友提出如果他成绩提高就给他车时，德韦恩在六周的时间里保持 3.0 分。然而，拿到车后，他的成绩又下滑了。这就证明了他需要外在的金钱奖励，才能在学校表现良好。他智商 118，高于平均水平，而平均绩点只有 1.8，低于平均水平，这表明他在学业上没有发挥出他的潜力。

德韦恩自己和他的母亲都报告称，他身体状况良好，医疗记录也证实了这一点。他的右前臂上有个伤疤，是两年前在一次打斗中被刺伤的。他目前没有服用任何处方药（除了酒精和可能的大麻）。他报告

---

① 品脱是容量单位，1 美制湿量品脱 ≈473 毫升。——译者注

说没有已知的过敏反应。据来访者的母亲说，来访者的父亲、祖父和父亲的兄弟都有酗酒的问题。

三年前，德韦恩作为住院患者在萨凡纳医院的青少年病房接受了 28 天的治疗。他完成了对酒精使用障碍的住院治疗，但由于母亲忙于工作不能带他来，他未能参加后续护理。显然，他在治疗期间和出院后参加了几次匿名戒酒互助会，但出院后两周就退出了。德韦恩否认曾接受其他精神健康和 / 或药物 / 酒精治疗。

德韦恩的父母分别是 50 岁的埃丝特和 53 岁的唐纳德。他们 22 年前结婚，10 年前就离婚了。德韦恩已经有 10 年没见过父亲了，他现在和母亲住在一起。德韦恩报告说，他的父母在结婚后经常吵架，父亲是一个严于律己的人。妈妈会破坏爸爸管教孩子的努力。妈妈目前有一个 46 岁的男朋友，名叫哈尔，德韦恩并不喜欢他。

社会对男性或女性的严格界限和狭隘定义在德韦恩的家庭功能中得到了典型的反映。德韦恩的妈妈上了护士学校，获得了执业护士资格。在婚姻的最后五年里，她带来了第二份（有时是主要的）收入。据妈妈说，爸爸是个酒鬼，还是个好色之徒。他在婚姻期间曾两次酒后驾车。德韦恩的姐姐名叫凯西，是爸爸的乖乖女，也是他的支持者。

德韦恩是三个孩子中最小的一个。他有一个 21 岁的哥哥安迪和一个 19 岁的姐姐凯西。凯西是单身母亲，有一个六个月大的孩子。她全职工作，一个人带着孩子住在公寓里。安迪麻烦不断，是家里的替罪羊。他是加利福尼亚的一个黑帮成员，因持械抢劫而入狱。德韦恩认同他的哥哥。德韦恩在家庭中充当吉祥物的角色，试图通过搞笑来缓解家庭的紧张气氛。凯西很擅长让德韦恩和他哥哥难堪。

德韦恩报告说自己被父亲用拳头和皮带殴打，他的哥哥也被殴打，但他否认他的姐姐挨过打。爸爸经常在语言上 / 情感上虐待孩子，经常让妈妈和孩子们失望。从治疗期间的观察来看，母亲是轻微的虐待者，给德韦恩贴上了一个"没有机会救赎自己的坏男孩"的标签。德韦恩和母亲都否认在家庭中受到过性虐待。母亲表示，儿童服务机构调查过多年前孩子父亲虐待儿童的行为。

精神状态评估

这位 16 岁的非裔美国青年看起来比他的实际年龄大两到三岁，证明了他身体的早熟。他看起来营养良好，身高约 6 英尺①，体重约 180 磅。体格健壮。他衣着整洁，整个治疗过程中都保持着良好的眼神交流。德韦恩很警觉，没有任何心理运动行为问题的证据。他在第一次会谈和其后各次会谈（最后一次会谈除外）时均未表现出喝醉的情形。他身上也没有酒精或大麻的味道。他后来说，他通常只在晚上喝酒和 / 或吸食大麻，而我们的治疗是在白天进行的。

德韦恩专注力良好，没有任何言语或思维障碍的迹象。他的人物、时间定向完整。虽然他的长期记忆似乎完好无损，但当被问及早餐吃了什么时，他报告说他吃了鸡蛋和吐司，而他的母亲说他那天早上只吃了麦片。他似乎编造了一些内容来弥补自己的短期记忆问题。但后来发现，这个问题只是一个动机缺失的问题，因为如果他有意愿的话，他可以记住最近的事件。他的短期记忆似乎也完好无损，因为他

---

① 英美制长度单位，1 英尺合 0.3048 米。——译者注

向前和向后重复数字的能力在他这个年龄段的正常范围内。

德韦恩情绪平淡，表现为声音单调、说话时缺乏面部表情和手势。尽管德韦恩报告自己患有抑郁症，但他否认了《精神障碍诊断与统计手册（第5版）》中关于抑郁症的几乎所有相关症状。妈妈证实，他通常在一天的早些时候比较安静，到了和朋友出去的时候，他的情绪会恢复。

没有证据显示来访者有妄想或幻觉。他没有表现出任何执迷、强迫或焦虑的迹象。德韦恩既没有抑郁，也没有自杀倾向。他否认自己有杀人的意图，但表示自己从来都不是一个会轻易逃避争斗的人。他承认他的行为有冲动的倾向，在面对打斗时几乎没有恐惧或自主神经系统被唤醒。当他在学校打架严重伤害了同学时，他也没有感到过内疚。

他对自己酗酒/吸大麻问题的了解有限，因为他否认自己真的有问题，并表示自己随时可以戒烟。然而，他承认，他遇到了更多的麻烦和争斗，并意识到自己在饮酒时感到所向无敌。他对下面这个问题的回答显示出他缺乏判断力："如果一个更小的男孩想和你打架，你会怎么做？"他回答："我要把他踢得屁滚尿流。"当被问及谚语的含义时，他表现出了良好的抽象思维。

心理测量

虽然在最初的访谈中，德韦恩接受了密歇根酒精筛查测试和药物滥用筛查测试，但两者都未能发现酒精或药物使用障碍的证据。然而，他在明尼苏达多相人格量表 – 第2版中的麦克安德鲁酒精中毒量表上的高分表明他患有酒精或其他物质使用障碍。施测者在得出明确结论时非常谨慎，因为有研究表明，非裔美国青少年的非滥用人员有时在麦克安德鲁酒精中毒量表上得分也会很高，这使得他们看起来像是滥用者，而实际上不是滥用者。他的韦氏智力量表 – 第3版中语言能力、成就量表和总分分别为120分、115分和118分，高于平均水平，而学业成绩的平均绩点仅为1.8分，低于平均水平。

使用明尼苏达多相人格量表 – 第2版中的麦克安德鲁酒精中毒量表时，原始分数等于或大于28表示存在药物滥用问题，而原始分数小于24表示不太可能存在药物滥用问题。但对结果进行解释时应该基于来访者的代表性群体的特定常模组进行。

基于精神病理学的诊断总结

酒精使用障碍，严重

德韦恩的主要问题物似乎是酒精。尽管喝酒时多次控制不住自己的情绪（晕厥），并会打架，德韦恩还是继续饮酒。他报告说他曾尝试戒掉，但都没有成功。他在醉酒的时候开车，还因为在喝酒的时候缺席训练而被学校和足球队（他很喜欢这支球队）开除。当他报告说他至少需要喝半打（六瓶）才能感到兴奋，表现出了越来越强的耐受力。德韦恩承认，有时他计划不喝酒或只喝一两杯时，也会一直喝到醉为止。他控制使用的尝试失败了。他还说，他以前也有几次自己戒掉，但总是会重新开始。他还承认自己由于宿醉，多次缺课。他现在说，当他不喝酒时，他会变得焦虑和沮丧。

大麻使用障碍，轻度

德韦恩确实承认吸了四到五支大麻烟。他承认他把约会的钱都花在了大麻上，还在兴奋的时候开车。

还有一次，他开着车窗，抽着大麻，一辆警车从旁经过。这种情况已经持续了一年多。当他的大麻用完时，他并没有感觉不好，只是增加了酒精摄入量。

品行障碍，青春期发作型

最后，根据《精神障碍诊断与统计手册（第 5 版）》的标准，德韦恩被发现有品行障碍问题，在他饮酒和吸食大麻之前，有以下病史作为证据：打架 100 多次；偷窃；至少五次离家出走；经常旷课；打斗（使用武器）；偷钱包。这些都发生在来访者第一次喝酒之前，并持续了至少五年的时间。在他开始酗酒和吸食大麻后，这种行为还在继续，而且愈演愈烈。在咨询过程中，来访者还被指控强奸了一名 17 岁的女孩，他对此予以否认。因为 10 岁就开始有这种行为，所以被诊断为青春期发作型。他的大部分行为是独自完成的，因此属于严重的独自攻击类型。

基于问题的诊断总结

来访者优势

（1）韦氏智力量表 – 第 3 版中语言能力、成就量表和总分分别为 120 分、115 分和 118 分，表明智力高于平均水平。

（2）在数学和科学方面取得优异成绩的历史的证明：到目前为止，这些课程的成绩大多为 B。

（3）优秀的田径和足球运动能力的证明：来访者和母亲的自我报告。

（4）身体大体健康的证明：家庭医生的医学总结。

来访者问题

（1）表明酒精 / 大麻问题：耐受性增加；昏厥；尽管有负面后果（比如打架、被学校开除、重复缓刑的威胁、因酗酒被足球队开除），依然持续使用；试图控制毒品使用失败；频繁旷课；醉酒；酒后驾车。

（2）表明行为问题：被踢出足球队；停学；强奸指控悬而未决；认为女人的存在只是为了让他感觉良好；有武器和没有武器的打斗；偷窃；逃跑；不断逃学；抢钱包。

（3）表明成绩下降：成绩显著下降；从初中开始，平均成绩绩点从 3.1 降到 1.8。

（4）表明家庭虐待史：来访者和哥哥被父亲用拳头和皮带殴打；父亲的言语和情感虐待；母亲的言语虐待。

（5）表明来访者缺乏有效的男性榜样：父亲有家庭暴力史；哥哥因持械抢劫和袭击入狱；来访者不喜欢母亲的现任男友。

（6）作为一名非裔美国人，来访者报告说，他觉得自己在以白人为主的中产阶级乡村高中里很不适应。

（7）表明妈妈在养育孩子的技巧方面需要帮助：在治疗期间观察并自我报告她无法控制来访者。

治疗计划：优先考虑的目标（暂时搁置其他目标）

（1）戒除改变情绪的物质。

（2）消除反社会行为。

具体问题

（1）来访者每晚至少喝半打啤酒，每周至少喝一品脱伏特加，每周抽四到五支大麻烟。三年前，他每周喝两到三杯啤酒，抽两支大麻烟。他通常和两个朋友在当地的公园里喝酒、抽大麻，时间是晚上 10 点到凌晨 1 点，周末的时候会晚一些。

（2）来访者平均每周会有一次打斗，而且每次打斗都会使用武器。大约一半的斗殴发生在学校，另一半发生在放学后，通常是在放学回家的路上。

治疗目标

（1）短期（一个月内）：减少复发，每隔一天而不是每天饮酒，喝三杯而不是六杯，喝不加伏特加的啤酒；每周抽两次大麻，一次一支。

（2）长期（三个月内）：完全戒除所有改变情绪的化学物质。

（3）短期（一个月内）：减少打架斗殴至每周一次，不携带武器。

（4）长期（三个月内）：杜绝打架。

治疗策略

（1）结构性和策略性家庭治疗。

（2）针对来访者和母亲的个体认知行为疗法。

（3）短期专注于解决方案的治疗（以解决方案为中心的治疗）。

治疗技巧（作为任务布置并且使用的时间表）

（1）让学校代表和缓刑官参与家庭会议。

（2）帮助母亲在家庭中承担其作为父母的责任。

（3）让来访者参与一个"老大哥"项目，通过这个项目，他可以与一位非裔美国成人榜样搭档，后者可以帮助他为自己的传统和文化感到自豪。

（4）让来访者每天放学后参加体育活动。

（5）与来访者合作，了解他使用药物的后果，以及他的生活是如何失去控制的。

（6）与妈妈和来访者一起合作，让他在上学期间的晚上 10 点以前回到家里，周末晚上 11 点前到家。

（7）每周使用代币对来访者进行强化，避免与来访者发生冲突。

（8）让妈妈注意来访者的亲社会行为。

（9）找出来访者在成功避免打架时所做的事情。

FOUNDATIONS OF ADDICTIONS COUNSELING　总结

总而言之，精神健康障碍和物质使用障碍同时发生似乎是一种常规而不是例外。由于这些共病患者有不同的需求，对他们进行护理需要灵活而综合的治疗方法和服务。在评估一个同时表现出药物使用障碍和精神障碍的患者时，咨询师需要发现哪一个先出现，哪一个是主要的，并决定先开始治疗哪一个。这样的发现应该建立在彻底的生物-精神-社会的历史和记录查阅上。来访者的文化也是一个需要解决的重要问题。从文化的角度产生效果的咨询师研究来访者的人际交往和家庭期望。

看来，对那些有酒精使用障碍的患者，最好的治疗方法是根据个别患者的需要进行匹配，而且，鉴于特定的患者特征，传统和替代干预措施都可能是有效的。建议在精神健康和物质使用障碍学科中培训与共病患者合作的跨学科团队成员。基于精神病理学和基于问题的诊断总结都有助于形成有效、全面和协作的治疗计划，治疗目标应该是具体的、关于行为的、可测量的和有意义的。

第 12 章
成瘾团体治疗

■ 劳拉·R. 哈多克（Laura R. Haddock）
瓦尔登大学

■ 唐娜·S. 谢泼斯（Donna S. Sheperis）
拉马尔大学

治疗物质使用障碍非常常见的一种方式是团体咨询。研究表明在过去 10 年中，美国有大约 94% 的治疗机构使用团体咨询来治疗物质滥用，作为治疗方法的选择，团体咨询已经取代了个体咨询。除了成本低以外，这种方法的流行已经从以同伴为基础的自助团体，如匿名戒酒互助会和匿名戒毒互助会，发展为包括心理教育和心理治疗的方法。

团体在物质滥用治疗中有许多重要的功能，包括教育、治疗和支持。本章将阐述使用团体咨询方法背后的理论，并研究治疗成瘾的常见团体类型。此外，还将讨论伦理和法律问题、团体环境中的多样性管理以及与家庭成员一起进行的团体治疗。

团体工作背后的理论

有大量研究结果支持使用团体工作来处理各种问题。从本质上说，团体咨询是一种人际治疗方法，强调以洞察和行为改变为目标的思想和感情表达。亚隆（Yalom）和莱斯奇克（Lesczc）2005 年提出，与个体或其他咨询方法相比，团体提供了许多优势，包括创造一种普遍性的感觉，或让来访者明白，他们并非孤军奋战。通过团体工作提供的同理和支持为咨询过程创造了必要的氛围。参与者可以探索关系类型，尝试新的行为，并使用群体媒介参与改变的排练。理想情况下，通过人际学习和群体凝聚力，成员对自己有了更深入的了解，并可以通过利用这种领悟对生活方式进行必要的改变。

团体咨询可以用于许多目的，无论是预防性的还是补救性的。

预防性团体是指那些为了避免使用药物而参加的人组成的团体。一般在学校、机构和社区会出现这种类型的团体。治疗性团体是为了解决目前存在的不健康行为，这些行为已经给来访者带来了负面的后果。在成瘾咨询中，住院治疗后，在门诊环境中提供治疗的后期护理小组将被视为治疗性的。

小组的内容可以由成员预先设定或决定。团体咨询的优点包括使用集体思维来获得对个体咨询问题的观点。在团体环境中，与人际交往能力和信任相关的概念是其固有的。然而，团体咨询并不适合每个人。对某些来访者来说，团体中所牵涉的动力和人际风险可能过大，而有些咨询问题通过团体过程也并不一定能得到最好的处理。

成瘾的团体治疗

当治疗成瘾时，团体因其具有特定的动力使其成为被选择的方法。虽然团体的设计可能会有所不同，但这在行为改变的过程中也有一定的好处。许多基于证据的干预是个体化的，成瘾咨询师在团体中对来访者进行指导时并非对每个人都相同。

具有相似经历的团体成员之间的相互影响有助于打破通常存在的对与成瘾相关的问题的否认。由于长期存在药物滥用的个人通常表现出较差的沟通技巧，无法维持健康的人际关系，团体治疗为他们提供了：与他人互动的机会，可以促进有效的社会技能和自我展露；在安全的环境中探索新的行为；对他人进行情感投资，并进行成瘾教育。

　　琼的酗酒问题已经有很多年了。在过去五年里，她和丈夫迈克尔经历了感情褪去。迈克尔说他不能和琼说话，琼把他拒之门外，她所做的一切都是因为她把他们的麻烦归咎于他。关于琼酗酒的团体治疗能够如何促进她在婚姻中采用不同的沟通方式？琼在团体中的行为与她和丈夫的互动方式有关，还是无关？其他小组成员的反馈会对琼产生什么影响？尽管她拒绝接受丈夫对她相关方式的意见或看法，她是否有可能听进去其他小组成员或小组促进者的意见呢？

团体治疗也提供了一个积极的人际交流的机会，以取代孤立的独自参与。小组成员有机会识别和传递需求和情绪，这可能会使他们得以识别和面对不适应的行为模式。坎贝尔（Campbell）和佩奇认为，"任何有效的治疗干预不仅针对药物的使用，同时也是一种有意义的交流方式"。此外，许多成瘾者对自己的防御存在盲点，但这不一定是其他人的盲点。因此，成员之间可以互相帮助，以面对防御机制和盲点，从而实现治疗目标。最后，小组治疗利用同伴的影响和动机来增强个人对康复的承诺。

团体类型的概述

治疗小组通常的目的是帮助成员确定他们最感兴趣的想要解决的问题，同时提高成员对自己和其他人生活的认识和理解，并为参与者提供做出这些改变所需要的支持。本质上，团体成员有机会在一个安全的环境中"尝试"新的行为，并从其他人那里得到关于这些行为的真诚的反馈。通常这是人们第一次有机会了解别人是如何看待他们的。

团体工作专家协会（Association for Specialists in Group Work，ASGW）开发了一个四分类系统，用于对团体工作进行分类。团体工作专家协会的标准确定了领导者的能力标准，并确定了团队工作的特定领域，包括：（1）任务小组；（2）心理教育小组；（3）咨询小组；（4）心理治疗小组。由于咨询小组不针对主要的人格改变，也不关心严重的行为障碍的治疗，他们不经常被用于成瘾工作。

心理教育团体

各种常见的成瘾康复问题需要具体的治疗干预计划。由于治疗的重点是通过团体的动力，将成员教育和自我理解培养相结合，这些团体有时被称为心理教育治疗团体。对许多来访者来说，心理教育团体是越来越受欢迎的，也是他们重要的帮助来源。也许这种类型的团体最大的优势是提供了一个计划的框架，可以被复制、修改和／或调整，用以适应不同类型的来访者群。

在结构化的心理教育团体中，在团体会议之前制定议程非常常见。与结构化程度较低、以过程为中心的方法相比，在结构化团体方法中，咨询师对团体的目标和工作方式负有更大的责任。虽然在心理治疗方法中鼓励成员扮演非正式的领导角色，发展他们自己的目标、议程和契约，但在心理教育团体中，成员的投入通常仅限于修改咨询师已经制定的目标、议程和契约。这些干预措施是有计划的，着重于具体的学习成果。常见的做法是将行为疗法与经验学习相结合。团体的目标是帮助成员们把他们学到的东西转化成具体的行动。

各种各样的有时限的、有组织的团体专注于传递关于药物和使用后果的信息。会谈通常将教育材料、练习、角色扮演和模拟进行组合，以帮助成员结合材料，或结合他们在团体之外遇到的问题进行讨论。

学校咨询师实施有时间限制的结构性团体也很常见，这些团体本质上是预防性的。例如，在小学工作的咨询师可以利用程序检查儿童使用药物的原因，并提供药物使用的替代品。家长也可以通过家庭作业参与其中。

在一系列关于小组工作效率的研究中，与结构化程度较低的团体成员相比，那些目标具体、关注点类型相同、具有明确的议程、有组织的团体会谈中的小组成员得到了更好的治疗效果。成员们报告说，他们感谢团体领导者提供的具体信息和有效地帮助他们解决问题的策略。因此，在一个针对从药物滥用中恢复的团体项目中，领导者可以提供有关成瘾、沟通技巧、自信 / 社交技巧训练以及其他适当主题的信息。研究表明，即使是精神方面的问题也可以在这种模式下成功得到解决，可以让参与者能够检查自己的信仰，并对他们自己在这个领域的感受、问题和疑问获得更多的了解。心理教育团体的设计也为成员提供了一个讨论具体问题和学习减压以及其他应对技巧的机会。

心理教育团体的领导者因所涵盖的主题不同而有所不同，他们可能是有执照的专业咨询师或接受过成瘾治疗培训的准专业人士。

团体领导者应该牢记，成员的关注和需要并不总是由有时间限制的、结构化的团体方法来得到满足。最大化成员投入的灵活结构能更有效地帮助成员表达他们的担忧，并给予和接受来自同组成员的帮助。团体咨询师应该有足够的智慧来确定最能满足成员需求的目标和具体议程。

还有一些心理教育团体旨在帮助预防上瘾。药物滥用抵制教育（drug abuse resistance education，D.A.R.E.）和类似项目基于这样一种理论，即在帮助儿童建立自尊的同时，教他们了解酒精和药物的有害影响，可以阻止他们在以后的生活中滥用化学药品。药物滥用抵制教育项目通常由地方执法部门实施，并在教室里进行授课。这些方案虽然得到了大量的赞誉性支持，但很少有实证证据表明它们能有效减少儿童或青少年滥用药物。

心理治疗团体

心理治疗团体常用于成瘾治疗。因为团体成员由于物质滥用而导致严重的功能障碍，这些类型的团体探索当前行为的基础，寻求建立洞察，并以健康的模式取代功能障碍的应对模式。

与个体心理咨询相比，团体心理治疗有很多优势：团体成员之间可以互相学习，互相反馈，为彼此提供行为模式；这对那些不信任咨询师的来访者很有用处。这种模式为来访者提供了一个机会，在安全的小组环境中解决许多导致他们成瘾的人际关系缺陷问题。

咨询师有时利用成员的体验活动。例如，基因图谱或家庭地图可以帮助咨询师和来访者更清楚地了解一个家庭。基因图谱是一个人的族谱的可视化表现，由线条、单词和几何图形组成。对于成瘾治疗，基因图谱可以揭示患者家庭系统中成瘾、相互依赖或其他问题行为的模式。

最后，由于团体治疗的性质，每个人都可能会找到那些能对他的原生家庭提供见解，使个人能够解决成长早期阶段的问题的其他成员。

个人可以参与团体咨询，将其作为住院患者治疗方案的一部分，或作为门诊个人咨询的辅助。大多数物质滥用康复项目使用团体咨询作为与来访者合作的主要方法。对于非自愿承诺而接受住院治疗的来访者来说，一个常见的困难是对团体工作的抵制。许多成员以不满的态度开始，责备他人，并坚信他们不需要咨询。所以，必须采用一定的技术和策略来解决阻抗问题。

经历过慢性物质依赖或使用的人表现出的行为特征可能会影响他们有效沟通和维持健康人际关系的能力。随着物质使用的持续，社会、个人和与工作相关的活动会受到负面影响。药物在使用者生活方式中的突出地位会导致或加剧社会和心理问题。个体生活中的心理社会方面变得如此受损，以至于人际交往发展成适应不良的行为模式。在试图治疗这些问题时，可以采用多种方法，包括旨在促使人们恢复过去经验的方法、利用无意识动力的方法，以及旨在帮助成员处理创伤环境以便进行宣泄的方法。

虽然心理治疗团体通常没有针对每一次会谈的具体议程，但团体咨询师可以选择为一次会谈提供特定的主题领域，鼓励参与者探索相关的生活问题。如果团体讨论的话题涉及小组成员的现实生活问题，他们就可以进行很有意义的讨论。会谈所选的主题应反映小组的目的。当与患有成瘾障碍的参与者一起合作时，主题可能包括识别和处理原生家庭的问题、使用化学品可能导致的痛苦情感状态以及基于羞耻感的问题。此外，哀伤问题是进展中的团体的共同焦点，因为新近得以清醒的成员试图处理失去朋友、失去防御机制以及通常是失去生活方式的问题。

　　　　住院治疗提供者也会经常遇到哀伤问题。团体成员可能难以告别药品或选择的行为，失去权力或金钱或与其成瘾相关的社会关系。团体的领导者可能可以建议来访者写道别信，设计悼词，甚至为这个问题举行一个真正的葬礼。

据推测，高达 50% 的接受成瘾治疗的人同时患有多种疾病。团体咨询有助于双重诊断的患者发展他们所需要的洞察力，以维持从化学品依赖中恢复过来的过程，同时重要的是保持精神稳定。团体过程使成员有机会在接受和支持的氛围中分享与成瘾和精神疾病有关的经验，同时了解他们的成瘾如何影响他们的精神疾病，以及他们的精神疾病如何影响他们的成瘾。小组形式允许来访者们在一种强化现实和对成瘾和精神疾病接受的氛围中相互挑战。

建议那些在成瘾和团体治疗方面都很有经验的咨询师来帮助成瘾患者进行团体心理治疗。咨询师应该接受有关精神疾病的教育，并精通诸如匿名戒酒互助会之类的自助团体的术语，因为来访者可能会使用自助团体中的语言作为一种防御，以防止他们陷入更深层次的问题。一个有经验的团体咨询师将能够在保持对精神疾病、阻抗和团体治疗过程中的有害行为的认识的同时，平衡对物质滥用问题进行处理的需要。团体咨询师还必须对这样一种事实保持敏感，即并非所有成瘾来访者都能接受团体咨询。患有严重病理性疾病的个体可能无法建立能够促进康复的必要的情感联系。

不幸的是，很少有证据表明团体心理治疗方法在治疗物质障碍方面是有效的。然而，将更大比例的团体咨询与个体咨询相结合的治疗方法与增加治疗成功的可能性呈正相关。此外，研究表明，作为治疗方案的一部分，参与团体咨询的药物成瘾患者在抑郁、自杀风险和创伤症状方面有显著改善。

自助团体

有许多人不是向心理健康专家寻求帮助，而是向自助或互助团体寻求帮助。这些志愿团体的成员都有共同的问题，为了交换社会支持而聚会。这些大多数都是自治的，由成员而不是专家或心理健康专业人员来决定如何活动。他们也倾向于强调公平对待所有成员并给每个人一个表达自己观点的机会的重要性。成员们面临着共同的问题，因此他们受益于其他成员普遍的关切。这些团体强调相互帮助的重要性，因为成员既要帮助别人，也要接受别人的帮助。自助团体通常只收取很少的费用。匿名戒酒互助会就是一个自助或互助组织的例子，是 "饮酒问题最常被咨询的帮助来源"。匿名戒酒互助会在其发展的这些年里，已经发展成为一个拥有超过 114 000 个团体的协会，在 150 个国家拥有超过 200 万会员。此外，还有很多不同种类的自助团体。

> 为什么匿名戒酒互助会和匿名戒毒互助会不被认为是团体治疗？其主要的区别在于领导者的角色。回想一下，心理治疗团体是由心理咨询师领导的，他们为团体提供帮助。接受过团体角色和动力方面的培训，通常有提供团体咨询的经验。小组的推动者可能对所讨论的主题有个人经验，也可能没有。换句话说，一个心理治疗团体的咨询师帮助的是一个成瘾康复小组，而他可能不是一个成瘾者。不管个人经历如何，心理治疗团体中的团体咨询师不是参与者，而是专门的促进者。匿名戒酒互助会和匿名戒毒互助会发展成为自助或互助团体。因此，他们由在讨论的主题中具有过往史和经验的个人来领导。也就是说，一个匿名戒酒互助会的领导者处于成瘾恢复状态，在团体中承担领导和成员的双重角色。

已经出现了许多基于匿名戒酒互助会的 12 步团体，包括治疗药物成瘾的匿名戒毒互助会和治疗强迫性赌博的匿名赌徒互助会（Gamblers Anonymous，GA）。其他基于 12 步模式的组织也应运而生，以满足需要支持的家庭成员的需求，包括酗酒者的成年子女互助会（Adult Children of Alcoholics，ACOA）、嗜酒者家庭互助会以及嗜酒者的家庭成员和朋友互助会（Nar-Anon）。第 12 章将更详细地介绍这些组织。

虽然最著名的自助团体都是基于 12 步模型的，但自我管理和康复训练（self-management and recovery training，SMART Recovery）是一种基于认知行为模式的团体。它通过一个四点方案帮助那些有物质或行为成瘾的人。四点方案包括增强和保持戒断的动机、应对冲动、解决问题和平衡生活方式。自我管理和康复训练在其网站上声明，其目的是通过指导人们改变自我挫败的认知、情感或行为，为满意的生活状况而努力，为选择戒除或考虑戒除成瘾行为的人提供帮助。

自我管理和康复训练提供面对面会谈、在线会谈和在线留言板，供成员之间相互提供支持。自我管理和康复训练具有教育性质，涉及公开讨论和基于科学知识的治疗，而后者包括使用精神药物和心理治疗。主题包括教导自我授权和自力更生，教授自助改变的工具和技术，并支持适当使用药物。

在为来访者确定最合适的团队治疗方案时，非常重要的是考虑团队的形式、总体目标和领导类型。表 12-1 提供了典型的团体类型的比较，并列出了每种小组的示例。

表 12-1　　　　　　　　　成瘾咨询中常用团体的类型比较

类型	基本目标	领导者	示例
心理教育团体	在提供情感支持的同时，对成员进行特定领域的教育	有执照的心理健康专家和受过训练的准专业人员	成瘾教育小组、愤怒管理小组、沟通技巧小组
心理治疗团体	提高个体成员的心理机能和调节能力	心理健康专家、心理学家、临床社会工作者，或注册酒精和药物咨询师	人际或认知行为团体咨询、心理剧团体、人际团体
自助团体	在互相提供支持的同时，帮助成员处理或克服特定的问题	通常由志愿者领导，不包含领导者	匿名酗酒者协会、匿名麻醉品协会、自我管理和康复训练小组

团体的伦理和法律问题

在成瘾领域，团体工作的效果已经被很好地确定。成瘾咨询师采用团体治疗方法时，还需要考虑其他因素。开展团体咨询的伦理和法律方面的标准有很多。咨询师需要全面了解《美国咨询协会伦理规范》(*ACA Code of Ethics*)，以及各州和联邦法律为他们所能提供服务的规定，以提供最佳的服务。虽然第 4 章讨论了成瘾工作许多伦理和法律方面的问题，但下一节我们将通过法律和伦理部分的内在视角，对成瘾领域的团体工作进行介绍。

领导者胜任力

经过正规培训的、具有不同个人康复模式经验的领导者会对成瘾团体提供帮助。例如，成瘾团体可能由接受过学术培训的康复咨询师、接受过正规教育但没有成瘾史的康复咨询师或没有接受过正规学术培训但在康复领域有丰富经验的康复咨询师来管理。在本章中，我们将重点介绍在咨询方面接受过正规学术培训的咨询师。尽管拥有硕士或更高学位，咨询师仍可能会在团体咨询的特定理论和技术培训有限的情况下领导团体。领导团体的咨询师被要求在其能力范围内进行实践。《美国咨询协会伦理规范》规定，咨询师只能在其接受了必要的教育、培训、经验和督导的领域内执业。伦理规范进一步说明，咨询师需要致力于任何实践领域的持续教育和培训。虽然该规范明确规定了能力要求，但对于什么是必要和充分的教育、培训、经验和督导，仍然有些模糊和不明确。因此，团体咨询师最好通过了解团体工作专家协会（ASGW）"团体工作者培训的专业标准"（Professional Standards for the Training of Group Workers），以进一步澄清关于领导者胜任力的问题。

团体工作专家协会概述了由领先的心理教育和心理治疗团体推荐的最低培训标准的具体指南。除了一门团体咨询的研究生课程和 10 小时或更长时间的团体经验外，具体的推荐还包括特定的高级课程和 45~60 小时的督导经验，以便专门从事团体心理教育、咨询或心理治疗。也需要证明和评估领导者的核心能力，团体工作专家协会推荐与咨询和相关教育项目认证委员会（Council for Accreditation of Counseling and Related Educational Programs，CACREP）相一致的实践和实习经历。需要注意的是，团体工作专家协会与咨询和相关教育项目认证委员会提出的能力要求未来的团队领导者具有参与团体的个人体验，其理由是：这样的参与提高了领导者对团队理论实际应用的理解。

达到最低标准能确保胜任吗？遵守伦理道德的团队领导者所做的不仅仅是满足培训和经验的最低要求。作为一个有能力和遵守伦理道德的团体实践者，"意味着在意识层面上改变和调整，以使自己在个人和专业层面上尽一切可能发挥最佳作用"。毕竟，团体咨询师是一个人，和他的来访者一样容易犯错，判断失误。团体从业者将他们的个人生活带入咨询行业，他们的经验、特点和价值观在他们的领导风格效能中发挥作用。对咨询活动的有效性进行一致和持续的评估是所有希望保持伦理规范和能力水平的团体领导者的责任。

参与者筛查

团体治疗往往是成瘾治疗工作的一个选择。许多来访者发现自己在进行参与团体的决策时，背后的影响因素包括机构的结构、管理式护理或治疗效果。团体咨询师要擅长在团体环境中管理多样化的动力，对个人来访者和整个团体都负有伦理责任。在 2005 年颁布的《美国咨询协会伦理规范》第 A.8.a 节中，明确要求咨询师对成员进行筛查，以确定他们是否符合团体目标和成员资格。最后，团体咨询师的责任是在保持团体治疗过程的完整性的同时，最大限度地提高治疗效果，尽量减少对个体患者的不良影响。一旦经过适当的筛查并确定适合安置在一个组中，来访者就有权实施知情同意程序。

知情同意

团体领导通过使用知情同意来教育和吸引来访者，将基本的权力和责任传达给未来的小组成员。因为来访者有权选择是否进入一个特定的咨询关系，一个彻底的知情同意是筛选过程的一部分，确保来访者和团体治疗方法相互非常适合。知情同意应涵盖来访者在加入本团体之前应了解的内容，以及他在团体流程中的权力和责任。在伦理层面，团体咨询师应告知潜在的来访者以下内容：团体过程的性质；这种咨询的好处和局限性；团体咨询师的教育培训和资质；团体内来访者的期望；终止咨询关系的权力；与在团体环境中接受服务相关的其他问题。最后，由于成瘾问题的本质，特别是牵扯到非法药物使用，通过知情同意说明在团体咨询进程中信息公开的潜在法律后果是非常重要的。

保密性

在成瘾的团体治疗中，保密性是首先要被关注的问题。几十年前，美国国会注意到这样一个事实：出于保密考虑，成瘾者和酗酒者不愿接受治疗。为了解决这一社会歧视问题，联邦政府颁布了一项通常被称为42CFR（即《美国联邦法规》第 2 部分第 42 条，Code of Federal Regulations，CFR）的法律，该法律规定了美国药物滥用计划的保密范围。由于这项规定，来访者仅出现在化学品依赖环境中被视为有诊断，未经书面同意不得透露，如果有人询问也不得否认。然而，除了在环境层面的保密性外，团体咨询师还负责在治疗团体内建立保密范围。

知情同意对于传达有关团体咨询师和团体成员保密性的信息和期待至关重要。《美国咨询协会伦理规范》对此做出了明确规定，称"在团体工作中，咨询师必须在特定群体中明确解释保密的重要性及具体的保密范围和内容"。然而，由于只有咨询师征求来访者的同意，保密性不能作为绝对的保证。也就是说，团体咨询师不能保证不会发生违规状况，因为这种类型的咨询就其性质而言，除了来访者和咨询师之外，还包括其他人。根据这些作者的经验，以及著名团体治疗专家欧文·亚隆和戈里（Gorey）2012 年的报告，违反群体保密性的情况非常罕见。对期望和限制进行仔细设计和呈现对于创建保密氛围至关重要。毕竟，只有在保密的氛围下，团体才能进入富有成效的工作阶段。

许多团体咨询师发现，让团体成员参与制定与保密相关的规则是最具有道德和负责任的方法。正如你可能预期的那样，参与建立规则的成员通常对这些规则更敏感。最初的知情同意为保密预期奠定了基础，但建议在团体会议期间定期提醒以将风险降至最低。除了团体成员享有的保密权力外，团体咨询师还必须解释保密的例外情况。与任何咨询环境中的保密例外情况类似，团体咨询师必须讨论要求咨询师在需要的时候违反保密的伦理原则，"以保护来访者或确定的其他人免受严重的和可预见的伤害，或当法律要求必须披露保密信息的时候"。此外，当成员感染了具有传染性、危及生命的高风险疾病时，团体咨询师可能需要违反保密规定。最后，还应讨论团体成员与团体咨询师在团体会议以外相遇情况下的保密问题。许多成瘾团体的心理咨询师正在实施他们自己的康复计划，并可能在社区 12 步团体中遇到团体成员。为这些越过边界的地方制定基本规则应该是关于保密的最初讨论的一部分。虽然这些讨论至关重要，但书面协议提供了最明确的方法，以满足与保密相关的伦理和专业要求。

自愿与非自愿参与

团体咨询师经常面临着为非自愿的来访者提供服务的挑战。例如法院命令的治疗、在惩教所进行的团体，或者甚至是面向犯罪者的住院治疗机构。当面对非自愿的团体参与者时，会出现具体的咨询问题和伦理问题。咨询师必须努力工作，以吸引和鼓励非自愿成员进行合作，避免破坏治疗的效果。由于将来访者安置在非自愿治疗的基础之上往往会产生一些后果，因此，要真正吸引来访者，咨询师面临着巨大的挑战。患者可能选择参加，但不能完全参与治疗过程，从而导致治疗效果降低。

> 根据作者的经验，在美国，市、县级法官通常会将因在公共场所醉酒而被捕的人转到当地的精神健康中心接受成瘾教育课程。作为其法律后果的一部分，法院命令成员完成课程。课程结束时，学员将获得结业证明，并需要将其提交给法院。没有按照要求完成课程的成员经常会面临牢狱之灾。这些课程本质上是心理教育课程，但咨询师经常需要处理各种各样的问题，包括阻抗、否认、最小化，甚至公开的怨恨。因此，拥有训练有素、准备好应对法庭命令或非自愿的团体成员的领导者，对团体的成功至关重要。

当非自愿的来访者被安排在一个自愿的环境中，团体咨询师面临着额外的实践挑战和伦理挑战。由于非自愿的成员参与团体的目标可能与自愿的成员不同（即消除或避免法律后果），因此需要由团体咨询师评估任何可能损害其他成员接受高质量治疗能力的行为。伦理规范告诉我们，我们必须保护来访者免受任何伤害或创伤，因此必须对参与者进行筛选，以确保成员的需求和目标与团体相一致。

团体冲突

团体治疗设置为抗拒和冲突提供了充分的机会。团体治疗对成员的情绪刺激较大，领导者与成员之间的权力差异也会助长焦虑。个体治疗提供了一个明确界定的权威人物，团体疗法可能不那么正式，这取决于领导者的风格和团体的类型。此外，由于成员会收到来自不同人的反馈，这可能会导致成员的强烈反应。

在进行团体治疗时，咨询师必须从宏观和微观两个层面考虑阻抗和冲突的影响。成员可能会对整个团体产生抵触或冲突。在其他情况下，成员可能对特定成员或领导者产生阻抗或与之发生冲突。作者列出了团队内个体的抗拒行为，其中包括争吵、打断和忽视。这些行为可能会对团体的过程产生影响，咨询师应该做好应对这些问题的准备。团体咨询师可能需要教育团体成员，这些行为的本质是会起到反作用，同时认识到这些行为往往代表着不愿意参与这一团体过程。最后，团体领导者应该准备好探索成员们正在经历的犹豫和焦虑。

偶尔，团体冲突会升级为敌对行为。公开的敌对行为，如直接的刻薄的评论，很容易被识别；有些攻击行为是被动的，如讽刺或嘲笑，可能更微妙和难以识别。领导者有责任意识到群体成员讨厌自己轻易被嘲笑，或者领导者可能会选择邀请成员就他们如何受到敌对成员的影响给团体提供反馈。总的来说，关键是领导者要充分意识到公开和隐蔽的冲突行为，并做好面对冲突行为和教育团队成员的准备。

管理团体环境中的多样性

有能力的咨询师能够理解在所有咨询环境中，特别是在团体环境中，关注多样性需求的价值。因为没有一个团体是由真正同质的成员组成的，所以照顾成员不同需求的责任在于为团体提供促进作用的咨询师，无论是心理教育性质的团体还是心理治疗性质的团体，都是如此。阿雷东多进行了一项开创性的研究，并在文献中得到了进一步的支持。该研究提出，当考虑到以下三个不同的维度时，最好从文化的角度来看待团体。第一类包括年龄、文化、种族、性别、性取向和社会阶层等经典问题。第二类是咨询师要面临的挑战，包括教育背景、地理区域关系状况、精神信仰体系等。第三类，阿雷东多提出，咨询只有在考虑到历史时代和当前社会环境时，才真正具有文化敏感性。成瘾治疗帮助的提供者还建议，"作为一个团体的推动者，解决种族和跨文化紧张的最佳方式是直接"。在团体中公开讨论问题可以最大限度地减少它们对团体进程的影响。在本章中，我们将着重讨论种族、性别、性取向和成瘾类型对团体咨询的深刻影响及其益处。

种族

领导成瘾患者团队的咨询师自然会体验到不同种族背景给治疗方法带来的影响和益处。不同种族背景的人都可能会经历成瘾的折磨，无论他们从文化上是赞成还是反对物质的使用。然而，非裔美国人和西班牙裔来访者寻求治疗物质滥用的可能性是白人来访者的三倍。如前所述，团体咨询干预可能是治疗的一部分。

阿雷东多指出，所有的团体咨询都是跨文化的，会受到社会偏见和规范的影响，无论领导者是什么种族，都会对其产生挑战。团体咨询师要促进成员之间权力或地位的平衡。种族带有内在的地位暗示，可以改变最初的平衡，这就要求咨询师不断评估种族对整个团体联盟的影响。有效的团体咨询师将了解个人价值观、来访者的世界观，并随后制定文化上适当的干预措施和团体方法。

性别

在住院治疗环境中，患者通常被安排在全部是男性或全部是女性的环境中。这种方法背后的基本原理是增加来访者在处理极其困难的生活问题时的安全性。这种方法有一些缺点，因为不同的团体经历在为参与者提供解决成瘾问题的机会的同时，还提供了解决原生家庭和不同性别间个体关系问题的机会。不管怎样，在特定的性别环境中，男性和女性之间异性关系中固有的干扰因素被最小化了。

性别在团体咨询过程中起着重要作用。一些男性认为团体咨询的做法没有男子气概。团体治疗的过程是一种更典型的女性处理人际关系问题的方法，它严重依赖于通过谈话解决冲突和提供口头支持反馈。因此，男性通常对男性群体反应更好，因为他们都参与了可能被认为是女性的活动。

男性通常习惯独立和自我反省。根据定义，团体治疗需要相互依赖并且信任他人的想法和帮助。团体经验中的"过程"因素往往与男性经验背道而驰，但这一因素的实用性和有效性往往对男性更有吸引力，并已成为促进男性治疗经验中的最有益的方法。加兹达（Gazda）等人指出，领导男性团体的咨询师"应该敏感，围绕羞耻、内疚、遗弃、悲伤、恐惧、依赖和愤怒工作，但不要害怕这些情绪状态"。因为这些往往是难以处理的情绪，咨询师必须意识到他们自己对挑战男性的恐惧，这是由于一些对挑战相同性别团体成员的刻板印象造成的。男人有能力创造一个养育和支持的环境，通常通过分享自己的故事来获得成长。对全是男性的群体体验的挑战和需求敏感的咨询师可以帮助成员创建一个可以进行成瘾治疗的环境。

相反，许多处理各种咨询问题的团体实际上是女性团体，因为女性会更自然地被明确定义的团体经验分享氛围所吸引。与任何性别的团体一样，与女性一起工作也需要咨询师促进互动，鼓励导致行为改变的领悟，并保持对特定人群问题所必要的敏感性和临床技能。事实上，由女性咨询师领导的女性团体可能是最有力量的，因为女性咨询师可能比存在需要解决的潜在情绪的男性咨询师更合拍。全女性团体更倾向于关注成瘾对养育子女的影响相关的感受，以及由此产生的内疚和羞愧感。支持全女性团体有效性的另一个因素是，遭遇性侵犯的女性幸存者参与治疗的可能性会增加。当女性努力克服成瘾时，这种可能性给本已困难的动力增加了压力。然而，其他研究表明，预期在男性领导的团体中，对女性产生负面影响的因素可能并不是现实，因为女性在团体环境中对男性领导的反应也是积极的。

虽然对全女性团体的有效性进行了大量的研究，但一些结果表明，对于女性来访者来说，混合性别团体的体验可能更有效果。事实上，一些证据表明，男女混合的经验使女性有机会在安全、可控的环境中与男子建立健康的关系，从而使她们更好地适应在社区 12 步团体的工作，全面参与男女混合社会的现实。尽管有这些好处，混合性别治疗的想法只有在性别平等的情况下才会有帮助。研究表明，在团体中属于少数群体的女性容易成为夸大的性别角色刻板印象的牺牲品，可能缺乏真诚和在群体结构内满足自身需求所需的自信。在团体经验中，女性通常被男性主导，这可能会降低这种方法的有效性。挑战再次落在咨询师身上，他必须对作为一个整体的团体的需要和每个成员的需要都保持敏感。从发展和文化的角度理解性别，以及意识到这一观点的内在含义，是团体咨询师处理成瘾问题的一个重要特征。

性相关的问题

性少数群体，如男同性恋者、女同性恋者和双性恋者，其成瘾的风险是异性恋者的两到三倍。因此，团体领导者可能有机会管理由性少数群体组成的群体，或者发现自己在协助包含异性恋者以及女同性恋者、男同性恋者、双性恋者、变性者和性别取向存疑成员的群体。

本因为阿片类止痛药成瘾而在一家住院治疗机构接受治疗。他在小组中透露，当他兴奋的时候，他会进行随意的性接触。尽管他认为自己是异性恋者，但在毒品的影响下，他会和男人或女人一起回家。团体成员坚称他是双性恋者，但他不同意。让本选择一个标签，会给这个团体过程带来益处吗？怎样才能让这种交流对整个过程有益而不分散注意力呢？

然后，团体咨询师将面临在团体环境中协商性别认同的刻板印象的挑战，就像之前讨论的性别刻板印象一样。

也许与其他少数群体相比，将性少数群体融入异性恋的体验中，需要团体咨询师的敏感性和计划，以保障成员的安全。对性身份问题的客观和公正的处理可能会对异性恋的推动者和成员构成挑战，他们可能很难为了团体体验的更大利益而放弃自己的信仰。团体咨询师既要教导学生尊重他人，又要树立尊重他人的榜样，还要把注意力放在康复过程上。有经验的团体咨询师，了解个人的价值观，对来访者作为个体和团体作为整体的需求都要很敏感，这才是最适合改变的氛围。

成瘾类型

在成瘾领域，有一个有趣的现象，特别是酒精和药品咨询，对团体咨询师来说这可能是一个挑战。虽然作为一种对多种物质的治疗干预，团体咨询是有效的，但物质使用者之间存在着一些相互作用关系，使得团体凝聚变得困难。

> 德瑞是一名21岁的非裔美国男性，对可卡因上瘾。哈罗德是一位67岁的白人男性，每天喝五杯伏特加。这两个成员之间的文化差异会对他们的参与意愿产生什么影响？尽管存在明显的差异，但这些成员可能有哪些相似之处？

从事成瘾研究的团体咨询师发现，成员对各种物质使用的感知方式的差异可能会造成他们之间的距离。这些咨询师发现，有酗酒问题的人可能更喜欢由其他酗酒者组成的治疗小组。相反，滥用药物或依赖药物的患者对涉及多种药物的治疗组持开放态度。

在团体环境中，防御机制的出现是很自然的。"好吧，酒精是合法的"和"至少我不是一个瘾君子"的思维定式给那些与一个由不同类型成瘾的成员组成的小组一起工作的咨询师带来了挑战。虽然匿名戒毒互助会承认酒精是一种物质，但对于匿名戒酒互助会来说，情况并非如此。滥用药物或依赖药物的来访者可能会在当地的匿名戒酒互助会会谈中遇到这种情况，这种思维方式可能会延续到心理教育或心理治疗团体领域。有经验的团体咨询师经常需要处理一些棘手的问题，将这些成员整合到一个工作小组环境中去。

成瘾者家庭成员团体咨询

由于成瘾者的配偶和子女也经历了因成瘾而产生的个人问题，因此不难理解为这些家庭成员提供治疗机会的必要性。此外，"家庭系统的态度、结构和功能可能是成瘾者治疗结果中最重要的变量"。因此，如果家庭制度改变，就可以帮助成瘾者持续进步和改变。

治疗家庭成员的理由是清楚的。当来访者接受成瘾治疗时，家庭成员可能需要机会来学习新的应对和帮助的方法，以改变刻板、重复和不适应的态度以及对家庭成员行为的反应。例如，家庭成员往往没有认识到并承认成瘾症状已经存在了一段时间；或者他们容忍慢性成瘾行为，然后抵制表现出成瘾行为的成瘾者。就像成瘾者为使用药物合理化和找借口一样，成瘾者的家人经常为自己和朋友的行为找借口，而不是接受患者生病需要治疗的事实。

为了帮助成瘾者康复，家庭成员必须明确自己的想法和态度，改变反应性的行为，并接受有关成瘾和康复的教育。这有助于家庭学会如何停止以成瘾者为中心的生活，使其摆脱物质滥用，同时学会让成瘾者解决他自己的问题，开始过上充实的生活。

许多团体专门为吸毒成瘾者的家庭成员提供支持。吸毒者家庭成员互助会（Al-Anon）就是这样一个自助组织。《吸毒者家庭成员互助会的 12 个步骤和 12 个传统》（*Al-Anon's Twelve Steps and Twelve Traditions*）一书提供了其创立的简史。根据这个说法，参加匿名戒酒互助会聚会的酗酒者的妻子们开始互相讨论与成瘾者生活相关的问题。最终，妻子们根据匿名戒酒互助会的步骤设计了自己的 12 个步骤，而吸毒者家庭成员互助会成了一个官方团体。现在有许多团体存在，包括为酗酒者的青少年家庭成员设立的协会，为吸毒成瘾者的家庭成员设立的协会，以及为意识到自己在酗酒的家庭环境中长大而存在问题的成年人设立的协会。

无论团体形式如何，都应为吸毒成瘾者的家庭成员提供一个机会，让他们聚在一起分享经验，讨论问题，互相鼓励，并学会更有效地处理各种担忧。通过这些团体，家庭成员有机会在情感上脱离酗酒者的行为，同时仍然爱着这个人。团体治疗也可以帮助家庭成员了解到，不是他们导致了酗酒，并意识到尽管遇到了持续的物质滥用或依赖，但他们可以建构有意义的生活。

⚡ F o u n d a t i o n s
of Addictions Counseling **想一想，你会怎么做**

以下案例研究举例说明了物质滥用治疗的两种团体治疗。一种本质上是心理教育，另一种是开放焦点的方法。每个案例中都包含物质滥用治疗中经常包含的主题示例。

案例研究 1：酒精和药物六次会谈教育团体（Development of a Six-Session Alcohol and Drug Education Group）

团体动力学

戴维是一名药物滥用咨询师，他正在组织一个心理教育小组，为成瘾者和他们的家人提供成瘾教育。团体成员既可以自我推荐也可以由法院命令。例如，一些成员是来寻求有关成瘾的信息；一些成员是在酒驾被捕后履行判决的要求，或在工作中被发现药物筛查呈阳性后由管理层转介；还有一些人是就家庭成员的行为寻求自我教育的。

该小组将是持续性的和周期性的，因此成员可以在任何时候开始，只要简单地持续下去，直到他们完成所有的六次会谈。每次会谈将有一个具体的议程，对成瘾过程及相关话题有一个大致了解的相关主题。出席人数每周都会有所不同，会谈时间安排为 60 分钟。

问题的思考

（1）成瘾者个体和成瘾者的家庭成员作为团体成员，他们的组合如何影响每周主题的选择？

（2）法院命令和自愿参与者的混合加入可能会产生哪种类型的冲突？

（3）这一团体有可能涉及哪些法律和伦理问题？

（4）为适应团体计划的周期性，必须做出哪些特别考虑？

戴维的回应

在考虑了组成小组成员的类型后，戴维设计了以下模式。

第一节：成瘾是什么。 这个阶段将探讨成瘾的生物学、心理学和社会学方面。检查与成瘾有关的化学物质和行为，以及同时发生的疾病。将研究成瘾的原因，包括遗传学、脑化学和社会影响。提供关于成瘾的观点，包括疾病模型和成瘾是一种复杂的适应性不良行为。

第二节：相互依存和赋能。 本次课程将探讨依赖的互惠性和互补性，其基础是化学依赖者对生存护理的需要和看护者对控制成瘾者行为的需要。它检查了对成瘾者的行为赋能与一个人和成瘾者的相互依赖之间的区别。

第三节：提高生活技能。 在本课程中，将向成员介绍压力管理技巧、检查个人解决问题的技能，并进行自信训练。它将强调交流以及利用积极的休闲和娱乐选择的重要性。也将教授自我导向改变的工具和技术，以及促进康复和过上满意生活的重要性。还将为保持动机和理性思考提供建议。

第四节：恢复生活方式。 小组成员将探讨治疗性干预对成瘾治疗的益处和各种组成部分，后者包括个体治疗、小组治疗和自助项目。作为一个复杂的不良行为与可能的生理因素，课程将讨论成瘾的概念，并探讨如何预防复发。这可能还包括提倡使用处方药和心理治疗。

第五节：清醒后该做什么，不该做什么。 这一节包括对保持清醒的重要方面的回顾，包括从环境中去除酒精和／或药物，购买非处方药，以及促进积极的精神状态和态度。这可能包括教育他们避免渴求、愤怒、孤独、疲劳（hungry, angry, lonely, tired, HALT）这些会产生压力的状态。重点将放在应对渴望和引导一个平衡的生活方式上。

第六节：自我意识 / 精神生活。 这一节的主题是认可心灵 – 身体 – 精神的联系。它将专注于自我接纳和精神修养的重要性，以促进与自我、他人和宇宙的联结感。这节课重申了负面的情绪和思想与物质的自我治疗之间的联系。

讨论

显然，戴维必须精通成瘾和成瘾治疗。保持团队结构将有助于确保最有效地利用有限的时间。然而，这种组织必须是可塑的，这是因为为了确保信息能够被接受和理解，对信息的处理可能是必要的。团体可以通过活动提供具体的例子，让成员了解成瘾对自己生活的影响。戴维应该准备好回答问题，提供额外的信息或资源，并进行转介。

除了潜在的冲突和阻抗外，戴维还将面临许多多样性问题。正如本章所探讨的，性别和社会经济差异带来了固有的挑战。针对这一团体成员的需求，戴维将需要对成瘾者及其家庭成员的不同观点保持敏感。家庭成员可能会对被安排在有成瘾者的团体中感到不满，并可能会对推动他们加入团体的成员进行猛烈的抨击，或者可能会把这种愤怒转移到其他来访者身上。此外，除了自愿和非自愿之外，成员之间也可能存在冲突或抗拒。

因为这是一个循环的、开放的团队，戴维还将面临更多的挑战。在这种环境下，知情同意变得至关重要。团体成员资格意味着该来访者存在成瘾，或者该团体的来访者是某个成瘾者的家庭成员。因为戴维无法保证保密性，他只能控制自己的信息披露，所以他需要对成员进行彻底的预先筛选，并在每次会谈中仔细解释保密性的限制。因为这些成员在团体主题循环中处于不同位置，不断回顾知情同意将有助于戴维管理团体成员。

案例研究二：心理治疗团体，开放焦点

团体动力学

妮基是一家酒精和药物住院治疗机构的咨询师。其治疗方法基于 12 步恢复模型。每天，她都为接受成瘾治疗的来访者建立一个以过程为导向的治疗小组。这个团体由不同种族、民族和社会经济背景的成年男性和女性组成。一些成员是自愿接受治疗，另一些成员是非自愿接受治疗。团体成员有各种各样的问题，包括化学品和行为成瘾。成员将在加入该项目后就参与团体，并一直持续到出院。该组织的规模可能每天都在变化，但通常会维持在 8~16 名成员之间。此外，一些成员可能被诊断有共病性疾病。

问题的思考

（1）寻求成瘾治疗的患者有哪些常见的问题？

（2）性别差异如何影响团体内的人际动力？竞争？社会经济地位？尝试治疗的次数？自愿与非

自愿参与?

（3）领导者应如何处理一个由处于复发或康复不同阶段的成员组成的团体的问题?

（4）这一团体有可能涉及哪些法律和伦理问题?

妮基的回应

经过咨询，妮基意识到有很多问题需要考虑。她认识到必须进行教育，并准备处理下列问题。

自信心训练。团体治疗模式通过提供足够的机会对敏感的话题进行口头交流，这有助于来访者学习攻击性行为和自信行为之间的区别。成员们学习以诚实、开放的方式与其他成员和领导者进行互动。成员们被教导：攻击可以是被动发生的，比如说"你是对的，我不知道宿醉是怎么回事，我只抽大麻"；或者是公开的，比如说"你是个用身体换药品的妓女"。

性格缺陷。功能不良的应对方式的许多特征是通过不恰当的人际交往表现出来的。与小组成员一起工作，自怜、傲慢、缺乏谦卑、过度自信和浮夸是非常典型的。成瘾者的防御是"原始的和退化的"，并且可能"将成瘾者作为以自我为中心和依赖别人的典型"。比如这样的指责："当你的脑子都快炸了的时候，我为什么要听你说话?"帮助成员学会认识到浮夸的行为是对情绪低落的过度补偿。这为谦逊的成功互动奠定了基础，并教会来访者尊重他人，避免泛泛而谈。

否认。否认是一种持久而普遍的个人防御系统，它是一种情感上的拒绝，拒绝承认一个人、情况、状况或事件的实际情况。物质滥用者否认他们对自己选择的化学物质或行为"上瘾"的情况是很常见的。虽然否认是自我保护的正常适应过程，但在成瘾者身上，它却成为一种持续的自我欺骗的形式。许多成瘾者在开始康复的过程时，都会说一些诸如"只要我想，我随时都可以戒断"之类的话。

悲伤。恢复的过程常常会产生一种压倒性的悲伤感。团体成员表达了诸如"我觉得我失去了最好的朋友"之类的情感。团体领导者可以选择教导成员有关悲伤的症状，利用诸如库伯勒－罗斯模型（Kubler-Ross Model）的悲伤周期来解释所经历的无数感觉是典型的，并强调学习健康应对方法的重要性。

最小化。像"我只喝啤酒"或"我没有吸"这样的说法在依赖化学物质的人中很常见。来访者通常会尽量减少使用，试图说服自己和他人，他们可以继续使用。事实上，最小化是如此普遍，以至于许多药物滥用专家习惯性地认为报告的酒精或药物使用量只是实际使用量的一小部分。来访者的家庭成员也可能尽量减少使用的报告，作为他们自己否认问题严重程度的一部分。

建立新的和更健康的应对策略模型。许多住院治疗机构允许他们的来访者在治疗过程中获得特权，允许来访者离开医院回家或拜访朋友和家人。在返回时，来访者有机会处理他们在社区中、遇到朋友或挑战他们的情况时所产生的想法和感受，以及回顾应对这些情况时哪些措施是有效的，哪些措施是无效的。

合理化。合理化被认为是否认的一个特征，是长期使用借口来支持成瘾和缺乏信心的感觉，从而导致了破坏性的行为和表现。解决这些借口对团体领导者和家庭成员来说可能是困难的，因为使用的"理由"中可能包含一些真相。例如，一些成瘾者确实经历了受虐待的童年，或者有不正常的人际关系。即使像"事故发生后，我晚上睡不着"这样的解释也并不少见。然而，其合理的目标是说服他人，使用者是有理由的，不应该被针对。

复发和善后问题。探索触发因素的概念以及如何处理触发因素的应对机制，其中包括如何应对渴求是团队成员的共同话题。在考虑未来的时候会有很多恐惧，包括应对高风险情况的能力以及改变行为或者回到过去的行为的动机。研究表明，消极情绪状态和复发之间有着很强的关联，因此对消极情绪的探索至关重要。

怨恨／指责。对于一些来访者来说，对治疗感到不满是很正常的。有些人可能会对家人或员工表现出敌意。来访者可能会说这样的话："我妻子太唠叨了，是她导致我喝酒的。"探索这些情感的转移和试图促使来访者承担个人责任是建立清醒的基础的首要主题。

精神培养。许多化学依赖项目的主要组成部分是对来访者的精神资源进行仔细分析。这项调查与宗教没有什么关系，相反，它关注的是成瘾者所感到的绝望和无助，以及他们如何试图通过成瘾来填补生活中的空虚。准备好去探索这些感觉是至关重要的。

行为测试。来访者经常通过违反规则来测试限制，以确定咨询师治疗方法的一致性。因此，违反基本规则的行为应该立即交由团体咨询师处理。例如，如果一名成员在一次团体活动中迟到了，并编造了诸如"我忘记时间了"之类的借口，团体领导者要会利用这个机会来处理这个借口，并探究来访者是否利用这样的借口来继续使用物质。

讨论

除了解决刚才提到的问题，妮基在她的工作环境中还将面临一些多样性的挑战。如前所述，性别问题在住院环境中经常出现，常常导致同性别团体会谈。由于妮基将管理一个组成成员会定期变化的团体，她需要管理性别偏见中固有的权力差异。此外，种族多样性本身带有一套社会和文化偏见，妮基需要不断地评估这种偏见对团体动力的影响，从而营造一种最有利于改变的氛围。因为有些患者是在非自愿的情况下进行治疗，或者经历了多次治疗尝试的，所以妮基将面临来自团体过程的抗拒、愤怒、否认以及合理化的挑战。在本个案研究中，该团体所处的阶段因其持续的结构变化和挑战而特别具有活力，为有经验的团体咨询师积极推动多方面的治疗方法创造了丰富的机会。

由于团体是在一个更大的治疗模式下所设立的机构提供的，可能首先在治疗环境的总体结构中解决了法律和伦理问题。治疗的所有组成部分的知情同意，包括团体治疗方法，将在最初入院时以完全知情同意的方式进行处理。如前所述，在团体环境下无法保证保密性，但美国联邦法律保护住院的酒精和药物治疗来访者的信息，这些信息不能被该机构的工作人员在机构外共享。作为一名咨询师，按照她自己的职业伦理规范，在筛选团体成员时，以及在每次会议上与整个团体讨论时，她都要强调保密，这一点很重要。妮基在咨询师的伦理规范指导下首先为来访者提供福祉。因为有些成员可能被诊断为共病，这需要对团体动力的影响进行评估。她将不得不做出关于是否接纳其进入团体的决定，这可能要求她为那些不能从团体环境中受益，甚至可能是有害的来访者提供替代治疗。

妮基必须学习、理解并知道如何利用团体过程来让来访者参与积极的改变。它需要技巧和实践，让成员与他人交谈，同时促进安全的自我讨论。同时介绍一些理论和模型的知识。妮基必须记住，在加入这个项目时，成员们基本上已经承认他们无法自己改变。因此，她必须利用她所拥有的最强大的人际关系技能来帮助他们改变。她必须始终认识到，在她和来访者之间形成的联盟是治疗过程取得积极成果的一个重要因素。研究表明，同理心结合"支持－反思"的治疗方式似乎是最有效的。

有效的团体治疗策略

显然，成瘾治疗提供者的一个非常重要的因素是在治疗中留住来访者。研究表明，完成治疗的患者比退出治疗的患者有更高的康复率。因此，考虑能够减少冲突和防止退出的因素是非常重要的。桑德斯（Sanders）和梅达（Mayeda）提出了以下提高团体凝聚力和解决团体冲突的策略。

- 直接且快速地处理突发事件，以提升成员的安全感。
- 鼓励成员保持正常的语调，避免大声说话或大喊大叫。
- 通过与成员创建契约来处理需要实践的行为。例如，如果一名成员在面对冲突时倾向于用言语攻击，当团队成员表现出痛苦时，请解决这段历史，并请求允许在团体中讨论这个问题，以便找到合适的方式来表达情感。
- 如果团队成员表现出的情绪似乎与戒断酒精或药品引起的怨恨有关，那就公开地解决这个问题，以便有机会讨论这种愤怒。
- 当紧张干扰了彼此的听力时，要求成员重复他们听到的其他成员说的话。
- 如果某个成员似乎与另一个成员有着密切的联系，那么请考虑成员经常会和与他们非常相似的其他成员发生冲突。问问那些意见不一致的人，找出他们之间的相似之处。
- 促进者必须注意并迅速拆开小团体。
- 以直截了当和开放的方式应对垄断团体时间的成员。
- 给予成员在情绪和思想之间转换的机会，从而使之平静下来，并给予成长的空间。

FOUNDATIONS OF ADDICTIONS COUNSELING 总结

　　本章对美国成瘾的主要治疗模式之一的团体治疗进行了回顾。对心理治疗、心理教育和自助小组进行了详细的研究，包括所提出的主题领域、促进者的考虑因素和团体成员多样性的问题。也研究了在成瘾人群中使用团体治疗的相关法律和伦理问题。本章还对成瘾者家庭成员团体治疗的潜在效果进行了评述。综合的案例研究旨在帮助学生理解，在治疗成瘾中，设计和促进团体治疗必须考虑的问题。

第 13 章
成瘾的药物治疗

卡斯·戴克曼（Cass Dykeman）

俄勒冈州立大学（Oregon State University）

成瘾药物治疗的基本原理

为什么一个专业的咨询师要读关于使用药物治疗成瘾书籍的一个章节的内容？使用一种药物来战胜对另一种药物的依赖不奇怪吗？另外，药物治疗不是医生的专利吗？在本章中，我希望向你介绍药物治疗在成瘾治疗中所发挥的日益重要的作用。有了这些知识，在帮助你的来访者充分利用现有的各种治疗选择方面，你将处于最有利的位置。

本章讨论的药物治疗方法在成瘾治疗界并非没有争议。很多人都赞同一句格言——"你不能用一种药物治疗另一种药物"。其他人将药物治疗贬低为"拐杖"，并敦促来访者保持"无药"状态。事实上，一份政府报告将成瘾治疗中普遍存在的"反药物"偏见列为美国成瘾药物治疗发展的一个关键障碍。作为一名专业咨询师，在伦理道德上，你有义务为来访者提供并非基于偏见而是基于有效性科学证据的治疗。因此，无论你在工作场所遇到什么样的偏见，对成瘾的药物治疗保持关注是伦理道德层面的要求。

个人反思与整合：你的真实感受是什么？

- 从 1（非常低）到 10（非常高），你如何评价药物治疗成瘾的有效性？
- 你为什么选这个数字？
- 什么样的个人和／或职业体验背景让你选择了第一题的特定答案？

本章共分为四个部分。首先，我们将重点介绍药物治疗中关键的神经学概念。这对于没有丰富生物科学背景的专业咨询师来说，可能是望而生畏的。然而，理解这些概念对于理解成瘾领域所使用的特定药物疗法非常重要。第一部分中出现的数字受到希洛（Shiloh）、斯特莱杰

（Stryjer）、魏茨曼（Weizman）和纳特（Nutt）的《精神病学的药物治疗图集》（*Atlas of Psychiatry Pharmacotherapy*）所启发，这本书真是令人惊叹。希望进一步了解心理健康药物治疗知识的专业咨询师可先参考这部分的工作。在第二部分，将从生物学角度对渴求进行解释。在第三部分，我将谈谈专业咨询师在成瘾的药物治疗中所起到的作用。在最后一部分，我们将从物质滥用障碍的视角来研究精神药理学如何得到应用。

药物治疗中关键的神经学概念

虽然极具吸引力，但对药物治疗神经学的全面考察超出了本章的范围和目标。因此，我们将专注于神经学的一个关键部分——突触的神经学。突触有三个部分：（1）一个微小的空间；（2）一个神经元的突触前膜；（3）一个接收神经元的突触后膜。这个微小的空间被称为突触间隙。突触前膜位于神经元的轴突末端（即小节末端、突触末端或终扣）。突触后膜位于神经元的树突上。我们通过图 13-1 可以了解此神经学的图形概述。

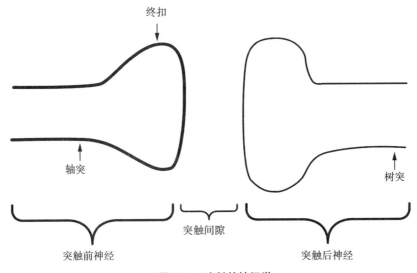

图 13-1　突触的神经学

神经系统的突触前端控制神经递质的释放。一般来说，大多数神经元只释放一种递质。在突触前轴突末端，有三部分需要注意：（1）再摄取输送泵；（2）受体；（3）含有神经递质的细胞内囊泡。请注意，有些受体可以刺激神经递质释放，有些受体可以抑制这种释放。突触前侧的图示见图 13-2。

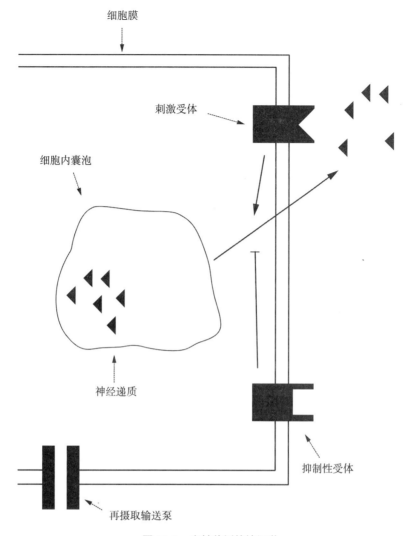

图 13–2　**突触前侧的神经学**

这种突触后侧的神经学结构有利于细胞内进行神经反应。突触后神经包括三个部分：（1）离子通道；（2）受体；（3）泵。这三部分都可以增强或抑制突触后膜的通透性。突触后侧的图示见图 13–3。

在思考细胞内变化的神经学时，用"信使"来打比方可能会更有帮助。神经递质可以被认为是"第一信使"。这些信使与突触后神经相互作用，导致随之而来的细胞内相应的变化。在突触后神经中，第一个信使引发了包括第二个、第三个和第四个信使的一连串的信使变化。最后三个信使的性质和作用超出了本章的范围。

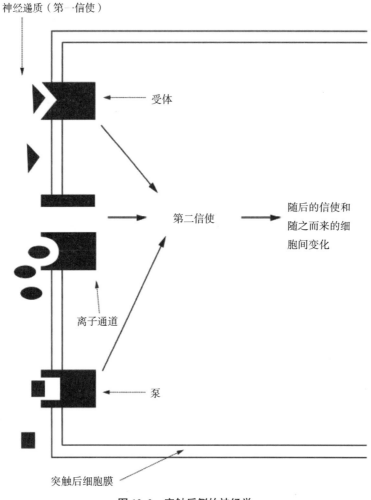

图 13-3　突触后侧的神经学

多样性与药物治疗

　　不同种族的个体使用药物产生的效应存在相当大的差异。例如，对于影响瞳孔扩张的药物，当使用相同数量的此类药物时，黑人反应最差，亚洲人处于中间，白种人处于另一个极端。林（Lin）和波兰德（Poland）于2000年在其主要的种族精神药理学研究中得出结论：在临床上，文化和种族的重要性已经显著增强，因为在世界上所有的大都市地区都发生了迅速且不断加速的人口转移。此外，由于洲际运输和大规模移民的步伐加快，大多数精神科医生不再有机会在文化或种族同质的环境中从事工作。寻求帮助的患者带着不同的信仰、期望、饮食习惯和遗传结构进入诊所。这些都有可能显著影响精神药物治疗的结果，这一点不容忽视。

另一个例子涉及与酶（CYP 2D6）相关的种族差异，该酶对药物代谢产生强烈的影响（注意，PM = 不良代谢）。关于 CYP 2D6，2008 年乔德里（Chaudhry）、尼拉姆（Neelam）、杜杜（Duddu）和侯赛因（Husain）报告说：

> CYP2D6 不良代谢的发生率在美洲印第安人、中东人、美籍墨西哥人和亚洲人中高于 3%，在欧洲和北美的高加索人中为 10%……在非洲黑人中，有广泛的发生率，撒哈拉非洲人为 0~8%，南非文达为 4%，1.9% 的非裔美国人和 19% 的非裔布须曼人被归类为代谢不良。

乔杜里（Chaudhry）等人于 2008 年指出，这些种族差异是由遗传因素与基于种族的变量（如文化、饮食和社会态度）的复杂交互的结果。图 13-4 显示了基于种族和民族的精神药理学研究综述的假设的因果链。

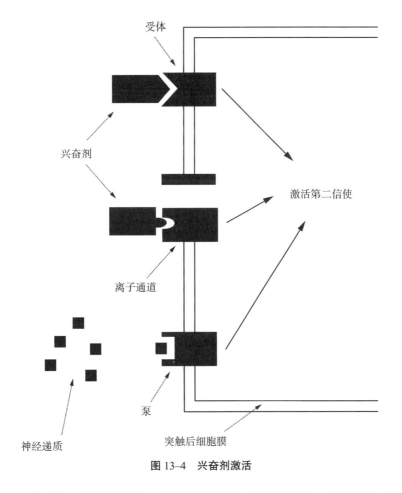

受体

兴奋剂

激活第二信使

离子通道

泵

神经递质

突触后细胞膜

图 13-4　兴奋剂激活

鉴于药物影响存在广泛的种族差异，考虑种族与药物治疗之间的相互作用是专业咨询师的最佳做法。然而，所有的评论者都警告说，精神药理学中种族内的差异可能和种族间的差异一样大。因此，明智的临床医生会避免不加区分地对待每个患者的历史，即使是经过种族差别的充分研究。亨特（Hunt）和克赖纳（Kreiner）在 2013 年警告说，这种不分青红皂白的应用可能是"全盘实施种族主义医疗"。

个人反思与整合：尊重多样性还是实行种族化医疗

（1）你在培训项目中学到的文化模式会转变成刻板印象吗？如果是这样，该怎么办？

（2）想象一位同事，他不加选择地将一些全球文化模式应用到某个特定的来访者身上，然后回答以下问题：

- 咨询的结果是什么？
- 咨询师这种不加选择的运用是出于什么动机？
- 在你自己的临床工作中，你如何解释文化差异？

性是药物作用的另一个影响因素。在关于药物滥用性别差异研究的一篇重要综述中，林奇（Lynch）、罗斯（Roth）和卡罗尔（Carroll）在 2002 年得出结论：

很明显，性影响药物诱导的行为，以及药物的药理学反应。进一步研究性差异背后的因素可能有助于开发安全有效的、针对特异性性行为和药物滥用的疗法。

与种族一样，考虑性和药物治疗之间的相互作用是专业咨询师的最佳做法。

Foundations of Addictions Counseling 想一想，你会怎么做

广泛性焦虑障碍（DSM 5300.02）、酒精使用障碍（DSM 5303.90 重度）以及镇静、催眠或抗焦虑依赖使用障碍（DSM 5304.10 中度）

迈克尔·威廉姆斯（Michael Williams）是加利福尼亚州洛斯阿尔托斯市的一位 32 岁的混血（非裔美国人和海地人）单身居民。他是一家互联网初创公司的首席财务官。迈克尔从记事起就饱受焦虑之苦。大约两年前，他开始听到公司倒闭的传言。此外，他的父亲被诊断出患有前列腺癌。迈克尔发现，他无法停止去想象生活中各个方面可能会发生的灾难。

为了应对自己高水平的状态焦虑和特质焦虑，迈克尔开始酗酒。酗酒导致了他与长期的伴侣分手和长期失眠。大约一年前，他在一次聚会后开车回家时，因酒驾而被捕。迈克尔一直有着遵纪守法者的自我形象，所以被捕使他非常不安。因此，迈克尔去看他的家庭医生，以帮助解决他的酗酒和焦虑问题。

迈克尔的家庭医生陈医生诊断迈克尔患有广泛性焦虑症和酒精使用障碍，并建议迈克尔进行一项针对焦虑症的选择性 5-羟色胺再吸收抑制剂（Selective Serotonin Reuptake Inhibitor，SSRI）试验，并用奥

沙西泮（赛拉克斯）来控制戒酒症状。迈克尔拒绝使用 SSRI，因为他听说这类药物在性方面存在潜在的副作用。作为一个替代方案，陈医生将迈克尔推荐给一位当地的认知行为咨询师，该咨询师擅长处理共病性酒精中毒和焦虑。迈克尔确实戒了酒，但是，他继续使用奥沙西泮，超过了陈医生所跟进的五天门诊戒酒方案。他发现很容易就能从朋友和同事那里获得足够数量的奥沙西泮，这些人都曾接受过治疗焦虑症的药物治疗。在接下来的六个月里，由于耐受性，迈克尔对奥沙西泮的使用量稳步增加。

在迈克尔的年度体检中，作为血液检查的一部分，陈医生对迈克尔进行了药物和酒精检查。这项检查显示迈克尔在使用奥沙西泮。陈医生就迈克尔继续使用奥沙西泮的问题进行询问，这时，迈克尔崩溃了，他承认自己使用了奥沙西泮，而且没有去咨询。如果迈克尔同意接受咨询并签署信息发布同意书，以便陈医生和咨询师进行沟通，这样的话，陈医生就同意帮助迈克尔摆脱奥沙西泮。于是迈克尔欣然同意了。

听了迈克尔的话，陈医生诊断他患有镇静剂、安眠药或抗焦虑药使用障碍。为了在戒除的同时缓解戒断症状，陈医生特别选择了低戒断替代策略，用半衰期长的苯二氮卓地西泮（安定）替代奥沙西泮，并在 14 周内慢慢地降低剂量。在 14 周的检查中，迈克尔报告说他在第 13 周的时候就已经顺利地停用了安定。在这段时间里，他完成了 10 节 CBT 的课程。咨询结束时，迈克尔在汉密尔顿焦虑量表（Hamilton Anxiety Scale）上的得分为 10 分，远远低于广泛性焦虑症（GAD）的临界值。此外，他还愉快地报告说，长期的伴侣重新进入了他的生活。

药物治疗中关键的神经递质概念

有许多内源性化学物质起到神经递质的作用。与成瘾的药物治疗最相关的三种药物是血清素（5HT）、多巴胺（DA）和去甲肾上腺素（NA）。勒内斯（Reiness）在 2009 年将神经递质的生命周期描述如下：

> 通常，将神经递质的"生命周期"划分成特定的阶段非常方便。这些阶段一般包括：（1）递质的合成；（2）突触囊泡的包装和储存；（3）必要时，从合成部位运输至神经末梢释放部位；（4）响应动作电位释放；（5）与突触后受体蛋白结合；（6）通过扩散、破坏或再摄取进入细胞而终止作用。阻断再摄取是药物发挥作用的主要机制，我们将在本章后面讨论。

药物治疗中关键的药物代谢动力学概念

2010 年，朱利安（Julien）在讨论四种动力学过程时，使用了本章的大多数读者都应该熟悉的药物——阿司匹林。关于阿司匹林的代谢过程的描述如下：

- 从吞下的药片中将阿司匹林吸收进入体内；

- 阿司匹林分布在全身；

- 阿司匹林经过生物转化变为副产物（即代谢物）；

- 无用副产品的消除。

注意，每种药物都有自己的动力学特点（和代谢物一样），组成了上述四个步骤的过程。

最重要的药物代谢动力学概念是半衰期。药物的半衰期用于确定（使用的）剂量和时间间隔。了解药物的半衰期也很重要，因为它能告诉人们药物在体内停留的时间。例如，94% 的药物被身体清理掉需要大约四个半衰期。值得注意的是，即使是同一类型的药物（如苯二氮卓类药物），具体药物的半衰期也可能会不同。

药物治疗中关键的药效学概念

在前一节中，我们讨论了身体如何影响药物。现在，我们把注意力转向药物如何影响身体。为了产生效果，药物必须与受体结合并与之相互作用。一般来说，它会以作为一个兴奋剂或拮抗剂这两种方式中的一种来实现这一点。

首先，让我们把药物看作兴奋剂。一旦与受体结合，兴奋剂就以与内源性神经递质相似的方式激活或增强细胞活性。这种活动引发了前面提到的细胞内信使复杂的级联反应。有关此过程的图示，请参见图 13–5。

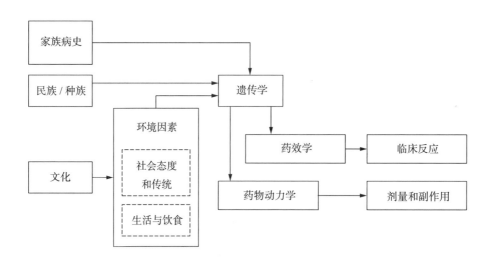

图 13–5　不同种族的精神药理学临时偶发链

现在让我们讨论一下作为拮抗剂的药物。拮抗剂与受体结合但不激活受体。然而，它在受体上的存在阻碍了兴奋剂或神经递质与受体的结合。有关此过程的图示，请参见图 13–6。

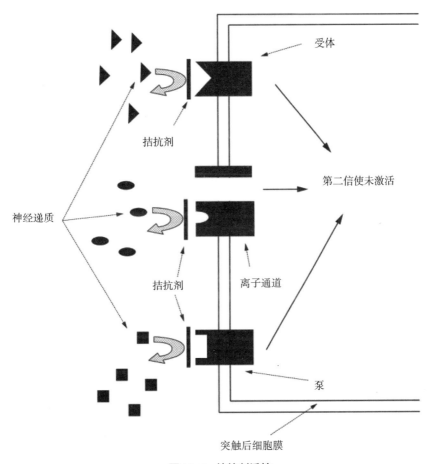

图 13–6 拮抗剂活性

最后，让我们考虑一下受体。受体是一种跨膜蛋白质分子。一个受体的寿命是 12~24 小时，在此之后，它会逐渐消失或被细胞重新吸收。向下调节和向上调节过程是指受体总数的减少或增加。

干得好，读者朋友！你已经通过了本章的基础科学部分。我们研究了神经学、多样性问题、药物代谢动力学和药效学等术语，这些术语是理解成瘾药物治疗所必需的。在我们研究特定成瘾的治疗方法之前，让我们把注意力转移到新出现的有关渴求的生物学理论上，该理论是许多药物治疗策略的支撑。

渴求的生物学理论

为什么要关心渴求的生物学机制？原因在于，渴求的发展过程在以下几个方面起着至关重要的作用：（1）从药物使用到依赖的转变；（2）复发的机制；（3）治疗。成瘾不是一种类型的渴求，而是多种类型的渴求。这些不同的渴求类型是不同神经递质系统失调在心理层面的表现。

为了进行说明，让我们看看酒精成瘾中的渴求类型。荷兰研究酒精成瘾的学者罗尔·维赫尔（Roel Verheul）提出了三种对酒精的渴求：（1）奖励；（2）缓解（减少压力）；（3）强迫（去抑制）。他的理论有很好的研究支持。维赫尔等人将对于奖励具有敏感性的渴求描述为对酒精消耗的奖励、刺激和增强效果的欲望。他们提出的证据表明，这种渴求是阿片肽能/多巴胺能（OP/DA）神经递质系统失调的结果。具体来说，这种形式的渴求是由于内源性阿片样物质和/或多巴胺基础水平的缺乏引起的。

维赫尔和布林克（Brink）于2005年将基于减压的渴求描述为降低紧张或唤醒水平的欲望。他们提出的证据表明，这种渴求是 Y- 氨基丁酸能/谷氨酰胺能（GABA/GLU）神经递质系统失调的结果。具体来说，这种形式的渴求产生于 GABA（即丁氨酸，一种抑制性神经递质）的基础水平不足和 GLU（即谷氨酸，一种兴奋性神经递质）的基础水平过高所导致的焦虑。

维赫尔等人在1999年将基于去抑制的渴求描述为因缺乏控制而产生的渴望。这种缺乏可以是认知/注意力（即强迫性的）上的，也可以是行为上的，或者两者兼而有之。他们提出的证据表明，这种渴求是 5HT（5- 羟色胺能）神经递质系统失调的结果。具体地说，这种渴求产生于 5HT 的基础水平不足。对渴求的强迫性去抑制形式可以被定义为一种失控，在这种失控中，强迫涌入并压倒知觉。这种渴求类似于强迫症，只是强迫症的核心是酒精。渴求的行为去抑制形式可以定义为对冲动、避免伤害和越轨行为的失控。

罗马天主教大学（Catholic University of Rome）的一个研究小组一直在关注荷尔蒙在酒精渴求中的作用。特别是，他们有初步的证据表明，在以下方面的多态性（DNA 变异）会导致对酒精渴求放松管制：（1）食欲刺激激素，如饥饿荷尔蒙；（2）食欲抑制激素，如瘦素；（3）容积调节激素，如血管升压素。研究小组希望找出如何改变这些激素多态性的方法，以限制它们对饮酒欲望的影响。

这个研究小组恰当地描述了成瘾治疗的情况：

> 在抗渴求药物被发现之前，给予双硫仑，并由亲属和/或治疗小组进行监视，等待自发的渴求消退，是控制渴求的唯一治疗策略。

在本章的最后一部分，我们将研究具体的成瘾药物治疗，重点是当前的抗渴求药物。我将从化学品成瘾开始，接下来是行为成瘾（如赌博）。然而，在研究特定药物之前，让我们先谈谈专业咨询师在成瘾药物治疗中的作用。

个人反思与整合：渴望类型

渴求类型有以下几种：（1）奖赏型渴求；（2）缓解型（减压型）渴求；（3）强迫性（去抑制型）渴求。

- 在你的临床工作中，你最常遇到哪种渴求？
- 哪种渴求类型给你带来的临床挑战最大？
- 根据维赫尔的理论，释放渴求来自 GABA/GLU 的失调。这个基于生物学的理论是如何告诉你或打乱你对成瘾原因的理解的？
- 根据维赫尔的理论，强迫性（去抑制）渴求类型的发生是由于 5HT 神经递质系统的失调。你期待在这种类型的患者身上看到什么临床症状？

专业咨询师在成瘾药物治疗中的作用

虽然你可能会觉得到目前为止，本章提供的信息很有趣，甚至很重要，但你可能更想知道，作为一名专业咨询师，你在成瘾的药物治疗中应该扮演什么角色。答案是：一个关键的角色。具有处方权的医生在工作时的计费周期是 15 分钟，不幸的是，这导致几乎没有时间对患者进行教育。此外，面对令许多患者感到害怕的医生，来访者并没有说出他们的问题或担忧。这种情况是有问题的，因为患者对药物治疗的态度可以预测治疗的依从性。例如，问卷项目"有时，医学专业（医疗职业）让我感觉不舒服"可以预测酒精依赖药物治疗研究中被试的出勤情况。事实上，研究表明，针对药物治疗依从性的心理干预可以改善成瘾治疗的结果。

专业咨询师与处方医师的不同之处在于：（1）专业咨询师与他们的来访者有更多的接触；（2）在如何形成强大的工作联盟方面，专业咨询师有更深入的知识。因此，专业咨询师能够更好地解决来访者治疗依从性的知识和态度问题。

成瘾患者常常拒绝医生的药物治疗建议。在一项关于公众对精神疾病治疗偏好的研究中，只有不到 15% 的人将药物治疗作为第一治疗选择。精神病药物不依从的主要原因包括性功能障碍、体重增加和药物干扰个人治疗策略。年轻人更喜欢由专家指导的成瘾治疗。

有人担心匿名戒酒互助会的完全禁欲哲学可能会导致会员不遵守成瘾的药物治疗。然而，在一项对匿名戒酒互助会参与者和非参与者进行对比的研究中，发现人们对使用药物治疗酗酒的态度没有任何差异。总的来说，15% 的人认为没问题，29% 的人不认为没问题，56% 的人说他们不知道。有趣的是，一项关于成瘾咨询师的大型研究发现，那些持有 12 步法治疗哲学观的临床医生，即使他们已经获得了药物治疗有效性的证据，也不人可能支持使用药物进行治疗干预。在这一点上，咨询师的治疗偏见对患者不遵守成瘾药物治疗的影响是未知的。

临床医生可以做些什么来促进他们的来访者的用药依从性？魏登（Weiden）和拉奥（Rao）在 2005 年给出了如下明智的建议：（1）询问并倾听来访者对处方药的信念和态度；（2）努力理解来访者的观点，而不是试图反驳或纠正这种观点；（3）理解影响来访者依从性的是来访者的主观信念，而不是客观的医学现实；（4）在患者提出所有支持或反对某种药物的主要理由之前，不要做出反应；（5）根据来访者的观点，对任何合规的问题进行讨论。

最后，我想就来访者对药物治疗依从性的认知障碍提出一项建议。我认为，对于每一位专业咨询师来说，当需要对来访者进行教育时，手头有一本精神药理学参考指南是很重要的。斯塔尔（Stahl）和普雷斯顿（Preston）等人 2013 年的参考文献清晰而简明，并包含了对来访者进行教育的优秀建议。

现在让我们转到应用方面。由于篇幅限制，不允许对所有成瘾的药物治疗进行深入的讨论。然而，对所有的成瘾都有深入的药物治疗知识并不是专业咨询师的职责。专业的咨询师应该具备对药物治疗成瘾的一般性认识。为了建立这种认识，我们将通过最常见的成瘾现象——酒精使用障碍来研究药物治疗。

应用实例：酒精使用障碍的药物治疗

Y- 氨基丁酸能（GABA）、谷氨酰胺能（GLU）、阿片肽能（OP）、多巴胺能（DA）、胆碱能（ACH）和 5- 羟色胺能（5HT）系统都在酒精依赖的神经化学基础上发挥作用。因此，人们开发出了影响这些不同系统的各种药物，以帮助克服成瘾。事实上，在过去的 50 年里，超过 150 种药物被用于治疗酒精依赖的各个方面。本节的其余部分将研究三个主要的酒精成瘾药物治疗子领域：（1）厌恶疗法；（2）酒精戒断疗法；（3）抗渴求疗法。

厌恶治疗

厌恶疗法的一线药品是戒酒硫。这种药物是第一种用于治疗酒精成瘾的药物。使用酒精后，这种药物会产生一种非常不愉快的醉意，目的是产生对酒精的厌恶感。在专业成瘾文献中，关于戒酒硫疗效的报道是多种多样的。这种药物的有效性似乎仅限于三个来访者群：（1）坚持治疗的来访者；（2）特定的高危来访者；（3）可以监督给药的来访者。

酒精戒断治疗

酒精戒断综合征是成瘾治疗中常见的事件。这种综合征被描述如下：

酒精作为中枢神经系统抑制剂，一旦停止使用，大脑中交感神经系统的活动缺乏对抗，导致酒精戒断症状。简单的戒断症状包括颤抖、心动过速、血压升高、体温升高、发汗、失眠、焦虑和胃肠不适等。10% 的酗酒者有严重的症状，如癫痫发作和震颤性谵妄。在震颤性谵妄或酒精戒断性谵妄中，患者遭受意识混乱、定向障碍、幻想，以及在视觉、触觉和听觉上产生幻觉。

现在让我们来看看酒精戒断综合征的治疗方法。

一线药品：地西泮（安定）和其他半衰期较长的苯二氮卓类药物

这类药物属于抗焦虑类治疗药物中的一种。使用苯二氮卓类药物来缓解酒精戒断症状的历史由来已久。科克拉内图书馆（Cochrane Library）对苯二氮卓类药物使用的一项综述表明，与安慰剂相比，这类药物对酒精戒断症状有效。美国成瘾医学会在 2003 年的戒酒实践指南建议使用半衰期更长的苯二氮卓类药物。苯二氮卓类药物虽然有效，但会增加镇静、记忆障碍，抑制呼吸，并有成瘾风险。这些副作用突出了非苯二氮卓类药物治疗酒精戒断综合征的重要性。

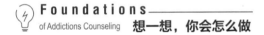

Foundations
of Addictions Counseling　**想一想，你会怎么做**

怀孕患者（ICD–10–CM）的酒精戒断（DSM 5 291.81）及酒精使用障碍（DSM 5 303 90 严重）

凯西·史密斯（Cathy Smith）医生是华盛顿斯波坎一家私人诊所的产科医生。2015 年 12 月 12 日，她还是这座城市女执事医疗中心（Deaconess Medical Center）的值班产科医生。凌晨 3 点，她被叫到女执事急诊室去看一名怀孕的患者。这个患者叫卡米拉·罗德里格斯（Camila Rodriguez），是一名 22 岁的墨西哥裔美国人。12 月 9 日，她的产科医生告诉她，她已经怀孕 20 周了。卡米拉在急救室抱怨恶心、腹痛、焦虑、失眠和出现幻觉。当史密斯医生到达急救室时，她遇到了卡米拉，并和她聊了一会儿，让卡米拉放松下来，并建立了融洽的关系。史密斯医生随后对卡米拉进行了完整的病史检查，发现了以下情况：脉搏为每分钟跳动 117 次，手颤抖，以及各种形式的精神运动性躁动。卡米拉向史密斯医生报告说，她一发现自己怀孕了，就"突然戒酒"，以保护自己的孩子。

史密斯医生对卡米拉想要一个健康的婴儿表示称赞，但建议她住院，以治疗她的谵妄性震颤。卡米拉问史密斯医生她是否可以回家。医生警告卡米拉说，谵妄性震颤正在威胁她和胎儿的健康。然后她告诉卡米拉，她要把她送到楼上的产房和分娩室做血液检查，以评估体液和电解质状况。此外，史密斯医生告诉卡米拉，她将接受静脉输液，以治疗脱水。为了治疗谵妄性震颤，卡米拉服用了地西泮（安定）。卡米拉问医生自己要在医院待多久。史密斯医生估计三天。卡米拉的眼里充满了泪水，史密斯医生问她怎么了。卡米拉报告说，她担心饮酒会对宝宝产生什么影响。史密斯医生谈到了她对胎儿酒精综合征的担忧。医生告诉卡米拉，当天晚些时候，她会把她转到围生期科进行咨询和超声波检查。史密斯医生还把卡米拉介绍给女执事的社会服务部门，这样卡米拉就能了解可以帮助她戒酒的社区资源。

二线药品：巴氯芬（力奥来素）和卡马西平（替格雷多）

这两种药品都属于抗惊厥类药物中的一种。巴氯芬是一种 GABA 兴奋剂。巴氯芬单药疗法能够抑制酒精戒断症状。此外，巴氯芬还能降低酒精的摄入量和对酒精的渴求。卡马西平通过阻断对电压具敏感性的钠离子通道以及抑制谷氨酸释放而起作用。与传统的使用苯二氮卓类药物的酒精戒断相比，它有一些优势，包括不会有：（1）成瘾性；（2）与酒精的相互作用；（3）比苯二氮卓类药物更大的副作用。此外，它有更强的镇静作用。最近的一项研究发现，奥卡西平（三肽）是卡马西平的第二代类似物，对酒精戒断同样有效，并且具有一些抗渴求特性的优点。

抗渴求治疗

对于渴求酒精的患者，有两种一线治疗药物——阿卡普罗特和纳曲酮。在维赫尔工作的基础上，有人假设"缓解型饮酒者 / 渴求者"与谷氨酸能功能障碍相关，并对阿卡普罗特有反应，而"奖励型饮酒者 / 渴求者"与多巴胺能和阿片样能功能障碍相关，并对纳曲酮有反应。现在让我们来详细考察这两种一线治疗药物。

一线药品：阿卡普罗特（坎普拉）和纳曲酮（雷维亚，德帕德）

它们都属于抗渴求药物治疗中的一类。

阿卡普罗特是一种谷氨酸拮抗剂。它能对长期大量饮酒停止后发生的脑内谷氨酸过度活动起到调节作用。此外，这种药物可以减少谷氨酸驱动的酒精消耗增强特性。使用这种药物的目的是保持对酒精的节制。对高质量研究的全面回顾发现，在消除酒精依赖的患者中，阿卡普罗特有效地维持了完全戒断。但是我需要指出的是，美国和德国政府的主要研究并未发现阿卡普罗特对治疗酒精依赖有效。尽管获得了美国食品和药物管理局的批准，但很显然，仍需要对阿卡姆普罗特进行进一步研究。

加布特（Garbutt）在 2009 年将纳曲酮描述如下：

> 纳曲酮，通过阻断内源性阿片类物质，降低酒精的奖赏特性……从而抵消酒精行为反应的重要组成部分。事实上，在最初关于纳曲酮对酒精依赖的个体研究中，据报道，饮酒并服用纳曲酮的患者明显不太可能经历他们通常的"爽"或醉酒的状态……此外，据报道纳曲酮在许多临床试验中可以减少对酒精的渴求。

有很翔实的研究证据表明纳曲酮对酒精依赖有疗效。有趣的是，最近的一项研究报告了纳曲酮对 A 型酗酒者而非 B 型酗酒者具有疗效。与 B 型酗酒者不同，A 型酗酒者可被描述为：（1）发病较晚；（2）儿童期风险因素较少；（3）药物滥用障碍的严重症状较少；（4）与酒精有关的社会和身体后果较少；（5）精神病理学障碍较少；（6）压力（精神压力）较小；（7）先前治疗的机会较少。造成这些差异的原因尚不清楚。

二线药品：拉莫三嗪（拉米他定）

这种药物属于抗惊厥类药物治疗的类别。它通过阻断电压敏感的钠离子通道和抑制兴奋性神经递质（如谷氨酸）的释放而起作用。降低谷氨酸水平如何能减少渴求？　加斯（Gass）和奥利弗（Olive）2008 年的报告如下：

> 通过受体拮抗、释放抑制或增强细胞摄取来减弱谷氨酸能信号的药物制剂，往往会减少大多数滥用药物的强化和奖赏效应，并且还可能减弱寻求药物行为的恢复……考虑到谷氨酸传递是突触可塑性的主要神经化学基础材料之一，这里所回顾的大量证据表明所有滥用药物都会与谷氨酸传递相互作用，因此滥用药物会导致大脑中谷氨酸系统的长期神经适应也就不足为奇了。这些适应以某种方式导致强迫性的药物使用，对药物摄入失去了意志控制，以及与药物相关的环境线索或对环境的过度敏感，所有这些都是成瘾的特征。

这种药物也可以改善双相和单相抑郁。拉莫三嗪在治疗酒精依赖性精神分裂症患者（一种常见的共病）时能有效地减少对酒精的消耗和渴求。鉴于拉莫三嗪对不同类型精神疾病的疗效，这种药物可能是治疗酒精 / 精神疾病共病的有用工具。

最后，值得注意的是，已经有多种替代药物被研究出来用于抗渴求治疗。

酒精戒断和抗渴求治疗

酒精戒断和抗渴求治疗的二线药品是羟丁酸钠。这种药物既属于抗戒断药物，也属于抗渴求药物。本小节的信息来自顶级研究人员对羟丁酸钠的一篇优秀的综述。羟丁酸钠以复杂的方式与 GABA 和 "γ- 羟基丁酸（GBH）" 受体相互作用。这种复杂性导致羟丁酸钠具有多种有益的效果。首先，它具有类似于苯二氮䓬类药物的镇静和抗焦虑作用，因此可以治疗酒精戒断症状。其次，它有一种类似酒精的效果，可以降低对那种物质的渴求，从而降低复发的可能性。使用羟丁酸钠的好处还有，它的副作用低于用于戒酒和预防复发的一线药物。下面的案例研究描述了对一名患者在酒精戒断和预防复发过程中使用羟丁酸钠，用于标签标注以外的酒精戒断和预防复发治疗的情况。

Foundations
of Addictions Counseling　**想一想，你会怎么做**

酒精使用障碍（DSM 5 305.00 轻度）及（抑郁障碍 – 中度）（DSM 5 296.22）

丹尼尔·图恩（Daniel Tourneur）是一名 37 岁的白人男性，毕业于加州大学戴维斯分校（University of California-Davis），获得了农业学士学位。大学毕业后，丹尼尔搬到弗雷斯诺，在当地一家农具经销店工作，并最终升任为销售经理。他已经结婚 12 年了，有两个儿子，年龄分别是 10 岁和 8 岁。

在过去六个月里，丹尼尔对以前喜欢的活动失去了兴趣。他退出了娱乐性的室内足球队，不再去看儿子们踢足球。丹尼尔的睡眠时断时续，在过去两个月里，他平均每五个工作日就少了一个工作日的睡眠，因为他"没有睡眠"。自结婚以来，丹尼尔的体重保持在 150 磅，体质指数（BMI）为 21.5。然而，在过去六个月里，他的体重降到了 126 磅，体质指数降到了 18.1。同样在过去六个月里，他每天喝两杯啤酒的习惯已经增加到一天三杯或更多。在妻子的要求下，丹尼尔试着每天少喝一杯啤酒，但他发现自己对酒精的渴求因此增加了。在过去的一周中，丹尼尔在五天中有三天没去上班。在那些日子里，他觉得自己甚至没有足够的精力从床上爬起来。

丹尼尔的妻子越来越担心丈夫的行为。当丹尼尔连续三天不能起床工作时，她为丹尼尔预约了他们的家庭医生加西亚。预约当天，丹尼尔的妻子开车送他去加西亚医生的办公室，参加了丹尼尔和加西亚医生的会面，加西亚医生询问了丹尼尔的运动水平、体重和饮酒量的变化。医生发现丹尼尔无精打采。丹尼尔在 CAGE 里得了 3 分。丹尼尔在预约前填写的贝克抑郁量表（BDI）得分为 24 分（中度抑郁）。当丹尼尔的妻子报告了她对丹尼尔运动水平和饮酒变化的看法时，丹尼尔显得很惊讶。就在这时，丹尼尔突然哭了起来，他说他需要帮助，加西亚医生给了他一个双重诊断：重度抑郁和酗酒。鉴于这种双重诊断，医生开了两种药。首先，加西亚医生给他开了氟西汀（百忧解）来治疗抑郁症。其次，加西亚医生曾考虑过为他的戒断症状开劳拉西泮（阿维坦），却为戒断症状和预防复发开了羟丁酸钠，用于未在药品标签内明确说明的用途。加西亚医生让丹尼尔和他的妻子在六周后预约检查进展情况。在为期六周的报到中，丹尼尔的 BDI 分数是 10 分（轻度抑郁）。他报告说，在过去三周里，他更加精力充沛，出勤率也非常高。

FOUNDATIONS OF ADDICTIONS COUNSELING　**总结**

在这一章中，我们首先考察了成瘾药物治疗的科学基础。接下来，我们探讨了新兴的有关渴求的生物学理论。其次，我们讨论了在成瘾药物治疗中专业咨询师的作用。最后，详细介绍了酒精成瘾的药物治疗。

第 14 章

12 步促进法

阿德里安娜·L. 约翰逊（Adrianne L. Johnson）

莱特州立大学（Wright State University）

团体是治疗成瘾的一种有效方式，在化学依赖领域有着悠久而成功的历史。12 步团体有时被称为"自助团体"，但因为并非所有自助团体都只有 12 步，所以本章将交替使用这些术语。

自助团体主要的重点是提供情感支持和实际支持以及信息交流。这些团体利用可参与的流程，让人们分享知识、共同经验和问题。通过参与，成员们获得知识和信息，以及情感和实际上的支持，他们又利用这些信息和支持来帮助自己和他人。传统上，自助团体是面对面的会议，但最近，互联网自助团体变得流行起来。

匿名戒酒者互助会（AA）是公认的治疗成瘾的组织之一。米勒和麦克拉迪（McCrady）在 1993 年指出，AA 是"最常被咨询有关酗酒问题的帮助来源"。事实上，大约每 10 个美国成年人中就有一个至少参加过一次 AA 的会议。与此同时，加入 12 步团体，一直与存在酒精和其他药物问题的人最终实现戒断相关联。因此强烈建议咨询师，即使不经常将这些团体纳入咨询实践，至少也应该熟悉它们。因此，本章的目的是帮助咨询师实现以下目标：

1. 对 12 步成瘾治疗模式的基础、历史和发展有基本的了解；
2. 基本了解这些团体的优势和劣势，以及如何利用这些知识进行适当的推荐；
3. 了解如何将 12 步团体纳入文化敏感的和适合的来访者的成瘾治疗中，以获得最有效的结果。

12 步团体的发展历史

匿名戒酒者互助会

正如后面将讨论的，匿名戒酒者互助会（AA）是得到最广泛认可的 12 步团体之一，并且，在使用其模式建立其他团体方面也一直在发挥着重要作用。匿名戒酒者互助会成立于 1935 年 6 月 10

日，当时是一名酗酒的医生——罗伯特·霍尔布鲁克·史密斯医生（Dr.Robert Holbrook Smith）在喝完最后一杯酒后宣布成立。他的联合创始人比尔·威尔逊（Bill Wilson）是一位失败的华尔街股票经纪人，此前曾是纽约牛津集团（New York Oxford Group）的成员。纽约牛津集团是一个无教派的基督教团体，致力于解决常见的饮酒问题。这两个人是在美国俄亥俄州偶遇的，当时威尔逊正在一次商务旅行中寻求支持，以便保持清醒。这个团体的计划是由两人共同设定的，目的是向其他酗酒者传播支持戒酒的信息。

在早期的几年里，匿名戒酒者互助会努力寻找一种方法，以支持其成员实现和保持清醒的抗争。在它成立的三年内，有三个匿名戒酒者互助会团体存在，但是"很难找到对于真正康复的两成确信"。当时的新组织无法确定该组织的要点如何以及为什么对某些成员有效，而不是对所有成员有效。从那时起，就确定了几个动态模式，这些内容将在本章后面讨论。到第四年，这个新组织以独立的团体的形式继续发展，那时大约拥有 100 名成员。早期的成员们决定写出他们为达到清醒所做的努力，以便与他人分享他们的发现，从而确立了沿用到现在的基本原则。成立半个世纪以来，该协会已发展成为一个由 87 000 个团体组成的协会组织，其中包括 150 个国家的分会，成员总数估计超过 200 万人。第 1 版的《匿名戒酒者互助会》（*Alcoholics Anonymous*）一书于 1939 年出版，该书详细介绍了其著名的步骤和传统，这些步骤和传统现在已成为团体成员中成瘾恢复和保持清醒的既定指南。这个组织的名字来源于这本书的名字，这本书后来被称为 AA 的"大厚书"。

12 个步骤

（1）我们承认自己对酒精无能为力——我们的生活变得无法控制；

（2）开始相信一种比我们更强大的力量可以使我们恢复理智；

（3）做一个决定，把我们的意志和生命交给我们所理解的上帝来照顾；

（4）对我们自己进行一次探索和无畏的道德盘点；

（5）向上帝承认，向我们自己承认，向别人承认我们的错误的本质；

（6）我们已经完全准备好让上帝除去我们品格上的一切缺陷；

（7）谦卑地请他清除我们的缺点；

（8）把我们伤害过的人都列出来，愿意向他们所有人弥补；

（9）在可能的情况下，对这些人做出直接补偿，除非这样做会伤害他们或其他人；

（10）继续进行个人盘点，发现错误及时承认；

（11）通过祈祷和冥想来改善我们与上帝有意识的接触，正如我们所理解的那样，祈祷只是为了了解上帝对我们的意志以及实现它的力量；

（12）由于这些步骤的结果，我们在精神上有所觉醒，我们试图把这个信息传递给酗酒者，并在我们所有的事务中实践这些原则。

12 个传统

（1）我们的共同福祉应该放在第一位，个人的康复取决于互助会的团结。

（2）对于我们这个团体的目的来说，只有一个终极的权威——慈爱的上帝，因为他可以在我们这个团体良知中表达自己。我们的领袖不过是可信赖的仆人。他们不进行控制。

（3）成为匿名戒酒者互助会会员的唯一要求是停止饮酒。

（4）除了影响其他团体或整个匿名戒酒者互助会的事项外，每个团体都应该是自治的。

（5）每个团体只有一个主要目的——把它们的信息传达给仍然在受苦的酗酒者。

（6）匿名戒酒者互助会团体永远不应该为任何相关机构或外部企业背书、提供资金或出借互助会的名称，以免金钱、财产和声望的问题转移我们的主要目的。

（7）每个匿名戒酒者互助会团体都应该完全自给自足，拒绝外界的捐助。

（8）匿名戒酒者互助会应该永远保持非专业的状态，但我们的服务中心可能会雇用一些特殊的工作人员。

（9）就其本身而言，匿名戒酒者互助会永远不应该是有组织的，但我们可以设立服务委员会或促进会，直接向他们所服务的人负责。

（10）匿名戒酒者互助会对外部事务没有任何意见，因此，"匿名戒酒者互助会"这个名字不应该被卷入公众的争议。

（11）我们的公共关系政策是以吸引而非推进为基础的；我们需要在新闻、广播和电影层面始终保持个人匿名。

（12）匿名是我们所有传统的精神基础，它时刻提醒我们将原则置于个性之上。

嗜酒者家庭互助会

根据 1985 年出版的《Al-Anon 的 12 个步骤和 12 个传统》（*Al-Anon's Twelve Steps and Twelve Traditions*），当丈夫参加早期的戒酒者匿名互助会聚会时，妻子通常会等待。在她们等待的过程中，就会谈论他们的问题和抗争。在某个时候，她们决定尝试采用丈夫们认为对他们自己的生活有帮助的同样的 12 个步骤，于是一个被称为"嗜酒者家庭互助会"（Al-Anon）的组织诞生了。在开始阶段，每一个独立的团体会在 12 个步骤中做任何他们认为必要的改变。然而，到了 1948 年，戒酒者匿名互助会的一位联合创始人的妻子加入了这个不断发展的组织，不久，一个统一的家庭支持计划出现了。这个方案被称为"Al-Anon 家庭团体"，通过借用和修改戒酒者匿名互助会的 12 个步骤和 12 个传统，使其适用于酗酒者家庭的需要。

相互依赖者匿名互助会

相互依赖者匿名互助会（Co-Dependents Anonymous，CoDA）于 1986 年在美国亚利桑那州的菲尼克斯成立，它是一个 12 个步骤的项目，旨在以成瘾者为相互依赖的人为出发点，努力建立健康的关系。相互依赖者匿名互助会遵循与戒酒者匿名互助会类似的 12 个步骤和传统。每一个团体都被允许自主运作以满足自己的需要，只要它除了相互依赖者匿名互助会之外没有其他从属关系，并且不影响其他的相互依赖者匿名互助会团体作为一个整体。在美国大约有 1200 个相互依赖者匿名互助会团体，活跃在 40 多个国家。

麻醉品匿名互助会

1953 年，一个以嗜酒者匿名互助会为模板的自助组织成立了，并自称为麻醉品匿名互助会（Narcotics Anonymous，NA）。虽然这个团体对戒酒者匿名互助会充满感激之情，但其成员认为：

> 我们遵循相同的路径，只有一个例外。我们对成瘾者的认定是无所不包的，包括任何改变情绪、改变思想的物质。"酗酒"这个词对我们来说太有限了，我们的问题不是一种特定的物质，而是一种叫作"成瘾"的疾病。

对麻醉品匿名互助会的成员来说，问题不在于具体的化学物质，而在于成瘾这种常见的疾病。戒酒者匿名互助会和麻醉品匿名互助会之间有一个重要的区别：嗜酒者匿名互助会说的是"酗酒"，而麻醉品匿名互助会说的是"成瘾"或"化学物质"。每个互助会都提供相同的程序，只是略有变化，都是为了帮助成瘾者达到清醒状态。

父母嗜酒的青少年互助会

1957 年，人们认识到青少年有特殊的需要和关注，于是在嗜酒者家庭互助会的基础上对其进行了修改，成为父母嗜酒的青少年互助会。这些成员遵循嗜酒者家庭互助会计划中概述的 12 个步骤，但该计划的目标是为青少年提供分享经验、讨论当前的问题、学习如何更有效地应对以及相互鼓励的机会。

其他支持性团体

理性康复（rational recovery，RR）是由杰克·特里佩（Jack Trimpey）于 1986 年创立的，他是加州的一名持证社会工作者。理性康复是一个咨询、指导和直接教学的来源，旨在通过有计划的、永久的禁欲来戒除对酒精和其他药物的依赖。这一概念被设计为嗜酒者匿名互助会和其他 12 步项目（"提供自助的团体"）的替代方案。该项目紧随心理咨询的认知行为学派，认为酗酒反映了消极的、自我挫败的思维模式。虽然理性康复和嗜酒者匿名互助会都提倡禁欲，但这两个项目使用不同的策略。在美国，大约有 600 个理性康复团体。

世俗戒酒组织（Secular Organizations of Sobriety，SOS）也成立于 1986 年。多斯曼（Dorsman）于 1996 年估计每周大约有 1200 个世俗戒酒组织小组在美国聚会。世俗戒酒组织的出现是对嗜酒者匿名互助会和麻醉品匿名互助会强调灵性的回应；世俗戒酒组织的指导思想强调个人责任和批判性思维在康复中的作用。

女性戒酒协会（Women for Sobriety，WFS）成立于1975年，麦克拉迪和德莱尼（Delaney）估计大约有325个女性戒酒协会团体在美国聚会。道威子（Doweiko）于1999年指出，这个组织是专门为女性设计并由女性组成的，它建立在这样一个理论之上：嗜酒者匿名互助会的项目并没有解决酗酒对于男性和女性的真正意义上的差异。此外，女性戒酒协会关注消极的思维模式、内疚的倾向、人际关系、精神和个人成长。但是，对于这一团体，有13个声明，而不是12个。

无神论者和不可知论者匿名戒酒互助会（Alcoholics Anonymous for Atheists and Agnostics，Quad A）倾向于大量借鉴传统的嗜酒者匿名互助会，但有一个重要的区别：Quad A倾向于淡化传统的嗜酒者匿名互助会所固有的对宗教的强调。事实上，这个组织倾向于取消给予比成员本身更大力量的权力，而是强调个人生活中支持康复的力量。

适度管理（Moderation Management，MM）成立于1994年，是一个免费的、非营利的支持团体，欢迎那些关心自己饮酒的人，无论他们的消费水平如何。创始人雪莉·基什林（Shirley Kishline）表示，适度管理的目标是"提供一个支持性的环境，让那些决定减少饮酒的人能够团结起来，帮助彼此改变"。适度管理是一个有争议的团体，因为目标是适度，而不是禁欲。适度管理强调，当个人选择这些目标时，个人用酒精达成其目标是最成功的，并建议个人应对自己的行为负责，可以通过一个支持计划改变一生的习惯。

美国国家酗酒家庭儿童协会（National Association for Children of Alcoholics，NACoA）于1983年2月在美国加州成立，在此之前，来自美国各地的两组专业人士在1982年举行了两次会议，分享他们对酗酒儿童的关注以及相关的知识和经验。其中一组包括关注成年人心理健康问题的临床医生，这些成年人的心理健康问题源于童年生活在酗酒家庭中。另一组包括咨询师和社会工作者，他们主要帮助那些在父母酗酒的家庭中遇到各种问题的儿童。参加这些会议的包括医生、心理学家、社会工作者和教育工作者的22名专业人士得出结论，认为有必要建立一个全国性的会员组织，以识别和解决酗酒者子女的独特问题，并为他们提供一种表达关切的途径。美国国家酗酒家庭儿童协会通过其保密电话、信函和电子邮件帮助热线以及其网站提供支持和信息。

团体过程：12步团体如何发挥作用

目标

与其他咨询团体一样，12步成瘾小组已经为成员制定了工作目标，这有助于他们实现成瘾康复的主要目标。在门诊药物滥用项目的调查中，确定了以下与其他治疗方法相似的治疗目标：

- 戒除酒精和其他毒品；
- 稳定就业；
- 稳定社会关系；
- 积极的身体和情绪健康；
- 提高精神力量；
- 遵守适用的法律指令／要求。

可以合理地假设，绝大多数12步团体都会把这些一般性目标整合起来，作为其治疗基础（一个显著的例外是适度管理，如前一节所讨论的），尽管各个组在成员组成、个人目的和目标以及基础信念上有所不同。例如，匿名戒酒者互助会的主要目的是双重的：成员们努力"将信息传递给仍在忍受的成瘾者"，该组织试图为其成员提供一个无化学品的生活计划。道威子在1999年注意到，这是通过向个体呈现一个成瘾的简单、真实、现实的画面来实现的，通过分享他们的生活故事、公开承认谎言、歪曲事实、自我欺骗和否认来支持他自己使用化学药品。

12个步骤和12个传统

匿名戒酒者互助会开创了12个步骤的模式，其他大多数12步组织现在都是以此为基础运作的。嗜酒者匿名互助会的每一个团体都是自给自足的，不以营利为目的，并且"与专业团体合作，但不隶属于专业团体"。所有的匿名戒酒者互助会小组都以12个步骤和12个传统为指导，这也是许多其他团体的基础。

匿名戒酒者互助会与任何特定的宗教派别、政治团体或组织都没有正式的联系，"不歧视任何潜在的成员"，包括那些对酒精以外的东西成瘾的人。因此，它欢迎非酗酒者参加公开聚会。然而，虽然一些专业人士更普遍地将酗酒和毒瘾称为物质滥用或化学依赖，但匿名戒酒者互助会明确指出，只有那些有酗酒问题的人才可以参加闭门会议。有以下六种著名的12步会议类型。咨询师应该熟悉所有类型的会议，并应花时间参加一些会议，以便更好地了解工作中的强大动力。

- 公开会议。通常包括一名康复者向团体讲述他的成瘾和康复的故事。非成瘾者被邀请参加并聆听，这些会议通常对那些想要更多地了解成瘾的人是有帮助的。
- 非公开会议。只涉及成瘾的个人。
- 讨论会议。这种类型的会议通常集中在出席会议的成瘾者所讨论的主题上。请注意，这些会议在美国加州被称为"参与会议"。
- 演讲者会议。在此类会议上，一位成瘾者向听众讲述他的成瘾和康复的故事。会议可以是开放的，也可以是非开放的。
- 步骤会议。在这类会议中，讨论的主题是12个步骤中的一个。这些会议通常只针对成瘾的人。
- 大型的图书会议。在这类会议中，会阅读和讨论《嗜酒者匿名互助会》中的一章。

需要注意的是，虽然上述步骤和传统是许多其他自助团体的基础，但其他团体由于个人需要或小组成员信仰系统的不同会出现分歧。本章后面将对此给予更多的关注。

应用于 12 步团体的团体动力学

有许多不同类型的团体，也有许多不同的团体理论和方法。在众多种类的团体咨询中，领导者在形式、目标和角色上存在着巨大的多样性。选择一个团体的成员也有很多方法。例如，他们可能是同一类型或同样的年龄。每一种组合都有其优点和缺点，而多样性、构成、理论取向、出发点和基本原理等各因素都对团体效能的产生起着巨大的作用。罗茨（Roots）和亚内斯（Aanes）于 1992 年在探索某些自助团体为何如此有效时，发现了以下八个有助于团体取得成功的特点：

- 成员们分享了经验，在这种情况下，他们无法控制药物 / 酒精的使用；
- 匿名戒酒者互助会会员的首要目标是教育；
- 自助团体是自我管理的；
- 团体强调对自己的行为负责；
- 团体只有一个目的；
- 会员是自愿的；
- 个人会员必须承诺做出个人的改变；
- 团体强调匿名性和保密性。

正如本章后面将要讨论的，临床医生通常选择将团体作为治疗计划的一部分，并根据所评估的客户需求和他与潜在团体的匹配情况来做出决定。尽管大多数治疗方案包括团体和个人咨询，但劳森（Lawson）等人于 2001 年发现通常在一个团体中，来访者在具有重要意义的治疗活动方面取得了最大的进步，这表明，作为一个社会人，我们受到一群人的影响更多，而不仅仅是一个人，原因很多，包括各种背景、环境或个人原因。

12 步团体，如匿名戒酒者互助会、匿名可卡因成瘾者互助会（Cocaine Anonymous，CA）和麻醉品匿名互助会认为帮助他人使康复成为可能。这种帮助的组成部分依赖于交流对话、强化行为，并通过领导者的努力来鼓励康复的信息，这些努力随后会渗透到整个团体，通常会产生一个成功的结果。一些研究表明，匿名戒酒者互助会和类似的团体通过与提高自我效能感、应对技能和动机相关的共同过程机制，以及促进适应性社交网络的改变，帮助个体康复。

担保人在恢复中的作用

担保在两个层面上反映了匿名戒酒者互助会的结构和功能。担保人是在康复过程中更有经验的人，他会指导经验较少的"被担保人"完成该项目。一级水平的担保与清醒有关，担保人帮助被担保人变得清醒或保持清醒；对于二级水平的担保，担保人建议被担保人完成12个步骤，以便实现康复。

在12个步骤的人员中寻求帮助的行为是个人性质的，这导致了被担保人和担保人之间密切的关系。由于这种关系是建立在精神原则的基础上的，所以它是独特的，而不是通常所说的"友谊"。从根本上说，担保人的唯一目的是帮助被担保人从行为问题中恢复过来，这种行为问题让患者进入12个步骤的工作，而这反过来又能帮助担保人康复。

对于担保人和被担保人，关系的焦点在12个步骤上，担保人是康复过程的指导者和促进者。匿名戒酒者互助会模型鼓励从最初主要依赖担保人逐渐过渡到对过程本身的关注。这一转变表明，通过这些步骤，正在康复的成瘾者增强了信心和勇气，并允许担保人和被担保人对进展进行定性评估。

12步项目真的有效吗

如前所述，12步团体在化学依赖治疗领域有着悠久而成功的历史。劳森发现，在正式治疗期间和之后参加12步团体与药物使用者的积极结果相关；2007年，多诺万（Donovan）和威尔斯（Wells）发现，通过参加会议和参与12步活动，参与12步自助团体与酒精和可卡因依赖者减少药物使用和改善结果相关。毫不奇怪，更高的参与强度与更好的控制饮酒效果相关。例如，使用药物较重且与药物有关的问题较多的个人更可能需要加入12步自助团体，与受损程度较轻的来访者相比，其接受治疗后退出的可能性较低。研究还表明，对于13~15岁的青少年来说，早期参与12步团体可能有助于保持更长时间的戒酒。斯特林（Sterling）、极（Chi）、坎贝尔和韦斯纳（Weisner）发现，在六个月内参加10~20次会议的青少年的酒精和药物的戒断率明显高于参加会议次数较少的青少年。

在成人样本中观察到的参与12步的益处延伸到了青少年门诊患者。社区12步成员团体似乎为寻求康复的青少年提供了有益的支持清醒的社会环境，但需要基于证据的针对青年的12步促进策略来提高门诊就诊率。

其他研究结果一致认为，参与12个步骤可以提高问题饮酒者的治疗效果；对现有数据的科学回顾表明，匿名戒酒者互助会和相关的12步疗法（如麻醉品匿名互助会）至少与其他干预方法一样有帮助。同样，对麻醉品匿名互助会的研究通常也支持这种方法的有效性。

如果是这样，为什么还要实施其他类型的团体？具体的优点和缺点将在后面讨论，但在这里将讨论自助团体所面临的一些挑战。首先，目前还不清楚有多少人响应自助团体。兰黛（Laudet）认为，12步团体的有效性可能受到高流失率和低参与率的限制。可以有把握地假定，参加其中一个或多个团体的一些成员没有做到始终如一，他们没有达到团体或治疗目标，或没有保持清醒。按照同样的标准，我们也可以有把握地假设，这些团体中的一些成员是清醒的，但并不快乐，也没有完全发挥作用。同样重要的是，要记住自助团体是自我选择的。正因为此，会员是由那些想要成为会员并且愿意遵循团体指导方针的人组成的。这也许可以解释成员中报告成功的程度很高的原因。

尽管在美国，匿名戒酒者互助会被认为是一种社会力量已经有半个多世纪了，令人惊讶的是，很少有实证研究表明，这个和其他的 12 步项目中的哪些要素是有效的，或者对于哪些类型的人来说，12 步模式可能最有用。兰黛、马古拉（Magura）、克莱兰（Cleland）、沃格尔（Vogel）和奈特（Knight）发现，团体成员中的以下特征与长期的团体保留有最大的相关，通常会通向成功的康复：较大的年龄；更高的终生逮捕率；更多的精神症状，但不服用精神类药物；受物质滥用的困扰比受精神健康的困扰更多；具有较强的康复自我效能感；居住在支持性的住房内；在随访时登记接受门诊治疗。一项关于匿名戒酒者互助会和麻醉品匿名互助会的担保实践的研究发现，为其他酗酒者和成瘾者提供指导和支持与担保人持续禁欲相关，但研究也发现对被担保人几乎没有什么短期成效。

12 步团体的具体优缺点

优点

将 12 步团体纳入治疗当中有很多好处。首先，如前所述，某些促进个人成长的动力更有可能存在于团体中，而不是个体咨询中。凯莉（Kelly）等人认为，与匿名戒酒者互助会相关的变化是通过人的内心、行为和社会过程发生的。团体设置为新的互动动力提供支持，并鼓励实验和行为演练，这对于向团体之外的世界推广很有用。此外，它们还建议参与者能够探索自己与他人交往的方式，并学习更有效的社交技能。匿名戒酒者互助会为其成员提供了一个社交渠道。12 步团体提供了一个安全、可预测、无化学品的地方，在这里，成员可以学习或重新学习重要的社交技能，同时体验共同的使命感和归属感。

可预测性、一致性、普遍性、在不依赖化学物质的情况下培养社交技能的机会，以及应对技能的学习，这些都是在自助团体中能够产生有效结果的因素。在一些团体中，日常世界被重新创造，特别是在团体成员多样化的情况下。12 步团体让成员认识到他们的问题并不是独一无二的，成员有机会通过他人的经验来了解自己，体验情感的亲密和关怀，被鼓励有意义的自我表露，并认同其他成员的奋斗。这种普遍性使康复经验正常化。

另一个主要的优势可能在于团队提供免费、长期、容易获得和接触的与恢复相关的常见治疗元素。劳森等人认为，从经济角度来看，团体是一个合乎逻辑的选择，因为咨询师可以看到团体中来访者的数量大约是个体咨询的三倍。对于咨询师来说，将自助团体纳入治疗可以帮助来访者建立个人治疗中缺乏的技能，这是很重要的一点。而作为领导者参与自助团体过程的咨询师（如果团体允许的话）将有机会在单个疗程中接触到更多的来访者。

对许多成瘾者来说，经济问题远远超过治疗的潜在好处，特别是在文化多样性、少数民族和边缘化人群中。自助团体提供免费的机会来实现治疗目标。托尼根（Tonigan）等人发现，无论是在治疗期间还是治疗后，加入匿名戒酒者互助会和麻醉品匿名互助会等 12 步团体，都被认为是一种成本效益高、可以促进酒精和其他药物相关问题的患者戒断的有用方法。此外，会议经常在多个地点和时间举行，以扩大客户群，所以来访者有频繁的、定期的机会参加会议之间的个别咨询会谈。

缺点

虽然自助团体有许多优点，但也有明显的缺点。兰黛和怀特于 2005 年指出：咨询师缺乏对其有效性的一致的经验支持，以及普遍缺乏训练有素的专业精神（例如，没有咨询师领导的团队）；成员有过度依赖团体的风险；成员可能有时确实从其他成员那里得到了不好的建议；而且这些团体的作用在时间（只在康复早期时需要）或范围（即只处理一种物质，而有些客户有多个问题）上是有限的。当然，任何团体的边界都取决于现有组织结构的数量，而这种结构又取决于成员是否有能力提供必要的动机和承诺来维持团体的运行。如果没有训练有素的专业人员进行适当的模型建构，就会有边界被侵犯和缺乏结构的风险，并可能导致伤害或摩擦。此外，成瘾往往是表面的，虽然它是具有破坏性的问题。成瘾的来访者可能会把一个问题症状替换成另一个症状，而从未遇到或挑战过团队流程之外的真正的问题。

劳森等人在 2001 年也指出，通常存在一种微妙的压力，要求人们遵循团体的规范、价值观和期望。参与者有时会毫无疑问地用一群人的价值观和规范来代替他们最初同样毫无疑问的价值观和规范。换言之，成员可能很容易将有害的价值观、规范甚至行为替换为在小组中展示和观察到的同样有害的价值观、规范甚至行为。这一点在转介可能患有轴 II 障碍（axis II disorders）的患者时尤为突出。来访者可能会选择放弃这种化学物质，转而依赖观察到的行为、接受的价值，甚至是另一个人。

因此，并非所有人都适合所有团体。自助团体的筛选过程是有限的，而且在大多数情况下，特别是在开放团体中，并不存在这种筛选过程。有些人不适合团体活动（如太多疑、太敌对或太脆弱），也不能从团体活动中获益。结果，一些人因为参加某些团体而在心理上受到伤害。不可避免的是，有些人会把团队变成一个宣泄自己痛苦的地方，并因参与宣泄过程而获得奖励。另一些人利用团体作为表达他们悲伤的工具，希望自己能够被理解和完全接受，而不是试图在他们的生活中产生实质性的改变。在把一个人介绍给一个团体之前，所有这些因素都需要咨询师和来访者仔细权衡，以增加这个人从自助团体经验中获益的可能性。

强烈反对将自助团体纳入咨询师治疗的观点是基于这样一种事实，即许多团体都是在基督教的基础上运行的。12 步的文献明确鼓励帮助作为康复过程的一部分，匿名戒酒者互助会的第 12 步显著加强了这一点："由于这些步骤，我们有了精神上的觉醒，我们试图将这一信息传递给其他酗酒者，并在我们的所有事务中践行这些原则。"正因如此，12 步团体在历史上备受争议，康复项目的几个方面被确定为药物使用者和临床医生的潜在绊脚石。这是由多种因素造成的，主要的批评为，缺少了人类基础所固有的文化敏感性。此外，戴维斯和詹森（Jansen）认为，12 步模式强调的是灵性、屈服和无力，这与当代西方占主导地位的自力更生和普遍世俗主义的文化规范相矛盾。

对于咨询师来说，重要的是要在文化上保持敏感，并意识到大多数 12 步项目都是建立在以白人为主、中产阶级、男性为定义的成瘾观之上的。有效的咨询师要意识到他们自己对人类行为的偏见和假设，并且必须了解他们为之工作的特定群体，也必须能够在与不同群体合作时使用文化上合适的干预策略。

海沃德（Heyward）认为，尤其对女性而言，很难接触到宗教语言，从主流文化的角度这可能被解释为性别歧视。进一步的研究表明，女性经常比男性更容易参与匿名戒酒者互助会（即会议次数和出席时间），而且就与饮酒有关的结果而言，女性比男性从长期参与中获益更多。还有更多的临床证据表明，那些不太笃信宗教的男性和那些社交网络支持饮酒的男性不太可能参加。因此，临床医生在和那些反对匿名戒酒者互助会精神的来访者，特别是男性来访者一起工作时，要为他们提供其他的替代方案。具有 12 步导向的治疗方案也可以考虑以一种不会使患者感觉被迫接受某些信仰的方式提高其对匿名戒酒者互助会的参与度。

依赖外部支持，特别是精神支持，是 12 步项目的基石之一，这一点已经被确定为某些民族团体对这些组织潜在抵触的点。通常情况下，非裔美国人和其他非主流文化的人都倾向于将成瘾问题视为文盲、种族歧视和贫困等问题之后的次要问题。因此，当考虑到非优势群体直接的需求水平时，对团体精神成分的依赖可能不是那么相关联，也不是那么有帮助。

然而，12 步团体的精神部分必须与来访者单独讨论，在这一点上应该被注意到。许多少数民族背景的来访者（如非裔美国人）的价值观受到文化因素的影响，必须加以应对。例如，研究者注意到非裔美国人往往更以团体为中心，对人际关系问题更敏感，有很紧密的亲属关系，以工作和教育为导向，对宗教价值观和教堂参与有很强的承诺。因此，对咨询师来说，一个 12 步团体实际上可能是一个有利的工具，原因在于该团体的重点和强调精神性。

⚡ Foundations
of Addictions Counseling **想一想，你会怎么做**

尼克称自己是无神论者，并告诉他的咨询师，在伊拉克服役后，他不再相信更高层面的力量。他似乎致力于康复，但由于他个人对宗教问题的看法，他拒绝参加 12 步团体的建议。他告诉咨询师，由于他的信仰和长期酗酒，他已经失去了很多朋友，他每天都靠喝酒来忘记自己的战斗经历，战胜孤独。咨询师询问之前的治疗史，尼克吐露："我的最后一位咨询师把我介绍给匿名戒酒者互助会寻求支持，但我从未去过。"咨询师认为，转介到团体可能有助于尼克康复。在决定转诊时，咨询师应考虑哪些因素？

将 12 步团体作为治疗的一部分

虽然成瘾治疗的 12 步模式存在显著的缺点和挑战，但由于已经讨论过的优点，而且因为公共部门和私营部门都对治疗后护理的支持资金不足，所以遵循这一模式的自助团体仍然经常被用于治疗化学品滥用。

2012 年，有 2060 万 12 岁或 12 岁以上的人被列为需要进行药物使用治疗的人群，但他们在过去一年中并没有在专门机构接受治疗，其中 110 万人（5.4%）报告说，他们认为他们的非法药物或酒精使用问题需要治疗。在这 110 万感觉需要治疗的人中，34.7 万人（31.5%）报告说他们曾努力寻求治疗。根据 2009—2012 年的综合数据，这类人没有接受治疗的主要原因是缺乏保险和无力支付费用（38.2%）。

目前，12 步团体与其他治疗方式相结合，以最大限度地提高治疗成功的潜力。德尔托罗（Del Toro）、托姆（Thom）、比姆（Beam）和霍斯特（Horst）提出，除了支持性的医疗随访和必要时的适当用药外，12 步项目可以极大地增加成瘾者成功和持续康复的可能性。大量的研究调查了参与社区匿名戒酒者互助会团体与多种治疗方法后的长期结果之间的关系。这些研究发现，在不同的患者亚组中，包括妇女、青年、双重诊断患者和不同民族背景的群体中，随访期间匿名戒酒者互助会的出勤率与戒断效果和缓解率提高相关。

对于有物质使用障碍和重度抑郁障碍的患者，参加 12 步会议与精神健康的益处相关，这种益处超出了物质使用障碍的范畴，而减少抑郁可能是 12 步会议减少这一人群未来饮酒的一个关键机制。

化学依赖项目中使用的传统干预策略通常包括个体和团体咨询、关于药物滥用的教育讲座、12 步作业和自助团体。罗曼和布鲁姆（Blum）在 450 个物质使用者私人治疗中心的代表性样本中发现，其中 90% 的设置基于 12 步原则或该模式的变体进行治疗，其余 10% 中的近一半将 12 步原则与其他方法结合起来，包括鼓励参加 12 步会议。

治疗过程中的每一种咨询方法都为使用团体作为一种治疗技术提供了自己的理论基础。咨询师选择使用 12 步团体作为治疗项目的一部分，其原因应该与所选择的团体类型和来访者的动机相一致。一般来说，自助团体可以很好地与成瘾的来访者合作，为康复提供支持，减少孤独感，并帮助客户培养自我调节的意识。此外，这些团体还为咨询本身提供全面的支持。

在个体会谈中帮助来访者处理和反思他们的团体经验方面，咨询师具有独特的重要作用，咨询师帮助他们将新技能和价值推广到个体咨询和团体咨询之外的情境和背景中。由于参加 12 步会议通常是自愿的，尤其是在治疗后，是否将自助团体纳入长期治疗或维持康复的决定取决于咨询师和来访者，但主要取决于来访者。

咨询师的作用

一个有效的成瘾咨询师愿意与患有成瘾障碍的来访者合作，能够在任何时候为不同群体的来访者提供适当的转介，并且对 12 步团体的工作方式，以及这些团体和类似的团体在与咨询结合使用时如何提高咨询过程和潜在结果的质量有着深入的了解。由于成瘾咨询师的作用是全面和多方面的，长期以来，咨询师一直被认为在物质使用者的治疗结果中起着关键作用。咨询师不仅显著影响着来访者对 12 步团体的态度，还可以得出这样的结论：临床医生的实践也对来访者的结果至关重要。12 步的转介的实施可能对来访者的治疗后恢复也特别重要。

> 尽管在药物滥用治疗中广泛采用了 12 步疗法，许多患者还是不愿意参与其中。缺乏参与可能有多种原因，但药物滥用专业人士对 12 步文化的态度通常是一个重要的影响因素。

例如，兰黛和怀特发现，不管来访者的宗教背景如何，转介到 12 步团体的来访者的会谈出勤率都能显著地提高，而且所有来访者在参与这些团体时都明显体验到了更好的药物滥用治疗结果。事实上，麦考尔（McCaul）和弗斯特（Furst）认为许多药物滥用康复咨询师认为匿名戒酒者互助会是个人康复计划中最重要的组成部分。至少有一项研究发现，参与匿名戒酒者互助会是长期康复唯一显著的预测因子。

诺克罗斯（Norcross）和米勒相继提出自助团体可以包括来访者教育、激励、授权、强化和社会支持，并强烈鼓励咨询师从咨询一开始就将自助团体的概念纳入其中。咨询师在向来访者介绍自助团体方面起着重要的作用，包括解决他们的误解和担忧，建议特定的团体会议形式（例如，为新来的人举行的会议或为妇女举行的专门会议；为男同性恋者、女同性恋者、双性恋者、变性者、性别认同存疑者或退伍军人举行的会议），以及检查不同的 12 步团体（如匿名戒酒者互助会、麻醉品匿名互助会、匿名可卡因成瘾者互助会）的相关人员和可供替代的康复支持组织（如妇女戒酒组织、世俗戒酒组织、教会的康复部门）。

咨询师还应该对成瘾类型及其相关团体有一个全面的了解。例如，成瘾不限于使用酒精和非法药物，还包括过程成瘾。与一个人依赖酒精或药物的物质成瘾类似，过程成瘾是指一个人对一系列活动或相互作用的依赖。过程成瘾包括但不限于工作、购物、性、金钱、锻炼、饮食、赌博、宗教和人际关系。

> 研究表明，赌博者匿名互助会（Gamblers Anonymous，GA）或其他由同伴领导的自助赌博戒除团体可能在赌博康复中扮演主要角色。咨询师将受益于与当地赌博者匿名互助会成员建立的关系，他们愿意与新康复的赌博者见面，并在咨询师不在场的情况下提供支持。

属于过程成瘾的群体包括：网络游戏玩家匿名互助会（Online Gamers Anonymous，OLGA）、暴食者匿名互助会（Overeaters Anonymous，OA）、赌博者匿名互助会、大麻成瘾者匿名互助会

（Marijuana Anonymous，MA）、恢复中的异教徒互助会（Pagans in Recovery，PIR）和工作狂匿名互助会（Workaholics Anonymous，WA）。据苏斯曼、丽莎（Lisha）和格里菲斯（Griffiths）估计了以下成瘾在美国普通人群中的流行率：赌博成瘾（2%）；网络成瘾（2%）；性成瘾（3%）；运动成瘾（2%）和饮食成瘾（2%）。过程成瘾的诊断与物质成瘾相似，基于以下五个标准：

- 意志力丧失；
- 有害的后果；
- 无法控制的生活方式；
- 使用的耐受或升级；
- 戒除后出现戒断症状。

正如已经讨论过的，很难评估来访者对成瘾服务领域的 12 步计划的看法，但现有的研究结果表明，他们通常愿意参与 12 步团体，特别是在他们的临床医生已经做了一个知情的转介的情况下。文献表明，临床医生将大多数使用药物的患者转介到 12 步团体。汉弗莱斯（Humphreys）发现，在一项针对退伍军人管理系统内治疗方案的大型调查中，79% 的患者转到匿名戒酒者互助会团体；45% 转到麻醉品匿名互助会团体；24% 转到匿名可卡因成瘾者互助会团体。咨询师推荐这些团体时，应该意识到他们在这一领域的专家角色，并在对来访者和团体之间的契合度进行彻底评估后，进行适当的推荐，如果可能的话，让来访者也参与决策过程。

然而，虽然临床医生普遍赞成将 12 步团体纳入患者的治疗计划，而且大多数治疗方案建议患者参加 12 步团体，但仍然有许多患者放弃了治疗。兰黛发现，来访者经常把方便性和日程安排问题作为参加 12 步团体可能的障碍。兰黛肯定培养改变动机的重要性，在个案的基础上评估来访者对 12 步团体的信念和经验，并在来访者的需求和倾向与 12 步团体内提供的工具和支持之间找到良好的匹配。

对咨询师来说，了解文化、性别和种族如何成为服务可及性的显著因素是很重要的。对于咨询师来说，将多元文化因素纳入他们给 12 步团体的推荐是至关重要的。在与不同的来访者团体合作时，咨询师必须了解来访者所处的文化系统的动态，以及综合治疗项目如何更好地满足来访者的需求。例如，当向自助团体推荐时，咨询师应该考虑来访者的世界观、无力感和受压迫的历史。就像其他的治疗方法一样，12 步团体并不能满足所有患者的需求。就像咨询师需要了解来访者的个人需求一样，他们也有伦理道德义务了解在为化学成瘾的来访者提供咨询服务时所有的文化因素和能力，尤其是要考虑到影响来访者世界观的具体情况。

这些世界观上的差异会导致帮助方法和来访者期望之间的不匹配。正如苏（Sue）、阿雷东多和麦克达维斯（McDavis）所指出的，"帮助他人的方式和方法可能受到文化的限制"。如前所述，一些常规用于成瘾治疗的方法，包括那些 12 步团体，是基于一种被认为是主流的世界观，但实际上反映了占主导地位的美国白人男性文化的价值观。

咨询师需要为他们的来访者适当地推荐合适的团体，并对种族主义、性别社会化、不平等、歧视和欺骗等影响来访者从团体中获益能力的因素特别敏感。具体而言，女性来访者需要有机会关注她们成瘾的文化背景，并应积极鼓励她们探讨与性别和压迫有关的问题，因为她们的药物滥用往往植根于性别社会化的进程当中。在许多情况下，一个适当的支持性团体可以是一个学习和建立社交技能的安全场所，并且可以提供一个必要的渠道，与其他有类似经历的成员一起解决这些问题。

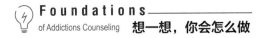

Foundations
of Addictions Counseling **想一想，你会怎么做**

39 岁的罗谢尔是一名居住在城市社区的非裔美国妇女，她在丈夫的坚持下寻求咨询师的帮助，因为她的丈夫称她过度饮酒。她告诉咨询师，自从一个密友去世后，她连续三年每天喝酒，她的家人都很关心她。她抱怨说，她感觉不到社会的支持，她认为她的丈夫作为白种人，不理解她。她似乎对咨询很抵触，并且告诉咨询师她以前试过，觉得咨询师"听不懂她在说什么"。咨询师正在考虑把她转介给一个团体。当决定转介时，咨询师应考虑哪些因素？

咨询师提供护理的相关建议

咨询师应当积极地将 12 步方法整合到治疗过程中，为成员提供低成本或无成本的选择，并提高提供治疗的能力。当向自助团体转介或决定是否将某个团体纳入治疗时，咨询师需要来访者所在社区中所有可用的自助团体列表。应该与来访者分享并讨论这份资料，以评估如何以最佳方式满足来访者的需要。对于咨询师和患者来说，重要的是要考虑满足治疗目标范围的所有团体，但要选择那些让患者感到最舒适和最能接受的团体，以最大限度地发挥其带来成功结果的潜力。

为了解决来访者最初对团体的抵触情绪，"使参与嗜酒者匿名互助会变得更容易"（Making Alcoholics Anonymous Easier，MAAEZ）的形成是为了使来访者能够处理他们在嗜酒者匿名互助会会议中可能遇到的一些情况，这样他们就不会立即拒绝嗜酒者匿名互助会作为潜在的帮助来源了。"使参与嗜酒者匿名互助会变得更容易"是一种人工形式的干预，旨在帮助正规治疗中心向参与者介绍 12 步的文化，其目标是克服人们对 12 步会议的抵制，并通过以下方式达到的：改变参与者对 AA/NA/CA 成员的态度；说明社会对参与 AA/NA/CA 的期待；提高参与者控制和管理他们在 12 步会谈中经历的能力；他们选择与之建立关系的人员；他们对 12 步哲学的诠释。

"使参与嗜酒者匿名互助会变得更容易"由六次每周 90 分钟的团体形式的课程组成，由咨询师管理，他们自己也是 12 步团体的积极成员。每堂课都在一张双面的纸上进行概述，表明课程要点、要讨论的问题、建议的讨论时间、要带回家的信息以及本周的家庭作业。为了实施干预，每周要进行两次"使参与嗜酒者匿名互助会变得更容易"会议：介绍性会议（针对新来访者和已完成核心会议的来访者）和四次核心会议之一的会议（针对持续来访者的"精神性"会议、"担保人"会议、"原则而非个性"会议和"清醒生活"会议）。

一项名为"使参与嗜酒者匿名互助会变得更容易"的关于一个 12 步团体形式的促进计划的试验结果表明，在"使参与嗜酒者匿名互助会变得更容易"接受治疗的患者中，一年后，过去一个月禁酒的概率明显高于常规护理的来访者，这一点对于先前 AA/NA/CA 会议出席率高的来访者尤为明显。

在评估哪一个团体最适合来访者的需求以及来访者是否适合一个团体时，咨询师应注意以下信息：

- 来访者是否有停止成瘾行为的愿望？它是什么类型的成瘾，或者问题不止一类？
- 来访者的性别是什么？从性别角色社会化的角度来看，成瘾在多大程度上可以被概念化？
- 来访者的文化背景是什么？他的种族是什么？他最认同的文化 / 种族背景是什么？
- 来访者的信仰体系是什么？来访者有精神信仰吗？来访者是否坚持严格的宗教结构？来访者是否属于特定的宗教派别？
- 来访者的感受如何？他是生气、骄傲、泪流满面、控制欲强、多疑、有戒心，还是感到内疚、充满羞耻？
- 来访者是否表现出任何可能影响团体适应的个性或特征，反之亦然？

正如前面所指出的，可得性对于某些来访者来说可能是一个问题。如果来访者接受治疗和居住不是在同一个地方，那么他必须在成瘾治疗期间和之后在方便的地方参加团体活动。但是，如果来访者因为匿名的原因拒绝参加他家附近的团体，咨询师就应该注意，在这种情况下，咨询师有责任为来访者提供其他的团体选择。此外，咨询师需要让来访者意识到，虽然自助团体的成员承诺不泄露会议或与会成员身份的具体信息，以鼓励在团体中自由分享，但不能确保匿名性。在咨询开始时获取这些信息和其他信息将帮助咨询师确定来访者是否适合某个团体，以及他适合哪个团体。在接下来的会议中，这些信息将作为咨询师处理团体内容过程中的指南，以达到治疗的目的和目标。

我怎样才能更多地了解团体

请教

同事是成瘾和过程信息的宝贵资源，可以提供个案概念化、个人经验、错误和失误、成功的结果、额外的社区资源，以及培训和宣传的协作机会。咨询师在为来访者提供服务时也应寻求督导，对从业人员的持续督导是有能力、有伦理道德的实践的必要条件。正如成瘾咨询师在成瘾治疗过程中为来访者提供指导、支持和教育一样，督导师也为成瘾咨询师提供同样的指导、支持和教育。

研究

对成瘾领域和相关治疗团体的最新研究保持关注，可以拓宽咨询师对成瘾治疗的措施、模式和方法的概念。期刊文章、文本和教育资源提供了广泛的信息，这有助于扩大咨询师在这一领域的技能和知识基础。咨询师被告诫要以怀疑的态度对待互联网资源。网络已经产生了似乎无限数量的关于成瘾治疗和团体流程的有用文章和资源。然而，虚假信息的可能性很大，这可能对来访者和康复过程有害。

亲身参与

有效的成瘾咨询师对12步/自助团体如何工作以及如何将其纳入治疗有深入的了解。咨询师应联系各机构并索取有关团体的资料，还应参加各团体以熟悉其宗旨、程序、成员资格要求（如果有的话）和各团体的宗旨/目标，以便在来访者转诊过程中提供帮助。我们还强烈建议在成瘾咨询领域维持专业网络，以增加和保持对当前的治疗趋势、继续教育机会和咨询师的大学支持系统的工作知识。

FOUNDATIONS OF ADDICTIONS COUNSELING　总结

咨询师可以为医学研究所的目标做出贡献，该目标是扩大社区内与药物使用相关问题的治疗基础。12步团体常被纳入治疗，并与其他治疗方式相结合，以最大程度地发挥成功治疗的潜力。团体任务和原则越来越多地被纳入正式的服务中；而咨询师关于12步治疗在成瘾治疗中所起作用的态度、信念和知识基础对来访者参与的决定有很大的影响。

在转诊或将一个团体纳入治疗之前，咨询师需要完全熟悉：不同类型的12步团体及其流程和程序；如何让来访者在他的需求和治疗目标以及团队的基础、目标和结构之间进行选择，获得最佳匹配；任何可能影响结果有效性的文化因素。此外，咨询师在将多样化纳入12步团体的推荐中起着至关重要的作用。成瘾咨询师需要了解来访者的世界观和影响来访者参加团体意愿的文化环境。咨询师必须仔细考虑将一个团体纳入治疗的多元文化影响，所有的考虑都应该从意识、敏感性和支持的立场出发。

本章所讨论的12步及附属团体包括匿名戒酒者互助会、嗜酒者家庭互助会、相互依赖者匿名互助会、麻醉品匿名互助会、父母嗜酒的青少年互助会、理性康复互助会、世俗戒酒组织、女性戒酒协会、无神论者及不可知论者匿名戒酒互助会，以及适度管理。许多团体是为了满足团体成员的各种需要和不同的信仰体系而成立的，所有的团体都有自己的准则。有效的成瘾咨询师将会列出来访者所在社区所有自助小组的名单和信息，包括描述、会议时间、教育材料、文献、小册子和视频（如果有的话）。转诊过程应该是咨询师和来访者之间的协作过程，咨询师应该完全确定，在朝着治疗目标努力的过程中，来访者是否会从团体经验中受益，因为不是所有的来访者适合所有的团体。

团体的优点包括普遍性的权力机制，为实践新的行为和技能提供支持的环境，以及通过分享有助于个人成长的经验为来访者提供了解自己的机会。相反，缺点包括精神基础可能不包括所有文化，成员在小组设置中不适当地工作的问题，以及团体中的领导缺乏专业训练。12 步 / 自助小组是自愿和非营利性的，但咨询师经常将易得性和文化敏感性作为原因，不将其纳入治疗方案。

咨询师将 12 步 / 自助团体纳入成瘾治疗的重要性已经得到一些专业组织的承认。兰黛和怀特指出，咨询师对成瘾治疗中团体的潜在作用表现出越来越大的兴趣，目前正在寻求进一步的信息，以更好地将其纳入他们的实践中。他们认为，由于咨询师在促进参与 12 步的过程中扮演着重要的角色，因此他们通过研究和实践形成的见解可以极大地促进成瘾咨询领域的发展。

第 15 章
维持和预防复发

▰▰ 罗谢尔·莫斯（Rochelle Moss）

亨德森州立大学（Henderson State University）

▰▰ 克里斯托弗·C.H. 库克（Christopher C. H. Cook）

达顿大学（Dutham University）

概述

在患者完成治疗的最初阶段后，咨询过程的重点应该放在为预防复发的维持计划建立坚实的基础上。尽管来访者经常复发，但这种挫折可以被重新定义为一种学习经验，使人们不断加深对自己的局限性和弱点的认识。本章的开始部分将深入探讨成瘾行为复发的预防，确定高风险情况，并通过案例研究来检验看似无关的决定如何在复发中发挥作用。我们还将讨论违反禁欲所产生的影响。后一部分描述了案例中具体的日常维持实践中所应用的复发预防。综上所述，我们将对药物滥用领域的一些最新发现进行总结，以帮助我们更好地了解复发和维持这一复杂动态的问题。

成瘾行为的复发预防

复发通常被定义为在戒断一段时间以后重新使用药物。由于存在许多变量，因此试图确定复发率可能具有挑战性。复发率的不同取决于药物、成瘾的严重程度、治疗的时间长短和如何定义复发。几项研究表明，酗酒者的复发率高达 90%。最近一项由政府组织的研究将药物成瘾的复发率与其他慢性病进行了比较。该研究估计，1 型糖尿病的复发率为 30%~50%；哮喘和高血压的复发率为 50%~70%；与之相比，药物成瘾者复发的概率为 40%~60%。不管涉及多少因素，从业者和研究者都同意，大多数尝试任何重大行为改变的人都会经历失误和 / 或复发。

酗酒是一种复发性的情况，与其他成瘾行为没有什么不同。我们所说的"复发性的情况"是什么意思？在更广泛的医学背景下，"复发"可能被定义为在疾病完全或部分康复后明显的重新恶化。

然而，这个词在日常生活中使用得更为广泛，指的是退回到习惯性（通常是消极）的行为模式。在成瘾治疗中，它可以用于这两种中的任何一种，也可以同时用于这两种行为模式。但在这里，它最好被理解为专门指一种成瘾行为模式的回归，而这种成瘾行为（在较短或较长一段时间内）已经明显减弱。

复发可能出现在自发的成瘾行为明显地停止、自我激励和有意克服成瘾、参与自助（或互助）康复计划或参与正式的医疗或心理治疗计划之后。然而，就目前的目的而言，最好是把复发看作为了控制或消除相关行为的干预或治疗之后发生的事情。因此，由于参加匿名戒酒者互助会或理性康复的戒酒项目，一个完全戒酒几个月的酗酒者所喝的一杯酒，将被视为复发。这些团体的基本理念是，复发是成瘾过程的正常部分，而不是康复的一部分。类似地，由于一位物质滥用咨询师一直在帮助一个来访者控制酒精的使用，而这个来访者如果再次酗酒，也是一种复发。但后一位来访者喝下的一杯酒可能根本不会被理解为复发，因为它可能是完全在咨询师同意的限度之内。这种区别立即引出了一系列重要的问题。

第一，对于参与不同治疗项目的不同来访者来说，过去可能意味着不同的事情。这不仅仅是一个程度的问题。例如，大多数 12 步项目旨在戒除所有改变情绪的物质。因此，对于曾经依赖阿片类药物的匿名戒毒患者来说，喝一杯酒可能算复发，但如果是同一名患者的咨询师从事的是纯粹的认知行为治疗项目，重点关注非法药物的使用，那么他的心理咨询师就会认为这是无关紧要的。一个完全戒酒的酗酒者可能会开始以成瘾的方式使用镇静剂，此方式也被称为复发——即使咨询师没有告诉他不要使用镇静剂。类似地，来访者的行为在匿名戒酒者互助会的圈子里，被称为"用一种成瘾置换另一种成瘾"。

第二，有时有必要区分"失误"和"复发"，因为与匿名戒酒者互助会会员相比，一杯葡萄酒对参加受控饮酒计划的来访者具有不同的意义。因此，一个完全戒酒的人（无论他将何种治疗方案作为实现这一目标的手段）喝的一杯酒，如果不被允许，很可能就会被认为是复发，从而导致进一步地饮酒，或构成了违反安全敏感的工作场所的雇佣条款。然而，对于另一个来访者，同样的行为会导致立即与担保人或咨询师的会面，从而有助于讨论如何在未来避免这种情况的发生，那么，这可能就只是一个失误。因此，失误是对商定的治疗目标的技术上或适度的违反，这是允许从中学习的，从而实现治疗的最终目的和目标。复发是一种更严重的违反治疗目标的行为，或者是一种更轻微的违反行为，但在这种情况下，没有明显的学习发生。

第三，预防复发是一种与其他治疗模式相兼容的治疗方法。多模式治疗结合 12 步支持计划为长期节制提供了最大的希望。但这反过来又提出了另一个重要问题：什么是单纯的复发预防？

"复发预防"很难定义，因为它包括一系列治疗方法，适用于一系列非常不同的成瘾行为，以及一些通常可能根本不被认为是"成瘾"的习惯或行为。在每种情况下，目标都是防止复发，但与复发一样，"预防"一词也有不同的含义。因此，举例来说，如果一项预防复发的计划能够降低复发的严重程度或频率，即使不能完全消除成瘾性行为，在短期内也可能被认为是成功的。另一方面，另一种治疗方案可能在更大比例的患者中实现完全戒断，但对那些不戒断的患者，则完全没有减少复发。

复发预防通常包括对患者进行技术培训，以便他们发现预防或消除复发的有用方法。因此，在某种意义上，它是一种"自助"或自我调节的形式。然而，它并不仅仅局限于成瘾行为领域。我们有理由相信，整体的生活方式在维持或消除成瘾行为中起着重要的作用。因此，复发预防可以合理地涉及诸如精神、饮食、锻炼和娱乐等问题方面，也可以涉及与成瘾行为本身密切相关的具体问题。此外，复发预防还可能涉及药剂如阿坎酸或纳曲酮的处方，这些处方药品可以通过减少使用的冲动或渴望，在支持或增强心理治疗效果方面发挥作用。

理想情况下，预防复发可以完全消除成瘾行为的潜在原因。然而，在实践中，它只是专门针对成瘾行为本身。一个好的结果被定义为仅仅是观察到的成瘾行为的改变，而不是基于假设或实际的潜在因素。这并不是说对这些问题的考虑是不重要的，而只是说它们不是这种治疗方法的必要或独特的组成部分。在治疗环境中，有时采用预防复发的方法，注意这些因素会被认为是非常重要的；有时它被作为纯粹的行为方法的一部分来使用，在这种情况下，只有可观察到的行为才是成功的标准。

虽然我们注意到"预防复发"这个词的各种含义，但在这里，我们主要指的是从成瘾性疾病中恢复的方法，这些方法可以通过教授或学习来达到减少复发的频率和／或严重程度的目的。当然，最好的结果可能是，预防复发带来了复发的完全消除。然而，没有一种治疗成瘾障碍的方法能使所有的患者都得到100%的改善。即使不能完全成功，复发预防也会有一定程度的成功。更重要的是，它允许一些可能的失败（尤其是"失误"），通过学习这些经验可以预测长期更好的结果。

复发预防模型

复发预防（relapse prevention，RP）模型是预防或控制复发最著名的模型之一。它是一种基于认知行为理论的方法，包含了社会学习理论的各个方面。这个模型随着时间的推移而演变，其支持者将复发过程描述为一个复杂的多维系统。

使用复发预防模型的咨询师对了解影响个体保持戒断或复发的因素很感兴趣。这些因素既包括个人内部的，也包括人际关系的。内部因素包括自我效能感、结果预期、渴求、动机水平、应对能力和情绪状态。人际因素包括社会支持或个人在治疗中获得的情感支持。

自我效能感

自我效能感被定义为一个人在特定情况下感到有能力，并且胜任，可以取得成功的程度。这种对自己能力的信念是基于特定的具体情况的，往往来自过去在类似情况下取得的成功。自我效能感的水平与复发率密切相关。如果来访者经历了一次失误，他们的自我效能感就开始波动，全面复发的风险就会增加。然而，如果个人保持节制（例如戒烟成功），他们的自我效能感就会增加。

F o u n d a t i o n s————————
of Addictions Counseling **想一想，你会怎么做**

梅勒妮开始了戒烟计划。这是她第三次尝试戒烟。在谈到工作期间戒烟的能力时，她表现出了高度的自我效能感。她知道一些策略，可以帮助她在工作中抵制吸烟的冲动，并在前两次尝试中成功地使用了这些策略。然而，她在与朋友外出时未能成功戒烟。在这种情况下，她表现出了较低的自我效能感。咨询师有什么策略可以帮助梅勒妮在和朋友出去的时候不吸烟而提高自我效能感？

结果预期

结果预期是指来访者对使用某种物质后将会发生事情的信念或想法。积极的结果预期与复发率的增加相关，因为个人预期使用药物会带来积极的结果。

F o u n d a t i o n s————————
of Addictions Counseling **想一想，你会怎么做**

泰勒是一名大一新生，因焦虑和药物滥用接受心理咨询。他相信喝几瓶啤酒会让他在联谊会上更受欢迎，因为这样他就不会那么焦虑了。这种积极的结果预期导致泰勒的失误。咨询师希望帮助泰勒发展一个消极的结果预期，以增加他保持戒断的可能性。在这个过程中，咨询师如何使用认知行为疗法？

你有没有过穿泳衣时想要抽烟的冲动？这两个事件其实是有联系的。因为对身体的不满会导致消极情绪，年轻女性就会有吸烟的冲动。这些女性认为，如果她们吸烟，她们的体重就会下降，因此穿泳衣时会感觉更好（一个积极的结果预期），这增加了复发的可能性。

渴求

渴求是指使个体对某种物质的作用做好准备的生理反应。当成瘾者被剥夺该物质（在戒断期间），并受到线索的影响（例如看到啤酒广告），该个体就将体验到一种渴求，这可能会导致复发。如果一个人认为啤酒是便捷可得的，这就增加了他对啤酒的渴求。然而，高自我效能感和有效的应对策略可以成为预防复发的"制动机制"。

应对

应对技巧是指帮助个人有效管理行为的策略，特别是在高风险的情况下。许多类型的应对策略被用于物质滥用咨询领域。行为疗法，如冥想和深呼吸练习，以及认知应对策略，如正念和自言自语，已被证明可以有效降低物质滥用的复发率。

　　你最好的应对策略之一是你的自我调节能力。但是你的自我调节的"肌肉"会累吗？如果你一直处于压力之下，导致过度使用自我调节资源，你的自我调节"肌肉"就可能会变得疲惫不堪。这种疲劳会导致采取更无效的应对策略，比如多喝点酒。

动机

　　一个人改变行为的动机水平是影响治疗效果最重要的因素之一。动机的跨理论模型描述了准备改变的五个阶段：意向前期、沉思期、准备期、行动期和维持期。每一个阶段都代表着动机的增强和对变更过程的准备程度的提高。虽然这个模型描述了一个线性的过程，但是通常有很多向后的滑动以及向前的移动。动机的水平取决于积极和消极的强化，并可能受到环境、生活事件、情绪、社会压力和许多其他变量的影响。

　　想想当你试图改变一种行为的时候。也许你正试图从你的饮食中剔除垃圾食品。你是否经历过从最初的动机到实现目标的直线运动？可能不是！我们大多数人都会受到日常情绪、意外生活事件和信心水平变化的影响。所以你可能已经执行了你的计划，几天没有吃垃圾食品——然后你和你的老板发生了冲突。在吃了几天的薯条和糖果后，你重新评估并又回到计划阶段！

情绪状态

　　积极和消极的感觉都被认为是药物使用的主要原因，但消极的感觉被认为是主要的动机。当一个人经历悲伤、愤怒、焦虑或后悔等情绪时，他有关戒断的自我效能感或对自己保持清醒的信心是最低的。大多数来访者都会感到羞耻和懊悔，这是复发的诱因。消极情绪与酒精使用的复发联系尤其紧密。

　　似乎创伤性事件和灾难与早期复发率有关。"9·11"事件发生后，有报道称，试图戒烟的吸烟者早期复发率较高。其他物质的使用也增加了。美国俄克拉荷马城爆炸案后也发现了类似的行为。吸烟水平的增加与更高的压力水平、对安全的担忧和创伤后的悲伤有关。

社会支持

　　在物质滥用咨询中，社会支持对戒断的重要性不可低估。社会支持可以是积极的，也可以是消极的。家庭、配偶和朋友可以提供一个积极的支持系统，这可以提高来访者的自我效能感和情绪水平。然而，来访者的家人和朋友往往很难在多次复发和随之而来的痛苦和烦恼中保持支持。当来访者成功地将负面支持最小化时，他们才更有可能保持清醒。

一个人的价值——它可以走向二选一的某个方向

对于一个支持性的社交网络的重要性，怎么强调都不为过！在接受治疗之前，多与他人接触，从哪怕一个人那里获得高水平的支持，都会带来更好的结果。但是，饮酒者的社交网络包括许多其他饮酒者，即使社交网络中有一个人饮酒，也会增加复发的风险。

咨询师发现，物质滥用患者在接受治疗后更有可能立即失误或复发。但随着时间的推移，康复的个体在学习应对策略和提高自我效能感的同时，复发的趋势就会减少。为了帮助患者保持稳定和清醒，咨询师需要熟悉一些常见的问题。复发预防模型中的三个基本要素是：（1）高风险情境；（2）看似无关的决策；（3）禁欲违反效应。

高风险情境

复发预防治疗的核心是观察到对于每个成瘾者来说，某些可识别的环境呈现出很高的复发风险。这些高风险情况（high-risk situations，HRSs）是复发的关键事件，它可能对一个人自我控制的信心水平构成威胁。来访者越有能力识别自己的高风险情境，并提前准备一套应对策略，以便在不复发的情况下进行管理，就越有可能取得良好的结果。马拉特和戈登（Gordon）在 1980 年报告说，大多数复发与三种高风险情境相关：（1）挫折和愤怒；（2）人际诱惑；（3）社会压力。

来访者常常意识到，当感受到如焦虑、抑郁等消极情绪时，他们更有可能喝酒，但他们往往忽略了一个事实，即情绪高涨也可能是一个问题。本章的一位合著者（克里斯托弗·C.H.库克）几年前参与了一项 12 步治疗项目的随访研究，遇到了一位戒酒一年或一年以上的酗酒者，但在他第一次也是唯一一次酗酒复发的当晚死于急性酒精中毒。庆祝成功地达成了一项重要的商业交易的渴望，促使他旧病复发。这种想法似乎与匿名戒酒者互助会中《医生的观点》（the Doctor's Opinion）的作者威廉·斯克沃斯（William Silkworth）博士的话相呼应。他说："我遇到过很多人，例如，在一些项目上奋斗了几个月……将在某一天达成对他们有利的交易。他们在这个日期之前的一天左右喝了一杯，然后，这种渴求现象立刻成为压倒其他所有兴趣的头等大事，结果这个重要的约定没有达成。这些人喝酒不是为了逃避，而是为了克服超出他们精神控制能力的渴求。"

与青少年合作的咨询师可能认为，青少年物质滥用的增加是由于与成年人或同龄人的冲突，或强烈的消极情绪所致。然而，最近的一项研究表明，超过三分之二的青少年在试图提升积极情绪状态时会出现复发。换句话说，青少年使用药品和酒精来试图增加已经兴奋的情绪。

由于人际冲突引发的诱惑通常被认为是复发的前兆，却很容易被成瘾者用作将自己的困境归咎于他人的一种方式。在复发预防治疗中，这被理解为一种高风险情况，在这种治疗中，患者负责将之前计划好的应对策略付诸实施，以在没有复发的情况下管理愤怒、排斥或冲突。

饮酒的社会压力通常很微妙，在西方社会也很普遍。然而，在特定的亚文化中，存在着无数的压力导致使用其他药品、参与赌博、暴饮暴食、超出个人能力的消费，以及各种其他可能成瘾的行为。一旦认识到这些压力是什么，就有可能提前计划如何管理它们。许多复发仅仅是因为成瘾者没有提前计划，而让自己措手不及。由于我们中的大多数人无法在一瞬间就想到一个令人信服的替代行动方案，因此长期强化和熟悉的成瘾行为模式成为一种必然结果，任何人都会被迫顺应社会压力而酗酒，或使用药物，或从事其他成瘾行为。尤其是在被朋友、家人或受人尊敬的权威人士施加压力的情况下。

　　瑞秋已经成功戒酒三个月了，但现在却害怕回家过节。她向咨询师解释说，酒精是她的家庭庆祝活动的中心。在咨询过程中，她详细描述了她感到的可能有压力要喝酒的所有情况。她和咨询师进行了头脑风暴，讨论了拒绝技巧，并演练了一些行为策略，比如手里总是拿着一杯软饮料。咨询师还可以用什么其他的行为策略来帮助瑞秋保持清醒？

复发预防的方法首先要帮助患者识别自己的高风险情况。记录情绪状态、社交互动、渴望和失误/复发的日记，这个过程可以起到帮助作用。各种调查问卷也有助于实施这一过程，如饮酒情况的清单。确定了特定个体最难管理的高风险情况系统后，重要的是要考虑处理这些情况的习惯性应对策略可能是什么。显然，成瘾行为（饮酒、使用药物等）可能是主要的预处理反应。然而，患者使用的其他应对策略可能无效，因此不太可能有助于预防复发。

然后，必须考虑计划和实施具体的应对策略。这个过程从头脑风暴开始——不管是单独的还是作为团队的一部分——关于每个高风险情况可能采用的策略。在列出尽可能多的可能的应对策略后，咨询师应协助来访者对选定的应对策略进行完善、修改、组合和改进。理想情况下，这些都是要经过排练的。例如，鼓励酗酒者扮演拒绝饮酒的角色可以获得很多好处。如果角色扮演被录像并回放，并讨论来访者是如何处理这种情况的，就会获得更多的好处。酗酒者也能从识别他人用来说服他们加入"社交"饮酒的策略中获益。为高风险情况提供的有帮助的建议包括：

- 注意导致个人物质滥用的内部触发因素（思维模式和相关情绪），例如期望、愤怒、恐惧、怨恨、恼怒、沮丧、失望、羞耻等；
- 使用记忆术来记住行动计划中的对策；
- 获取一个标记系统（情绪晴雨表），该系统能激发记忆，促使回忆起行动计划；
- 利用资源、人员和活动，制订一个用来分散情绪的后备计划；
- 使用多种方法来缓解压力，具体来说，是那些不会上瘾的健康选择，比如培养爱好、冥想、放松和体育锻炼。

你最近冲浪了吗？一组对减少吸烟习惯感兴趣的大学生被鼓励做一些"冲动冲浪"的活动。如果你想试试这个，首先想想你所经历过的具体的冲动。如果你想尝试这样做，先来想想你对一个不想要的习惯或行为有什么特别的期望，然后把这些冲动想象成波浪，想象乘着这些波浪自然起伏，而不是与冲动抗争或屈服于它。

安妮斯（Annis）和戴维斯在 1991 年提出了一种更全面的复发预防模型。该模式旨在启动和维持饮酒行为的改变，其重点是建立对个人能力的信心和促进自我效能感。这个模型包括以下三个流程。

- 制定物质滥用风险情况的等级。
- 识别环境中的优势和资源，来处理情绪、行为和认知方面的问题。
- 设计家庭作业，让来访者能够：
  - 监控特定情况下的想法和感受；
  - 预测有问题的情况；
  - 演练对饮酒的不同反应；
  - 在更困难的情况下练习新的行为；
  - 反思个人的进步和能力的提高。

咨询师需要牢记特定的风险因素，这些因素会影响一个人在面对高风险情况时能否成功地保持清醒。这些因素包括有压力的生活事件、家庭 / 社会支持的丧失、急性心理困扰、对自我效能感的情境威胁，以及积极和消极情绪。此外，由于酗酒或物质成瘾的家族史、成瘾的性质和严重程度，以及精神疾病和物质滥用的共病诊断，一些患者则会有更大的复发可能性。

看似无关的决策

高风险情况并不是简单地由他人或社会环境强加的情况。有时它们是一个人的思维过程的结果。这些思维过程是多种多样的，在这里不可能有一个全面的描述。当思维错误和心理"陷阱"似乎是复发的主要原因时，以认知疗法的形式获得专家的帮助可能是有益的。另一方面，在匿名戒酒者互助会等 12 步团体的世界里，关于这些过程是如何运作的有很多智慧。关于维持和复发预防方面的研究表明，多模式治疗以及参与 12 步项目，为长期康复和改善症状提供了最佳机会。通常情况下，12 步团体被证明更容易接近，因为它们发出的是个人经验的声音，给出的建议将会比没有个人经验的专业咨询师所提供的建议更能得到认真的倾听。

"看似无关的决策"（Seemingly Irrelevant Decisions，SIDs）也被称为"设置"，是个人做出的决定，在当时看起来可能不相关联，但往往会导致复发。也许最好用一个例子来说明看似无关的决策。

那天天气很好，约翰在接受了老板高度肯定的年度评价后，提前完成了工作。下班后他决定步行回家。他改变了通常的路线，以便在当地的公园里散步，享受温暖的阳光、茂盛的树木和孩子们打球的声音。他对生活感觉良好，酗酒的日子似乎很遥远。他走出公园时路过一家酒吧，他过去常在那里喝酒。他知道他不能再喝酒了，但想起他的老朋友们会好奇他出了什么事，他就决定走进去看看他们都怎么样，这"只是看在过去的份上"。一到那里，他们没有理会他不再喝酒的请求，给他买了一杯"真正男人的饮料"。他们告诉他，他们很生气，因为他已经好几个星期没有来看望他们了。他们说，只要他和他们一起"喝一杯"，过去的就让它过去吧。约翰对自己说，在这种情况下，他别无他法，只好让步了。没过几个小时，酒保以明显的醉酒为由拒绝再为他服务。当他回到家时，他的妻子也很生气，所以他知道他"别无选择"，只能去另一个喝酒的朋友家里。在那里，他喝了一晚上的酒。

决定步行回家而不是乘公共汽车，或者选择这条路线而不是另外一条，这些与酗酒的心理过程"似乎毫不相干"。然而，事后看来，由于环境因素的影响，这样的决定可能会不可避免地导致复发。这种复发后来常常被认为是"不可避免的"。毕竟，约翰回到酒吧，当所有的老朋友都坚持要他喝酒时，他能做什么呢？

前面所说的大部分内容都与此示例相关。约翰本可以意识到，他对幸福和成功的感觉和生活中的任何失望一样，都是一种高风险情况，如果他也演练了一系列现实的策略抵制来自饮酒朋友的压力，那么他更有可能不喝一杯酒就从酒吧里出来。更重要的是，他可能已经意识到，从一开始进入酒吧就是一个非常糟糕的主意。然而，这里的总体问题是，一个无意识的决策链正在形成，使得复发几乎不可避免。因为这些决定看起来是无关紧要的，还因为这些决定真正的目的部分或全部都是无意识的，所以约翰能够辩称，这些事件让他措手不及。然而，一旦认识到这种决策模式（而且大多数成瘾者都很容易想到例子），如果不做出有意识的决策，继续参与其中就会变得极其困难。一旦意识到这一过程，看似不相关的决策就会失去大部分力量，来访者就可以发挥预防复发的策略。

禁欲违反效应

这里还有一个心理陷阱值得一提，即使仅仅是因为它在咨询师和来访者之间引起的争议。这个陷阱的基础是，一旦人类为自己设定了一个规则，似乎就有一种不可抗拒的诱惑要打破这个规则。这一点除了精神上的暗示，还有世界上主要的信仰传统对它的反应，这个观察结果对成瘾过程有重要的心理影响。这个过程被称为禁欲违反效应。

陷阱可以以各种方式出现。最常见和最简单的是，轻微的违规行为被视为重大违规行为的正当依据。因此，如果珍妮决定坚持不吃蛋糕或糖果，那么当她发现自己在朋友的庆祝活动中不小心接受了一块生日蛋糕时，她就会决定回家大吃大喝，因为她已经失败了。规则被打破了，所以她不妨尽情地打破它。当然，如果这是珍妮一个月来吃到的第一块蛋糕，那么她一点也没有失败——她做得非常好。但是，从心理上来说，她觉得自己已经失败了，所以再试图坚持下去已经没有任何意义了。

这种心理陷阱有许多更微妙的表现，但总的特点似乎是从把规则看作为自己的利益制定的，变成把它看作为自己的利益（或他人的利益）以某种方式由外部强加的。因此，在某些情况下，违反规则似乎是被允许的，或者多次违反规则并不比一点点违反规则更糟糕。

从预防复发的角度来看，重要的考虑是，轻微违反规则（"失误"）并不会不可避免地发展到严重违反规则（"复发"）的程度。我们可以通过学习一些应对策略来防止这种情况的发生，并在一段时间内使这种行为变得可控。但问题就出在这里：其他成瘾治疗方法强调成瘾行为的不可控制性。匿名酗酒者互助会的12个步骤中的第一步就说道："我们承认我们对酒精无能为力，我们的生活变得无法控制。"（匿名酗酒者互助会会员常被提醒"一饮而醉"）这种强化无力感的信息受到了一些咨询师的批评，原因是把只喝一杯酒当成了必然复发，酗酒者根本没有任何理由控制自己的行为，也没有任何理由相信，如果他们试图控制饮酒就能控制住。酗酒者就是缺乏控制饮酒的能力，因此，一杯酒就会使其立即不可避免地、不可阻挡地回到酗酒的状态。

我们不可能在这里详细地回顾这两种立场的优缺点，但是，一些观察是重要的。首先，如果来访者参与了基于学习行为的心理学模型的复发预防治疗，并参与了一个自助康复项目，那么最好是讨论这些明显的冲突，而不是假装它们不存在。其次，冲突不一定像最初出现的那么多。许多匿名酗酒者互助会会员在经历了一个相对较小的"下滑（差错）"之后，去参加了一次匿名酗酒者互助会会议，或者向他们的担保人寻求了帮助，并且已经找到了防止"不可避免的"复发的帮助。同样，在一系列看似不相关的决定之后出现的"差错"或"失误"本身，也可能带来一个从一开始就最好避免的高风险情况——即使根据预防复发理论也是如此。两种传统都蕴含着大量的智慧。最后，当计划复发预防治疗时，咨询师应该记住，每个人都是不同的。对一个人来说可能发生的事，对另一个人来说可能不会发生。然而，要承认并不存在以下情况，即有一系列不可避免会带来风险的、而且一旦遇到就无法做出任何努力去克服的情境。

生活方式的改变

对于许多有成瘾障碍的人来说，一个关键的问题就是生活方式的不平衡。依赖综合征的特征非常显著——一种涉及成瘾对象的现象，其重要性和在生活中占据的时间都超过了它应该占据的时间。这有时会带来毁灭性的后果。人际关系、工作、道德标准、休闲活动、饮食、睡眠、健康、价值观、精神和生活的其他方面可能会受到影响。然而，不管怎样，时间和精力的使用也变得严重扭曲，人们会更多地卷入（和捍卫）成瘾行为，而对那些能够带来幸福的事情和人给予的时间更少。

有时生活方式的不平衡可能是成瘾造成的，有时它促成了成瘾。例如，失业可能是工作时饮酒的结果，也可能是由于其他时间饮酒而削弱了履行工作义务的能力。然而，失业也可能是导致酗酒的压力之一，或者只是有更多的时间喝酒。理清这些因果关系在实践中很难产生实效。很明显，一个更加平衡的生活方式将需要更少的时间饮酒和更多的时间投入到有建设性的活动中（如求职或志愿工作，如果不选择有偿就业的话）。因此，评估和改变使用时间的实际方式，是全面预防复发策略中非常重要的一部分。

有时可以使用一个有用的练习，探索一个成瘾的人是如何接近"应该喜欢的"和"想喜欢的"。人们常常会发现，把大量时间花在一个上面，而牺牲了另一个。因而，优先考虑义务，无情地忽略休闲时间和个人幸福，直到达到不可避免的复发点（因为饮酒是唯一的习惯性应对策略，用来应对这种不平衡产生的压力）。要么，就是追求一种放纵的生活方式，同样无情地忽视人际关系或社会义务。在这样的生活方式中，饮酒（或其他成瘾行为）通常是主要特征。如果没有，很快就会出现，因为这种生活方式缺乏结构和纪律。

⚡ Foundations
of Addictions Counseling **想一想，你会怎么做**

60 岁的斯坦利在被迫提前从政府要职上退休后，曾寻求过心理咨询。他现在整天无所事事，回想着不久前他自己的重要性。他把退休后的生活描述为"孤独和无聊"，他感到无用和沮丧。他意识到自己有酗酒的问题，每天早上妻子上班后不久，他就会"一边喝啤酒一边吃早餐"，并花时间为自己的酒寻找"有创意的藏身之处"。他参加了一个 12 步的项目，一开始做得很好（12 步会谈给了他一个新的关注点），但在六个月的清醒之后又复发了。生活方式的哪些改变可能对斯坦利最初的饮酒和复发产生影响？你认为什么改变会使他受益？

对生活方式问题的探索通常会触及人们关心的核心问题。他们的时间如何度过，为什么事情投入精力，通常反映了生活中重要的愿望和优先事项。一旦确定，这些就可以提供激励的杠杆，以实现改变。例如，想要保持对孩子的监护权就可能会为此遵守法院强制的成瘾治疗计划。然而，核心信念和优先事项都是精神层面的 / 或宗教性质的，无论这一点是明确的还是含蓄的。确定这些核心信念和优先事项可以有助于重新获得视角并确定治疗方法，以解决成瘾障碍带来的精神、心理、社会和身体方面的问题。这可能需要 12 步治疗项目（见第 14 章）或宗教课程来完成，也可能与宗教根源重新联结，与某种世俗治疗计划同时发生，还可能涉及采用一种精神的训练（如正念）来支持复发预防。因此，重要的是，咨询师能够以一种肯定的方式促进对精神和宗教问题的讨论，而不是劝诱改变或破坏可能不同于他们自己的健康的宗教信仰。另一方面，一些"病态"的精神信仰（例如，与极端的邪教或令人成瘾的宗教行为模式有关）可能需要温和的挑战。平衡需要智慧和一种不带评判的意愿来探索精神信仰，这应该从来访者的最大利益的角度出发。

制订管理计划

有多种方法可以将预防复发纳入整体管理计划中。其中，特伦斯·戈尔斯基（Terence Gorski）于 2003 年采用的九步法很有帮助。

- 稳定。在戒断之后，至少几天的清醒是明智的，而且重要的是，不要过快地加入太多的新内容，这些内容是患者在戒断后的一段时间内无法保持的。
- 评估。根据通常的专业实践，这将是一个关于治疗和康复的心理、社会、身体和精神问题的暂时性评估。然而，戈尔斯基特别强调需要有酒精 / 药物使用的生活史，包括过去康复和复发的历史。
- 复发教育。这里提供关于复发和复发性质的信息。戈尔斯基建议，在这个阶段，让家人、朋友和 12 步担保人一起参与。
- 识别危险信号。在复发之前通常会有一些可以识别的危险信号，这样就可以进行早期干预和复发预防。这些迹象将与了解每个来访者的高风险情况的性质和身份密切相关。
- 识别解决问题策略。识别一系列应对策略，重点是识别每个预警信号或高风险情况，这些策略将使我们能够在不使用酒精 / 药物的情况下进行应对。
- 康复计划。现在可以确定一个康复计划，包括适当的团体支持、专业帮助、工作场所支持、参与 12 步项目，以及所有其他可以加强和支持复发预防的资源。
- 清单训练。对于来访者 / 患者来说，每天早上和 / 或晚上有一个固定的时间来识别和计划管理 24 小时内已经出现或可能出现的高风险情况是很有帮助的。
- 家庭参与。家庭可以通过不同的方式参与到预防复发中来，但是这可能是一个鼓励参与嗜酒者家庭互助会、家庭匿名组织或其他帮助家庭的 12 步团体。
- 追踪调查。戈尔斯基建议定期检查和更新治疗计划，包括：每月一次，为期三个月；每季度一次，为期两年；之后每年一次。

预防复发的个案研究

本章的后一节将介绍一例利用维持和预防复发原则的案例研究。使用生物 – 精神 – 社会模型（疾病模型）和认知 – 社会学习模型，从多模型的角度提供干预。虽然有些策略在更大程度上与特定模式相关，但预防复发的必要策略非常相似。这些模型考虑了药物滥用的生物学、心理学和社会学的方面，并广泛使用咨询技术，以尽量减少复发的可能性。这些干预措施很大程度上依赖于来自行为、认知和社会学习理论的技术，除此之外还将解决来访者的身体健康和幸福问题。

本案例研究的来访者是托马斯，27 岁，目前从事销售工作，已婚，有一个两岁的女儿。当托马斯意识到他的生活失控时，他开始了心理咨询。他的妻子威胁要离开他，他一份工作干不了几个月，愤怒情绪也越来越频繁。最近几个月，他有过几次焦虑发作，并开始考虑自杀，认为活着没意思。

托马斯报告说，他从高中起就开始喝酒。每天大约喝一箱啤酒，数量取决于他的压力水平。他经常喝波旁威士忌，很多周末都是和朋友们在醉醺醺的状态中度过的。随着他酗酒的后果日益严重，他对饮酒的依赖已变得越来越明显。

托马斯最初稳定病情的治疗包括：去看几次医生调整抗焦虑和抗抑郁的药物；在治疗期间，告知托马斯继续服用药物并按照规定剂量服用的重要性。鉴于托马斯先前的焦虑和抑郁史，他能否保持清醒可能在一定程度上取决于他能否持续使用这些药物。

在康复阶段，戒断和稳定后，复发预防咨询师有几个治疗目标。第一，托马斯需要能够识别出高风险情况；第二，他必须制定应对这些情况的策略；第三，咨询师必须帮助托马斯确定（并且可能的话去建立）支持系统。这些支持系统包括积极的社会支持网络，如匿名酗酒者互助会、教堂，以及支持他的朋友和家庭成员。其他目标包括了解成瘾的本质，识别和控制复发的警告信号。最后，目标必须包括探索与托马斯的生活相关的多系统问题（他的人际关系、环境、健康、娱乐和家庭），以及评估哪些地方需要积极的改变。

对高风险情境进行自我评估

起初，托马斯被教导要自己监控高风险情况。要求他记录下他想喝酒的时间、地点和原因。托马斯有一张表，他可以在上面追踪高风险的情况，他有冲动时的想法和感受，以及他用来避免药物使用或限制摄入量的应对策略（参见表 15–1）。由于药物使用在多年使用后成为习惯，似乎是一种自动反应，因此自我监控策略迫使他有意识地识别自己的行为。

表 15–1　　　　　　　　　　　　　　　　自我监控表

	时间	情况	想法	感受	行动
6 月 1 日	上午 8：30	上班迟到了；老板似乎有些激动	我可能会被解雇；他似乎总是看不起我。我需要喝一杯	焦虑和对自己失望	做好准备迎接第一个客户
6 月 1 日	下午 5：30	在路上开车 1.5 个小时	我对那些愚蠢的司机很生气。我应该回家喝一杯。多糟糕的一天	愤怒、沮丧	听欢快的音乐
6 月 6 日	下午 7：30	与妻子对抗	如果她离开我，那么我将会不知道该怎么办。我不能再继续下去了。如果我能喝一杯，我就更有信心说服她留下来	悲伤、绝望	出去，四处走走，准备好要说什么

当托马斯与他的咨询师见面时，他们使用图表作为评估工具和干预策略。一起检查图表后，咨询师帮助托马斯看到，线索主要集中在压力事件上，比如完成销售任务的压力，或与妻子的激烈争吵。托马斯认为，他应该得到一个奖励（以喝一杯的形式），因为他渡过了难关，或者他必须喝一杯来缓解压力。他因为妻子威胁他而感到非常焦虑，认为喝一杯可以帮助他缓解压力，给他更多的勇气。他的感觉通常包括紧张、生气或失望。

应对策略

自我监控表还帮助托马斯意识到他决定喝酒的关键时刻，以及帮助他抵制喝酒的其他反应。托马斯和他的咨询师一起集思广益，为不同的高风险情况制定不同的应对策略。在未来的咨询过程中，咨询师会设置各种不同的情境，并让托马斯演练这些策略。

例如，托马斯意识到，在交通高峰时期，交通压力通常会导致喝一杯的强烈欲望。经过头脑风暴的选择之后，托马斯意识到他可以利用这段时间来放松，通过听音乐恢复良好的心情。此外，他的咨询师还帮助他在这种情况下识别他不正常的思维。他有责怪其他司机的倾向（"他故意挡住了我的路，这些愚蠢的司机需要让开"），这增加了他的压力。咨询师帮助他转变成一种更健康、更少会带来压力的思维方式，比如"所有的司机都像我一样想回家，他们并不是都来挡住我一个人的路"。在咨询过程中，托马斯练习了这些策略，比如想象在车流中驾驶，听欢快的音乐，以及思考更理性的想法。这个过程教会他认识到自己的触发因素，制定出应对策略，并使用认知行为技术来改变自己不理智的思维方式，从而尽量减少复发。

失误和复发的预防技术

在最初的阶段，咨询师也教托马斯关于失误（单次使用）和复发（回到不受控制的使用）的知识。虽然他被告知失误和复发是常见的，但他被鼓励利用从失误中获得的知识来识别突发事件和更好的应对策略。通过这种方式，失误被重新定义为可以帮助防止复发的学习经验。这种观点减少了失误后的内疚、焦虑和怀疑，消除了针对来访者的任何道德禁令。

将失误重新定义为一种学习经验，也可以帮助托马斯质疑"全有或全无"的信念。很多时候，有成瘾行为的人会非理性地认为，如果他们出了一次差错，那么他们的情况就没有希望了，他们也可能会放弃，这就会导致完全的复发。这在以前被称为禁欲违反效应，来访者认为绝对禁欲和完全失控是唯一的选择。当托马斯将失误视为他可以从中学习的正常康复过程的一部分时，他就会意识到他可以重新获得控制权。这种控制感能提升其自我效能感，让他相信自己可以在未来类似的情况下控制局面。

在这个时候，咨询师提供了一些策略来帮助他减少失误。托马斯签署了一份治疗合同，其中规定，他同意在出现失误时离开。这给了他一个"暂停"的时间，并限制了酒精使用范围。此外，咨询师和托马斯一起建立了包含具体步骤的提醒卡，并列出了一个名单或可以拨打的支持者的电话号码（包括他们的电话号码）。卡片上也可以写一些肯定的话，如"记住，一切在你的掌握之中""这张纸条不是什么大问题。如果你选择，你现在就可以停止""想象你自己在控制"。托马斯承诺在失误后立即使用这些策略。

很快，在随后的咨询过程中，托马斯报告了一个失误并描述了当时的情况。他说他这一周过得非常艰难，工作上出了问题，还和妻子大吵了一架。在周五的晚上发生分歧之后，他在周六一早离开了家，他仍然很生气，决定去拜访他的一个朋友。托马斯承认，他知道这样做很危险，因为他的朋友是他的"酒友"之一。他说他的愤怒和挫败感是压倒性的，并且感觉"没有关系"。喝了几杯啤酒后，当托马斯一个人在洗手间时，他想起了那张卡片。他阅读了这些积极的提醒，并回忆了饮酒的长期和短期后果。他想了想如果他继续喝酒可能会失去妻子的后果，并想起他签署的合同中"在出现失误后马上离开"的条款。然后，托马斯告诉了他的朋友他事先排练好的一个借口，然后迅速离开了。在会谈结束时，咨询师帮助托马斯探索他从这次活动中学到了什么，并鼓励了他的自我效能感。

之后，咨询师检查了治疗工作中存在的差距。她意识到，尽管如此，托马斯在处理消极情绪方面还需要做更多的工作。在随后的会谈中，他们回到头脑风暴的阶段，这样他就可以学习（或被提醒）当他生气、激动或沮丧时使用的应对策略。此外，他们重新检查了他的支持系统，确定出当他正在经历激烈的情绪时，可以寻求帮助的最佳人选或团体。

支持系统和生活方式的改变

托马斯和他的咨询师进一步检查了他的支持系统。几个月来，托马斯参加了一个 12 步的项目，尽管这些会谈为他提供了一些不使用酒精的人的联系方式，但他必须在会谈之外有一个支持系统。有一个不使用酒精的朋友和家人系统，复发的可能性会小得多。

自从托马斯接受治疗以来，他的妻子一直支持他，并参加了一个独立于托马斯的项目的家庭治疗项目。虽然一开始没有投入多少感情，但她在与托马斯重新建立联系方面取得了进展，因为她看到他表现出了保持清醒的决心。此外，因为托马斯报告说沟通是他婚姻中的一个主要问题，他和咨询师一直致力于发展他和妻子之间的沟通技巧和角色扮演。

（这里必须指出，虽然家庭的参与对预防复发至关重要，但这一过程并不简单。当与亲密的家庭成员一起工作时，必须考虑家庭内部平衡的原则。这一原则的核心思想是，当家庭中的一个成员经历变化时，其他成员将受到影响，并以某种方式进行调整。需要重新组织边界、角色和规则，以建立新的平衡感。）

托马斯的妻子是家庭中主要的经济来源，被认为是家中的强者。家庭中也出现了情感角色，托马斯是那个愤怒的人，而他的妻子是那个郁郁寡欢的、坚忍的人。边界围绕着沟通和性行为，因为托马斯的妻子在情感上已经远离他，她限制与托马斯的沟通和性活动，以避免任何亲密感。随着托马斯练习戒酒并将致力于实施他的计划，他的妻子对沟通和性行为逐渐变得更加开放。然而，对再次受到伤害的恐惧在某种程度上使她继续克制自己。

拥有一个不使用成瘾物质的朋友系统对托马斯来说很重要，不仅是为了支持，也是为了在娱乐活动中的陪伴。因为托马斯在过去的几年里一直酗酒，所以他唯一的朋友就是他的酒友，而且他对工作以外的任何活动都没什么兴趣。咨询师帮助托马斯建立一个他认为托马斯会喜欢并愿意从事的活动清单。在他的清单上，排在第一位的是去健身房锻炼。由于他和妻子都是家庭会员，他可以马上开始锻炼，并发现锻炼实际上会产生一种成就感和幸福感。他和一个在健身房工作的教练以及几个同时去健身房的男人建立了友谊。

这些友谊为托马斯树立了社会榜样，他认为他们对健康和健身的兴趣是他希望效仿的。社会榜样往往是改变个人行为的强大动力。托马斯认为这些人具有他希望获得的积极品质，他们的个人鼓励有助于他发展一个更好的自我概念。

除了需要获得健康的人际关系和活动外，还需要改变老朋友和不健康的环境。这成为治疗过程中的一个重要焦点。托马斯有几个朋友，他称之为 "酒友"，他们经常打电话，试图说服他在他们最喜欢的酒吧见面。在经历了一次去酒吧导致两个月的复发后，托马斯意识到他不能再保留这些朋友而是要保持清醒。在咨询过程中，他们会演练拒绝的技巧，托马斯和他的咨询师会进行不同情境的角色扮演，这些情境是托马斯之前和朋友们遇到过的。

此外，咨询师还帮助他探索其他环境，在这些环境中，外部线索会激发渴求和冲动。他了解到，接触到这些线索往往会导致一种被剥夺感和一种使用的冲动。咨询师指导托马斯，以确定哪些线索托马斯可以避免，以及哪些是更困难的或不可避免的。事实证明，在别人喝酒的地方进行社交活动是托马斯的主要诱因或线索。他知道照顾好自己以及保持清醒是他当前的首要任务，他可以拒绝这些邀请而不感到内疚。咨询师还指导他从日常环境中尽可能多地去除暗示，以减少他冲动和渴求的频率。其中一个改变很简单，就是下班回家走不同的路，这样他就不用经过他最喜欢的酒吧了。

对于不可避免的情况，托马斯会学习其他的策略，包括身体意识提示和记忆方法。通过身体感知技术，他能够识别出身体想喝酒的冲动。咨询师让托马斯想象一个他渴望喝酒的时刻，并详细描述他身体里发生的事情。他报告说，他先是感到心跳加快，然后他的手开始颤抖，他的大脑开始加速。咨询师指导托马斯利用这些身体信号作为识别高风险情况的线索。

这时，咨询师解释了如何使用记忆术或记忆辅助工具来帮助托马斯回忆他需要做什么。用 "STOP" 这个词给出了一个首字母缩略词。他的指示是用每一个字母唤起对他自己计划的提醒。S 代表情况（situation）——了解高危情况；T 代表思考（think）——想想我需要做什么；O 代表选择（options）——回想一下我在这种情况下排练过的不同的选择或策略；P 代表计划（plan）——按计划行事。

其他生活方式的改变

患者生活中所有可能导致复发的方面最终都需要在治疗期间进行处理。从一开始，托马斯就指出他所从事的销售工作是他主要的压力来源。达到指标的压力常常是他想喝一杯的暗示，他认为自己不成功，也不称职。他和咨询师探讨了他的选择，托马斯决定找一份压力更小的工作。他在另一家公司找到了一个助理经理的职位，虽然薪水被削减了，但他没有完成指标的压力，这让他松了一口气。

由于他的就业记录和过去的消费习惯导致他存在财务问题，这为他带来了巨大的压力。这是他有生以来第一次尝试要负责任和保持清醒，但债权人不断骚扰他，他连购买一个破炉子的钱都没有。如果没有财政援助，他复发的可能性就会很大。托马斯向当地银行寻求帮助。通过合并他的债务，获得一笔小额贷款，他感到有能力摆脱他的财务困境。

预防复发的现实

当阅读大量涉及药物滥用治疗的策略和干预措施时，保持戒断和防止复发似乎是一项艰巨的任务。本章浓缩了一个案例研究，因此干预措施似乎很快被引入，但实际上这个案例延续了好几个月。尽管咨询师列出了一长串预防复发所需改变的生活方式，但这些改变都是被优先考虑的，并被分解成可实现的小步骤。

为了防止来访者感到不堪重负，咨询师必须以来访者能够体验成功和建立自我效能感的速度提出干预措施。咨询师必须建立现实的目标，并意识到不要让来访者有太多的“应该”需要马上做到。慢慢开始，找到一个平衡点是很重要的。来访者试图过快地建立自己的生活，承担了太多的压力，这可能会导致复发。“应该”需要与乐趣和愉悦保持平衡。怨恨和羞愧的感觉就会慢慢被感激和宽恕所取代。

咨询师和治疗师还需要认识到在这一领域工作的挑战和复杂性，准备好应对将要出现的移情和反移情问题，并做出适当的反应。有时，愤怒、沮丧、无能为力甚至绝望的感觉可能是预测来访者所反映的心理问题的指标，也可能为来访者身边的其他人（家人、朋友、同事）的感受提供重要线索。最好的建议是，无论是作为一个治疗团队还是在一对一的基础上，总是要有良好的督导支持，这样咨询师／治疗师就有空间来思考这些问题并做出建设性的回应。

FOUNDATIONS OF ADDICTIONS COUNSELING 总结

　　维持和预防复发是一个复杂和动态的过程。所有的来访者都有自己的风险因素。多重影响导致高风险情况——多年的依赖、家族史、社会支持、共病性的精神病理和生理状态（身体戒断反应）。认知因素也是影响复发的风险因素，包括禁欲违反效应、动机水平、自我效能感和结果预期。当一个人复发时，可能不是一个单一的明确原因，而是由于大量的内部和外部因素造成的。

　　在复发预防模型中，需要教授和实践认知行为策略。咨询师帮助来访者确定更有效的应对策略，以便在高风险情况期间使用。放松技巧和正念冥想应该得到实践，并且鼓励改变生活方式，以及强调支持性的社交网络。

　　当患者复发时，预防复发的目标是减少复发的时间和严重程度，减少患者稳定和恢复到维持状态所需要的时间。一种综合的、多方面的方法为预防复发提供了最有效的治疗手段，包括药物、12 步项目和认知行为模型。虽然复发率很高，但好消息是，来访者保持清醒的时间越长，他们复发的可能性就越小。

第三部分

家庭治疗、临床治疗
与终生预防计划

FOUNDATIONS
OF
ADDICTIONS
COUNSELING

第 16 章
酒精成瘾与家庭

米斯蒂·K. 胡克（Misty K. Hook）

健康关系研究所（Institute for Healthy Relationships）

　　长期以来，美国人对酒精和其他药品爱恨交加。虽然美国政府已经通过不懈的努力（如禁酒令、禁毒战争）来消除或减少药品和酒精的使用，但是处方药还是得到了广泛使用，非法药品很容易获得，酒精在美国文化中仍然存在。"欢乐时光"是公司生活的主要内容，而达到法定饮酒年龄是许多年轻人热切期盼的事情。然而，尽管药品和酒精在美国文化中扮演着非常讨喜的角色，但成瘾可能会产生严重的后果——这一点在有一个或多个成瘾成员的家庭中表现得最为明显。成瘾会对家庭造成长期的破坏性影响，扰乱健康的家庭动态，增加家庭成员遭受负面身心伤害的可能性。

　　虽然成瘾的影响可能不会被广泛讨论，但它是相当普遍的。2012 年，美国全国药物使用和健康的年度调查（National Survey on Drug Use and Health，NSDUH）的一份报告显示，大约有 2220 万12 岁或 12 岁以上的美国人属于酒精或非法药物滥用。在更大的范围内，麦金泰尔（McIntyre）于2004 年估计有 11% 的美国人滥用药物或对药物上瘾。2009 年，美国有 430 万人因酒精或药物滥用而接受治疗。

　　此外，对于每一个吸毒或酗酒成瘾的人，至少有四到六个人（尤其是父母、伴侣和孩子）同样受到影响。根据这些比例，我们估计受酒精或非法药物滥用影响的人数约占美国人口的 45%~68%。成瘾也会影响未来的几代人。据美国全国药物使用和健康的年度调查估计，5.9% 的美国妇女在怀孕期间服用违禁药物，11.5% 的女性在怀孕期间饮酒。

　　当只关注酒精（影响）时，酗酒者子女的数量似乎在上升。布莱克（Black）2010 年估计美国18 岁以下的酗酒者子女数量约为 2780 万。然而，鉴于有酗酒成员的家庭更倾向于封闭起来，隐藏他们成瘾的"秘密"，这个数字很可能会更大。因此，根据美国社会酒精和药物滥用的频繁程度，咨询师和其他专业的卫生保健人员几乎肯定会遇到成瘾的家庭。为了提供最好的治疗，咨询师需要知道成瘾如何影响家庭，以及如何最好地治疗它。

公立学校开始认识到家庭成员酗酒的负面影响。学校的咨询师们得知，大约有40%的学生是由酗酒者抚养长大的。鉴于这些学生的学业成绩不佳，绝大多数学校咨询师都认为，有必要对他们进行心理咨询和预防性服务。然而，相关认证机构还没有规定必须进行药物滥用的课程和培训。

在深入研究有关家庭和成瘾的文献之前，必须注意到其中存在着一些严重的空白。大多数针对成瘾家庭系统的概念和治疗的研究几乎只涉及白种人、异性恋、完整的家庭，其中男性伴侣对单一物质成瘾。对有色人种女性、同性伴侣、离异父母或有共病性药物问题和 / 或精神病理学个体的成瘾研究实际上是缺乏的。缺乏对心理问题的关注是一个特别严重的问题，因为大量成瘾者都表现出与精神障碍共病。一项研究发现，近60%的药物滥用患者有人格障碍的双重诊断，通常是 B 群的人格障碍类型（反社会型、边缘型、表演型或自恋型）。很明显，有双重障碍的人正遭受巨大的精神痛苦，因为他们的自杀率和自杀未遂率比一般人群高得多。由于了解药物滥用背后的动机是治疗的一个重要部分，我们需要更多地了解精神病理学在成瘾中的作用。

在成瘾的研究文献中，注意到酒精的基础角色也同等重要。虽然无论是合法或非法的药品、赌博和性成瘾对家庭的危害与酗酒一样，但很少有研究单独关注对这些物质的依赖。而对酒精的强调几乎是单一的，其背后的一些原因可能包括：它是合法的、广泛可得的和被接受的；酒精成瘾在美国文化中扮演着比其他药物成瘾更重要的角色；酒精滥用比赌博或性成瘾影响的人更多；性成瘾是一个新兴的趋势，特别是随着互联网的日益广泛使用。因此，尽管任何一种成瘾对家庭的影响都是相似的，但本章将主要关注酒精成瘾。

尽管以药物成瘾为基础的定义在该领域仍占主导地位，但越来越多的专业人士正在研究其他可能成瘾的行为。这些行为包括赌博、玩电脑游戏、购物、锻炼、饮食、性和上网。所有这些活动都可以适度进行。然而，有趣的活动和成瘾的区别在于，健康的活动可以提高生活质量，而成瘾则会降低生活质量。

成瘾与家庭

家庭咨询

在早期的成瘾心理咨询中，心理咨询师通常只与成瘾者一起合作，而他们的家庭成员被排除在外。然而，家庭成员在激励成瘾者戒断或阻止成瘾者做出重大改变方面具有的影响力很快就显现出来了。因此，在咨询会谈中将家庭成员包含进来成了治疗的一个组成部分。系统理论家非常相信内稳态的概念，即家庭等系统为了应对变化而平衡自身的趋势。当一个家庭成员受到干扰时，其他成员就会做出反应，使整个家庭的动态恢复到与正常功能类似的状态。家庭咨询师应密切关注家庭动态的几个方面，包括家庭结构（界限、角色）、家庭规则和代际互动。

在结构上，家庭可以被看作一个被半透性的边界包围的有机体，这个半透性的边界就是一套确定人们如何与家庭内外的人相互作用的规则。在每个家庭中，成员扮演一个或多个角色，这些角色决定了他们做出怎样的行为，以及其他人对他们做出怎样的反应。健康的家庭结构需要明确的边界和灵活的角色。家庭规则控制着一个家庭系统所能容忍的行为范围。积极的规则考虑到家庭中每个人的需要。最后，代际互动是不同子系统（如父母、兄弟姐妹、伴侣）之间进行沟通的方式。健康的代际互动是一种层次分明、角色灵活、沟通开放的互动。

⚡ Foundations
of Addictions Counseling　**想一想，你会怎么做**

乔安娜和勒罗伊·威廉姆斯已经结婚 15 年了。他们有两个孩子，12 岁的肖莎娜和 9 岁的詹姆斯。虽然勒罗伊总是喝酒，但这仅仅是过去六年的问题。他下班回家后，晚上剩下的时间都在喝酒。勒罗伊拒绝帮忙做任何家务，或承担照顾孩子的责任。喝酒后，他还对乔安娜和孩子们进行语言和情感上的虐待，而周末他在清醒的时候则会逃避和沉默寡言。乔安娜和勒罗伊曾经尝试过心理咨询，勒罗伊也参加过康复治疗，但三到四个月后很快就会复发。他拒绝回去再咨询，也不想让乔安娜去。

问题：威廉姆斯家庭的一些角色和规则是什么？

成瘾家庭的动力学：内稳态

在成瘾家庭中，物质滥用最初会威胁家庭内部环境的平衡。物质成瘾的人开始表现出明显的行为模式是，他们与其他的使用者交往，而将不使用药物的家人或朋友排除在外，拒绝经常出现，家庭关系变得紧张。勒罗伊喝酒肯定会给家庭带来压力。他要么和朋友出去喝酒，要么独自在家喝酒。在这两种情况下，他在喝酒时都不与其他家庭成员交流。他被要求帮忙带孩子和做家务，但他拒绝了，这经常导致他与乔安娜的争吵。勒罗伊也不参加孩子们的学校活动或体育活动。孩子们也会生勒罗伊的气，因为他不参与他们的生活，但孩子们害怕说些什么出来，因为他们害怕勒罗伊会大喊大叫。没有人，特别是勒罗伊，会提到他拒绝参与家庭生活的原因是因为他酗酒。

一旦内稳态被打破，其他家庭成员就会适应这种物质使用行为，努力恢复家庭的平衡。他们否认成瘾，改变自己的行为来掩盖物质滥用，经常为了保护成瘾者和家庭系统而牺牲自己的需要。家庭成员开始隐藏他们的真实感受，扭曲现实。随着酗酒开始成为勒罗伊每天晚上的常规活动，乔安娜就一直否认有问题。起初，她反复要求他参与孩子们的活动和家庭事务，但最终，她放弃了要求。她现在什么都自己做。当她不能开车送孩子们去他们需要去的地方时，她会寻求邻居和其他成年人的帮助。除了保住一份全职工作和兼职出席学校的活动外，她还要照顾家里的一切。她还和勒罗伊做爱，无论何时，只要他愿意，即使很晚，即使她很疲惫。她认为屈服比冒险对抗更容易。乔安娜忽略自己的愤怒和疲惫，也不去寻求个人咨询以帮助她更好地应对。肖莎娜和詹姆斯也干家务活，努力减轻乔安娜的负担。只要有可能，他们就会避开勒罗伊。因此，在试图维持内稳态时，威廉姆斯家庭的动力维持了物质的使用。勒罗伊没有承担家庭责任，其他家庭成员也不会打扰他，所以只要他在家，他就可以随意喝酒。他没有为他的成瘾付出公开的代价。因此，他的饮酒现在之所以如此隐匿，是因为威廉姆斯的家庭保持了其结构和稳定的主要组织因素。

成瘾家庭的动力学：边界

边界描述了人们相互联系的方式。它们支配着家庭成员之间的亲密程度，家庭与社会的联系，以及如何容忍冲突等规则。一般来说，成瘾的家庭系统往往有僵硬的、游离的边界。家庭成员表现出沟通能力差、消极性和冲突程度高、解决问题的技能不足、凝聚力低以及整体缺乏组织性和一致性。考虑到人际交往的不愉快，他们最终会彼此孤立。此外，由于对成瘾保密，他们也变得与社区隔离开来，因此，在成瘾家庭系统中，情感亲密度往往较低。然而，酒精本身可以作为一种方式，让家庭获得人为的亲密感，或者作为一个工具，可以化解冲突。一些研究发现，只有当成瘾的家庭成员喝醉时，积极的家庭互动（例如，避免冲突、获得亲密感、欢乐时光）才会发生。这样，家庭系统就可以进一步维持成瘾。

在威廉姆斯家，交谈往往是最少的。乔安娜与肖莎娜和詹姆斯谈论他们的学校和课外活动，但关于家庭的讨论（如果有的话）却很少发生。孩子们不问勒罗伊的事，乔安娜也不提他。每当勒罗伊心烦意乱的时候，他就会大叫，说些伤人的话。还有几次，他会推搡其中一个孩子。因此，乔安娜和孩子们学会了给勒罗伊想要的东西，或者在他心烦意乱的时候远离他。乔安娜试图与勒罗伊协商家务，但当他决定不去做时，她很快就放弃了。因此，肖莎娜和詹姆斯在如何解决关系困难问题方面没有正面的榜样。当乔安娜和其中一个孩子或者肖莎娜和詹姆斯之间出现问题时，无法获得良好的解决。孩子们也没有机会看到社区关系的正面的榜样。虽然他们都上学和参加体育活动，但除了这些活动之外，他们与社区成员的互动很少。他们从来不会邀请别人到家里来，因为害怕别人会看到些什么。

成瘾的家庭系统缺失了健康家庭的一些关键因素。包括：愿意花时间在一起；有效的沟通模式；积极应对危机的能力；对个人的鼓励；明确的角色；以及一个促进成长的结构。

成瘾家庭的动力学：角色

在家庭中，就像在其他系统中一样，人们想知道他们应该如何行动，他们应该如何回应他人。因此，他们倾向于扮演角色，或采取特定的行为方式。每个人都知道他们应该做什么，他们应该如何回应别人扮演的角色。在健康的家庭系统中，角色可以是一般的（如最小的孩子），也可以是特定的（如有趣的孩子），但最后会根据性别、文化和家庭的不同而有所不同。

虽然成瘾家庭系统中存在角色差异，但克劳迪娅·布莱克（Claudia Black）描述了儿童所扮演的四种主要角色。

第一种是家庭英雄。这些孩子非常成功、自立、有责任心。他们通过自己的成就给家庭带来自我价值和认可。他们经常照顾家里的每一个人，有时还被贴上"家长"的标签。肖莎娜是威廉姆斯家族的英雄，这与她的性别和长女的身份相称。她成绩优秀，能帮忙做家务，是她所在足球队的明星。每当乔安娜疲惫不堪的时候，肖莎娜就会过来帮忙做饭，她还会帮詹姆斯做作业。乔安娜为肖莎娜能照顾好自己并如此负责而深感欣慰，她不认为肖莎娜的自立掩盖了她的抑郁和焦虑。

第二种角色是替罪羊。这样的孩子一旦调皮捣蛋，其他家庭成员就会把家里所有的问题都归咎于他。通过发泄，替罪羊转移了家人对家庭问题的注意。

第三种角色是消失的儿童或调解员。这样的孩子遵循指示，适应家庭动态，通过不需要注意来提供帮助。

最后一种角色是吉祥物。这样的孩子既有趣又外向，每个家庭成员都喜欢他们，因为他们通过娱乐周围的人来分散注意力。在威廉姆斯家，詹姆斯扮演吉祥物的角色。他的学习成绩还可以，他的老师说他在课堂上活泼有趣。在家里，詹姆斯能逗乐乔安娜、肖莎娜，甚至勒罗伊，他们都因詹姆斯有趣的故事和荒诞的效果而发笑。詹姆斯很少表现出严肃认真，似乎无法识别或表达愤怒、悲伤或恐惧等情绪。

在健康的家庭中，家庭内的角色灵活，但在成瘾的家庭系统中，角色变得僵硬，特别是在压力大的时候。因此，在威廉姆斯家，随着勒罗伊的酗酒变得更具破坏性，肖莎娜变得更严肃和负责，而詹姆斯变得更加爱开玩笑。如果孩子们得不到帮助，他们可能就会在一生中扮演这些角色。然而，虽然前面描述的角色有助于理解家庭动力，但必须指出，这些角色是一般化的。它们不应该被用来形成对他人的刻板印象，也不应该只适用于有成瘾问题的家庭。没有酗酒问题的家庭也会扮演这些角色。

成瘾家庭的动力学：规则

所有的家庭都有规则来帮助组织家庭生活。有些规则是公开的，比如确切的熄灯时间，或者嘴里塞满东西时不能说话。另一些规则是隐蔽的。这些是管理人际行为的潜规则。健康家庭的潜规则包括类似忽略祖母记忆力差而产生的问题，或在人们到来或离去时展现出明显的情感反应。在健康的家庭中，公开的和隐蔽的规则往往是存在的、有逻辑的、一致的，旨在促进成长。相反，在成瘾的家庭系统中，规则往往是武断的、不合逻辑的、不一致的和／或惩罚性的。家庭成员可能会利用羞辱来强制执行规则，或者违反规则并不会带来什么后果。家庭中的孩子可能会感到失控或焦虑，因为他们不知道或不理解他们应该做什么。

酗酒家庭的典型规则包括如何最好地对付成瘾者，如何保守成瘾的秘密以保护和保存家庭。韦格谢德（Wegscheider）在 1981 年概述了可以用于描述成瘾家庭系统的三条主要规则。

第一条也是最重要的一条规则是，成瘾者的成瘾是家庭生活中最重要的事情。家庭常规、家庭出游、财务、假期以及家庭成员之间的互动都取决于药物滥用。对于威廉姆斯一家来说，每个人都得围着勒罗伊转。如果他和大家一起吃晚饭，他们就不能说任何会让他不安的话。即使在家里经济紧张的情况下，也会非常小心地确保家里有啤酒。因为没人希望勒罗伊醉酒后开车去弄来更多的啤酒。即使大家庭的聚会已经提前计划好了，如果勒罗伊说他不能去旅行，也不得不取消。

第二条规则是，成瘾者可以不对自己的行为负责任，药物也不是家庭问题的原因。为了给成瘾者的反应编造借口，乔安娜解释说，勒罗伊在漫长的一天工作后感到疲劳，难以应对压力，这是他喝酒的原因。然而，问题不在于酒精；相反，他们的问题来自没有足够的钱，勒罗伊的父母没有教他如何处理逆境，或者他的朋友对他造成了不良影响。

第三条规则是，任何时候都必须维持现状。家庭成员非常小心，以免打乱常规。威廉姆斯一家不能对勒罗伊有任何期望，也不能把他酗酒的事告诉其他人，甚至是大家庭的成员。

除了这些规则，布莱克在 1981 年还列出了生活在成瘾家庭系统中的人们的另外三条规则——不要说话，不要信任，不要感觉。家人是不允许谈论成瘾的。由于交谈不能促进情感上的亲密，还经常导致冲突，因此不鼓励交谈。成瘾的现实被扭曲了，以至于没有人会讨论这种显而易见的问题。结果，孩子们尤其学会了他们不能相信自己内心的感受。他们也学会了不能信任别人。成瘾家庭的规则是一种人与人之间互不相依的制度；他们通常不会互相支持。因此，相信自己和他人都是危险的，是需要避免的。最后，成瘾的家庭系统不尊重除成瘾者以外的任何人的感情。鼓励其他家庭成员隐藏自己的感情，以维护家庭制度。威胁现状的情绪将被抑制和 / 或忽视。

成瘾家庭系统的阶段

瓦舒斯基（Washousky）、列维斯特恩（levistern）和穆肖斯基（Muchowski）描述了成瘾者家庭系统的四个阶段。

第一阶段是否认。家庭成员开始对彼此和其他人隐瞒滥用行为，为成瘾者的行为提供其他解释，并将自己与那些会对有成瘾问题产生怀疑的人隔离开来。

第二阶段是家庭治疗——家庭成员试图通过控制成瘾者的行为，来让成瘾者停止成瘾物质的使用。家庭角色可能会发生重大转变，因为孩子们试图照顾父母，形成联盟，忽视其他家庭成员的问题，以保持对成瘾者的重视。

第三阶段是混乱。这时成瘾已经无法控制，也无法再隐藏。其他家庭成员失去控制，冲突和对抗升级而且得不到解决，在家庭成员身上的负面后果变得更加明显。这是伴侣和 / 或孩子可能经历严重的情绪或身体问题的阶段。离婚或分居的威胁已经出现，但尚未完成。

最后一个阶段是控制。其他家庭成员认为这个问题是一种成瘾，通常试图通过离婚、分居或完全的情感隔离来进行控制。然后，这个家庭陷入了无助的、徒劳的、控制成瘾者行为的循环中。

在咨询方面，治疗的成功往往取决于家庭目前所经历的阶段。许多接受治疗的家庭仍处于否认阶段，还没有准备好改变。在这些情况下，咨询师所能做的就是在家庭成员中播下改变的种子，然后等待家庭进入另一个阶段。为了帮助咨询师知道他们应该把精力集中在什么地方，米勒和托尼根（Tonigan）在 1996 年开发了一个评估工具——改变准备阶段和渴望治疗量表（stages of change readiness and treatment eagerness scales，SOCRATES），它决定了改变的动机水平。

成瘾家庭系统中的养育

父母这一角色会带来很多压力。在美国尤其如此，出于不现实的期望所设定的标准是大多数父母无法达到的。美国文化延续了这样的神话，即一个或最多两个人就足以养育一个孩子，所有的人，特别是妇女，本能地知道如何照顾孩子。但是如果没有足够的信息、时间、精力和帮助以及良好的育儿技能，那么这是很难实现的。考虑到这些困难，无论女性还是男性，为人父母都会导致其他社会角色的乐趣减少，并最终导致酗酒，这其实一点也不奇怪。

> 虽然存在性别差异，但研究表明，性别并没有我们想象的那么重要。仅仅因为性别不同，女性并不比男性更擅长育儿；相反，为人父母的行为——好的或坏的——更多的是由情境而不是由性别决定的。

酒精和其他物质的滥用，会使良好的养育变得困难，甚至不可能。酗酒的父母不太可能对他们的孩子表现出积极的影响，会对成为父母这一角色不太满意，会经历更大的与养育有关的压力，会经常采用更多的惩罚性行为，并且可能会更少对婴儿做出反应。此外，滥用物质的母亲尤其面临多重问题的高风险，这些问题包括抑郁、父母和伴侣暴力、性虐待、精神障碍、暴力行为和犯罪行为，削弱了她们照顾孩子的能力。

然而，父母，尤其是没有物质滥用问题的父母，可以对生活在成瘾家庭中的孩子起到缓冲作用。研究表明，当父母中至少有一个（通常是母亲）能够提供一致性和稳定性时，就可以取得积极的结果。例如，在一项经常被引用的研究中，沃林（Wolin）、贝内特（Bennett）和努南（Noonan）于 1979 年发现，能够维持家庭仪式的家庭不会将酗酒传递给他们的后代。相比之下，仪式被打乱的家庭更容易出现酗酒的孩子。作者总结道，规律的日常仪式有助于构建家庭生活，增加联系，并提供一个稳定的家庭身份。类似地，柏林（Berlin）和戴维斯在 1989 年证明了母亲的支持和养育是导致成年期不饮酒的一个因素。另一项研究发现，父亲酗酒的孩子比父母两人都酗酒或母亲酗酒的孩子的家庭更稳定，能够得到更好的照顾。因此，母亲作为非成瘾的照顾者是积极结果的一个重要因素。然而，其他研究并没有报告性别差异。因此，很明显，只要父母中的一方能够提供这种稳定性，孩子就有更大的机会获得良好的心理结果。

成瘾和夫妻

成瘾家庭中的夫妻关系虽然具有重要意义，但却常常被忽视。正如福尔斯·斯图尔特（Fals-Stewart）、伯切勒（Birchler）和伊利斯（Lllis）在 1999 年指出的那样，几乎所有关于物质滥用患者的实证家庭研究都忽略了伴侣这一子系统，而将注意力集中在家庭或源头上。虽然对处于成瘾系统中的夫妇展开了更多的研究，但成瘾对伴侣互动的影响，以及成瘾在对夫妻关系中的作用很大程度上仍然笼罩在神秘当中。此外，与一般的成瘾家庭系统研究一样，尚未完成不同人群中酗酒者关系功能的研究；相反，相关研究主要关注已婚、中产阶级、白人男性的问题饮酒者，他们也不存在共病性精神疾病。因此，我们对成瘾如何影响伴侣关系的了解还是有限的。

酒精对夫妻关系的影响

研究表明，酗酒对婚恋关系有很大的负面影响。酒精滥用导致性能力不足、感情不和，不喝酒的一方出现心理和生理问题的比例更高，婚姻暴力、分居和离婚的比例也较高。此外，酒精会阻碍亲密关系的发展，因为酒精成瘾是一段关系中真实的生活体验的替代品。

关系的质量也与饮酒问题的存在相关，然而，这方面的研究结果并不一致。一些研究表明，在戒断期间，伴侣报告了更令人满意的关系；当成瘾处于康复期时，夫妻功能似乎有所改善。其他研究发现，一起喝酒的夫妻更容易感到满足。另有一些人发现，由于物质滥用在关系中的功能，亲密伴侣可能不会经历负面的影响。例如，喝酒可以提供一种受欢迎的促进情感表达的方式，或提供照料和情感关爱，否则的话，这些可能会受到抑制或被拒绝。

酒精似乎在人际暴力中也扮演着重要角色。一些研究估计男性对女性的施暴比例为 24%，女性对男性的施暴比例为 37%。来自物质滥用的夫妇的临床样本显示，伴侣暴力的发生率为 50%。虽然具体原因尚不清楚，但酒精是女性伴侣的主要风险因素。美国国家司法研究所（National Institute of Justice）于 2000 年的统计数据显示，每年有 130 万女性遭到亲密伴侣的攻击。

对成瘾治疗团体的研究结果也表明，家庭暴力罪犯的数量高得惊人。在两个独立的研究中，奥法雷尔（O'farrell）和福尔斯·斯图尔特发现大约 60% 的酗酒者在治疗前一年对他们的女性伴侣有暴力行为。其他研究发现，家庭暴力在成瘾治疗群体中的发生率至少是普通人群的两倍。此外，在饮酒的日子里，男性对女性伴侣的身体攻击要高出八倍以上。在酗酒的夫妇中，暴力和性功能之间似乎也存在联系。

除了造成人员伤亡外，家庭暴力的代价也相当高昂。美国疾病控制与预防中心在 2013 年报告称，全国范围内，每年由于施暴者对受害者的攻击造成的医疗保健支出和生产力下降带来的损失超过 58 亿美元。这一数额还不包括执法机构或民事和刑事司法系统其他部门的开支。

酒精对关系的破裂有很大的影响。在对年龄较大和较年轻夫妇的纵向前瞻性研究中，频繁的物质滥用可以预测随后的离婚，而阿马托（Amato）和普雷维蒂（Previti）在 2003 年发现物质滥用是导致离婚的第三大原因。对于异性恋情侣来说，成瘾伴侣的性别是否会对恋情的结束产生影响，并存在一些问题。性别所产生的影响的证据尚不十分明确。一些研究发现，丈夫喝酒但妻子不喝酒预示着不稳定，而其他人发现正好相反。还有一些研究表明，无论谁在饮酒，饮酒问题都与婚姻质量较低有关。无论性别的影响如何，酒精显然都会对一段关系的结束造成重大影响。

⚡ Foundations
of Addictions Counseling　**想一想，你会怎么做**

米歇尔和比利是在酒吧里认识的。虽然米歇尔通常是一个害羞的人，但酒精让她变得友好起来，并且让她对比利的调情做出了回应。两人已经结婚 10 年了。他们没有孩子。虽然他俩都喜欢下班后喝酒，但米歇尔却一直在努力避免酗酒。几年前，她应比利的要求参加了酗酒者戒酒互助会，但几个月后就停止了。当比尔在家时，米歇尔接受了比尔对她饮酒的限制。然而，她偶尔会喝到酩酊大醉。她的酗酒是许多激烈争论的根源，比利时不时地威胁要放弃婚姻。

问题：在米歇尔和比利的关系中，酒精起到了多大作用？

夫妻对酒精成瘾的影响

虽然酒精会明显地影响夫妻关系，但一些研究人员在真正的系统性方式下，试图确定这种关系本身是否会影响饮酒行为。例如，考克斯（Cox）等人发现有问题的婚姻关系会刺激饮酒，甚至导致重新饮酒。此外，酒精对人际交往可以产生短期的积极影响。当人们难以获得亲密关系或想要避免冲突时，他们常常会在互动中引入第三方的人或物。这样，他们就不再被迫只与对方打交道，而是可以专注于其他的人或物。在这种情况下，酒精可以作为三角形中的第三个点。因此，当酒精被清除后，人际关系就会受到影响。

研究表明，存在物质滥用的夫妻在多个方面都存在显著的困难，包括沟通问题、缺乏情感支持、虐待、缺乏解决问题的技能，以及对过失进行高水平的归因。然而，由于因果关系尚未确定，很难知道这些夫妇是在成瘾之前就有这些问题，还是成瘾导致了这些问题。

酒精确实是帮助米歇尔和比利互动的一种方式。米歇尔坦率地承认，如果他们第一次见面时她没有喝醉的话，她可能就会忽略比利。此外，考虑到自己高度的焦虑和缺乏自信，米歇尔用酒精来增强他们的性生活。虽然比利对米歇尔过度饮酒很生气，但他也用酒精来帮助他们让彼此感觉更亲近。他们很少在没有酒精的情况下进行深入的交谈。然而，如果有沟通，那么通常是肤浅的，很少能够真正地解决问题；相反，他们会因为冲突而互相指责，并且避免谈论任何有争议的话题。

允许和相互依赖

在早期的成瘾治疗中，研究人员和心理咨询师都想知道为什么伴侣（通常是女性）会和酗酒者待在一起。其中的一个理论解释是相互依赖型人格。相互依赖是指一个通过寻求外部资源获得满足的人，对所爱的人过度依赖。它典型的表现为认同不足或缺乏认同，忽视自我和低自尊。相互依赖的人以牺牲自己的需求为代价来拯救他人，并把控制作为一种方式，用来分散对这些需求的注意力。他们痴迷于所爱的人，并且常常相信，他们或他们伴侣的生存取决于关系的维持。相互依赖很快成为一种流行的理论，解释了为什么主要是女性会维持这种糟糕的关系，尤其是那些以成瘾为特征的关系。然而，这一理论遭到了严厉的批评。罗托纳达（Rotunda）和多曼（Doman）在 2001 年指出，相互依赖的结构尚未得到实证研究的界定。迪尔（Dear）和罗伯茨（Roberts）认为，相互依赖仅仅是病态化社会的女性社会化的一种可能的联结方式。此外，社会对真爱的理想化———一种两个人融合为一个整体（夫妻）的关系，实际上促进了相互依赖。

就像相互依赖一样，允许理论是另一种解释非成瘾伴侣行为的理论。允许是指伴侣无意中维持了药物或酒精使用的方式。例如，允许行为的一种类型是试图控制成瘾者的行为以及周围环境。这让一些伴侣看起来像是在控制自己的生活，并被贴上"过度负责"的标签。而事实上，他们在试图阻止他们的世界分崩离析。这样的控制行为会引起物质滥用者的反抗，让他们将带来该后果的责任推给允许者，并强化成瘾是可以控制的错误信念。因此，我们很容易将成瘾归咎于允许者这个角色，而不是关注允许者的存在是与其爱人的成瘾和其他不正常的家庭行为一起产生作用的结果。与相互依赖一样，允许理论并没有得到实证研究的支持，证实这其实是一种病态的人格特征。尽管如此，相互依赖的支持团体仍然被广泛用于支持改变。

虽然比利没有表现出相互依赖的特征，但他表现出了允许行为。当米歇尔在匿名戒酒者互助会时，他会在她面前喝酒。面对这种情况，他说她需要学会自律。比利还让米歇尔在家里喝酒，并试图严格控制她的酒精摄入量。他计算出他认为米歇尔每晚可以接受的酒精量。如果她超过那个数量，他就会很失望。对米歇尔来说，他试图控制她喝酒让她很愤怒，当他出城的时候，她会喝更多酒来激怒他。

作为资源的伴侣

伴侣可以作为他们另一半改变成瘾行为的重要激励因素，这也可以为咨询提供很大的帮助。研究表明，改善伴侣关系可能是让成瘾者戒酒的一个主要因素。例如，一项研究发现，53% 的男性酗酒者受到配偶或家人的激励而寻求治疗。同样，在咨询过程中，伴侣也是很有价值的盟友。不酗酒的伴侣可以提供必要的信息，给予来访者建设性的反馈和支持，并帮助成瘾的伴侣识别高风险情况。此外，处理药物滥用夫妇的关系问题已被证明对改善关系变量是有效的。

然而，尽管在治疗中伴侣可能是不可或缺的，但也可能存在挑战。在蜜月期结束后，节制甚至减少药物的使用都会增加夫妻关系的紧张程度。紧张加剧的一个主要原因是需要宽恕。为了恢复彼此之间的信任，未成瘾的伴侣经常希望成瘾伴侣了解成瘾所带来的痛苦程度，并为所造成的伤害道歉。一旦协商好宽恕的过程，伴侣之间的合作就可以开始了。对夫妻的干预目标包括权力（夫妻双方需要协商一个可行的权力结构并增加对冲突的容忍度）、亲密关系（双方都需要让自己变得脆弱，并学习如何通过谈判来满足自己的需求）、边界，以及确定药物滥用的功能。

在和米歇尔一起咨询的过程中，比利提供了很大的帮助。米歇尔承认她想戒酒，因为这是挽救婚姻的唯一方法。米歇尔比她的咨询师更愿意听取比利关于戒瘾的建议。当刚开始进行心理咨询时，他们的关系开始改变，最初双方都质疑是否值得维持婚姻。然而，一旦他们开始看到交流和亲密增加的积极结果，双方就同意继续进行咨询。

成瘾和儿童

虽然成瘾会给整个家庭带来严重的影响，但对儿童的影响最大。尽管如此，早期的成瘾文献中几乎只关注成瘾者，而忽视了系统中的其他人。然而，随着酗酒者成年子女（adult children for alcoholics，ACOA）运动的出现，人们的注意力转移到了生活在成瘾家庭环境中的孩子身上。虽然大量的文献关注生活在功能失调的家庭系统之外但仍受其影响的成年子女，但家庭环境内外的儿童的结果似乎大致相同。因此，本章将交替使用"酗酒家庭的子女"和"酗酒者的成年子女"这两个术语。

> 生活在一个酗酒的家庭所带来的问题比我们想象的要严重得多。研究估计，美国有2680万酗酒者的子女，其中超过1100万是18岁以下的。此外，7600万美国人（约占成年人口的43%）的家庭中存在酗酒者。

在所有家庭成员中，孩子对发生的事情的控制力最小，也很少有离开的自由。此外，成瘾对孩子的影响可能在出生前就开始了。第一，酗酒和其他成瘾行为似乎与遗传有关。家庭研究、双胞胎研究、收养研究、同父异母或同母异父兄弟姐妹的研究和动物研究都显示了成瘾在家庭中有延续的倾向。因此，酗酒者的孩子自身也有更高的酗酒风险。

第二，父母成瘾的孩子在出生前就有接触药品和酒精的风险，这会导致一系列的认知、生理和社会心理①困难。患有胎儿酒精综合征（fetal alcohol syndrome）的儿童表现出形态异常、生长迟缓和中枢神经系统缺陷。即使产前酒精暴露水平较低，也会产生其他负面影响。

儿童受酒精成瘾影响的第三种情况是他们所成长的成瘾家庭系统，这是一个混乱、不确定和现

---

① 社会心理指社会环境影响下的个人心理变化。——译者注

状不断变化的环境。整体上缺乏结构（例如，扭曲的等级制度、三角划分、父母关系、僵硬或不存在的边界），而且父母关系可能不一致或者完全缺失父母关系。而且在养育方面可能存在不一致或者完全缺失养育。规则上的不一致使孩子们很难学会因果关系。家庭规则通常是武断的、不明确的和矛盾的，并且可以根据成瘾者是处于循环周期中的湿的（活跃的酗酒状态）还是干的状态而改变。环境中情感和身体上的忽视、高度冲突、伴侣不稳定、组织混乱、暴力和 / 或身体和性虐待都很常见。家庭不是一个拥有安全感和充满爱的地方，而是一个紧张、恐惧、羞耻和缺乏安全感的地方，所有这些都会影响孩子的自我意识。成瘾家庭系统中的儿童被迫适应持续性的创伤，并被剥夺了参与自身发展的机会。

暴力是儿童受成瘾影响的另一种方式。事实上，成瘾家庭系统中暴力的存在和危险不容低估。饮酒和人际暴力之间的联系已经被广泛地记录。父母滥用药物是儿童受虐待的一个危险因素。吸毒者的孩子在初级护理中更容易受到虐待、忽视和干扰。尤其是当成瘾者是母亲的时候。格兰特（Grant）及其同事在 2011 年发现，母亲滥用药物增加了儿童被逐出家门的可能性。

身体虐待并不是成瘾家庭中儿童可能遭受的唯一一种暴力。性虐待也很常见，但原因不同。虽然成瘾的父母可能而且确实会对他们的孩子实施性虐待，但研究发现，酗酒者的孩子中的性虐待更可能是由家庭的"朋友"而不是家庭成员自己实施的。造成这种情况的一个主要原因在于一些成瘾的家庭系统缺乏界限。一些有成瘾情况的家庭会严格控制他们的孩子进入社区的机会（孩子们被教导要把家庭之外的世界看作危险的，并且会因为和家庭之外的人说话而受到惩罚），而另一些家庭则让他们的孩子完全无人看管。因此，父母的朋友和其他成年人可以在无人监督的情况下接近孩子，并经常骚扰他们。

尽管药物滥用对成瘾家庭系统的儿童有着重大且通常是有害的影响，但它们并不都显示出消极的结果。许多研究表明，酗酒者的孩子与那些没有生活在成瘾家庭系统中的孩子在生理或心理上没有显著差异。素质 – 压力模式（diathesis-stress model）可能是许多酗酒者子女继续过着相对正常的生活的原因之一。根据这一模型，人格特征（如应对方式）和压力性生活事件之间的差异会有所不同。更积极的人格特征加上压力较小的生活事件会导致一些酗酒者子女发展得更有韧性，而另一些具有不同个性 / 压力配对的酗酒者子女的发展则可能会呈螺旋式下降。家庭中精神障碍的存在可能是一些酗酒者子女比其他酗酒者子女有更好发展结果的另一个原因。尼古拉斯（Nicholas）和拉斯穆森（Rasmussen）在 2006 年发现，酗酒者子女的心理社会结果取决于父亲共病性反社会行为的存在。因此，除了药物滥用之外，似乎还有许多其他因素影响着酗酒者子女们的生活。

行为后果

尽管许多酗酒者的子女和酗酒者的成年子女继续过着正常的生活，但了解这两个群体可能产生的负面结果是很重要的。生活在成瘾家庭系统中的子女可能由于功能性障碍而经历严重的破坏性影响。许多研究记录了生活在成瘾环境中的人们的严重生理后果。这包括较低的认知能力、注意力缺陷和较差的神经功能。

酗酒者的子女与消极的行为结果之间的联系也很明确。酗酒者的孩子容易表现出冲动、品行障碍、述情障碍、抑郁和焦虑的比例升高。他们还会表现出较低的学术成就和更多的外部控制点，这会使他们进一步受到消极环境的影响。

最后，酗酒者的子女有更高的酗酒风险。布鲁克（Brook）等人在2003年发现，酗酒者的子女在成年期发生酒精障碍的可能性是正常人的1.5~9倍。如果一个成瘾的家庭对酒精滥用者极度迷恋、反应过激，那就更是如此。研究表明，家庭中分化程度越低，成瘾行为越容易代代相传。

心理社会后果

酗酒者的子女的心理社会后果也会受到成瘾家庭环境的影响。儿童的自我发展可能会受到严重干扰。因为在成瘾的家庭系统中的生活现实不断被扭曲，孩子们很快就会认识到他们不能相信自己的内心情感，因此也不能相信自己。此外，他们的家庭环境是他们无法控制的。由于混乱，酗酒者的子女可能没有机会发展和内化掌控感或权力感。因此，他们试图获得某种控制，通常是通过相信他们自己是问题的原因并且如果他们能足够努力地自我修复，这个家庭就可以恢复。

成瘾家庭子女自己

布朗（Brown）在1992年假设，在面对创伤时，酗酒者的子女会发展出一种防御性的自我，这种自我会降低他们的脆弱性。自我防御包括否认、感知和认知扭曲、害怕失去控制、非黑即白的思维、过度负责和对自我的否定。不幸的是，尽管在成瘾的家庭系统中，自我防御的建立可能是一种适应性的应对机制，但它最终会导致对他人的持续不信任、对好奇心的抑制、对自己感觉的不信任以及不真实的感觉。文献研究结果所支持的酗酒者的子女表现出来的其他特征可以在表16-1中找到。

表 16-1　　　　成瘾家庭子女的特征和功能

特征	该特征的功能
依赖	儿童自身的需要不如支持家庭制度重要；独立是对父母权威的威胁
情绪表达困难	公开事情是不受欢迎的，会有暴露错误的风险，从而引起成年人的愤怒
难以放松	害怕被认为懒惰，从缺乏机会放松和独立玩耍演变而来
过度忠诚	害怕被抛弃；忠诚确保了孩子作为支持者的信念
过度负责	维持控制的方法；可能是他们在系统中的角色
害怕失去控制	如果别人不需要他们，就会给人一种无能、不称职、有缺点的感觉
害怕冲突	因为害怕痛苦的交流和缺乏解决问题的技巧，所以尽量避免
过于自我批评	从别人那里得到的信息是，他们不能做任何正确的事，这是造成家庭问题的原因
感觉寻求	从童年的虐待中进化而来，剥夺了他们天生的冲动性、游戏性和创造力

成瘾家庭子女与他人的关系

生活在一个成瘾家庭系统中必然会影响酗酒者的子女与他人的关系。正如前面所讨论的，对现实的扭曲使得酗酒者的子女难以信任自己或他人。当考虑到与依恋相关的问题时尤其如此。酗酒的父母难以捉摸，而且经常虐待孩子。这种情况经常阻碍孩子正常的发展过程，包括自主性、对情感的渴望和批判性思维技能的产生；相反，孩子们被鼓励要独立和顺从，不要要求太多，以免被认为需要帮助。对这样的父母的依恋会导致"分裂"，或非黑即白的思维。在努力接受他们对成瘾的照顾者的矛盾情绪时，孩子们把虐待行为的责任归咎于自己，认为自己是有缺陷的，以及不值得尊重和关心。这样，他们就可以避免把责任推给"好"的照顾者。作为分裂行为的结果，其他人往往被视为要么是好的，要么是坏的，没有中间地带。这种看待人的方式可以推广到其他关系中，包括恋人，以及酗酒者的子女与自己的孩子的关系。此外，在酗酒的环境中，培养良好的人际关系技能变得很困难。因此，酗酒者的子女经常不能发展适当的亲社会技能，并很难拥有积极的友谊。同样，酗酒者的子女出现不适应关系的结果的风险也会增加，包括伴侣冲突和不满、家庭环境的破坏，以及无效或低效的养育方式。

Foundations
of Addictions Counseling　**想一想，你会怎么做**

贝蒂和利奥都有一个药物成瘾的父亲。他们结婚 15 年了，但不能生育。由于利奥的婚外情和对处方药的依赖，他们已经接受了心理咨询。贝蒂显然是过度负责了，因为她是家里的主要经济来源，要照顾家庭和夫妻之间的关系。利奥抱怨她很少有时间和他在一起。虽然贝蒂和利奥都很忙，但他们的活动却各不相同。贝蒂通常忙于家务，而利奥则不断寻求刺激。两人似乎都无法恰当地讨论情感或处理冲突。每当出现问题时，他们不是互相大喊大叫，就是等待问题自行消失。利奥提到贝蒂对自己要求很严格，而贝蒂却抱怨利奥的自我约束很少。

问题：你将如何帮助这对夫妇克服对现实的扭曲？

成瘾家庭系统的咨询

夫妻与家庭咨询的效果分析

成瘾治疗的重点已经从几乎只关注成瘾者转移到至少将其他家庭成员包括在内。研究一直发现，夫妇和家庭咨询对戒毒康复效果最好。20 世纪 90 年代初，美国国家药物滥用研究所资助了几项关于治疗结果的研究，以评估家庭咨询对青少年药物滥用者的作用。大多数人发现家庭咨询优于其他模式。最近的元分析表明，夫妻和家庭疗法是治疗药物滥用排在前五名的治疗方法之一，优于个人导向的治疗方法、同伴团体咨询和常见各种形式的治疗。家庭咨询已被发现对问题饮酒者和青少年药物滥用者的参与和保持特别有效。

夫妻和家庭咨询有效性的一个可能的原因是，这是一种缺乏经验验证的治疗。由于其具有非常多维的性质，夫妻和家庭咨询不能被手册化（存在太多的变量），可以增加治疗结果所需的灵活性。因此，咨询师的任务是在一个多维的框架内将行为问题概念化，并针对旨在改变的系统采取直接干预的策略。

成瘾家庭系统的评估

在决定家庭咨询是否适合存在物质滥用的家庭时，一些研究人员建议检查酒精对家庭的影响。因此，咨询师应该确定这个家庭到底是一个酗酒的家庭，还是一个有酗酒者的家庭。这项评估将有助于确定哪些子系统应作为针对酗酒家庭采取干预措施的目标。咨询师需要意识到，酗酒家庭包含三条诊断线索——环境、家庭系统和个人——所有这些因素对酗酒的影响都是不同的。例如，文化环境（环境）通常可以决定一个人对成瘾发展的反应。作者发现，男性可能认为成瘾的发展是参与男性文化的一个自然组成部分，而女性往往既更加懊悔，也更加意识到自己的行为对他们关系的有害影响。因此，咨询师必须注意在他们的初始评估中要包括关于每条诊断线索的问题。

尽管许多从业者主张在初始阶段使用正式的评估工具，但其他人认为，只要能获得诚实的披露，结构化的临床访谈就是最好的。除了帮助家庭感觉更舒适之外，临床访谈还能够建立一个坚实的治疗联盟，以及允许咨询师对家庭非语言交流进行观察。另一种非常有用的评估技术是家族图谱。家族图谱是一种对多代家庭关系的图示和象征。由于其广度和复杂性，它可以被用来确定破坏关系的行为模式和心理因素。因此，这是一个很好的治疗工具，允许咨询师进行更为系统的关注，并为咨询师提供家庭可能试图隐藏的重要信息。例如，对家庭成员的健康状况（即在美国，有心脏病和其他心血管疾病的突出病史、肝病、抑郁症、自杀、流产、智力迟钝或学习障碍，这些都可能与胎儿酒精综合征有关）以及对法律问题的密切关注，往往意味着家人否认所存在的药物滥用问题。

理想情况下，评估应包括在家庭系统中生活的所有成年成员和学龄儿童。包括尽可能多的家庭成员可以利用更多不同来源的信息，并有助于尽量减少扭曲和不准确。所有的成员必须在清醒的情况下参加会谈，并同意咨询的重点将放在成瘾问题上，这是一个家庭问题。此外，每个人都必须同意在每次会谈期间都探讨基本的安全问题，特别是对于有家庭暴力或虐待儿童历史的家庭。

与每次评估一样，咨询师应以支持、关怀和非评判的方式进行咨询。然而，这些问题和人际互动的支持性和非评判性对于正在与毒瘾做斗争的家庭来说尤为重要，因为他们已经感到内疚，需要负责任，并为这种情况感到羞耻。咨询师的敏感和不责备将有助于鼓励自我表露，并激励家庭成员做出改变。具体的评估问题应该集中在每个个体和整个家庭的功能和成瘾的严重程度，每个人存在的情绪和行为问题，以及他们在化学依赖反应中形成的力量、能力和存在的适应力。咨询师还应该警惕成瘾者生活中常见的社会问题，如过度失业、吸毒被捕、家庭暴力、重要关系的破裂、频繁的搬家以及对一些活动缺乏兴趣，而这些活动曾经是很重要的。除了必要的问题外，评估还应包括家庭故事的验证，以及家庭问题如何与成瘾直接相关的说明。咨询师还需要评估家庭为了支持他们的无物质生活而需要发展的心理的、态度的和行为的技能。

成瘾家庭系统的治疗策略

在成瘾治疗界，有一个关于咨询师应该在让成瘾者达到完全清醒方面给予多少注意的争论。许多咨询师认为，如果没有戒断，就很难说是完成了工作，但其他人认为，咨询师的工作不是监测成瘾者的清醒程度；相反，他们应该密切关注家庭动力如何维持酒精消费，并努力改变这些。因此，戒断并不是咨询有效性的主要基础。一些咨询师采用减少伤害的模型（即接受处于改变阶段的人，并在这个过程中帮助他）。这样，当复发发生时（会发生的，因为康复是一个过程），一切都不会失去。

与评估一样，治疗应通过环境、系统和个人这三个应当关注的领域开展。虽然在环境和家庭系统方面的工作可以分为两个独立的阶段，但个人的工作可以贯穿始终。在处理环境时，咨询师必须完成以下两个主要任务。

第一个任务是，这个家庭必须从外部威胁和内化的家庭或原生的家庭中创造安全。为此，咨询师应不责备、不控制，并在与家庭的互动中使用一致性和可预见性。

第二个任务是，每个家庭成员必须讲述创伤的故事。这是治疗的一个重要部分，因为它有助于消除酗酒家庭特有的隔离、否认和压抑，并让每个人都能听到每个家庭成员的观点。为了完成这项艰巨的任务，咨询师必须努力使咨询过程变得让来访者感觉非常安全。虽然这不是治疗领域的主要任务，但有助于分析社会关系变化以及如何最好地帮助高危个体管理这些转变，也可能有助于预防未来的复发。

家庭系统是大多数工作发生的场所。在这段工作期间，咨询师必须非常积极，通过对酗酒的教育来修复现实的扭曲，推断出家庭规则和违反规则的惩罚，并强烈建议支持这些规则的合理化。在此期间，家庭可能会经历所谓的"情感沙漠"，这是因为当家庭程序被打乱，成员会变得不舒服。许多家庭成员可能会感到沮丧和分离，并可能感到渴望回到"湿的"的行为模式。咨询师可以通过规范和验证他们的经历来帮助他们渡过这段困难时期，并且解决那些侵蚀他们改变愿望的问题。

麦金泰尔在 2004 年也建议通过一些经验性练习来帮助家庭重新获得治愈的愿望。例如，他鼓励家庭保持对改变过程的不信任，以此尊重他们的恐惧和以前的经历。他建议进行一项名为"不信任日"的干预措施。要求家庭成员在特定的日子里主动地互相不信任，而在其余的时间里建立信任。然后由他们决定他们更喜欢哪一个。通过这种方式，没有成瘾的家庭成员对药物滥用者的反应开始减弱，并可以开始处理自己的情绪过程。家庭成员也被告知他们只会做一点点正确的事情，并且一定会犯错误。这降低了对治疗的期望，并允许取得小的成功。

另一种跨越情感沙漠的策略是使用一本批评日记，在这本日记中，家庭成员记录下他们对成瘾者和康复过程中的每一个批评和恐惧的想法。家庭成员可以保留日记，直到咨询结束，这时他们可以回头看看发生了什么变化。

还有一种干预是让家庭成员真诚地给彼此写信。所有这些体验性治疗策略都为家庭成员提供了一些事情去做，同时也验证了他们的经历。

这段时间的工作可以让我们集中时间关注耦合子系统。在使治疗与家庭相匹配的过程中，咨询师可能希望改变策略，更多地关注行为干预。这些可能更具技术性，咨询师教授没有滥用的伴侣如何终止其促进饮酒的强化性偶发事件，增加支持戒断的行为。其他干预措施可能更为普遍，例如教授解决问题和沟通技能。通过交流练习来发展更多的合作和共情理解也是有益的。

一旦完成大部分的恢复工作，咨询就需要关注家庭的重新稳定，这样他们就会发展出更健康的关系模式。在此期间，咨询师必须确定优势，帮助家庭制定替代性应对策略，并发展不关注药物滥用的互动。他们应该解决复发预防问题，并教导家庭如何积极管理冲突的影响。一旦这些家庭确信他们正在坚定地恢复当中，终止的过程就可以开始了。

FOUNDATIONS OF ADDICTIONS COUNSELING 总结

成瘾不仅影响成瘾者，它还影响整个家庭，特别是物质滥用者的伴侣和子女。家庭成员尽力对成瘾做出最好的回应，但最终往往是维持而不是消除成瘾。成瘾的家庭系统往往以不健康的互动为特征，并可能导致大多数家庭成员经历消极的身体和情感结果。因此，为了提供最有效的服务，咨询师必须进行包括整个家庭的成瘾治疗。在治疗过程中，家庭咨询师关注家庭动力在维持成瘾中的作用，并专注于干预改变家庭成员之间相互联系的方式。

第 17 章
成瘾的住院和门诊治疗

■ 理查德·J. 西切蒂（Richard J. Cicchetti）
瓦尔登大学

■ 加里·M. 斯泽尼（Gary M. Szirony）
瓦尔登大学

概述

　　由于成瘾治疗领域继续依赖更多的循证干预，来访者可以从住院、门诊或两者相结合的服务中获益。出现药物使用和成瘾障碍的个人可以经由多种渠道就医。为了对患者进行住院、门诊或两者结合的安置设置，要通过评估患者与成瘾相关的生物－精神－社会方面共六个维度的特征来进行筛查和诊断。这些维度，也被称为问题领域，对于形成有效的个体治疗方案（individualized treatment plan，ITP）具有显著的影响。当从各种可能的干预措施中确定治疗措施时，要考虑到当前和长期的需求。服务和强度的选择是多维评估的最后一步，其目的是匹配个体治疗方案以及帮助临床医生根据这些标准确定治疗方案，而不是根据保险赔偿限制、意识形态或其他并非以患者为中心的标准。

　　根据物质滥用和精神健康服务管理局 2009 年的资料，大多数转诊治疗都是通过刑事司法系统进行的。对临床医生来说，了解住院和门诊治疗的选项、选择、益处和挑战是至关重要的。当临床医生和有物质滥用问题的患者合作时，很多时候，患者都会被转介到住院部。由于物质滥用的住院康复可以显著改变来访者的生活，咨询师需要知道如何通过有效的选择帮助来访者，以便最好地服务于来访者。他们需要熟悉成瘾康复治疗的选项、来源和转诊选择，以努力减少复发和遏制成瘾的过度影响。物质滥用和治疗的影响是惊人的，影响到个人、家庭、朋友、社区和工作领域，社会经济代价高达数十亿美元。对许多心理咨询师来说，药物滥用的康复可能仍然是一个谜，因为他们自己没有经历过。因此，本章的前半部分将讨论：

- 护理水平；
- 临床医生如何对应该住院治疗和门诊治疗做出最佳决策；
- 用来做出这个决策的工具；
- 咨询师如何确定来访者是否真的对治疗感兴趣或者只是为了免除处分，之后继续使用物质；
- 如何确定正确的住院治疗设置；
- 康复中心如何与有双重诊断来访者合作；
- 在住院治疗期间，来访者、家人和转介的临床医生可能会期待什么，以及在与来访者合作时，住院环境可能会带来哪些挑战；
- 住院治疗后，来访者、临床医生和家庭可能期望的后续服务；
- 进入住院治疗的患者的再犯率。

本章的后半部分将分析：

- 康复治疗与监禁／监狱；
- 美国人对康复与监狱的看法；
- 美国毒品政策的历史视角；
- 美国联邦和州每年为监狱与治疗所支付费用的对比；
- 监狱与治疗的再犯率；
- 监狱的其他选择；
- 失去自由的前重刑犯；
- 有关康复的媒体宣传和社会认知的偏差。

住院治疗

护理水平

连续护理指的是一种治疗系统，在这个系统中，患者根据他们的需求接受适当水平的治疗，然后根据需要逐步升级到一个更高强度的治疗或降低到较低强度的治疗。有效的连续护理包括一系列的水平等级的护理。可以使用各种系统对存在物质使用问题的特定个体所需的适当护理水平进行评估。"护理水平"这一术语是指在一个护理连续统一体中的一系列的点，它在成瘾治疗的范围、强度和持续时间方面提供了一致性和灵活性。例如，物质滥用治疗中心是物质滥用和精神健康服务管理局下属的一个机构，它采用一个分类系统来划分治疗水平，包括基础、中级、高级和完整综合的治疗方法：

- 基础方法为单一疾病提供治疗，但对其他疾病进行筛选；
- 中级治疗针对两种疾病，但侧重于一种原发性疾病；

- 高级水平以综合的方式为两种疾病提供治疗服务；
- 一个完整综合的治疗项目由同一批接受过多种治疗策略培训的临床医生同时提供对多种疾病的治疗，主要针对物质使用障碍与精神障碍共病的情况。

最常用的系统之一被称为美国成瘾医学协会（American Society of Addiction Medicine，ASAM）患者安置标准（Patient Placement Criteria，PPC），包含五个水平的护理。该标准来自美国成瘾医学协会。它是根据医疗的管理、结构、安全和所要求的治疗强度的程度对护理水平进行组织的。治疗匹配包括三个层级：入院、继续住院和出院。该标准的第二版修订后包括了共病的药物使用和精神健康障碍的标准，它可以帮助确定双重诊断患者的需求，并提供了包含多维方法在内的广泛的范围。尽管美国成瘾医学协会患者安置标准的决策过程很复杂，且需要很丰富的经验才能完成，但其有效性和成本效益得到了支持。

水平的评定是通过对每个维度的定性评估来进行的。例如，在维度1，中毒或戒断的可能性，在早期的干预水平（0.5）以下，就不会认为患者存在戒断反应的风险；同样处在早期干预水平的维度2也不会出现生物医学疾病或并发症，患者被诊断为处于稳定状态；在第一个水平的维度3中，也不存在情绪、行为、认知状况或并发症，或者患者的这些方面非常稳定；维度4用于评估对改变的准备程度，例如，在早期干预水平（0.5）中，患者将被视为愿意探索药物使用如何影响个人目标；同在一个层次的维度5，对复发、持续使用或持续潜在问题的评估，将需要对患者解释，以及患者需要理解改变所需的技能；最后一个维度，即维度6，评估康复环境，将被评为第一级（0.5），因为患者有有害的社会支持网络和其他因素，会增加关于物质使用的个人冲突的风险。每个风险维度都被称为多维风险概况。每一个风险描述类别都提供了一个风险的数字性描述和叙述性描述，以迹象和症状的形式表示每个维度功能水平的严重性。

从开始直到2001年，美国成瘾医学协会和其他机构都建议对那些有物质滥用问题的人实行一揽子护理方案。这种护理方案将为来访者提供的许多服务结合或都包含进来。例如，一个来访者可能因为与物质滥用有关的一系列问题去机构接受服务。把这些方法捆绑在一起的问题是，很多时候，服务机构无法提供来访者所需的服务，或者来访者需要接受必须通过等待才能得到服务。美国成瘾医学协会意识到这可能不是服务来访者最有效的方式，所以在2001年左右建议将服务进行分拆。将服务分拆的好处在于，来访者可以根据自己的需要来接受治疗，而不是受限于机构提供的服务。这种方法意味着来访者现在可以在需要时寻求所需的服务，从而避免了等待时间过长的问题。准备好改变的来访者可以立即寻求治疗。

将服务捆绑在一起背后的理念是，来访者将从治疗中受益的不仅仅是能解决物质滥用问题，还将延伸到解决相关的医疗、心理、社会、职业和法律问题。治疗药物滥用问题可能类似于任何其他情绪或身体不适。因此，美国成瘾医学协会制定标准的目的是列出成瘾治疗中基于结果和注重结果的护理。该标准包括美国成瘾医学协会认为的对潜在的成功治疗重要的原则。这些原则包括治疗目标、个体治疗方案、治疗水平选择、护理的连续性、护理水平的进展、住院时间、临床与报销考虑因素以及治疗失败。一旦确定了原则，问题的范围就得以确定，这对于创建一个有效的个体治疗方案非常重要，同时也确定了患者的安置方案。

由美国成瘾医学协会确定的问题领域被称为评估维度，可以在创建个体治疗方案时使用。美国成瘾医学协会的六个维度是：（1）急性中毒和 / 或戒断潜力；（2）生物医学状况和并发症；（3）情绪、行为或认知状况和并发症；（4）准备改变；（5）复发、持续使用或持续的潜在问题；（6）康复环境。目标是在独立的基础上在每个维度上对来访者进行评估，并根据一个维度与另一个维度的关系进行综合评估。例如，当检查急性中毒或康复环境中的戒断潜力时，由于患者中毒的可能性更大且缺乏社会支持系统，患者最好在 III .1 级——临床管理的低强度住院环境中接受治疗。在这种情况下，来访者会接受由经过临床培训的人员进行的结构化治疗，每周至少进行五小时的个人或团体治疗。

当临床医生预判患者需要住院治疗时，其中一个必备的条件就是要确保患者处于适当的治疗环境中。这个过程被称为"安置匹配"。治疗模式匹配是一种特定的治疗方法，通过这种方法，治疗模式能够满足患者的特定需求。如果没有匹配，患者的药物使用或相关问题就很有可能得不到最合适的治疗，也可能导致复发。因此，美国成瘾医学协会提出了一个护理水平体系。

如前所述，对有物质使用问题的个人，可以使用不同的系统评估其适合的护理水平。根据美国成瘾医学协会的说法，广为接受的方法包括五个水平的护理。最低强度的治疗水平是 0.5 级——早期干预，最高强度的治疗水平是四级——医疗管理的强化住院治疗（见表 17–1）。

表 17–1　　　　　　　　　　　美国成瘾医学协会患者安置标准的护理级别

序号	级别	美国成瘾医学协会的护理级别
1	0.5	早期干预
2	1	门诊治疗
3	2	重症门诊或部分住院
4	3	住院（居家）或住院
5	4	医疗管理的住院护理

在美国成瘾医学协会所规定的级别中，从 I 级开始，每个级别内均以十进制的分级表示所需的处理强度的子级别。子级别范围从 0.1 到 0.9，较高的分值范围代表需要在该级别内进行更密集的治疗。下面，我们将讨论不同层次和范围的护理。第一个级别是 0.5 级——早期干预。这个级别要为有风险的来访者或可能有物质相关问题的人提供干预服务。在这个初始阶段，很少有足够的信息对物质相关的问题进行有效的诊断。这是一个发现问题的阶段，服务提供者在这个阶段进行信息收集，以做出进一步的诊断决策。这些信息可能来自入院面谈、评估、与患者家属和其他支持系统成员的面谈、临床医生或其他医疗保健提供者的记录。

下一个级别是 1 级，即门诊治疗，由非住宿服务组成，这些服务是有组织的，可以在各种环境中提供。接受过物质滥用领域培训的临床医生或其他精神健康专业人员将提供评估和各种治疗模式。这是以预先安排的会谈形式进行的，可能包括个人和小组会谈，话题通常是与来访者的不适程度相关的已确定的主题或问题。医疗干预也可能包括在内。第一级的基本原则是，根据来访者的严重程度与他进行合作，并帮助其实现与物质使用行为和精神功能相关的预期目标。服务范围包括来访者的行为问题、态度问题和生活方式。服务目标是与来访者合作以确认可能引发使用的问题，克服相关的不适，并确定需要哪些工具，这些工具将有助于来访者在不需要谋求滥用物质的情况下生活，用功能健全的系统取代功能失调的系统。最近，第一级经过了调整，包括那些有药物使用和精神健康障碍双重诊断的患者、那些可能没有动机的患者、那些被强制执行的患者和以前同意强化治疗方案的患者。这种调整认可了一些治疗或改变的方法，如阶段性改变、动机式访谈和焦点解决简短疗法（solution-focused brief therapy）等。这些治疗干预措施可能适用于那些可能拒绝接受治疗或被视为没有动机接受治疗的患者，其目的是让来访者继续接受治疗，从而提高康复的机会。

第二级别为强化门诊治疗。通常在门诊设置，治疗可以在工作日的上班和上学之前或之后，或在周末进行。这一级别的项目可以提供生物 – 精神 – 社会评估，与来访者共同制订治疗计划，以及制定可衡量的目标。很多时候，这些项目会有案例管理人员与来访者合作，帮助来访者获得所需的社会支持，如职业康复、儿童看护、来往交通等。每天的课程可以长达六小时，包括治疗和心理教育课程，课程将在个人或团体设置环境中进行。这种类型的项目中也可以安排精神和医疗咨询、体检、心理药理学咨询、药物管理和 24 小时危机热线。

第三级别为住院治疗，这是一种 24 小时的住宿式的治疗方式，由心理健康专业人员和成瘾治疗咨询师提供服务。住院治疗包括一种严格的护理方式，要求患者遵守一套既定的程序和政策。工作人员 24 小时留在现场。在第三级别中包括四个项目领域。如前所述，护理水平越高，治疗方案就越密集。三级住院治疗方案的主要宗旨是提供一个安全、稳定的生活环境，努力帮助患者培养、发展和提高康复技能。表 17–2 列出了第三级别内的子级别。

表 17–2	第三级别中的子等级
子级别	治疗方式
第三级别第一子级别	低强度临床管理住院治疗
第三级别第三子级别	中等强度临床管理住院治疗
第三级别第五子级别	高强度临床管理住院治疗
第三级别第七子级别	医疗监控住院治疗

第四级别为医疗管理的强化住院治疗，旨在提供 24 小时医疗管理的评估和治疗。这一级别的来访者通常被诊断为与药物使用和精神健康相关的疾病。第四级别的工作人员可包括精神病医生、

护士、初级保健医生、药物滥用顾问和其他精神卫生临床医生，他们在一个综合的团队中与来访者一起工作。服务包括药物滥用咨询、医院服务、精神科服务和必要的医疗服务。这些综合服务允许对来访者可能遇到的生物医学状况或需要解决的问题实施综合治疗。

住院服务的类型

根据美国成瘾医学协会的说法，有些来访者只需要脱毒，而另一些来访者可能需要通过住院治疗进行脱毒。本节将描述脱毒的各种分类，以及每种分类的要求。现场扩展监测的非卧床脱毒处于2-D（II-D）水平分类，这意味着来访者目前不需要住院服务，正在经历中度的脱毒不适反应，可以回家寻求家庭和社会支持，如果需要的话可以提供24小时随时支持。

接下来的脱毒级别，即三级和四级，需要住院治疗设置。临床管理的住宿脱毒处于3.2-D（III.2-D）水平，患者可能出现一定程度的戒断症状，需要全天支持才能完成脱毒。处在这个子级别中的来访者需要继续治疗才能康复。3.7-D（III.7-D）级是医疗监控的住院脱毒，患者出现了严重的戒断症状，需要24小时护理协助和医生定期探视。通常情况下，如果患者没有得到这种帮助，那么脱毒就不会成功。脱毒的最高分类级别是4-D（IV-D）级——医疗管理的住院脱毒，被诊断为这个级别的来访者经受了与脱毒有关的严重的戒断症状和可能不稳定的医疗状况，每天都需要24小时的护理监测，医生视情况进行日常诊治，并且可能需要医疗援助来实现脱毒。

本节将探讨住院治疗的第三级别和第四级别以及每个分类的细节。3.1（III.1）级是低强度临床管理住宿模式，来访者接受由经过临床培训的人员提供的结构化治疗计划，每周进行至少五小时的个人或团体治疗。3.3（III.3）级是临床医疗管理的密集住宿治疗，由训练有素的咨询专业人员提供24小时的结构化护理。该水平的护理提供多维治疗以稳定与物质滥用和戒断有关的危险。这个项目包括对那些有认知障碍或其他残疾的人进行不太强烈的治疗，因此，更密集的治疗设置可能是无益的。3.5（III.5）级也是一个24小时结构化的住宿治疗项目，由受过培训的专业咨询师提供更密集的住院和团体治疗设置。该项目的其他部分还包括旨在减少与物质滥用相关的威胁或迫在眉睫的危险的稳定措施，以及为门诊治疗作准备。3.7（III.7）级是一个更密集的住宿环境设置，为脱毒提供24小时护理，并有医生的关注。在这一级别，受过专业培训的顾问、心理学家和精神病学家可能作为工作人员与来访者就药物滥用相关问题、生物－精神－社会问题和治疗准备进行合作。最高一级，即4（IV）级——医疗管理的强化住院治疗是面向那些日常需要医生关注、需要24小时护理的人提供咨询护理的方案，这些人曾出现过与脱毒、物质滥用和其他生物－精神－社会问题相关的不稳定的问题。

临床医师对住院治疗的决定

伯恩斯坦（Bernstein）等人在1998年提出了一种用于医院急诊科的、为物质使用和行为障碍患者提供治疗的方法。值得注意的是，每年都有数百万人因为物质使用或行为障碍而去急救中心就诊，这给医疗系统造成了压力，患者数量多、治疗能力有限令人感到问题严峻，而且可能无法持续下去。相反，作者建议采用一种称为筛查、简短干预和转诊治疗（screening, brief intervention, and referral to treatment，SBIRT）的方法。筛查、简短干预和转诊治疗包含三个步骤（该方法通常需要 5~10 分钟，以一个简短的筛选工具或问卷开始）。最常见的是物质滥用精细筛查清单、密歇根酒精筛查测试或药物滥用筛查测试。简短的干预可以将动机式访谈的原则与人本主义方法相结合，包括共情、反映式倾听和积极重构行为。干预可以在筛查进行之时或之后开始。像筛查、简短干预和转诊治疗这类系统的优点在于处理个人面临紧急护理时的成本效益和快速干预。通过护理系统的整合协调，这种方式有可能改善数百万人的健康。简短干预和转诊治疗阶段详见表 17–3 和图 17–1 的筛查、简短干预和转诊治疗循环图。

表 17–3 筛查、简短干预和转诊治疗的各个阶段

筛查、简短干预和转诊治疗	阶段	筛查、简短干预和转诊治疗的组成部分
1	筛查	检查是否饮酒 / 吸毒；酒精问题 / 吸毒问题；风险因素。使用经过验证的简短问卷（如 MAST、DAST、SASSI）确定是否需要干预
2	简短干预	可以将动机式访谈（MI）的原则与人本主义方法相结合，包括共情、反映式倾听和积极重构行为
3	转诊治疗	对于中度至高度风险评估，可能需要转诊至住院或门诊

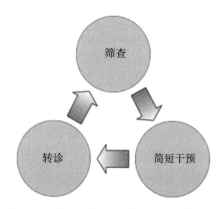

图 17–1 筛查、简短干预和转诊治疗循环图

当临床医生预计来访者可能需要住院治疗时，本章先前所述的要求是将来访者与适当的住院治疗设置和模式相匹配，以确保患者接受满足他特定需求的特定治疗方法。临床医生很可能会需要纳入生物 – 精神 – 社会学的因素，通过与来访者的家庭成员或社会支持网络的其他成员交谈获取来访者的信息，并通过使用其他评估，如 MAST、SASSI、DAST、酒精使用量表（AUI）、成瘾严重程度指数（ASI），或明尼苏达多相人格问卷 –2（MMPI-2），来确定是否存在问题，并帮助评估问题

的严重程度。为了帮助确定合适的住院治疗环境和模式，临床医生和其他卫生保健专业人员可能需要依靠美国成瘾医学协会的患者安置标准。

使用动机式访谈来评估改变的准备程度

动机式访谈可用于确定物质使用障碍患者改变的动机，并有助于做出有关所需护理水平的决策。根据麦凯（McKay）和施图姆霍费尔（Sturmhofel）的说法，确定最理想的激励因素，从而使患者积极参与治疗并持续接受治疗至关重要。动机式访谈是一种指导性的、以人为本的方法，已被证明在增强内在的改变动机方面是有效的。根据普罗哈斯卡和迪克门特的五阶段模型，动机式访谈可以作为一个指导方针，用于与可能正在考虑改变、但在改变的早期表现出矛盾情绪的个人合作，并帮助确定来访者当时可能处于动机的哪一个阶段（见表17-3）。

如前所述，接受物质使用治疗的患者来自各种转诊。确定来访者是否准备好接受服务，或者是否对改变感兴趣并有动力进行改变可能是一项挑战。迪克门特和普罗哈斯卡在1982年提出了改变的跨理论模型，这种方法最初旨在帮助确定个体正处于准备改变的哪个阶段。这个模型确定了五个级别或阶段。这些阶段是：（1）意向前期；（2）沉思期；（3）准备期；（4）行动期；（5）维持期。在第一阶段——意向前期阶段，个体通常没有表现出改变的意图；在沉思阶段，个体最有可能对反馈和教育做出反应，将其作为有关改变方面的信息来源；在准备阶段，个体致力于改变，寻求行动计划；在行动和维持阶段，个体积极地追求改变，包括改变产生强烈阻碍作用的环境。研究发现，那些复发的人在准备再次戒断时又会回到早期阶段。这些阶段在康复中的应用详见表17-4。根据这项研究，咨询师不仅可以更好地了解个体是如何改变的，而且可以更好地了解如何帮助那些渴望改变习惯的人，特别是那些有关成瘾的行为。

表 17-4　　　　　　　　　　　　　　康复的跨理论阶段的重要性

动机式访谈阶段	说明
1. 意向前期	无行为改变意图
2. 沉思期	意识到问题，但不承诺改变
3. 准备期	有改变意图
4. 行动期	为改变行为而采取的步骤
5. 维持期	对改变持续承诺和行动

范·霍恩（van Horn）和布克斯（Bux）在2001年将动机式访谈作为一种简单的治疗方法，尝试应用于有双重诊断的住院患者身上。在这些患者身上常常能见到活跃的物质滥用和精神疾病。这项研究背后的想法是利用团体心理治疗干预来促进住院患者的诊断和治疗，目的是控制成本，提高疗效。作者测试了一个动机式访谈小组，发现这个小组的成员具有积极进取并主动参与的特征。因此，解决矛盾心理是需要主要关注的问题，研究结果也似乎支持这样一个事实，即其中一个好处就

是来访者对改变动机的矛盾心理的探索。

康复中心面临的挑战

根据范·沃默（van Wormer）和戴维斯（Davis）的说法，考虑到很大比例的个体有物质使用和成瘾问题，"他们中的大多数人永远不会踏进治疗中心"。对于那些寻求治疗的人，只有不到一半的人能从保险渠道获得资金。治疗中心这些年正面临着一些挑战，尽管前景在改变，但许多治疗中心今天仍然如此。根据巴克（Buck）的说法，大多数成瘾治疗中心主要在特殊部门运作，超出了传统医疗环境的范围。据报道，康复中心治疗的成瘾性疾病是私人诊所的两倍多。大多数成瘾治疗是通过私人、非营利机构或政府治疗中心进行的。多年来，资金问题一直困扰着物质使用的治疗，使护理工作转移到了那些在许可证或培训方面受到限制的个人身上。布鲁姆（Broome）、奈特（Knight）、乔（Joe）和弗林（Flynn）在 2012 年将其描述为"一系列的挑战"，尤其聚焦于临床活动、平均住院时间和咨询时间，他们发现，治疗中心规划的相关成本的主要预测因素是预估的咨询师进行咨询会谈所花费的时间。虽然发现较高的费用与较长的治疗时间有关，但作者支持治疗匹配的重要性。根据马克（Mark）、列维特（Levit）、泛德沃特·沃伦（Vandivort-Warren）、巴克和科菲（Coffey）的观点，康复中心面临的因素包括有限的资金、支出模式和政策。其他因素还包括公众感知、人员配备、接近度和可用性。最近的立法变化已经并可能继续对治疗的选择产生影响。然而，《精神健康平价和成瘾公平法》（*Mental Health Parity and Addiction Equity Act*）和《平价医疗法案》（*Affordable Care Act*）可能对物质使用的治疗和护理产生更积极的影响。

马克等人 2011 年在他们的研究中指出，在过去 10 年左右的时间里，治疗支出有所增加，精神健康和药物使用支出在所有医疗卫生支出中所占的份额增长的速度略低于国内生产总值，医疗补助的份额从 1986 年的 17% 增加到 2005 年的 28%。新的立法有望改善人们获得关于行为的健康服务的机会，并有助于增加治疗支出。马克等人将《平价医疗法案》和《精神健康平等法》（*Mental Health Parity Act*）的影响描述为他们所谓的"巨大潜力"，可以改善数百万人获得医疗保健的机会，这些人以前在治疗精神疾病和物质使用的保险福利方面是有支出上限或限额的。

希门尼斯（Jimenez）、林（Lam）、马洛（Marot）和德尔加多（Delgado）在 2004 年指出，住院时间是精神疾病住院治疗效率的一个显著因素。然而，沙弗（Shaffer）、哈特曼（Hartman）、利斯特万（Listwan）、豪厄尔（Howell）和拉泰萨（Latessa）在 2011 年的一项研究中发现，尽管毒品法庭模式和对毒品选择类型的担忧占了上风，但再犯率似乎与使用的药品类型并不相关。然而，等待的时间与停留的时间成反比，等待时间较短的人倾向于在项目中停留较长的时间。试图提高成瘾治疗服务质量的努力似乎也缩短了等待的时间，这可能带来停留时间的延长。然而，更长的停留时间似乎与更好的结果无关。尽管付出了很多努力，但再犯率仍然很高。

来访者的住院体验

来访者的住院体验可能因护理水平的不同而不同，无论护理是公共部门还是私营部门所提供的。任何来访者都可以随时离开。大多数公共住院治疗项目主要服务于穷人、无保险或保险不足的人。医疗补助计划和私人保险也可以接受，但是大部分资金都是由美国地方、州和联邦的援助项目所承担的。根据社区、公共部门的资金、项目可用的空间和／或所需的服务，会有一个至少六个月的等待名单。典型的住院方案的时长是 28 天。在某些情况下，如果需要脱毒，这个疗程可能就会更长。该方案的时间也可以缩短，一旦稳定，经过 10 天就可以转移到强化门诊项目。如果有生活安排方面的需要，门诊方案可能在住宿式治疗中心或社区强化型门诊治疗中心实施。

许多公共项目在本质上是通用的，这意味着它们不是针对有个性化需求的特定来访者。来访者可能被安置在宿舍里，或者有三到四张床的房间里。治疗中心不鼓励来访者携带个人物品，但有些治疗中心会允许来访者携带个人物品，只需要将它们存放在上了锁的储物柜里。服务可能包括在医院进行医疗监测或脱毒管理，然后转到住院环境中。根据护理水平以及双重诊断和单一诊断，来访者的活动可能受到限制和管制。许多机构并不是每天 24 小时、每周 7 天都配备人员。治疗方案在本质上可能是通用的，包括药物滥用心理教育课程以及个人和小组会谈。这个项目在本质上可能是不全面的，就像你在私人住院中心也会发现的那样。

私人住院中心的项目通常在 30~90 天之间，这取决于来访者需要的护理水平或要求。是否包括脱毒取决于机构是否提供该服务。如果没有，项目可能还要包括另外 5~10 天的脱毒。这些项目可以通过私人保险全部或部分覆盖。一些私人治疗中心可能接受医疗补助，有的可能不会。许多机构接受医疗保险和相关的补充保险计划。

第一步在初始阶段，来访者进入医院后很可能会遇到负责治疗方案的临床医生。接下来的流程通常是一个快速的医疗评估，更多的介绍，然后被护送到宿舍过夜。第二天，来访者可能会被分配一个房间，并被鼓励带上个人物品和亲人的照片。该计划的意图是要非常有条理地创建一个有纪律的常规和边界。大多数项目不允许通过电子邮件通信，但通常允许在第一周到 10 天后打电话。

治疗的下一部分是运转阶段。在这个运转周期中，来访者将能够获得和使用各种治疗方式和服务。运转周期内的这些服务可包括以下部分或全部治疗的组成部分，并通过个人和／或团体咨询会谈加以介绍：

- 了解成瘾的生理和心理方面的知识；
- 通过学习和识别成瘾的触发因素来工作；
- 日常锻炼、健康饮食和药物治疗；
- 应对技能、社交技能，克服成瘾带来的愤怒和悲伤；
- 压力和愤怒管理；

- 日常生活活动，包括打扫房间、洗衣服和完成指定的家务。

患者的睡眠得到严格控制，禁止两性关系。在最后阶段（有时被称为"释放"或"出院周期"），患者可以开始为结束住院治疗做准备，并需要制订一个后续护理计划。转介到社区门诊或住宿式治疗中心是这个最后阶段的核心组成部分。解决住房、教育和工作问题，进行教育提升（如完成普通教育文凭或攻读大学学位），或者工作培训和安置，都通常被视为出院周期的一部分。患者可以制定回归的目标和计划，并在团体或个人环境中与临床医生讨论恐惧和忧虑。

转介的临床医生和家庭成员的角色

当患者进行住院治疗时，转介的临床医生的作用通常是有限的。临床医生可能会被要求分享一些重要的病例记录，这可能对治疗有益。当然，来访者需要签署一份知情同意书。一些机构在获得来访者许可后，可能会向临床医生提供来访者治疗进展的最新信息。有些可能会给来访者制订一个出院计划，以便门诊医生查看。也可能会出现没有要求转介的临床医生提供信息、更新信息或参与住院治疗的任何方面这样的情况。

鼓励家人探访并通过电话和家庭团体咨询会谈与来访者联系。家人也可能会因所爱的人成瘾而产生愤怒、悲伤和无助感。在这段时间里，家人可能会"如履薄冰"，担心心爱的人可能会退出，提早离开项目。鼓励家庭为亲人的归来做好准备，包括寻找并移走亲人留下的"藏匿物"，清除家中的酒精或未使用的处方药。许多家庭开始参加互助小组，以了解他们在所爱的成瘾者面前应扮演的角色、如何设定界限以及如何建立健康的沟通模式。

住院患者转诊后，患者、临床医生和家庭可能经历的情况

住院患者转诊后，患者可能会经历一段时间的失落、孤独，有时甚至是抑郁。他们还可能有睡眠困难——有些人会出现盗汗和过度焦虑的症状。不仅要鼓励患者与他们的临床医生重新联系，安排定期咨询会谈，而且应当鼓励他们与家人和雇主讨论康复计划。患者不应该过早地回到家庭生活和工作中去，尽管他们可以将此纳入他们的康复计划中。对于他们来说，关键是不要让自己感到不知所措。许多治疗中心鼓励患者参加 12 步会议，并找到担保人。来访者应该留出时间去做一些冥想或放松，寻找或重新认识不使用药物的朋友。他们应该发现新的快乐领域，承认自己的成就，但避免变得过于自信。

家庭成员可能会对向爱人询问有关治疗的问题感到不安。问是可以的，但不能强求回答。家庭可以设定界限，讨论期望，强化行动的后果。他们应该使用支持的语言，并注意不要表现得专制。家人也可能会注意到，他们所爱的人更有主见，不需要那么多的关心或支持。治疗或者成瘾本身对所爱的人来说可能是一种全新的体验，所以耐心是很重要的。家庭也可能需要参与到强度较低的治疗中，并要持续参与支持小组。

对临床医生来说，有许多因素都会使成瘾治疗复杂化。患者回来后可能会有继续治疗的动力，但也可能会因为经历了治疗而感觉自己像个专家。他们可能一会儿非常友好，一会儿又挑起争端。如果来访者开始错过会谈，变得过于自信，或者医生发现旧的模式又有复燃的迹象，那临床医生可能就需要与来访者保持联系。

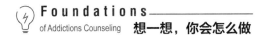

Foundations
of Addictions Counseling　　**想一想，你会怎么做**

下面的例子说明了咨询师在转介脱毒治疗、住院治疗或门诊强化治疗时可能面临的问题。

简是一位 39 岁的离异女性，在一家大型律师事务所工作。每周，她都会与下班的同事共进晚餐，喝上几杯。在某次回家的路上，她感到昏昏欲睡，汽车失控并滑下了公路，几乎无法避免地发生了一次重大碰撞。这次事件唤醒了她，她通过雇主的员工帮助计划（employee assistance program，EAP）寻求咨询。她联系了你的咨询中心。在检查了摄入量表并完成了一次简短的摄入量面谈后，你注意到她在必要时服用了氢可酮治疗背痛，这与她在律师事务所的大量计算机工作有关，这是一种治疗抑郁症的选择性 5- 羟色胺再摄取抑制剂；她还报告说服用了布洛芬治疗经常性头痛。在最初的访谈中，你还可以确定她没有宠物，由于背痛不再打网球，而家人住在很远的地方，她很喜欢看电视。她同意开始员工帮助计划所涵盖的三个咨询课程，但似乎并不太热情。接下来的一周，你的咨询中心会给她打一个常规的提醒电话，以证实她确实计划来参加，但是她说正在考虑，她想知道咨询课程实际上会取得什么样的效果。你的下一步安排是什么？什么样的方法会有帮助？她正处于什么样的变化阶段？在推荐治疗方案时考虑你的选择：脱毒、住院、强化门诊治疗、住院或门诊治疗方案的组合，或者继续维持有限的员工帮助计划疗程。你怎样做出最好的决定？哪些工具可能有助于确定与简一起合作的最佳途径？

门诊治疗

在本节中，我们将探讨物质使用和成瘾的历史观点。所涉及的问题包括以下几个方面：

- 民众对治疗与监狱的看法；
- 美国联邦和州监狱的费用与治疗费用。监狱的再犯率与治疗；
- 那些有亲人入狱的家庭的社会代价；
- 毒品犯罪案件的法庭费用；
- 当亲人被送进监狱，有多少家庭寻求联邦援助；
- 过去的宣传和社会层面的失误。

影响治疗的有关药物和酒精的法律

几十年来，美国的酒精或其他药物治疗的政策的废除或管控一直都会受到政治意识形态和政府方针的影响。这可以追溯到19世纪早期的禁酒运动，以及正在进行的"禁毒战争"。禁酒运动确立了酒精作为一种本质上成瘾的物质，削弱了大脑的道德中枢，降低了饮酒者对其行为的控制力，促进了野性的行为，并削弱了整个国家的道德和精神机能。禁酒团体的压力促使美国许多州都通过了禁酒法。尽管这些法律最终被推翻了，但酒精有害的论调在美国已经牢固确立。尽管做出了无数的努力，但是酒精的使用却空前普遍。

美国的禁毒战争方针也影响了治疗。目前，治疗药物和酒精的滥用和依赖的公认做法是戒断。尽管把戒断定义为治疗是有问题的，但这种治疗理论是许多咨询师在治疗有物质使用问题的患者时被教授的主要形式。在美国意识形态的驱使下，治疗中心和私人医生会迎合那些依赖联邦补贴的来访者，采用以戒断为基础的治疗方案，否则他们就不能从对来访者的治疗中赚到钱。

1986年及以后的《反毒品滥用法案》（Anti-Drug Abuse Act）规定，对分销可卡因和快克可卡因的人处以最低的刑罚，这导致了较高的监禁率。此后不久，该法律的范围变得更加宽泛，规定任何持有可卡因的人都将被强制判处至少五年徒刑，其中包括初犯和被判为意图出售或分销可卡因的人。21世纪初，由乔治·W.布什（George W.Bush）总统任命的司法部长约翰·阿什克罗夫特（John Ashcroft）做出了一项决定，要求更严格地执行强制性的最低量刑要求。他要求司法部执行最严厉的刑期，并特意追查不执行刑期的联邦法官。而对制造毒品的处罚则更加严厉。例如：

- 当前涉及5克快克可卡因或500克粉末状可卡因的毒品犯罪可以定罪，导致至少5年监禁；
- 当前涉及50次可卡因或5000克粉末状可卡因的毒品犯罪会导致至少10年监禁；
- 拥有五克以上的可卡因将会被判重罪，导致至少五年监禁。

公众的认知能力是建立在法律的基础上的，这些法律被认为是保护性的，尽管公众舆论可能不赞成这项立法。例如，在1982年，只有不到2%的公众认为毒品是国家面临的最重要的问题，然而，当时的罗纳德·里根总统已经开始将禁毒战争推向新的水平。从这一势头到今天的战争或毒品，戒毒干预的许多规定一直并继续受到政治行动和社会观念的推动。

1992年1月，当时25岁的亚历克斯·阿什克罗夫特（Alex Ashcroft）和19岁的弟弟亚当（Adam）在警方突袭他们的住所后被捕，他们被控生产和持有大麻。当时24岁的室友凯文·希利（Kevin Sheely）也被逮捕。官员们说，他们在一个地下室的狭窄通道里发现了大约60株大麻，还发现了成长灯、灌溉系统和安全系统。尽管种植超过50株植物会引发美国联邦起诉，并导致入狱——多亏了联邦强制性的最低量刑法，约翰·阿什克罗夫特在担任参议员期间努力变得更加强硬——但是亚历克斯·阿什克罗夫特还是因政府指控被起诉，并获得了缓刑。

与许多法律或法规一样，对其是否存在有效性的评价要到多年以后才能确定。由于收集了有关因毒品犯罪而被监禁的人的数据、对监禁有效性的研究，以及美国各州和联邦政府相关的费用，有关方面进行了评估并听取了公众意见。例如，2002 年—2012 年，在每年因毒品相关犯罪而入狱的人中，超过 80% 的人是为了使用毒品而入狱的，而不是为了有意分销或制造毒品。截至 2010 年，美国联邦系统中超过 51% 的囚犯是因毒品犯罪而服刑。例如，据估计，美国监狱中有 160 多万名囚犯。2007 年的监禁率是每 10 万人中有 500 名囚犯。根据美国司法部的数据，2005 年，因毒品犯罪被捕的人在五年内的再犯率为 76.9%。尽管白人、非裔美国人和西班牙裔美国人之间存在着很大的差异，但如果因毒品犯罪而被监禁，似乎每个人都会被强制执行最低限度刑罚。美国司法部公布的按种族和性别分列的监禁率见表 17–5。

表 17–5	2010 年按族裔或种族和性别分列的估计监禁率
种族 / 性别	比率
非裔美国男性	3074 人 /100 000 人
西班牙裔男性	1258 人 /100 000 人
白人男性	459 人 /100 000 人
非裔美国女性	133 人 /100 000 人
西班牙裔女性	77 人 /100 000 人
白人女性	47 人 /100 000 人

康复与监禁

美国是世界监禁比例最高的国家之一。在美国，被逮捕的人数几乎比其他所有国家都多。虽然美国人口仅占世界人口的 5%，但美国监禁的囚犯却占世界的 25%。1996 年—2010 年间，美国人口增长了近 12%，但监狱中被监禁的成年人数量增长了约 33%，达到近 225 万人。因物质滥用问题而被监禁的成年囚犯人数增长了 42%，接近 170 万人。2006 年—2011 年间，因毒品犯罪而被监禁的人数有所减少。监禁几乎影响到社会的每一个成员。从鸦片战争到现代公开和秘密的军事行动，药物的非法交易和成瘾持续存在，这导致退伍军人，特别是来自越南和中东的退伍军人出现药物使用障碍，并蔓延至社会。

公众对刑事诉讼的看法各不相同。量刑项目是一个向公众提供信息的媒体来源，并总结了有关犯罪、惩罚和舆论的研究。例如，当要求政策制定者估计关于毒品犯罪的替代性判罚的支持率时，他们估计是 12%，而实际是 66%。尽管大多数人都支持或赞成替代性判罚，也不认为毒品是国家最严重的问题，但当时的行政部门实施了更为严格的毒品政策。

在对数据进行研究之前，人们并不总是对项目的有效性和公众意见进行分析，有时，在对数据进行评估时，政治家、法官和其他领导人会公开讨论他们对政策或法律的意见。最后，当一个项目出现了财务麻烦时才会进行成本效益分析，以评估该计划的成本和效益，并开始探索可能的替代方案。

有时，公众可能会不愿意看到富人没有和社会经济背景较低的人一样受到相同的政策和法律的约束。处于较低社会经济背景中的人比处于较高社会经济背景中的人更有可能被判处较长的刑期。这使得在这一过程的每个阶段都会发生社会经济歧视。

2001 年 5 月，双胞胎姐妹芭芭拉·布什（Barbara Bush）和珍娜·布什（Jenna Bush）在当地的一家墨西哥餐馆点酒时，因行为不端被得克萨斯州奥斯汀警方传讯。珍娜·布什因涉嫌使用假身份证虚报年龄而被传讯，这将导致多项罪名。具有讽刺意味的是，这是在乔治·布什州长签署了对未成年人饮酒给予更严厉惩罚的法律后不久发生的违法行为。

不久之后，布什总统的弟弟杰布·布什（Jeb Bush）的女儿诺埃尔·布什（Noelle Bush）因试图在佛罗里达州塔拉哈西（Tallahassee）为获得赞安诺而伪造药物处方被警方逮捕。药店的药剂师卡洛斯·齐默尔曼（Carlos Zimmerman）表示，曾收到过一个自称诺埃尔·斯德尔莫尔（Noelle Scidmore）医生的信息。药剂师产生了怀疑，并报告说他联系了医生的办公室以核实处方的真实性。据新闻媒体报道，诺埃尔·布什曾因几次交通违规而被起诉，并至少与三起车祸有关。

巴拉克·奥巴马政府的总检察长埃里克·霍尔德（Eric Holder）建议，是对强制性最低限度进行改革的时候了，因为监狱里有太多的罪犯与毒品有关。美国两党都在为修订联邦强制性最低限度法律而努力。

有文献指出：

> 将重点转向最大限度地促进公共利益可以为以证据为基础的措施提供更大的社会和政治支持。其他策略可能会实施严厉的刑事处罚，以避免吸毒者被边缘化的有害影响。

虽然在过去 10 年内暴力犯罪有所下降，但因物质滥用问题而入狱的人数有所增加。总体而言，据估计，在近 225 万名囚犯中，170 万人（约三分之二）符合《精神障碍诊断和统计手册》中关于物质滥用的标准。按监狱类型分列的囚犯人数见表 17-6。在那些因物质相关问题而被监禁的人中，其中大部分人都符合最低要求的药物治疗标准，但只有大约 11% 接受过某些类型的治疗。

表 17-6　2010 年度美国联邦、州和地方监狱所关押的因药物相关罪行被定罪的个体

监狱类型	犯人人数
联邦监狱	164 521
州监狱	989 352
地方监狱	548 644
总计	1 702 517

那些滥用物质的犯人从非法活动中获得收入的可能性比其他类型的犯人高出四倍。他们的父母中至少有一人酗酒的可能性几乎是普通人的两倍，而且他们更有可能有家庭犯罪史。近30%的人不太可能拥有高中文凭。近20%的人在入狱前一个月就失业了。将近54%的人更有可能再次犯罪——再次被监禁，并因在少年时期使用药物或酒精，或者因少年犯罪行为被逮捕，这都是再犯的原因。据估计，2008年有近100万父母被监禁，使220万儿童生活在单亲或以下（单亲或更少亲属的家庭）家庭中。父母中至少有一方是囚犯的未成年儿童有较高的青少年犯罪、成人犯罪和物质滥用问题的风险。

在那些经历过药物使用问题的普通人群中，有相当一部分人还患有可治疗的精神健康障碍，最常见的双重诊断是酒精使用与共病性情绪障碍。

根据物质滥用和精神健康服务管理局的一项研究，近43%的因物质使用障碍而接受治疗的来访者都有共病性精神健康障碍。据估计，在所有被监禁的人中，有33%的人同时存在物质相关问题和精神健康问题。尽管许多囚犯存在共病现象，但只有一半的犯人接受了精神健康问题的治疗。表 17-7 有助于说明种族/民族与共病问题的关系。

表 17-7　　　　　　　　按种族/民族分列的患有共病的囚犯比例

种族	比率（%）
白人	35.4
黑人	40.8
西班牙裔	18.4
美洲原住民	3.9
其他	1.4

与药物滥用相关的社会成本是惊人的。2012 年，美国与药物滥用相关的费用估计超过 6000 亿美元。这可能包括就业部门生产力下降、保险索赔、欺诈、犯罪、与药物滥用犯罪有关的调查、监禁、药物滥用治疗、教育和缓刑。判决被告的法庭费用可能会因是否有辩诉协议或陪审团审判而有所不同。如果达成认罪协议，根据案件的严重程度，诉讼费可能在 9000 美元到 2.8 万美元之间。如果案件开庭审理，个人费用可能再增加 3 万美元。这些项目可能包括研究费用、法庭记者、专家证人的差旅费和费用报销、翻译（如果需要）或陪审团的隔离。成本表的低点与被告认罪相关，如果被告出庭受审，成本就会达到高点。2012 年，在防止非法药物使用、公共安全和重返社会相关项目、打击毒品生产和贩运、保护边境以及防止国际毒品贩运和分销的合作等方面一共花费了 245 亿美元。

据估计，在美国，大约有 150 万名儿童的父母至少有一方被关押在联邦或州监狱。还有 1000 多万与儿童生活在一起的父母在获释时受到了法院或监狱的监督。据估计，约 10% 的母亲被监禁的儿童和 2% 的父亲被监禁的儿童生活在寄养家庭中。被监禁的女性中近 75% 是母亲，超过 50% 的人有 18 岁以下的孩子。孩子与被监禁的父母保持联系的成本可能很高，而且可能成为家庭联系的障碍。其他与监禁相关的障碍可能包括经济不稳定、情绪不稳定、羞耻感和社会污名。亲人在狱中的许多家庭都会向亲属和密友寻求帮助。曾经入狱或正被监禁的男性的离婚率比美国全国平均水平高出 25%。如果这名男子在入狱前失业，那么他离婚的概率将超出美国平均水平的 33%。

在因重罪入狱期间，囚犯可能会丧失人身自由并被没收财产。与毒品有关的犯罪可能导致资产和财产的损失或被扣押。个人住所可能会失去，银行账户被冻结或耗尽，企业关闭，汽车被收回，和 / 或娱乐相关的物品可能因民事没收诉讼程序而失去。由于这些是民事诉讼，美国州政府和联邦政府不需要证明它们的案件超出了合理的怀疑。被告有责任证明这些资产没有涉及犯罪活动。即使没有被提起刑事诉讼，财产也可能被没收。资产返还可能需要数年时间。

重刑犯如果被判处一年以上监禁，就会失去选举权、携带枪支的权利，或者拥有弹药或爆炸物的权利。在美国一些州，对与枪支的距离也有限制。如果家里有人拥有枪支，这可能会限制他们的居住安排。关于出国旅行的权利、到外国演出的限制以及申请医疗补助的权利，各州的指导方针各不相同。如果一个学生在接受联邦助学金期间被判犯有重罪，那么他获得联邦学生贷款和助学金的资格将被暂停。如果一个学生被定罪而没有接受联邦学校资助，那么他申请联邦学校资助的权利可能会被拒绝或受到限制。在政府保障性住房中居住或接受政府住房补贴援助的权利也是如此。如果一个重罪犯与一个领取联邦住房补贴的人住在一起，那么他可能会被逐出住房或失去补贴。重罪犯也不能在联邦大陪审团（Federal Grand Jury）任职，除非他们的公民权利得到恢复。许多州还限制重罪犯担任任何陪审团成员。重罪犯不能参军。一个获得军事福利的人在监狱里会失去这些福利。

与大多数求职者一样，重罪犯必须接受背景调查。据估计，每十名前重罪犯中就有五到七人处于失业状态。施密特（Schmitt）和华纳（Warner）在 2010 年进行的一项研究显示，估计 2008 年美国有 1230 万 ~ 1390 万名前重罪犯。据估计，每 15 名劳动年龄的成年人中就有 1 人曾是重罪犯。2008 年，因重罪犯失业造成的美国经济生产力损失估计在 570 亿 ~ 650 亿美元之间。

住宿式药物滥用治疗项目

美国联邦监狱管理局（Federal Bureau of Prisons）有许多针对有物质相关问题的囚犯的治疗项目。项目通常包括药物滥用教育课程，提供有关药物滥用的教育，并确定可能需要额外治疗的囚犯。非住宿式药物滥用治疗包括一个为期 12 周的认知行为小组计划，专门针对刑期短、不符合住宿式药物滥用治疗项目（residential drug abuse program，RDAP）要求、正在等待进入住宿式药物滥用治疗项目、正在向社区过渡或药物检测呈阳性的囚犯。住宿式药物滥用治疗项目主要采用认知行为疗法。囚犯生活在改造过的环境中，与一般人隔离。犯人们会经历半天的治疗计划和半天的学校或职业培训。该项目一般为期九个月。最后一个项目是社区治疗服务，为被安置在重返居住中心

（Residential Reentry Centers）和家庭监禁（Home Confinement）中的罪犯提供护理。截至 2013 年，有 451 339 名囚犯参与了毒品教育，202 236 名囚犯参与了非住宿式治疗，270 449 名囚犯参加了住宿式治疗，219 089 名囚犯参加了社区过渡方案。

在接受住宿式药物滥用治疗项目之前，犯人必须符合资格要求。囚犯必须有物质滥用问题的证明，这可以由以前的治疗提供者、缓刑官或假释官证实，或监狱管理局的医务人员证实。监狱管理局必须根据《精神障碍诊断与统计手册》中的标准对物质滥用或依赖做出决定。囚犯至少还有 24 个月的刑期。如果一个囚犯以前参加过药物滥用治疗项目，这个囚犯就不再符合资格。监狱长也必须同意。如果在这个项目中检测出阳性结果，犯人就会被送回，并且没有资格获得住宿式药物滥用治疗项目减刑。

根据宋（Sung）、里克特（Richter）、沃恩（Vaughn）和福斯特（Foster）2013 年进行的一项研究，2011 年有超过 51 000 名囚犯在住宿式药物滥用治疗项目的等候名单上。这个项目需要更多的地方来实施。只有 11% 的有物质滥用问题的囚犯得到了充分的治疗。如果所有没有接受治疗的囚犯都能得到循证治疗和善后护理，如果其中只有 10% 的人保持戒断、没有犯罪、没有使用物质并且有工作，那么美国的投资将实现收支平衡。每多维持一年的清醒，美国经济就能从减少犯罪、降低逮捕率、起诉、监禁、医疗成本、税收和商品消费等方面获益 590 953 000 美元。

至少在过去 30 年里，对药物使用者的刑事定罪一直是这一制度的支柱，直到大约 20 世纪 70 年代才相对稳定。巴博尔（Babor）在 2010 年写道：“在国际和国家两级，药物管制的努力也是针对使用者，将拥有或使用非法药物定为犯罪或以其他方式惩罚。”巴博尔继续补充道，直到 2010 年，情况几乎没有改变。他表示，各国政府仍在“盲目飞行”。根据格里森（Grissom）2008 年的研究，投资治疗可以将药物相关的负担降低为 12∶1，也就是说，在治疗上每花费一美元，刑事司法和健康成本就会减少 12 美元。在监狱进行药物治疗工作的监狱雇员报告说，他们的工作环境压力会更小，工作满意度会更高，病假率会更低，遭解雇的员工也会更少。

美国国家药物滥用研究所 2010 年的调查显示，大多数美国人支持药物治疗，反对让囚犯重返监狱，而不是去努力处理物质滥用问题的想法，这种做法可能能够减少再犯。78.5% 的人认为非暴力的吸毒者应该接受治疗和咨询，而不是进监狱。

1989 年，第一个毒品法庭项目在佛罗里达州的迈阿密启动。对于非暴力滥用物质的罪犯来说，毒品法庭是一种替代监禁方式的选择。如今，美国大约有 2750 个毒品法庭。毒品法庭有两种类型：延期起诉和事后起诉。在延期起诉制度中，被告不需要辩护，而是被要求接受物质滥用治疗。如果被告成功地完成了项目，那么被告就自由了；否则，被告将被送进监狱。在事后起诉制度中，被告提出申诉，判决被推迟或暂停，等待项目结果。如果胜诉，被告要么被减刑，要么被免刑，要么被判缓刑。如果被告没有成功地完成该项目，他将被送回刑事法庭，以认罪进行判决。该项目的资格要求是被告被控非暴力滥用物质罪、药物使用测试呈阳性，或根据《精神障碍诊断与统计手册》中的诊断标准确定存在物质滥用问题。如果被告之前有暴力史，那么美国联邦监狱管理局将不会资助此案。

项目通常为期 6~12 个月。被告参与一个以证据为基础的物质滥用项目，这个项目会经常受到控方和法官的跟踪调查。被告还会定期接受药物检测。如果被告复发了，法官就可以决定让被告继续该项目，或者送他到刑事法庭进行判刑。很多时候，法官可能会寻求控方律师、辩护律师和物质滥用咨询师的意见。被告在参加项目期间必须有一份由咨询师签名的出勤表。这些资料将在法官要求的特定监测日提交法庭。毒品法庭的费用从 9500 美元到 12 000 美元不等，另外还有治疗费用。通常，临床医生会同意特定的"每次就诊"团体和个人咨询费用，该费用经常低于正常的服务费。这在经济上是有利的，在毒品法庭和监禁之间，估计每个来访者可以节省 3000~13 000 美元。

金（King）和帕斯夸雷拉（Pasquarella）在 2009 年进行的一项研究中发现，76 个毒品法庭中被推迟起诉的被告的再次逮捕率减少了 10%，而整体的再次逮捕率减少了 13%。对 30 个毒品法庭的研究显示，新的犯罪的定罪率下降了 13%。有一份报告显示，在接受调查的 17 个法院中，有 13 个法院项目完成后的再犯率在 4%~25% 之间。根据麦克维（McVay）、斯基拉尔迪（Schiraldi）和齐登堡（Ziedenberg）的说法，三分之二的与药物相关的罪犯从美国州立监狱获释后将在三年内再次被捕。他们根据对政府机构的分析、调查结果以及马里兰州智库得出的结论表明，治疗比让个人反复进出监狱更具成本效益。

在 20 世纪 70 年代和反毒品战争的初期，估计有 3%~5% 的人口有物质滥用问题。今天，在花了一万亿美元打完毒品战争之后，估计还有 3%~5% 的人口有物质滥用问题。学者们认为，针对毒品的战争不但已经失败，而且还把人们的注意力从预防措施和治疗选择上转移了。看起来保持了稳定，但在过去的 40 年里，人口实际上是增长的。虽然这一百分比保持不变，但实际人数有所增加。当一个人决定接受治疗时，根据护理水平，他有许多选择。本节的剩余部分将对可能的选择和相关成本进行细分。

治疗性门诊每年的费用在 1500~5000 美元之间，甚至更多。如果被认为是重症门诊，每年的费用在 5000~9000 美元之间；如果需要部分住院治疗或脱毒，每天的费用可在 800~1200 美元之间，这取决于住院治疗或私人康复机构。住院设置每月的费用在 2000~7000 美元之间，对于富人来说，每月的费用高达 15 000 美元。双重诊断患者的治疗费用可能要高很多。一些私人中心每月收费可能高达 7000~10 000 美元（这些费用信息大部分是通过给美国的各种康复中心打电话获得的）。

如果初级保健医生认为进行治疗是必要的，那么医疗保险将帮助支付住院和门诊患者的康复费用。主治医师制订一个治疗计划，医疗机构要获得医疗保险的认可。这也适用于医疗保险的免赔额。美国联邦医疗补助制度涵盖药物滥用的门诊治疗，就像它涵盖精神健康的门诊治疗一样。确切的保险范围因州而异。涵盖的治疗可能包括个人咨询、团体咨询、教育项目、婚姻咨询、轻度咨询、病例管理和社会服务。当医生或其他治疗提供者认为住院治疗在医学上有必要时，联邦医疗补助制度包括对药物滥用的住院治疗。

2009 年 10 月 3 日，2008 年的《保罗·威尔斯通和皮特·多梅尼斯心理健康平等和成瘾公平法案》成为法律。这项法律通常被称为"平等法"或"精神健康平等法"，它现在要求医疗保险提供者平等地提供涵盖精神和身体健康的保险。根据这项法律，保险公司不能再任意限制住院天数或门诊治疗时间，也不能为需要心理服务的人分配更高的共担费用或免赔额。当时，在大约 1.13 亿患有精神疾病、需要心理健康服务的美国成年人和儿童中，有 70%~80% 的人没有得到帮助，主要原因是保险公司的歧视性做法。经过长期的斗争，新的法律解决了这个问题，努力使精神卫生保健等同于医疗和外科治疗，尽管豁免和定义降低了它的效力。精神健康平等法于 2010 年 1 月 1 日生效。鉴于精神健康和物质使用障碍之间的重叠比例很高，预计该法案将产生重大影响。

根据物质滥用和精神健康服务管理局 2009 年的研究，在进入酒精依赖康复项目的人中，酒精依赖的复发率徘徊在 86% 左右，并在五年内再次出现依赖；海洛因是一种高度成瘾的阿片类药物，治疗一年后的复发率达 87%；快克可卡因治疗一年后的复发率为 87%；可卡因治疗一年后的复发率为 55%；五氯酚、吸入剂和致幻剂五年后的复发率为 43%；甲基苯丙胺使用者五年后的复吸率为 54%；对"镇静剂"（如苯二氮卓类、巴比妥类、安定、G 水、海洛因、鸦片等）成瘾的人五年后的复吸率为 51%。

许多因素会导致复发，包括使用时间、药物类型、成瘾程度、失业、缺乏教育和社会支持。这些因素和其他因素，如药物的强度、处方药或非法获得的药物，以及使用药物者的身体和精神状况，都会使问题变得相当复杂。除此之外，药物使用和滥用的标志之一——否认——问题的复杂程度成倍增加。

倡议

当为那些有物质滥用问题的人和他们的家庭进行宣讲时，最好看看美国 40~50 年间的政策。40 多年来，美国政府一直对成瘾采取严厉措施，利用惩教系统打击滥用行为。这种单纯扩大的做法导致监狱人满为患，家庭状况恶化，重罪犯失业率居高不下。此外，它给联邦以及美国各州、城市和自治区的预算带来了压力。美国政策已经从同情和康复转变为惩罚性的。其他的贡献因素是关闭了收容有精神健康问题的人的机构，削减了社会服务的预算，这也使有精神健康和共病问题的人累积起来。在社会经济地位较低和以少数民族为基础的社区，男性更容易被监禁，从而导致稳定关系的恶化。

FOUNDATIONS OF ADDICTIONS COUNSELING 总结

尽管做出了努力，但药物使用现象仍在继续，酒精使用率创历史新高。现在，美国有五个州在高等教育上的投入少于在监禁上的投入。尽管以证据为基础的成瘾治疗更有效，但许多政客不愿意支持治疗而是支持监禁，因为他们不希望被认为对犯罪表现得软弱。在分析哪些措施有效和哪些措施无效时，让我们探讨如何倡导更好效果和更高效的药物滥用治疗方法。作为一个社会，我们在道德上有义务为那些没有发言权的人辩护。作为临床医生，我们在道德和伦理上有义务倡导对患者和社会都有益的有效治疗。

因药物相关的犯罪而关押数百万人作为一项公共安全战略已经失败，并且损害了这些人返回的社区的公共健康状况。社会迫切需要一种新的以证据为基础的方法。我们认为，除了利用监禁带来的公共卫生机会之外，医学界和政策制定者必须倡导监禁替代措施、毒品政策改革和提高公众对这场危机的认识，以减少大规模监禁。

第 18 章
物质滥用的终生预防计划

阿贝·芬恩（Abbé Finn）

佛罗里达海湾大学（Florida Gulf Coast University）

生命全程实施预防计划的必要性

美国国家慢性疾病预防和健康促进中心（The National Center for Chronic Disease Prevention and Health Promotion，NCCDPHP）2002 年确定酒精、烟草和药物滥用是导致严重健康问题、残疾和过早死亡的主要原因。生命全程的每个发展阶段都是暴露在药品和酒精之下的。从子宫到坟墓，人们都有可能成瘾。

许多人在出生前就可能会接触到危险的有毒物质，他们是最年幼和最无辜的受害者。尽管这些物质已经被使用了很多很多年，但是关于它们对胎儿发育的影响的研究还是相对比较新的。有关吸烟对胎儿的影响的研究始于 20 世纪 60 年代，酒精和鸦片制剂的相关研究始于 20 世纪 70 年代，以及自 20 世纪 50 年代以来，人们开始对其他非法物质进行研究。尽管对产前接触酒精、烟草和其他药物的风险进行了大量教育，但美国全国药物使用和健康调查的结果表明，大约 4.5%~5% 的孕妇会继续使用这些物质。还有一个令人不安的发现，怀孕的青少年比未怀孕的青少年更可能使用药物（分别占 22% 和 13.4%）。产前接触这些物质会很快导致早产，并伴有与健康有关的长期并发症，影响个体的生长和神经发育，以及带来先天缺陷、学习困难、学习和语言发育受损以及对学习和行为产生长期影响的神经缺陷。针对孕妇的预防方案具有提高母亲和儿童健康和福祉的附加价值，甚至会对未来儿童的发展产生影响。因为对母亲的治疗减少了未来对孩子进行照顾和特殊服务的需要，这确实是一份礼物。

2012 年，大约有 2390 万 12 岁及以上的美国人在过去的 30 天里使用了非法药物，这占 12 岁及以上人口的 3.5%；18~20 岁年龄段的人口中使用药物的比例最高，在过去 30 天内使用非法药物的人口占 23.9%。这差不多相当于居住在美国密歇根州的人口数量（参见图 18–1）。2012 年，估计有 2220 万 12 岁及以上的人过去一年的情况符合物质依赖或滥用标准，占美国总人口的 8.5%。其中，

280万人依赖或滥用酒精和非法药物；450万人依赖或滥用非法药物（酒精除外）；1490万人依赖酒精，但不依赖非法药物。

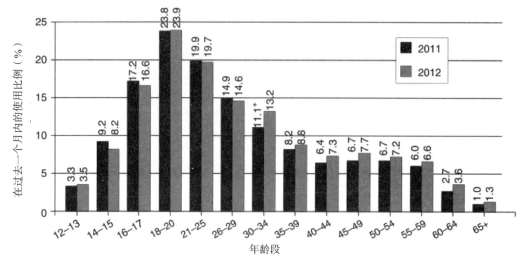

图 18-1　在过去 30 天内报告使用非法药物的美国人数

药物滥用者通常是在童年或青少年时期开始使用药物，这会对他们的生活产生负面影响。酒精滥用的高峰年龄段在 18~29 岁之间。65% 的人最初使用的药物是大麻，25% 的人从使用别人开的处方药开始。2012 年，18~22 岁的全日制大学生的酒精使用和滥用率比非大学生高，分别为 40.1% 和 35.0%（如图 18-2 所示）。20% 的大学生符合酒精滥用的诊断标准，是普通人群的两倍。在大学生中，兄弟会和姐妹会的成员的酒精滥用率最高，最有可能被诊断为酒精成瘾。在 10 年的时间里，学生滥用受控处方药的比例呈指数级增长。例如，止痛药（羟考酮、维柯丁和奥施康定）的滥用增加了 300% 以上；兴奋剂（利他林和阿得拉）增加了 90%；每天使用大麻的比例增加了 110%。美国国家成瘾和物质滥用中心（National Center on Addiction and Substance Abuse）于 2007 年发布的报告中得出这样的结论：美国大学生酒精和物质滥用的比例威胁着当代人的福祉和美国在全球经济中保持领先地位的能力。

此外，酒精和药物滥用也预示着高风险的性行为，这可能导致艾滋病，是年轻人的主要杀手。然而，有效的药物预防计划可以降低以上三种行为的风险，并提高青少年和年轻人的健康水平、生产效率和预期寿命。

随着新药物的发明，滥用物质的种类也在增加。一些年轻人滥用的是类似于汽油或喷漆的化学品，而不是药品。这些化学品和产品从来都不是供人食用的，它们被故意吸入，以达到极度兴奋的目的。2012 年，50 万 12 岁以上的人承认他们使用了吸入剂。通俗地说，这是一个被称为"吹气"的过程。这些物质具有潜在的致命性、致癌性，并会对肝脏产生毒性。一次性使用可能会造成不可逆转的脑损伤或死亡。监控这些物质的使用很困难，因为许多物质存在于每个家庭、市场或学校都有的物品中。

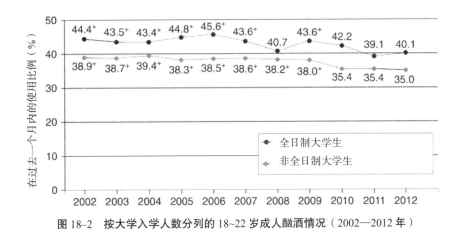

图 18-2 按大学入学人数分列的 18~22 岁成人酗酒情况（2002—2012 年）

在青年人和成年人中，现役军人和新近退伍的退伍军人的酒精、处方药的滥用以及烟草的使用远远高于平民人口。在最近退伍的退伍军人中有 27% 符合药物滥用的标准。这些成瘾将成为他们终生的社会、医疗和法律问题。报告显示，2010 年有 1000 名士兵因服药过量而住院。

在美国，滥用药物问题是巨大的，对数百万人的生活质量产生了可怕的后果。例如，美国刑事司法系统中近 80% 的青少年在犯罪时受到了精神活性物质的影响。

2007 年（有关估计的最新日期），美国制造业、社会服务组织、刑事司法系统和医疗保健业因药物滥用而产生的综合预测成本估计超过 1930 亿美元。这些数字是通过估算制造业的成本来计算的，这些成本包括工作中的伤害、事故所造成的生产力损失和滥用药物导致的雇员健康福利增加的成本；旷工造成的费用；工作中受损的工人造成的损失。医疗保健成本估计包括治疗因药物滥用而使患者遭受身体不良损害的费用，如肝病发病率的增加，或因受麻醉剂影响而遭受创伤的医疗费用。

尽管这些数字看起来已经显得代价高昂，但最大的损失仍无法用金钱来衡量。这是那些热爱和依赖物质滥用者所承担的代价。早在药物夺走成瘾者的生命之前，它们就破坏了成瘾者的生命，破坏了成瘾者与他人的关系。其后果包括伴侣暴力、性暴力、财产犯罪、虐待和忽视儿童、丧失生命以及破坏与雇主、家庭和朋友的关系。

此外，药物滥用发生得越早，对人的认知、人际关系和教育发展的负面影响就越大。有证据表明，儿童和青少年特别容易出现与接触酒精、药品和烟草产品有关的身体问题。另外，还有证据表明，当大脑继续发育时，青春期使用药物和酒精会对大脑的高级皮质功能造成不可逆转的损害。前额叶皮层发育不完全增加了对高风险行为的易感性，因为大脑的这部分负责判断、决策和情绪控制。

药物滥用发生得越早，对一个人的认知、人际关系和教育发展的负面影响就越大。10 年来，因娱乐性使用处方麻醉剂（羟考酮或氢可酮）引起的并发症而入院急诊的人数增加了 352%。在过去的 12 年里，阿片类和苯二氮类处方药滥用率分别上升了 344% 和 450%。在过去五年中，使用海洛因的人数从 2007 年的 373 000 人增加到 2012 年的 669 000 人。

虽然年轻人对一些非法药物的使用近年来呈下降趋势，但对处方药的非法使用，如苯二氮卓类药物和麻醉止痛药，以及医用和非医用吸入剂的使用却急剧增加。青少年和年轻人的非法药物和酒精使用率正在上升，其百分比从 1992 年的 27% 上升到 1996 年的 40%。具体而言，过去一年，在非法使用麻醉品的高中生中，阿片类药物的使用率上升到 9.4%。10 年来，因娱乐性使用处方麻醉剂（羟考酮或氢可酮）引起的并发症而入院急诊的人数增加了 352%。宋（Sung）等人在 2005 年将贫穷的黑人女性作为典型形象来描述阿片类药物滥用者，认为她们具有代表性。另一方面，麦卡贝（McCabe）、博伊德（Boyd）和泰特（Teter）在 2005 年将典型的青少年阿片类药物滥用者描述为抽烟、吸食大麻和酗酒的白人男性。年轻的阿片类药物使用者的准确情况尚不清楚，但很明显，青少年滥用阿片类药物正在成为一种新的流行病，需要有效的预防计划。一项新的媒体运动警告身为父母和祖父母的人，他们的子女或孙辈正通过偷窃他们的处方药而面临滥用处方药增多的风险，同时也建议培训成年人如何安全处置不需要的处方药。

在大学校园里，物质使用和滥用的比例一直在以惊人的速度增长。例如，从 1995 年到 2007 年，处方阿片类止痛药的滥用增加了 344%。在同一时期，一类被称为苯二氮卓类的镇静剂的滥用人数增加了 450%，包括通常被称为安定和阿替凡的药物。由于大学生将这些药物和酒精结合起来，导致快速中毒和过量用药，可能会引起其中一些人过早死亡，从而增加了健康风险。

除了药物滥用导致成瘾的风险外，新诊断的艾滋病毒感染者中有一半的人的年龄在 25 岁以下，这表明他们在少年或青年时期就感染了艾滋病毒。三分之一的艾滋病毒感染者通过静脉注射而感染。艾滋病毒感染的比例高于非药物使用者，因为药物使用增加了其他高危行为的可能性，例如与多个伴侣不安全的性行为，同时可能抑制了受保护的性行为。因此，预防药物使用具有减少感染艾滋病毒 / 艾滋病、感染其他性传播疾病、意外怀孕的风险以及减少胎儿暴露于药物和酒精中的可能性。

老年人药物滥用问题的程度是未知的，因为针对这一人群进行的研究很少。吴和布雷泽于 2011 年回顾了 1990 年至 2010 年的文献，发现 50~64 岁的人比 65 岁以上的人更容易滥用非法药物和处方药。随着年龄的增长，滥用的比例预计会上升。然而，老年人寻求治疗的可能性要小得多，而且他们对自身问题的严重性知之甚少。遗憾的是，没有一种筛查工具被证实适用于老年人。西蒙尼·瓦斯蒂拉（Simoni-Wastila）和杨（Yang）在 2006 年发现，老年人的非法药物使用正在增加，这导致了他们认知功能的丧失、社会孤立以及功能水平的降低。美国全国药物使用和健康调查显示，50 岁以上的成年人使用非法药物和滥用处方药的比例从 2002 年的 5.1% 上升到 2007 年的 9.2%。

韩（Han）、格夫罗尔（Gfroerer）、柯利尔（Colliver）和彭内（Penne）2009 年预测，到 2020 年，老年人的药物滥用将可能从 2002 年—2006 年的 280 万（年平均值）增加一倍，达到 570 万。卡尔伯森（Culberson）和齐斯卡（Ziska）2008 年发现，四分之一的处方药是老年人使用的。据预测，其中 11% 的老年人是滥用药物者。鉴于这些信息，以及关于这一主题的研究如此之少，而且没有直接为老年人设计的预防方案的信息，这是非常令人惊讶的。针对老年人的唯一预防方案是针对医生和卫生保健专业人员的。

公共健康预防计划模型

根据疾病预防的公共健康模型，物质滥用预防计划可分为三大类：初级预防计划、二级预防计划和三级预防计划。有些计划的设计包含了所有的年轻人；其他一些则是针对目标弱势群体设计的。

初级预防计划

初级预防计划针对的是症状出现前的问题行为。参与者之所以被选中是因为他们属于特定的风险级别。这些计划的目的是在问题出现之前阻止它。此类预防计划的一个例子就是针对小学生进行的有关烟草使用风险的教育。这是一个合理的目标群体，因为研究表明，大多数对烟草成瘾的人在中学或高中时就开始使用烟草，而且由于烟草产品非常容易成瘾，尝试就容易导致成瘾。

初级预防计划针对症状出现前的问题行为；二级预防计划是为那些已经表现出问题行为的人设计的；三级预防计划的目标是降低进一步伤害的风险。

二级预防计划

二级预防计划是为那些已经表现出问题行为的人设计的。目标是在行为升级为具有危险后果的严重问题之前停止这种行为。一些二级预防计划可以被描述为一种减少伤害的模式。例如，当涉及酒精时，一些计划关注的是负责任的饮酒而不是禁欲。

三级预防计划

青少年毒品法庭（JDC）的转移计划就是三级预防计划的例子。它们的目标是将药品犯罪者转移到治疗和康复项目而不是监狱，从而打破刑事司法系统内的成瘾和再犯循环。其他的例子包括对违反校园酒精和药物使用政策的学生的强制性咨询计划和复发预防计划，这是大多数药物滥用康复计划的一部分。

基于证据的预防计划

有效的物质使用和药物预防计划含有识别和处理特定人群的风险并提供保护的因素。为了做到这一点，必须进行需求评估，以衡量这一人群的风险水平、保护因素和滥用物质。还需要对所有级别的风险进行优先排序并酌情处理。需求评估中的目标人群必须经过仔细考虑，确定因素进行定义，如年龄、年级、等级、社会经济地位、教育、位置、工作场所和学校。

有研究数据证实了这些干预措施的有效性。这些计划应做到以下几点：（1）减少滥用药物的供应或需求；（2）加强对健康生活的规范或态度；（3）强化健康生活技能和拒绝毒品技能；（4）加强家庭或单位的运作；（5）确保干预的文化适当性。

这些干预措施必须在成瘾发展到适当的时候成瘾者能够对需求和事件进行及时响应的情况下实施。这些计划的课程和活动要在适当的环境下以有效的方式进行。计划应在问题行为早期就开始，目的是减少危害。课程的规划是为了让人们反复接触，以"促进"课程的影响。要使预防计划有效，就必须特别针对社区的需要进行设计。最好是防止人们成瘾，而不是在问题出现后设法对他们进行治疗。为了防止成年人滥用药物，重要的是防止青少年尝试和使用已确定的导致成瘾的入门性药物。

项目需求评估

要使预防计划有效，就必须特别针对社区的需要进行设计。这些评估确定了正在被滥用或未来可能被滥用的药物类型、已经存在或需要开发的社区服务、社区和机构的目标以及实施被提议的预防药物滥用计划所需的资源。有四种类型的需求指标，它们是药物使用指标、问题－行为指标、心理或发展特征以及社会或经济状况。

- 药物使用指标。药物使用指标能够确定药物的种类、使用率和继发受影响的人数。药物使用指标包括逮捕记录、调查反馈、监禁率、学校纪律处分和治疗数据。
- 问题－行为指标。问题－行为指标衡量的是与成瘾有关并由成瘾引起的行为。这方面的信息可能包括：由于父母药物滥用、忽视或父母因药物相关问题被监禁而导致儿童被寄养；学校辍学学生的比例；药物使用后继发的艾滋病毒呈阳性等情况。
- 心理或发展特征。心理和发展上的缺陷也是危险因素之一。这包括许多相关因素，如年龄相关的发育因素；家庭结构和互动方式；个人特征，如身体和／或性虐待史、低自尊、无家可归和／或心理或精神障碍。
- 社会、经济和环境因素。包括贫困、高犯罪率、社区对暴力及毒品分销和使用的容忍度、不符合标准的住房、受损的社区资源以及与歧视相关的不利条件。

其中的一些数据可以通过社区和政府机构获得，也可以从调查和／或访谈中收集。美国国家物质滥用协会有几项工具，可以使用其原始形式或经修改后用于需求评估。

最有效的物质滥用治疗方案是针对先前确定的问题通过以下方式实现：需求评估；应用经科学证明的干预方法减少药物滥用风险因素；增强抵抗力和恢复力的因素；监测方案的影响。

物质滥用预防计划的类型

很显然，从开始就防止人们成瘾比问题出现后再去治疗要好。问题是，什么计划在预防成瘾方面做得最好？有许多类型的计划已经得到尝试。这些计划使用了恐吓策略、社交技能和同伴抗压能力培训、有关药物滥用事实的教育，以及有关行为管理和沟通技能的家长和家庭培训。

预防计划的策略

预防计划所使用的策略可以分为以下九类：

- 以学校／学院为基础的预防方案，重点是教育、同伴调解和减少同伴的消极压力；
- 倡导大众媒体宣传报道毒品使用的风险和后果，以及限制美化有害物质使用的媒体宣传；
- 情绪问题的早期诊断和治疗；
- 个人技能和人际交往技能的提高；
- 危害减少计划；
- 减少药物获取的活动；
- 青少年毒品法庭、毒品法庭和其他转移注意力的计划；
- 注重改善家庭、提高育儿技能和减少虐待儿童的方法；
- 使用了前八个计划中的某些内容的多模式计划。

针对所有年龄组的预防计划

对获取药物的限制

1971年，尼克松总统大张旗鼓地进行了政治宣传，其中也宣布"向毒品宣战"。美国国会承诺，到1995年，美国将会实现无毒品。显然，这一承诺尚未兑现。有人试图控制娱乐和非医疗用途的处方药，并限制毒品流入这个国家。然而，美国每年会消耗13~18公吨[①]的海洛因。2005年，美国政府为直接限制非法药物使用的相关政府机构拨款66.3亿美元。美国政府试图通过加强边境管控和

---

① 公吨是公制的单位。在美国，1公吨约等于907千克。——译者注

在非法物质进入美国之前拦截它们来限制进口，并试图减少从供应方的进口。政府还利用对外援助向毒品生产国施压，要求它们停止种植、生产和加工非法药物。一些对外国的援助与司法改革、反毒品方案以及农业补贴相关，推动种植合法的农产品。

为了减少毒品供应，美国政府监禁了毒品供应商。立法者已授权严格执行强制判决，导致监狱人数大幅增加。在过去 10 年中，青少年因毒品犯罪而被捕的比例翻了一番，而其他犯罪的逮捕比例则下降了 13%。这些罪犯中的一小部分（2‰）获得了青少年毒品法庭的转移计划，作为一种服刑的选择。

在过去 10 年里，青少年因毒品相关犯罪的被捕率翻了一番，而其他犯罪的被捕率下降了 13%。80% 被判刑的青少年由于毒品犯罪而入狱。青少年毒品法庭计划是有成本效益的：监禁 122 696 名毒品犯罪青少年，每人每年需要花费 4.3 万美元。由于儿童与成人的需要不同，预防方案通常是针对特定的年龄组设计的。本章将探讨其中的许多问题。

针对儿童、青少年和年轻人的物质滥用预防计划

情绪问题的早期诊断和治疗

在精神病治疗机构工作的从业者早就注意到了物质滥用和精神问题同时发生的情况，其中包括抑郁症、自杀行为、行为障碍、注意力缺陷多动障碍、饮食障碍、精神病和创伤后应激障碍。75% 接受物质滥用治疗的青少年有同时发生的精神障碍。通常，精神疾病的症状出现在尝试和使用麻醉品及物质成瘾之前，因此，建议接受精神障碍治疗的青少年应该将预防药物滥用作为其精神治疗计划的一部分。

高中和大学是开展药物滥用预防计划的理想平台，因为它们为目标人群提供了方便的途径，并提供了管理计划的课程、实践活动和评估结果的机会。最早的以学校／大学为基础的项目侧重于提供有关药物使用的危险事实，并鼓励健康的替代方案和情绪表达。其他一些项目则教授学生一些社会技能，这些技能被认为是避免吸毒所必需的。由于吸毒的诱惑无处不在，如果青少年和年轻人要成功地避免药物使用，就必须具备诸如拒绝毒品等的社交技能。

青少年毒品法庭转移计划

一旦一个年轻人进入少年法庭系统，他们就很有可能一生都陷入监狱系统中的深渊。青少年毒品法庭转移计划通过每周或每两周的听证会提供监督。青少年毒品法庭小组可由法官、检察官、辩护律师、缓刑官、药物滥用治疗提供者、执法官员、青少年及其家庭、社会工作者、咨询师和职业顾问以及教育工作者组成。该小组根据具体情况决定哪些吸毒青少年最有可能从该计划中受益。参与者是从一群被定罪、滥用毒品的少年罪犯中挑选出来的。第一个青少年毒品法庭于 1994 年在美

国内华达州的拉斯维加斯开庭。截至 2003 年 11 月，全美 46 个州共有 294 个青少年毒品法庭，参与人数为 4500 人，完成转移人数为 4000 人。

青少年毒品法庭计划中的青少年将接受假释官的密切监督和定期的药物测试。如果他们在指定的监督期内没有遵守治疗计划的所有规定或药物检测呈阳性，他们就将被重新逮捕并送进监狱服刑。

前面说过，被判刑的青少年中 80% 是由于毒品犯罪而入狱的。这些罪行包括持有非法物品、酒驾、为获取物质或支持昂贵的吸毒习惯而进行的犯罪、为控制竞争对手和维持毒品交易而实施的袭击和谋杀等犯罪。

在这 80% 因涉及毒品和酒精犯罪而入狱的青少年中，有 44% 的人符合药物滥用或依赖的临床诊断。然而，一旦入狱，只有 1.6% 的人因成瘾而接受过一些治疗。青少年毒品法庭转移计划还有一个额外的好处，那就是为青少年罪犯中共病性的精神障碍提供了一个诊断和治疗的机会。据估计，64%~71% 的被判决的年轻人被诊断有精神障碍，20% 的人有严重的精神障碍。

除了比监禁更人性化之外，青少年毒品法庭计划也有成本效益。例如，在监狱的 122 696 名吸毒少年中，每人的监禁费用为每年 43 000 美元；而青少年毒品法庭转移计划每年花费 5000 美元，为联邦、州和地方政府节省了 4 662 448 000 美元。即使许多治疗失败，即使不计算这些儿童成熟后过上富有成效的生活，而不是犯罪、监禁、成瘾、过早残疾或死亡的成本效益，这仍然也节省了非常多的成本。

基于学校的物质滥用预防计划

林斯基等人在 2003 年假设，如果在全国范围内实施有效的以学校为基础的物质滥用预防计划，儿童和年轻人使用物质的时间将平均推迟两年，物质使用者将减少 150 万人。有效的预防计划有望使 13~15 岁青少年中的酗酒者减少 8%，使吸食大麻的青少年人数减少 11.5%，使吸食可卡因的青少年人数减少 45.8%，而使对烟草上瘾的青少年人数减少 10.7%。米勒和亨德利（Hendry）2009 年估计，在预防药物使用上每花费 1 美元，就能节省 18 美元。

在对药物成瘾的研究中出现了一些共同的特征，这些特征已被确定为风险因素。它们先于物质使用开始出现，共分为五类：第一类包括个人特征，如精神疾病、学业失败、反社会行为、年轻时的毒品尝试和犯罪活动；第二类包括对权威人物的不信任、对成年人的愤怒和对越轨行为的迷恋态度等；第三类包括心理社会特征，如低自尊、社交技能差、渴望融入同伴、拒绝同伴压力的技能差、缺乏自我表现的技能；第四类是家庭特征，如药物使用或依赖的家族史、家庭反社会行为和父母管理行为的技能低下；第五类也是最后一类，包括环境特征，如贫穷、缺乏支助服务、社区容忍或药物使用、暴力和犯罪行为、容易获得药物和酒精，以及有使用药物的家人和朋友。风险因素的存在并不意味着因果关系。所有具有这些特征的人也不会自动成为物质滥用者。不过，如果存在的风险因素越多，年轻人就越容易受到成瘾的威胁。

项目管理人员可以用多种方式使用有关风险因素的信息。一些人利用这些信息对学生进行概况分析，并确定哪些学生应该被纳入初级预防计划。其他人利用风险因素提供信息，当风险因素被确定时，成瘾预防可以包括对其他已确定的问题进行干预，例如创伤后应激障碍。

大多数青少年物质滥用预防计划的重点是防止学生尝试使用烟草、酒精和大麻，这些已经被认定为"入门物质"。在调查中，大多数药物滥用者认为这些是他们尝试和使用的第一类物质。这些药物被视为进入药物滥用之门的标志。这就是为什么那么多早期预防计划把重点放在完全拒绝方面。任何物质的使用都被认为是导致药物滥用和成瘾的第一步。根据这一假设，为了阻止成年人滥用药物，重要的是防止青少年试验和使用这些已被确定的入门药物。然而，对于尝试性的烟草和药物使用与最危险的药物成瘾或滥用之间存在必然发展关系的这一假设还存在争议。

物质滥用认识和抵制教育

最著名的以学校为基础的药物滥用预防计划项目是物质滥用认识和抵制教育，这是迄今为止实施最广泛、资金最充足的预防酒精和药物滥用项目。它在 1991 年获得了 7.5 亿美元的专项资金；2001 年，美国 80% 的学区采用了该项目的某种形式。该项目是 1983 年由美国洛杉矶联合学区与洛杉矶警察局合作开发，最初的目标群体是从小学向中学过渡的儿童，由于在发展转折点遇到的压力和错误选择的后果，这个年龄被认为是最容易做出错误决定的年龄。然而，在一些学区，物质滥用认识和抵制教育的目标群体被扩大到包括从幼儿园到三年级、初中和高中的孩子。

物质滥用认识和抵制教育的核心课程主张严格戒除任何毒品的使用。它提供有关毒品影响的信息，并提高技能和技巧，帮助学生拒绝毒品，抵抗同龄人的压力，避免与帮派有关的吸毒，增强自尊和自我表现。该计划要求每周进行一小时的教育和培训，连续 17 周，由穿制服的警察教授的有版权的课程（警官们上 80 个小时的课程，内容包括关于毒品危害的指导技术和信息）。1991 年，物质滥用认识和抵制教育被普遍认为是治疗儿童和青少年药物滥用的良方。

对物质滥用认识和抵制教育评价的回顾

最初的疗效研究显示，物质滥用认识和抵制教育项目产生了一些积极影响。例如，一项对七年级学生的研究表明，项目参与者比非参与者更善于拒绝毒品，且使用率更低。其他结果研究表明，学生对药物使用的态度发生了变化，他们对药物有更消极的态度，药物使用对他们的吸引力较低。在评估物质滥用认识和抵制教育项目对高中高年级学生的药物使用模式的长期影响的研究中，研究人员利用定性和定量的调查方法，发现物质滥用认识和抵制教育培训对青少年药物使用的预防作用很小，其最初的积极作用也随着时间的推移而减弱。在使用定量和定性的方法进行了七年的跟踪研究后，怀松（Wysong）和赖特（Wright）于 1995 年得出结论，即物质滥用认识和抵制教育课程没有产生积极的长期影响。对那些曾经是年轻学生参与者榜样的毕业生进行的焦点小组研究显示，他们怀疑该项目是否对参与者的生活产生了实质性的影响。在一项针对高危学生的七年跟踪研究中，结果更加悲观。研究对象以消极的方式回忆了自己参与物质滥用认识和抵制教育项目的经历，声称课程"枯燥乏味"，情境"虚假"。

> 研究人员发现，物质滥用认识和抵制教育培训对预防吸毒的效果微乎其微，而且培训后最初的积极效果会随着时间的推移而减弱。

尽管缺乏证据证明物质滥用认识和抵制教育项目的有效性，但许多学区仍在使用这个计划。管理者出于多种原因继续执行这个计划。一些人说，鉴于他们收集的是传闻数据，所以他们不相信这些证据。其他人则忽略了这些数据，因为计划的评估人员只测量官方规定的目标结果。例如，由于执法人员和学校社区之间的关系得到改善，一些教育工作者继续重视药物滥用的认识和抵制教育。在一个这种关系历来紧张的社区里，这是一个很有价值但无法衡量的结果。此外，社区利益相关者对物质滥用认识和抵制教育课程的评价可能有非常不同的理由。例如，他们可能会认为，由于物质滥用认识和抵制教育的社区外展活动，社区参与教育的比率会有所增加。

这些计划的评估可能有很高的测量误差率。例如，芬德里奇（Fendrich）和罗森鲍姆（Rosenbaum）在2003年对七年级参加过物质滥用认识和抵制教育的高中生进行了跟踪调查。他们发现，受访者在从初中到高中的整个过程中，其中41%~81%的人都推翻了他们关于物质使用量和种类的说法，放弃可卡因和甲基苯丙胺使用的比例最高。据推测，由于物质滥用认识和抵制教育项目使用穿制服的官员来教授课程并收集数据，随着学生走向成熟，他们可能怀疑信息是否会真的保密。随着时间的推移，调查结果之间不一致的比例会降低研究结果的可靠性，这是不可忽视的。

物质滥用认识和抵制教育计划并不是唯一显示出很少或没有长期影响的预防项目。为了测试社会技能训练对药物预防计划的效果，博特温（Botvin）等人在2000年进行了实验。他们将学生随机分为治疗组和对照组。在七年级期间，治疗组接受了关于同伴压力抵抗、广告对行为的影响以及父母、朋友和媒体追捧的人物对行为的影响的培训和教育。在这些学生八年级和九年级时，研究人员对他们加强了教育。六年半后，两组学生再次接受调查，以衡量预防项目的效果。数据表明，接受过生活技能培训的学生在高中期间使用非法药物的可能性明显低于未接受过此类培训的学生。

针对青少年药物使用的早期行动

另一个校园毒品预防计划——针对青少年药物使用的早期行动，即青少年作为同龄交流者——是为高中生设计的，它结合了药物意识教育、问题解决技能培训、互动角色扮演、沟通技能培训、批判性思维技能、语言艺术和对积极同伴影响的认识。这是美国国家药物政策办公室（Office of National Drug Policy）和《纽约时报》（*New York Times*）的教育计划，该计划是一门综合性课程，旨在满足国家在语言艺术、健康、生活技能、视觉艺术、数学和行为研究等方面的教育标准。为了证明课堂上花费在预防项目上的时间是合理的，该综合课程是非常重要的，因为教育工作者被鼓励在教授这些计划时证明他们达到了国家教育标准。在这个高利害测验盛行的时代，管理者不会批准不符合国家等级标准的课程。咨询师和教育工作者受到压力的驱使来证明他们的活动能够提高学生的学习能力。这些项目的长远目标是在满足国家教育标准的同时，防止未来的药物使用。

网络会免费向教育工作者提供针对青少年药物使用的早期行动课程计划：青少年作为同龄交流者的相关资料。该课程计划共有 14 个学习模块，整合了报纸文章、最新的研究结果和资源，指导学生和教师与药物滥用做斗争。该课程计划包括一系列活动，如抵抗药物策略角色扮演的主题列表，以及一位朋友描述他的新朋友鼓励他吸烟的虚拟信件。学生必须回应朋友的求助，制定策略避免接触大麻的使用。此外，《纽约时报》还将当前有关物质使用风险的文章链接到在线注册的课程中。目前，还没有对这个项目的评估。

校内药物检测

一些以学校为基础的计划试图通过药物检测来识别药物使用者，以达到限制药物使用的目的。那些检测结果呈阳性的人要么受到某种方式的制约，要么被要求参加治疗计划。学校会证明药物检测是合理的，因为它可以减少学生的药物使用，提高学生的学习成绩，并让他们在学校表现更好。检测样本可以来自汗液、唾液、头发、呼吸或尿液。

根据国家药物滥用研究所 2008 年的一项研究，大约 14% 的学校有药物检测（药检）政策。研究发现，在有药检政策的地区中，几乎所有的运动员都接受了药检，65% 的检测针对参加课外活动的所有学生。此外，超过四分之一的学校会对所有学生进行药检，这超出了法院的建议。2011 年，美国宾夕法尼亚大学的一项研究——使用了一个有限的学生样本——将这一数字定为 27%。

使用药物检测的学校必须以科学和系统的方法制定检测方案，以保证信度、效度和保密性。此外，在启动药物检测政策之前，学校必须获得法律建议，并确保家长、教师和学生的知情同意。没有社区共同的支持，该计划注定会失败。大多数制定药物检测政策的学校选择的是参加课外活动的学生。当家长质疑学校工作人员对学生进行药物检测的权利时，美国最高法院支持对参加竞争性课外体育活动的学生执行这些程序是符合宪法的。

使用随机通知的学生检测

在另一项被称为使用随机通知的学生检测的研究中，研究人员比较了两所不同学校学生的药物使用模式。在药物检测学校，运动员在季前赛期间接受检测；在对照组学校，他们没有接受检测。两所学校的学生都完成了保密的药物使用问卷。在检测学校，如果学生的物质检测呈阳性，学校就会通知他们的父母，学生会被推荐去进行咨询，但是不会采取任何纪律处罚。在学年结束时，对数据的评估表明这是一个非常成功的计划。接受药物检测的运动员的非法药物使用率（包括类固醇）

显著降低，而未接受药物检测的运动员的使用率却增高了。在检测组中，使用非法药物的运动员比对照组少75%。

当提到药物检测时，人们通常会想到兴奋剂（性能增强药物）的筛查。合成代谢类固醇滥用并不仅仅是成年人的问题。大约有一半的男女高中生会参加一些有组织的体育活动。对这些年轻人来说，在体育运动中出类拔萃给他们带来了巨大的压力。外在的压力和内在的求胜欲望会驱使许多运动员采取不健康的、极端的措施。这可能以饮食失调和使用提高表现的药物的形式出现。遗憾的是，随机的药物筛查并没有阻止大多数高中运动员使用药物，因为大多数人没有进行药物检测，那些接受检测的人只在他们的竞争季节才会受到检查。那些说因为测试而没有使用药物的学生也报告说，他们计划在未来检测结束后使用。因此，不知道这种干预是否会产生任何持久的影响。

把健康运动和营养替代品作为目标的运动员

为了解决这些问题，俄勒冈健康与科学大学医学系（Department of Medicine at Oregon Health & Science University）的埃利奥特（Elliott）、戈德伯格（Goldberg）、莫伊（Moe）、德弗朗切斯科（DeFrancesco）和达勒姆（Durham）在2004年设计并开发了一个针对女性运动员的项目，称为把健康运动和营养替代品作为目标的运动员（Athletes Targeting Healthy Exercise and Nutrition Alternatives，ATHENA）计划。把健康运动和营养替代品作为目标的运动员计划使用以团队为中心的方法，旨在最大化利用潜在的积极的同伴的影响。该计划要求团队成员在赛季中参加八次45分钟的课堂教学，分为几个由六名成员组成的小队，其中一人为小队长。教练监督各小队和小队长，一名教练组成员引导课程。每个小队长都要参加90分钟的视频训练，并在训练过程中遵循一个脚本；参与者遵循练习手册活动。这些课程的重点是：提供准确的营养信息；提供关于安非他命以及其他提高成绩药物的危险的资料；社会技能培训，包括拒绝毒品的技能；提供有关媒体宣传活动对不现实的审美观的影响的信息。小队成为一个支持团体，鼓励健康的饮食习惯，保持健康的运动和膳食规范。参与者有营养指南以及完整记录营养摄入、身体活动和情绪的日志。这些活动之所以包括在计划内，是因为与同龄女性相比，女性运动员患饮食失调症的风险较高。

把健康运动和营养替代品作为目标的运动员计划利用以团队为中心的方法，利用潜在的积极的同伴影响。防止校园药物滥用的责任是由学术界的所有成员共同承担的。

多模式计划

多模式计划是同时从多个角度解决成瘾预防问题。有些是在学前班到12年级的学校或高等教育机构推出的，为学生、家庭和教育工作者提供服务；另一些则关注改变社区和环境。这类计划基于生态系统理论，该理论认为行为会受社会经济、环境和文化因素、家庭关系、父母行为和父母能力的影响。关于成瘾和滥用的流行病学研究支持了这些发现。这些特征会对年轻人避免药物、酒精或烟草的使用产生保护性或破坏性的影响。因此，合乎逻辑的做法是在个人坏境中对具有广泛影响力的成员（如父母、同学和教育工作者）进行培训，让他们了解如何改善沟通，教授有效的行为管理技能，并提供有关家庭动力对青少年药物滥用的影响的知识。让父母参与是因为尽管他们的孩子在追求自由和自我实现的过程中把他们推开，但他们仍然对孩子施加着强大的影响。让同龄人和同学参与是因为在这个发展时期，青少年越来越多地向朋友寻求信息，并将他们视为规范行为的榜样。让教师也参与是因为大多数青少年都在学校，教师有机会观察他们，并对他们的行为提供即时反馈。

青少年过渡计划就是这类计划的一个例子。该项目由国家药物滥用研究所资助，由学校的工作人员和行政部门管理。该项目需要一个家庭资源室，里面包含图书馆和咨询办公室。青少年过渡计划为中学生、中学生家庭、教师和同学提供预防和咨询服务，如在学校和家访中，为学生和他们的家人提供咨询服务。父母有机会接受育儿和家庭管理培训，以及有关药物使用和滥用的教育。这些服务贯穿整个学年，并在夏季进行家访。

另一个以学校为中心的多模式方法的例子是成功、健康、安宁课程，这是一个为期六周的健康教育培训。在此期间，学生将与他们的父母一起完成家庭作业。这些作业的目标是改善父母和孩子的关系，以及提高学校的成功率、健康的选择、自我倡导、自尊、情感成熟度和和平解决问题的能力。每周的内部通讯和公共电视节目会提供额外的信息。

高等教育机构药物滥用干预项目

大学生离开家有两大任务：融入新的文化以及在学业上有所成就。矛盾的是，这些任务有着相反的目的，因为当学生花太多时间结交新朋友时，他们的成绩就会下降，而当他们只专注于学习时，他们往往会与社会隔绝。许多新生会使用酒精和药物来缓解他们的社交焦虑，以适应社会，并将其作为娱乐活动的主要部分。当大学生进入希腊体系的兄弟会和姐妹会①时，他们的酒精滥用率会显著提高。学院和大学的健康中心会提供咨询服务，并实施计划来对抗这些和其他心理问题。有高达93.4%的学生报告有严重的心理问题。岩本（Iwamoto）等人在2014年发现，大学男生比大学女生更有可能表现出包括酗酒在内的高风险和危害健康的行为，这也导致了与酒精相关的问题，包括犯罪活动和暴力。如果他们认同"花花公子"的原型，那么这一点尤其正确。然而，当大学生把男性气质与自我控制和责任感联系起来时，他们不太可能陷入消极行为。有了这些信息，品格教育要么被排除在外，要么被纳入课程。这一发现强调了了解目标人群性格特征的必要性。

据估计，有20%的在校大学生符合酒精类物质滥用《精神障碍诊断与统计手册（第4版 – 修订版）》的诊断标准，8.2%的学生在过去一个月滥用过处方药。除了要解决校园内药物滥用问题的道德要求外，还有令人信服的财务原因，因为高等教育机构有义务通过追踪防止对学生的健康和安

---

① 兄弟会、姐妹会的名字一般由两到三个希腊字母组成，因此也被叫作希腊社团。——译者注。

全造成可预见的威胁。例如，美国麻省理工学院和迈阿密大学根据法院裁定，曾经分别为与药物相关的学生死亡支付了 600 万美元和 1400 万美元的赔偿金。防止校园内药物滥用的责任由学术界的所有成员共同承担。建议高等教育机构与校友、学生组织、社区成员、全国大学体育协会、教师、家长和学生合作，发展以文化变革为重点的综合项目。

2007 年，美国国家成瘾和药物滥用中心为管理者提出了一些具体的建议。例如，高等教育机构应该制定明确的政策，以禁止在校园和宿舍使用毒品；禁止在校园内吸烟；校园内应提供全面的健康和咨询 / 心理服务，使用这些资源不会为学生带来负面影响；包括体育活动在内的娱乐活动应不含酒精和毒品；拒绝烟酒公司提供的赞助。此外，国家成瘾和药物滥用中心 2007 年的报告建议在周五和周六安排课程和考试，以抵消从周四晚上就开始度周末的趋势。在适当情况下，预防药物滥用的信息应列入课程。

美国国家成瘾和药物滥用中心要求管理人员投入适当的财政资源来打击校园里的药物滥用，包括用足够的资金来支持学生的健康和心理 / 咨询服务。此外，还要求学校实施学生健康和保健方案，重点是改变校园对药物使用的态度，识别最有可能滥用药物的学生，并在适当的时候提供评估和干预服务。有些男性学生的成瘾程度和其他心理健康问题需要超出了大学福利健康干预的范围。因此，学生的健康保险政策应该包括心理健康和成瘾保险。

减少伤害计划

减少伤害计划的支持者将他们的思想体系描述为更现实、更实用。支持者们认识到，寻求刺激的青少年和大学生把禁令看作一种挑战，导致他们做的事情与告知他们的情况相反。此外，当社会只允许成年人饮酒时，酒精就成了禁果。由于这一禁令，一些年轻人在 21 岁生日那天喝酒狂欢，炫耀他们的新法律地位，这已经成了一种文化期待。由于酒精中毒导致的死亡人数上升，一些地方的酒吧禁止庆祝生日的人举办 "21 中的 21"（即庆祝生日的人在 21 分钟内喝 21 杯蒸馏酒）的派对。减少伤害计划的倡导者认为，如果公开推广负责任的饮酒，而不是不切实际地禁止人们在 21 岁之前饮酒，那么死于酒精中毒的人数就会减少。

减少伤害计划的支持者将他们的思想体系描述为更现实、更实用，他们认识到寻求刺激的青少年和大学生将禁令视为一种挑战，这导致他们做的事情与告知他们的情况相反。减少伤害计划的一个例子是媒体宣传 "是朋友就不要让你的朋友酒后驾车"。

这一做法得到了国际社会的支持。世界卫生组织（WHO）建议广泛采用各种方案，包括减少伤害的方法。作为一项主要预防措施，该组织建议让所有公民接触到有关适度饮酒的准确信息，例如，对有滥用迹象的人进行早期识别和干预。世界卫生组织建议将重点放在向年轻人宣传狂饮的危害狂饮被视为一个国际问题，其定义是一个男性在五个小时内一次喝六杯或更多的酒，或者一个女性在五个小时内一次喝五杯或更多的酒。

大学生简易酒精筛查与干预项目

大学生简易酒精筛查与干预项目是另一个减少伤害项目的例子。它的前提是，大多数大学生会尝试使用酒精和物质，但大多数人在成年后不会出现成瘾问题。这个计划的目标是减少物质依赖的可能性，教那些刚接触酒精的大学生如何更安全地饮酒。计划的第一步是对酒精的使用模式、使用态度和改变的准备程度进行简要的评估。接下来是 50 分钟的训练课程。在这个环节中，参与者会得到关于酒精影响的一般信息，以及调节使用和影响的技巧，最重要的是用计算机打印出关于他们使用的具体模式、态度和未来滥用的风险因素。他们还要接受关于自我效能感和改变动机的认知行为策略培训。严重酗酒或身体状况不允许饮酒的学生不适合参与本计划。

另一个例子是"是朋友就不要让你的朋友酒后驾车"活动，这项活动是由酒业（制酒行业）资助的，目的是改善该行业的公众形象，减少酒后驾车造成的伤亡人数。

针对年轻成年人的大众宣传活动

大众媒体是向公众传播信息的一种有效途径。通过平面新闻、电视和青少年观看的其他节目可以有效地接触到特定的群体。这些媒体包括《体育画报》（*Sports Illustrated*）等杂志、体育节目、MTV 和其他网络节目。使用大众媒体的目的是传播信息，使青年人能够拒绝使用毒品，防止青年人进行尝试，并鼓励偶尔使用者停止使用。在过去，政府资助的广告活动试图通过恐吓战术和夸大毒品使用风险来保护年轻人免受毒品滥用的危害。有一则声名狼藉的广告展示了正在热锅里煎一个鸡蛋。旁白是："这是你吸毒的大脑。"这种简单化的信息成了喜剧节目的素材，但对年轻人认识到药物尝试、使用和滥用的真正风险却收效甚微。尽管恐吓战术可能会吓得一些人不敢使用，但对于那些脆弱的人来说，它们并没有效，因为这些人往往既寻求刺激，又容易冲动。有证据表明，可怕的信息会吸引而不是阻止他们进行尝试。

最近，反毒品的媒体信息聚焦在了拒绝技巧和父母作为"反毒品"的力量上。这一信息的目的是让父母能够干预孩子的生活并参与其中。复杂的公共服务广告会向家长提供直接信息，并且提供包含更多信息和建议的网址。遗憾的是，这些信息可能不够有效。当被问到这些问题时，青少年报告说他们已经接触过广告并记住了信息，但是这些信息对自己的行为几乎没有影响。然而，有证据表明，这些广告对父母非常有效。研究表明，父母对大麻等毒品的危害的态度发生了变化。研究还表明，由于媒体的关注，越来越多的家长与孩子就使用药物的危险性进行了实质性的讨论，并加强了对孩子活动的监控。媒体宣传活动是全面预防药物滥用方案的重要组成部分。

风险降低和保护计划

流行病学的公共卫生模型假设，可以通过研究疾病的自然发展过程的历史来更好地了解致病因素，从而预防或控制疾病。该模型会对风险和风险降低因素进行分析和隔离。存在的风险因素越多，疾病发生的可能性就越大。从理论上讲，如果风险／前兆因素得到控制，弹性／保护性因素增加，发展为疾病的风险就可能会下降。风险和保护因素因社区不同而发生变化。因此，在确定疾病或障碍后，应隔离该人群的风险和保护因素，并有针对性地进行干预。

> 当风险因素得到控制，弹性因素增加时，疾病的发病率就可能会下降。

风险和保护因素包括个人、家庭、社区、学校、同龄人群体和人口统计学数据等，它们经常以叠加的方式相互作用，产生协同效应。许多物质滥用预防计划从评估风险因素的存在开始，然后以风险因素最高的群体为目标。个人风险因素包括精神病史、寻求刺激的行为和冲动性。家庭风险因素包括严重的家庭不和、沟通方式失调、父母和家庭吸毒、缺乏父母监督和离婚。一些项目则侧重于加强家庭互动和育儿技能。例如，在成瘾母亲康复项目中，所有参与者都接受了传统的成瘾治疗，但有一半的参与者接受了额外的关于儿童发展的培训、依恋和育儿技能教育。还有人通过关注青少年的行为来改善健康决策。

大学就像一个有自己的文化、社区成员、行为标准和目标的村庄，主要由年轻人组成。因此，任何针对这个群体的预防计划都必须是专门为这个群体设计的。为了实现这些目标，美国得克萨斯州的卢伯克理工大学创建了一个名为"大学康复社区"的整体干预／复发预防项目。这个项目是通过成瘾康复中心实施的。大学康复社区以多种方式支持康复的学生。它提供教育、社区支持、奖学金和助学金。参加该项目的资格为至少 12 个月的戒酒、参加社区 12 步康复计划、注册并通过 1 学分的学院成瘾课程。此外，该中心还为正在努力学习课程的学生提供同伴辅导课程的学习大厅，要求该中心的参与者互相帮助，需要对社区做出贡献。他们报告说，在平均学分绩点（GPA）为 4 分的等级范围内，参与者的平均成绩是 3.4~3.6 分。学术奖学金从每学期 500 美元到 5000 美元不等。申请奖学金的学生必须保持 3.0 的平均成绩，并且必须完成在本科 12 学时和研究生院 9 学时的注册。这个康复社区为康复中的大学生提供了一个同伴团体，以便他们有不使用和滥用药物／酒精的朋友和广泛的支持网络。这也是社区药物滥用和酗酒标准的替代品。大学康复社区每学期会有 4.4% 的复发率，这意味着 94% 的参与者保持了清醒。该中心是 2004 年在物质滥用和精神健康服务管理局的赠款支持下成立的。从那时起，共有 27 所学院和大学建立了大学康复社区。在这些学院和大学中有 13 所大学正在参与收集参加该项目的大学学生的复发、康复和恢复的数据。这些数据资料将提供有关大学生在康复过程中的自然过程的信息。它还将提供关于这一整体康复计划功效的信息。

怀孕青少年和成年人的预防和治疗计划

对于发育中的胎儿来说，没有哪种程度的酒精和药物使用是安全的。因此，给孕妇开药要非常谨慎。在美国，每瓶酒上都有关于饮酒风险的信息。一般认为，孕妇不应吸烟、使用鸦片或违禁药物，或者饮酒。然而，10.8% 的美国孕妇会继续饮酒（3.7% 为狂饮），4.4% 的孕妇会使用非法药物，16.3% 的孕妇会吸烟。怀孕女性越年轻，她在怀孕期间使用药物的可能性越大。接受药物滥用治疗的孕妇可能受教育程度更低，经济资源较少，并曾使用过冰毒（甲基苯丙胺）或安非他命。另一项研究表明，与继续使用药物的母亲一起生活的儿童显示出发育迟缓的结果。这进一步证明了药物治疗和对母亲干预的价值。

家访项目

美国即将开始实施大规模的家访项目，目标是 2010 年《平价医疗法案》（*The Affordable Care Act*，PL 111-148）资助的弱势人群。根据公法，美国各州将利用家庭访问来设计母婴和幼儿干预方案，协调高危社区内的服务，并提供综合服务，以帮助家庭及其成员充分发挥潜力和巩固家庭。该法案要求"护士、社会工作者、家长教育工作者或其他准专业人士"定期上门探访孕妇、父亲和家庭护理员、新的父母，直到孩子五岁为止。该法规要求，大部分资金要用于以证据为基础的母亲、婴儿和幼儿家庭探访和病例管理的干预措施。这些计划将为孕妇提供分娩、产后和幼儿发展阶段的持续的护理。这类计划已被证明对母亲和儿童的未来生活产生了持久的影响。

这些计划是建立在小规模实践的模型之上的，可以分为教育、技能培养和家庭监控与持续的评估和转诊。以教育为基础的预防案例是"干净的开端"项目，该项目旨在提高医疗从业者对药物使用风险的认识，并对怀孕期间的成瘾和滥用进行诊断评估。"干净的开端"项目是"健康起点"项目的一个子项目，这是一项由美国卫生和公共服务部资助的全国性的新项目。"健康起点"项目以处于危险处境中的母亲和家庭为目标，为孕妇和婴儿提供教育材料，向医生和其他支持机构提供转介和病例管理。此外，家访由儿童发展专家或卫生保健提供者实施。另一项提供家访的联邦计划被称为"母婴及幼儿家庭探视计划"。该计划的目标如下：

- 改善孕产妇和新生儿健康；
- 预防儿童受伤、儿童虐待、忽视或粗暴对待儿童，减少急诊次数；
- 减少犯罪或家庭暴力；
- 提高家庭经济自给自足的能力；
- 改善协调和转介，以获得其他社区资源和支持。

该项目要求所有滥用药物的孕妇接受有关药物对胎儿影响的教育、转介治疗、持续的药物使用评估、个体咨询和治疗的病历管理。有强有力的证据表明，对儿童产生持久影响的最好办法是改变家庭系统。有证据表明，干预越早，对儿童的影响就越大。早期干预可以改善产前护理、减少孕产妇用药、保护胎儿健康和安全等方面的结果。

护理人员的家访项目结果表明，积极的影响从子宫开始，并持续到孩子两岁生日。在这个项目中，同一名护士在年轻母亲怀孕期间每月去她的家中探视她和她的家人两次，分娩后每周去一次。

护士为母亲提供建议，在怀孕期间监测她的健康状况，在分娩后监测孩子的健康和发育情况。研究人员对这一干预 / 预防项目进行了 15 年的跟踪调查，结果表明，怀孕期间母亲的行为更健康；怀孕期间母亲戒烟和戒酒；虐待、忽视和伤害儿童的案例明显减少；福利依赖性降低；药物滥用和非法行为减少。这个项目也影响到下一代孩子即被逮捕和定罪的人数明显减少，饮酒量也较低。这也是非常有成本效益的。在这个项目上每花费一美元，就能节省下四美元。据估计，到孩子四岁的时候，这个项目的成本已经可以被收回。这些福利还扩大到这些母亲今后几年所生的未来的孩子身上。

军人、退伍军人及其家庭的成瘾预防计划

军事人员

自美国独立战争以来，物质的使用和滥用一直是军事人员关注的问题，在那里，它被称为"士兵的疾病"。当时，和现在一样，鸦片等止痛药的成瘾现象在受伤的军人和退伍军人中普遍存在。与惩罚寻求药物滥用治疗的人的文化相联系，战斗压力维持而不是打击了成瘾。

美国军方在药物筛查和随机药物检测的基础上实施了一项初级药物和酒精使用 / 滥用预防计划。从 1984 年起，所有的军事人员都知道他们在值勤时会定期接受测试。药物检测呈阳性会导致不光彩的解雇或刑事指控。这些筛查结果显示，现役军人使用非法药物的比例要远远低于平民（军事人员为 2.3%，平民为 12%）。这些值勤检查项目的一个缺点是，它们不能阻止军人在工作之余使用 / 滥用合法物质，如酒精和处方药。一个令人担忧的问题是，在军事基地以低价获得酒精和用于止痛治疗的处方麻醉剂的比例增加。2002 年，只有 2% 的军人承认滥用处方药，而 2008 年这一比例为 11%。休假期间狂饮的比例稳步上升，27% 的退伍军人报告说，他们在过去一个月里每个"周末"都经历过狂饮。

2012 年，美国国家科学院医学研究所（IOM）提出了几项旨在解决这些问题的建议。这些建议包括在军事基地限制饮酒，增加在服役期间和退役后获得药物和酒精问题治疗的机会，实施以研究为基础的药物滥用预防方案，确定治疗需求的去污名化和合法化，以便人们更快地获得服务。

美国国家科学院医学研究所还建议通过管理社区环境来管理个人行为。建议通过制定管理供应方面的政策来控制滥用，其中四项政策改革包括以下内容。

- 提高军事基地酒精的价格，这些地方传统上酒精价格低廉。研究表明，成本的增加会导致消费的减少。一项元分析表明，这是预防使用最有效的手段。
- 通过限制基地俱乐部开放的时间和限制使用的年龄来减少酒精的供应。这被认为是一种非常有效的减少使用的方法。

- 实施"服务者干预"，即服务者拒绝向醉酒或未成年的客户提供服务。
- 执行打击酒驾的法律和政策。这将包括酒驾检查点与现场清醒检测。研究表明，执法力度的加大会使因驾驶员的受损而造成的伤害和死亡的比例降低。

有趣的是，这些干预措施改变的不是人们的态度，而是政策。此外，酒精的使用是由他人管理的，而不是教导自我管理。

退伍军人

由于美国处于战争状态已经超过 10 年，更多的军人和退伍军人经历了与家人和亲人的分离以及身体和情感创伤，因此，退伍军人的身心健康一直备受关注。为了发现退伍军人是否表现出更多的酗酒行为，博纳（Bohnert）等人在 2012 年回顾了 2004 年行为风险因素监测系统（Behavioral Risk Factor Surveillance System）的数据。令人惊讶的是，他们发现，除了 50~60 岁的退伍军人（越战时期的退伍军人）之外，退伍军人和非退伍军人的酗酒率没有显著差异。越战时期的退伍军人吸毒和酗酒的问题比预期的要严重。这些结果可能是可以解释的，因为 2004 年的数据分析漏掉了参与当前战争的大多数退伍军人。

相比之下，2008 年美国国防部的一项健康行为调查（Department of Defense Health Behavior Survey）报告显示，2005—2008 年期间，处方药的使用增加了近两倍，而在同一时期，军事人员中酗酒的情况也有所增加。美国军方报告说，在从服役地回国后的头四个月内，27% 的退伍军人符合药物滥用标准，但很少被转介治疗。年轻的退伍军人更有可能患有药物和精神健康障碍，其中四分之一的退伍军人符合药物使用障碍的诊断标准。

军方一直在应对现役军人和退伍军人的高自杀率。美国陆军的一项调查报告显示，30% 的自杀未遂士兵和 45% 的自杀士兵的血液中存在酒精。减少自杀的一个因素是减少士兵和退伍军人中吸毒和酗酒的现象。

老年人预防计划

处方药的非医疗使用问题最近得到了关注。从 2002 年到 2010 年，处方药物的不适当使用者从 90.7 万增加到 237.5 万，从 2.7% 增加到 5.8%。

很少有针对老年人的预防计划。现有的项目是以教育的形式提供给卫生保健提供者、老年人和他们的家庭，关注的焦点在于处方药的滥用。

美国国家卫生研究院（National Institute of Health）在网站上建议老年人在被健康护理提供者问及饮酒问题时要诚实；向药剂师询问如何服药，只按处方服药，不要服用其他任何人开的处方药。该网站列出了老年人滥用药物的警告信号：情绪波动；用药数量的增加，与处方允许的时间相比，更早要求补充药物，性格的改变；精神状态的改变迹象，逛医院以获取多个处方，而不告知健康提供者其他处方的信息，使用多家药店、虚假或伪造处方，以及因非医疗原因服用他人处方。

物质滥用预防的结果

确定预防计划的有效性是困难的，因为成功的预防计划要么减少，要么阻止某些事情的发生。衡量发生了什么比衡量没有发生什么要容易得多。此外，为了减少物质滥用的可怕影响，许多项目的实施没有有效的评估措施，或者缺乏作为计划设计一部分的评估。例如，许多计划是在没有构建比较/控制组的情况下实施的。

考虑到这一点，有证据表明，以学校为基础的计划在防止一些学生进行尝试和物质使用方面是有效的。有效的计划有几个共同的组成部分，包括社会技能培训、家长参与、同龄人作为教育者和调解者，以及与社区成员的伙伴关系。

试图通过关注单一因素或教授一些特定技能来解决全球成瘾问题的预防计划是无效的。单次接触的方法，如20分钟关于烟草健康风险的药物教育，增加了学生关于使用药物健康风险的知识，但未能阻止学生尝试药物。

对于大多数参与预防计划的人来说，随着时间的推移，他们需要接触一系列的方法。由于许多因素导致药物滥用，有效的预防计划必须首先确定风险因素，决定谁将参与该方案，并随着时间的推移，创建具有多个联系人的多模式方法。这个过程应该是解决与成瘾相关的最重要的因素，因为这些因素共同作用，将使人们从清醒过渡到成瘾。

信乐（Shin）在2001年回顾了能够产生效果的计划，发现这些计划有五个基本组成部分：（1）有足够的接触时间，接触时间至少为三年；（2）同伴的参与；（3）强调拒绝技巧、社交技巧和决策技巧；（4）学生对"正常行为"的期望和定义发生改变；（5）家长、同龄人和社区成员的合作和参与。

> 有效的干预方案是有价值的，因为物质滥用开始得越晚，人们开始使用物质的时间就越晚，他们使用的时间越少，使用的数量就越少，对于预防严重和普遍的负面后果所产生的影响就越大。

将结果数据用于评估计划的有效性是非常重要的，因为人们已经发现一些计划增加而不是减少了目标行为。例如，一些计划试图规范药物使用，让学生们可以更加开放地讨论他们的问题，这可能会增加药物的使用，因为这会增强参与者的信心，让他们相信每个人都在这么做；使用恐吓策略的计划可能会在无意中激发寻求刺激者的兴趣，从而产生相反的效果。

斯卡拉（Skara）和苏斯曼在2003年对25个青少年物质滥用预防项目的长期结果进行了元分

析。分析这些数据是很困难的，因为项目之间的差异很大。例如，这些项目的实施时间从三个月到三年不等，次数从 5 次到 384 次不等。大多数研究表明，这些治疗方案在防止一些参与者吸烟方面是有效的。在某些情况下，这些影响（9%~14% 的降低率）可持续长达 15 年。在评估酒精和大麻使用情况的九个项目中，有五个项目在最初培训后的一两年内又进行了强化培训，这对参与者产生了积极的长期影响。这些研究表明，大约 71% 的参与者比对照组使用更少的酒精，研究的结果表明，有更多干预课程的综合方案以及加强的后续课程对减少物质使用具有更大的长期影响。这些项目都不如接种预防成瘾的疫苗有效。然而，考虑到尝试、使用和滥用烟草、酒精和其他麻醉物质的可怕后果，任何延迟或减少使用的计划都是值得努力的。这是因为人们开始使用药物的时间越早，使用的时间越长，使用的剂量越大，负面影响就越严重和普遍。

FOUNDATIONS OF ADDICTIONS COUNSELING 总结

烟草、酒精、麻醉品和其他物质的滥用是一种重要的公共卫生危害，可能会导致犯罪、贫困、虐待儿童、忽视、精神疾病和身体残疾、早产和过早死亡。许多人在出生前就已经接触，并且天生就有成瘾症。有些人将在不同程度上遭受终生的后果。大多数滥用物质的人都是从儿童或青少年开始的。儿童、青少年、年轻人和退伍军人的物质滥用率已上升到流行病的程度。为了应对这一公共健康的梦魇，教育工作者、立法者、公共健康和精神卫生专业人员纷纷制定了预防项目。大多数项目都是在不包括评估部分的情况下发起的。这些项目中有些承诺的奇迹般的结果是无法实现的。其中一些项目针对的是最脆弱的青年人；其他项目则包括个人及其家庭。

滥用预防计划有许多不同的类型。一些计划侧重于教育人们了解药物滥用的风险；另一些则训练参与者拒绝同伴进行物质使用尝试的压力；还有一些侧重于采用多模式方法培训家长（改善沟通和行为管理）、学校人员、同龄人和学生（提高拒绝技能、自尊、解决问题的能力，减少压力）。最具影响力的项目是多模式项目，包括与学生、家庭、学校/高等教育机构和社区的合作。其中一些多模式项目在 15 年的随访研究中显示出了持久的效果。考虑到物质使用的严重性和终生的负面后果，这些预防方案的积极结果是受欢迎的。然而，还需要进行更严格的研究来制定预防方案，以最有效和效率地提供信息，并取得最大成果。

北京阅想时代文化发展有限责任公司为中国人民大学出版社有限公司下属的商业新知事业部，致力于经管类优秀出版物（外版书为主）的策划及出版，主要涉及经济管理、金融、投资理财、心理学、成功励志、生活等出版领域，下设"阅想·商业""阅想·财富""阅想·新知""阅想·心理""阅想·生活"以及"阅想·人文"等多条产品线，致力于为国内商业人士提供涵盖先进、前沿的管理理念和思想的专业类图书和趋势类图书，同时也为满足商业人士的内心诉求，打造一系列提倡心理和生活健康的心理学图书和生活管理类图书。

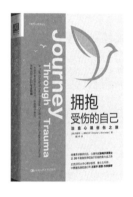

《拥抱受伤的自己：治愈心理创伤之旅》

- 一本助你重新拼起心理碎片，从创伤中走出，重获完整自我的专业指南；
- 哈佛医学院研究员、心理学家施梅尔泽博士近 30 年重复性创伤治疗经验的集大成之作；
- 北京师范大学心理学教授、博士生导师、中国首批创伤治疗师王建平教授作序推荐。

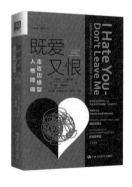

《既爱又恨：走近边缘型人格障碍》

- 一本向公众介绍边缘人格障碍的专业书籍，从理论和实践上都进行了系统的阐述，堪称经典；
- 有助于边缘型人格障碍患者重新回归正常生活，对维护社会安全稳定、建设平安中国具有重要作用。

《心理安全员：危机中的心理干预和防护实操手册》

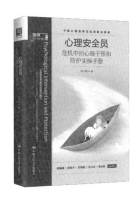

- 作者首次提出设立心理安全员的举措；
- 帮助人们走出心理危机、恢复内心安全感和稳定感的心理
  急救指导书。

《未成年人违法犯罪（第 10 版）》

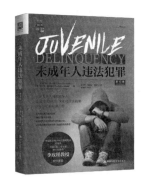

- 中国预防青少年犯罪研究会副会长、中国人民公安大学博
  士生导师李玫瑾教授作序推荐；
- 一部关于美国未成年人违法犯罪预防、少年司法实践和少
  年矫治的经典力作；
- 面对未成年人违法犯罪，我们只能未雨绸缪，借鉴国外司
  法和实践中的可取之处，尽可能地去帮助那些误入歧途迷
  失的孩子。

《自恋的基因：如何识别和应对自恋型人格》

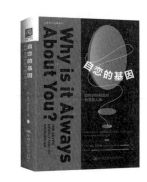

- 一本告诉你为什么自恋狂会如此行事为人，如何在自恋狂
  世界中生存并保护好自己的书；
- 帮助你搞清楚自恋的表现及来源，并且当有人以损毁你自
  尊的方式利用你的时候，你能学会保护自己的生存策略；
- 帮助那些有着不健康自恋倾向的人进行自我审视与人格重
  建，学会共情，能与社会和谐共存。

《心理咨询师必知的40项技术（第2版）》

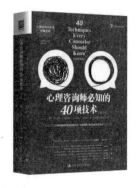

- 心理咨询实际应用经典之作，全面详解心理咨询基本功技术；
- 心理咨询9大类别40项技术解决心理咨询过程中的痛点问题；
- 助力心理咨询师提升专业技能、成为合格的咨询师；
- 首都师范大学心理学博士、中国人民公安大学犯罪学学院副教授 谢丽丽 领衔翻译；
- 清华大学心理学系教授、博士生导师，中国科协全国临床与咨询心理学首席传播专家，中国心理卫生协会团体心理辅导与治疗专业委员会主任委员樊富珉、北京理工大学教授、中国心理学会临床与咨询心理学专业委员会副主任委员贾晓明、武汉大学心理学硕士、哲学博士，资深心理咨询师、精神分析性心理治疗师张沛超、实用心理学主编，蘑菇心理联合创始人吴熭，以及心理咨询师孵化平台、心理学普及平台、糖心理联袂推荐。

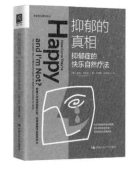

《抑郁的真相：抑郁症的快乐自然疗法》

- 对抑郁症有着17年的研究和临床经验美国自然医学执业医师彼得·博吉诺博士为您讲述非药物的全自然疗法，让你凭借机体自愈本能，战胜抑郁症；
- 从生理角度探寻抑郁症的根源，倡导多元化、实用有效的抑郁症全自然疗法，呵护抑郁症患者的身体健康和情绪健康；
- 附赠简单、实用的抑郁症自愈导图。